高等学校"十四五"医学规划新形态教材

健康评估

Jiankang Pinggu

主　编　佟玉荣　张标新

副主编　吕复莉　汪　苗　刘　青　蔡　雯

编　委（按姓名拼音排序）

蔡　雯　新疆医科大学	李加敏　北京协和医学院
李金芝　蚌埠医学院	李　敏　齐齐哈尔医学院
李育梅　温州医科大学附属第二医院	林　梅　厦门医学院
刘　青　贵州中医药大学	刘　欣　安徽医科大学第一附属医院
吕复莉　安徽医科大学第一附属医院	孙向红　中国医科大学附属盛京医院
佟玉荣　首都医科大学	汪　苗　皖南医学院
吴芳琴　首都医科大学	杨晓娟　安徽医学高等专科学校
张标新　安徽医科大学第一附属医院	张　燕　天津医科大学
钟　起　安徽医科大学	

中国教育出版传媒集团

高等教育出版社·北京

内容提要

　　健康评估是护理人员执行护理程序，实施整体护理所必备的核心能力之一。全书共分为 11 章，包括：绪论、健康资料、健康史评估、身体评估、心理社会评估、临床常用实验室检查、心电图检查、影像学检查、特殊人群评估、常见症状评估及健康资料的整理、分析与记录。全书紧扣护理学专业专升本人才培养目标，突出护理专业特色，融传授知识、培养能力、提高素质为一体。同时配套丰富的数字资源，如情境导入解析、教学 PPT、小结、自测题及微课等，拓展自主学习空间。

　　本书适用于高等学历继续教育护理学专业专升本教学，也可作为临床护理人员的参考用书。

图书在版编目（CIP）数据

　　健康评估 / 佟玉荣，张标新主编 . -- 北京：高等教育出版社，2023.3

　　ISBN 978-7-04-059924-4

　　Ⅰ . ①健… Ⅱ . ①佟… ②张… Ⅲ . ①健康 – 评估
Ⅳ . ① R471

　　中国国家版本馆 CIP 数据核字（2023）第 024747 号

策划编辑　瞿德竑　崔　萌　　　责任编辑　瞿德竑　　　封面设计　张雨微　　　责任印制　刘思涵

出版发行	高等教育出版社	网　　址	http://www.hep.edu.cn	
社　　址	北京市西城区德外大街4号		http://www.hep.com.cn	
邮政编码	100120	网上订购	http://www.hepmall.com.cn	
印　　刷	中农印务有限公司		http://www.hepmall.com	
开　　本	889mm×1194mm　1/16		http://www.hepmall.cn	
印　　张	24			
字　　数	580 千字	版　　次	2023年3月第1版	
购书热线	010-58581118	印　　次	2023年3月第1次印刷	
咨询电话	400-810-0598	定　　价	58.00元	

本书如有缺页、倒页、脱页等质量问题，请到所购图书销售部门联系调换
版权所有　侵权必究
物 料 号　59924-00

数字课程（基础版）

健康评估

主编　佟玉荣　张标新

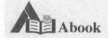

登录方法：

1. 电脑访问 http://abook.hep.com.cn/59924，或手机扫描下方二维码、下载并安装 Abook 应用。
2. 注册并登录，进入"我的课程"。
3. 输入封底数字课程账号（20 位密码，刮开涂层可见），或通过 Abook 应用扫描封底数字课程账号二维码，完成课程绑定。
4. 点击"进入学习"，开始本数字课程的学习。

课程绑定后一年为数字课程使用有效期。如有使用问题，请点击页面右下角的"自动答疑"按钮。

健康评估

高等学校"十四五"医学规划新形态教材

健康评估

健康评估数字课程与纸质教材一体化设计，紧密配合。数字课程包括教学 PPT、小结、自测题、微课等，在提升课程教学效果的同时，为学生学习提供思维与探索的空间。

| 用户名： | 密码： | 验证码： | 5360 | 忘记密码？ | 登录 | 注册 |

http://abook.hep.com.cn/59924

扫描二维码，下载Abook应用

高等学历继续教育护理学专业
系列教材建设委员会

主 任 委 员 曹建明（温州医科大学）

副主任委员 王世泽（温州医科大学）

周晓磊（安徽医科大学）

路孝勤（首都医科大学）

委　　　员 李永红（新疆医科大学）

徐　晨（重庆医科大学）

欧凤荣（中国医科大学）

张　华（北京协和医学院）

吴　斌（中南大学）

吴宝嘉（延边大学）

罗庆东（齐齐哈尔医学院）

▶▶▶ 序 言

以南丁格尔灯光为信,以希波克拉底誓言为约。百余年来,"提灯女神"的特有灯光不断汇聚,驱散了伤者的阴云,燃起了患者对生命的炽烈渴望。为更好继承与发扬南丁格尔精神,培养出更多高质量的护理人才,充分发挥教材建设在人才培养中的基础性作用,促进护理学专业的教育教学改革,温州医科大学牵头多所医学院校的护理同仁,共同打造以临床护理岗位需求为导向、以提升岗位胜任力为核心、符合现代护理教育发展趋势、信息技术与教育教学深度融合的针对护理学专业的新形态系列教材。

当前护理学专业系列教材缺乏针对提升学生自主学习和理论联系实际解决临床问题能力的内容,教材案例往往缺乏临床真实情境,部分内容拘泥于临床典型症状,限制学生思维的发展,难以满足高等护理教育与医院临床实践的需求。本系列教材结合护理工作程序,在保持注重教材基本理论知识、基本思维方法和基本实践技能的基础上,突出教学内容的精炼、易学、实用等特色,着力于学生职业能力和素质培养训练。

本系列教材紧扣国家护士执业资格考试要求及护理人员培训要求,以临床情境贯穿教材,采用"纸质教材 + 数字课程"的形式,突出医学理论与护理实践相结合、护理能力与人文精神相结合、职业素质与医德素养相结合,以启发学生理解和分析问题为本,培养学生的创造性思维,以及发现和解决问题的能力。系列教材涵盖《护理学基础》《健康评估》《内科护理学》《外科护理学》《妇产科护理学》《儿科护理学》《精神科护理学》《急危重症护理学》《急救护理学》《社区护理学》《老年护理学》《康复护理学》《护理心理学》《护理人际沟通与礼仪》《护理科研与论文写作》共 15 种,数字课程内容丰富,包括教学 PPT、彩图、自测题、动画、微视频、微课、基础与临床链接、典型案例及拓展学习内容等,充分满足学生泛在学习需求。

　　在此，特别鸣谢北京协和医学院、中南大学、延边大学、首都医科大学、中国医科大学、重庆医科大学、安徽医科大学、新疆医科大学、齐齐哈尔医学院等院校同仁对本系列教材编写工作的大力支持。

高等学历继续教育护理学专业

系列教材建设委员会

2022 年 11 月

▶▶▶ 前　言

　　为了全面深入推进高等学历继续教育护理学课程的教育教学改革进程，促进信息技术与教育教学的深度融合，进一步提升人才培养质量，充分发挥教材建设在人才培养中的基础性作用，在高等教育出版社的指导和大力支持下，我们组织编写了符合高等学历继续教育目标，满足护理学专业专升本层次培养需求，突出护理特色的《健康评估》新形态教材。

　　健康评估是护理人员执行护理程序，实施整体护理所必备的核心能力之一。在本教材编写前，编者们对教材的内容、形式等进行了广泛而深入的讨论，分析了护理学专业专升本层次人员的岗位需求及其在健康评估方面的薄弱环节，确定了本教材应紧扣护理学专业专升本人才培养目标，体现以病人为中心的整体护理理念，遵循"三基""五性"、实用为主、够用为度的编写原则。编写内容以"健康评估基本技能"为主线，以"护理诊断思维"为核心，以"规范化操作"为重点，以"情境导入－问题"为导向，突出护理专业特色，体现高等学历继续教育的非零起点性、学历需求性的特点，与护理岗位需求紧密衔接，融传授知识、培养能力、发展技能、提高素质为一体。本教材涉及的知识面广，多学科相互渗透，知识点立体整合衔接，纸质教材内容精练，数字资源内容丰富，既利于课堂教学，又便于复习自学，提升自主学习的空间。本教材主要组织框架如下。

　　1. 健康评估资料的收集：包括健康史评估、身体评估、心理社会评估、实验室检查、心电图检查、影像学检查及常见症状的评估。本教材将常见症状评估内容安排在最后介绍，以期使学生进一步深刻理解和正确运用健康评估的方法和技能采集健康资料。

　　2. 特殊人群评估：以"健康中国 2030"规划纲要的战略主题出发，针对人生命过程中的不同生长阶段，增加了对孕期和围产期、儿童期、老年期和临终期等特殊人群的评估内容。

　　3. 健康资料的整理、分析与记录：正确提出护理诊断是健康评估的最终目的，也常常是学生和临床护理人员较为薄弱的环节，为此保留"护理诊断"的相关内容，并规范书写护理评估记录的内容，为临床护理工作打下扎实的基础。

　　在本教材编写过程中，编者们广泛参阅了有关的教材和文献资料，以高度认真负责的态度完成了教材的编写，在此，对有关教材和文献资料的作者表示感谢，对全体编者的辛勤付出表示诚挚的感谢！

　　由于编者经验和时间所限，教材中的不足和疏漏之处在所难免，敬请专家、同行和用书师生提出宝贵意见，惠予指正，以便再版修订时进一步完善。

仝玉荣　张标新

2022 年 11 月

目 录

第一章

绪论

【学习目标】

知识：

1. 掌握健康评估的概念和主要内容。

2. 熟悉健康评估方法和学习要求。

3. 了解健康评估的重要性。

技能：

1. 能明确健康评估的目的、意义及课程学习的基本要求。

2. 能对健康评估的基本理论和基本技能有初步的认识。

3. 能正确叙述健康评估的内容和方法。

素质：

1. 具有尊重病人、爱护病人及为病人进行规范护理评估的意识。

2. 具有整体护理的人文精神和服务理念。

3. 具有科学严谨的学习态度和创新意识。

情境导入

　　病人，男，70岁，高中文化，退休干部。因反复咳嗽、咳痰20年，活动后气促、心悸5年，加重伴下肢水肿1周来院，门诊以"慢性支气管炎、慢性阻塞性肺疾病、慢性肺源性心脏病"收入院。

　　请思考：

　　1. 作为责任护士，按照护理程序首先对病人进行哪些护理服务？

　　2. 护士对病人进行健康评估时，需要评估哪些内容？

一、健康评估的概念与重要性

　　健康评估（health assessment）是从护理的角度研究分析病人现存的或潜在的健康问题或生命过程中出现的状况在生理、心理和社会适应等方面反应的基本理论、基本技能和临床思维方法的学科。广义的健康评估的研究对象除个体外，还应包括家庭与社区。健康评估是培养学生形成护理理念，从护理角度思考健康问题的起点课程，是护理学专业由基础课程过渡到临床护理课程的桥梁，是临床各护理学科的基础。课程的目标是培养学生"以有别于医疗诊断的整体护理评估的思维模式"，确认病人的护理诊断/护理问题、监测病情变化和预测疾病发展的能力。

　　随着健康观念的转变，人们对卫生保健服务的需求不断提高。为了给病人提供高质量的护理服务，在临床工作中，已将以疾病为中心的护理模式转向了以病人为中心的整体护理（holistic nursing）模式，以护理程序为基础，以现代护理观为指南，对病人的生理、心理和社会适应等方面进行全面评估。健康评估是全面、系统、连续收集病人健康资料并做出护理诊断的过程，贯穿于护理过程的始终，是一个连续的动态过程。只有护士及时、正确地评估，才能获得准确的护理诊断，从而使病人获得高质量的护理服务，达到减轻痛苦、缩短病程、及早康复和提高生存质量的目的。

　　现代护理学理论认为：健康评估是护士独立性功能范围内的一项重要工作和技能，认真地进行健康评估是护士必须具备的职业素质。护理专业的学生必须掌握健康评估的理论和技能，学会并运用健康评估的方法，正确收集、整理和分析健康资料，准确提出护理问题，做出护理诊断，为临床护理制订、实施准确有效的护理措施提供依据，从而对病人进行全面有效的整体护理。同时在护理事业的发展中，为全面推动整体护理、满足人们卫生保健需要、促进人类健康做出贡献。

　　拓展阅读 1-1
　　大健康理念

二、健康评估的内容

（一）收集健康资料

　　健康评估是利用各种评估方法收集病人的健康资料，并根据收集健康资料的方法和时间不同，对健康资料进行不同分类的过程。健康评估所收集的健康资料不仅包括病人的身体健康状况，还包括其心理健康状况和社会适应能力情况；不仅收集病人有关的主观资料，还要收集其客观资料，同时还应明确可以从哪里获得健康资料，明确主观资料和客观资料的内在联系及其临床意义。为保证所收集的健康资料准确、全面和客观，护士必须熟练掌握收集健康资料的方法和技巧。问诊、身体评估和诊断性检查是收集健康资料最常用、最基本的方法，其最终结果是形成护理诊断。

（二）健康史评估

健康史是健康资料的主要内容，包括病人基本资料、主诉、现病史、既往史、成长发展史、家族史和系统回顾等内容，其中系统回顾从身体各系统和功能性健康型态模式两个方面进行详细叙述。健康史由护士通过对病人或其知情者进行有目的、有计划地系统询问而获得，即采用问诊法收集病人的主观资料。学生在熟悉健康史问诊内容的基础上，还要系统地掌握问诊的方法与技巧，从而保证健康史内容全面系统、真实准确，为进一步的身体评估提供线索，并获取有助于确立护理诊断的重要依据。

（三）身体评估

身体评估指护士运用自己的感觉器官或借助于简单的诊断工具，按照视诊、触诊、叩诊、听诊和嗅诊等方法对病人进行细致观察和系统评估，以收集病人的客观资料，同时用来验证和支持问诊所获得的主观资料，是获得护理诊断依据的重要手段。此部分内容从护理专业的角度介绍身体评估的基本方法，详细叙述具体的评估内容（包括一般状态、皮肤、淋巴结、头面部、颈部、胸部、腹部、脊柱、四肢及神经系统）、评估操作方法、评估结果的正常表现和异常体征的发生机制及其临床意义。在学习过程中，学生既要熟悉相关理论知识，更要勤于通过实践来掌握身体评估的操作技能与技巧。

（四）心理、社会评估

人的生理功能影响着人的心理和社会功能，人的心理和社会功能也影响着人的生理功能。通过对病人心理与社会功能，包括自我概念、认知、情绪情感、个性、应激与应对、角色、文化、家庭和环境的评估，熟练掌握其评估内容和评估方法及各评估量表的使用，以获取病人心理与社会功能健康状况资料，了解其与生理功能之间的影响因素，为确立护理诊断和制订相应的促进和维护健康的护理措施提供依据。由于心理资料和社会资料的主观因素较多，在对资料进行收集、分析和判断时比较困难，应结合护理人员的观察进行综合判断。

（五）诊断性检查

1. 实验室检查　实验室检查结果是重要的客观资料，对指导护士观察判断病情，做出护理诊断、实施健康教育等均有重要意义。此部分主要介绍临床常用的实验室检查项目，包括血液、尿液、粪便、其他体液、血生化和免疫学检查，各检查项目的正常参考值范围及项目指标异常的临床意义等。为了适应护理专业教学的需要，在此详细阐述与护理工作密切相关的实验室标本采集方法和保存方法、注意事项等有关内容。

2. 心电图检查　是诊断心血管疾病的重要方法，也是监测危重病人、观察和判断病情变化的常用手段。此部分详述心电图的基本知识、正常心电图和异常心电图的特征和临床意义。心电图检查结果是健康评估重要的客观资料之一，对心电图的结果需要结合临床资料综合分析。

3. 影像学检查　包括 X 线检查、超声检查、计算机体层成像检查、磁共振成像检查、核医学检查等。此部分介绍不同影像学检查的基本原理、检查前的准备和检查后的护理及临床应用。影像学检查的结果可为护理诊断提供有价值的客观资料。正确指导、协助病人完成检查前的准备和检查后的护理，也是临床护理工作的重要内容之一。

（六）特殊人群评估

针对生命过程中的不同生长阶段，在成年人身体评估基础上，对孕期和围产期（孕产妇）、儿童期（儿童）、老年期（老年人）和临终期（临终前病人）等特殊人群进行评估，在阐述各阶段解剖生理、身心变化特点的基础上，详细叙述评估要点和注意事项。

（七）常见症状评估

症状作为病人健康状况的主观资料，是健康史的重要组成部分，一般可通过问诊获得。症状不仅是诊断疾病的主要依据之一，而且可引起病人生理、心理、社会方面的反应。此部分简述发热、呼吸困难、疼痛、意识障碍、抑郁等16个常见症状的基本概念、发病机制、病因，重点介绍临床可收集到的健康资料，即护理评估（如健康史采集、身体评估、心理社会评估、实验室检查及其他检查等）和相关护理诊断，培养学生科学的思维方法和通过症状评估做出护理诊断的能力。

（八）健康资料的整理、分析与记录

健康评估的最终结果是形成护理诊断，即提出护理问题。临床工作中，护士将收集的健康资料与护理理论结合起来进行归纳、分析、推理、判断后形成护理诊断。健康评估资料记录是护士为病人解决健康问题、提供护理服务全过程的记录。此部分详细阐述健康评估资料记录的具体内容和格式，由于在临床护理工作及教学过程中常用的健康评估资料记录为入院评估记录，故此重点详述遵照戈登（Gordon）的功能性健康型态模式设计而形成的"入院评估记录单"。健康评估记录是护理活动的重要文件，不仅反映护理工作的质量，还为护理教学、护理科研等提供重要的资源，同时具有法律效力。

三、健康评估课程的学习方法及要求

健康评估是一门实践性很强的课程，学习方法与基础课程有很大的不同，除课堂讲授和自主学习外，最突出的区别是需要加强实践动手能力的培养，不仅要在实训室内进行同学之间角色互换的评估技能训练，还要进入医院与病人接触进行临床实践。在学习过程中，应注重将课堂所学的理论知识转化为从事临床护理实践的能力，要体现以"病人为中心"的护理理念，学会以整体评估的思维模式判断病人的健康问题和护理需求，注重沟通能力的培养，对病人要有"爱心、细心、耐心和责任心"，与病人建立良好的护患关系，尊重和关爱病人。

学生在学习本门课程的过程中，要明确健康评估的目的和意义，熟练掌握基本概念、基本知识和基本技能，具有较强的评估实践、动手操作能力，做到"会问、会查、会看和会写"。通过本课程的学习，应能达到以下要求。

1. 能独立地通过问诊正确、全面、系统地收集健康史资料，并将资料进行归纳、分析，提炼出健康问题。

2. 能以规范化的身体评估操作方法独立进行系统、全面的身体评估，做到操作手法熟练、评估结果准确，理解阳性体征的临床意义。

3. 能正确选择心理社会评估的方法，掌握评估量表的应用与评价，科学、客观地对评估资料进行综合分析。

4. 掌握临床常用实验室检查标本采集方法和要求，能理解检验结果及其临床意义，能正确

采集常用的实验室检查标本。

5. 掌握心电图检查的操作方法和异常心电图的特征，能理解心电图检查结果及其临床意义。

6. 掌握不同影像学检查前、后病人的准备与护理，熟悉不同影像学检查的临床应用，能理解影像学检查结果及其临床意义。

7. 掌握孕产妇、儿童、老年人和临终前特殊病人的评估要点和注意事项，完整、正确收集特殊病人的健康资料。

8. 在掌握常见症状临床特点的基础上，能对不同的症状进行正确的护理评估，做出相应的护理诊断，培养健康评估综合训练能力。

9. 能根据所收集的健康史资料、身体评估结果、心理社会评估结果、实验室检查及其他检查结果等资料，独立进行归纳、整理及分析，运用批判性思维方法，正确提出护理诊断，并规范书写完整的健康评估记录。

10. 利用章后小结，复习和梳理所学习的内容；通过章后自测题检测学习效果。

（佟玉荣）

数字课程学习

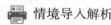 情境导入解析　　 教学 PPT　　 小结　　 自测题

第二章

健康资料

【学习目标】

知识：

1. 掌握健康资料的内容。

2. 熟悉健康资料的类型与来源及收集健康资料的方法。

技能：

1. 能完整、准确地收集病人的健康资料，正确提出护理诊断／问题。

2. 运用所学的知识，正确将健康资料进行分析、归纳和总结。

3. 培养批判性思维及发现问题、分析问题和解决问题的能力。

素质：

1. 具有尊重病人、爱护病人及保护病人隐私的意识。

2. 具有良好的沟通能力、高度的责任感、敬业精神和伦理道德行为。

情境导入

病人，女，66岁，初中文化，企业退休职工。3天前受凉后出现发热、咳嗽、全身乏力伴右侧胸痛，在家属陪同下入院。曾自服"泰诺"和"肺力咳合剂"行退热和止咳治疗，效果不佳。患病以来，食欲缺乏，睡眠欠佳。身体评估：T 39.3℃，P 120 次/min，R 22 次/min，BP 100/60 mmHg，神志清楚，口唇发绀。外周血 WBC $14×10^9$/L，胸部 X 线检查示：右肺片状均匀模糊阴影。

请思考：

1. 案例中所提供的健康资料哪些是主观资料？哪些是客观资料？
2. 案例中所提供的健康资料是否全面？还应补充哪些主要资料？

健康评估所采集的健康资料（health information），可以是病人或有关人员的主观描述，也可以是身体评估、诊断性检查的结果等。要使所收集的资料准确、全面和客观，护士必须掌握收集健康资料的方法与技巧，不仅要获得病人的主观资料，还要获得相应的客观资料。健康资料的收集是健康评估的首要环节，是护理诊断的基础，可为制订和实施护理计划及评价提供依据。正确的护理基于准确的护理诊断，准确的护理诊断又基于正确的健康资料，完整、系统的健康资料是实施整体护理及保证护理质量的前提和关键。健康资料收集是否全面、正确，将直接影响护理诊断、护理计划的准确性。

一、健康资料的来源

（一）主要来源

健康资料的主要来源是病人本人。病人所提供的资料大多很难从其他途径获得，如患病的经过、患病后的感受、对健康的认识及需求、对治疗及护理的期望等，病人本人最能准确地表达上述问题，因此所提供的健康资料最为可靠。

（二）次要来源

除病人外，护士还可从其他知情人员或病人健康记录中获得所需的资料，作为健康资料的次要来源，进一步证实或补充病人所提供的资料。次要来源主要包括以下4个方面。

1. **家庭成员或其他与病人关系密切者**　包括病人的父母、夫妻、兄弟姐妹、朋友、同事、同学、邻居、老师、保姆等，他们对病人既往的健康状况、生活习惯、学习或工作的环境，以及对疾病或健康的态度等有较全面的了解，他们提供的信息对获得病人全面系统的健康资料有重要的参考价值。对于婴幼儿、危重症或意识障碍者，本人不能提供健康资料时，家庭成员或关系密切者可作为健康资料的主要来源。

2. **目击人员**　指目睹病人发病或受伤过程的人员，他们可提供病人发病或受伤的原因、当时情景状况及病情进展等健康资料。

3. **卫生保健人员**　包括病人在寻求健康帮助时有关的医护人员、心理医生、营养师、理疗师等。护士可向他们了解病人有关的诊疗过程、护理措施、从医行为、情绪状态等健康状况的相关资料。

4. **健康记录或病历**　包括病人的出生记录、儿童预防接种记录、既往健康体检记录或病历记录等，可提供病人目前或既往健康状况的资料，以帮助护士了解病人健康状况的动态变化。

二、健康资料的类型

健康资料涉及内容较多，为了更好地收集、分析、归纳健康资料，可根据其不同特点将其分类。按照健康资料采集的方法不同分为主观资料与客观资料，按健康资料的时间不同分为现况资料与既往资料。

（一）主观资料与客观资料

1. 主观资料　是护士通过问诊获得的病人身体、心理健康状况和社会关系状况等健康资料，如病人对所患疾病的主观感觉、各种症状的感受、生活经历、就医目的、情绪体验、健康问题的认识等，包括病人的主诉、其他知情人员的代诉。病人患病后对机体生理功能异常的主观感受或自身体验，如头痛、头晕、心慌、失眠、皮肤瘙痒，是主观资料的重要组成部分。主观资料不能被护士直接观察或评估获得。主观资料记录要按病人的原表达语言，护士不能带有自己的主观判断，以免影响资料的准确性。

2. 客观资料　是护士通过观察、身体评估、诊断性检查（实验室检查、心电图检查和影像学检查等）及评估量表等结果获得的有关病人的健康状况资料。如黄疸、扁桃体大、肺部啰音、心脏杂音、发绀、肝脾大、心电图检查结果等。

在收集资料的过程中，主观资料可以指导客观资料的收集，客观资料可进一步证实或补充所获得的主观资料。多数情况下，主观资料与客观资料是相互支持的；在某些情况下，可能存在主观资料与客观资料不一致。如一位因"腹痛伴恶心2天"，以"腹痛待查"住院的病人，入院后，对病人进行了腹部评估、腹部B超、腹部CT及实验室检查等一系列检查，均未发现异常，此时则需要进一步观察或评估以明确其腹痛的原因和解决途径。收集一份完整、全面的健康资料，主观资料和客观资料同等重要，都是形成护理诊断的重要依据。

（二）现况资料与既往资料

1. 现况资料　是病人患病以来或现在发生的有关健康问题的资料，包括病人的基本资料、疾病发生和发展状况、诊疗经过和护理的全过程、身体评估结果及目前健康问题对其生理、心理、社会各方面的影响情况等。

2. 既往资料　是病人本次患病之前发生的有关健康问题的资料，包括病人的既往健康状况、住院史、手术史、用药史、过敏史等。

健康评估是一个动态的过程，护士应合理地对现况资料和既往资料进行比较和分析，才能对目前健康状况及其演变做出客观、正确的评估。例如，一位病人因"急性阑尾炎"入院，经过一周的住院治疗及护理后痊愈出院。相对于出院时病人的健康资料而言，该病人入院时的健康资料则为既往资料。

健康资料在分类时常常相互交错、相互结合。如既往资料中，既有主观资料也有客观资料，客观资料既可以是既往资料也可以是现况资料。总之，护士在健康评估收集资料时，必须将病人各种不同类型的健康资料组合在一起，通过综合分析和判断，才能达到为确立护理诊断，制订和实施护理计划提供完整、准确和客观的健康资料的目的。

三、健康资料的内容

健康资料不仅包括病人的身体健康状况，还包括其心理、社会健康状况。

（一）健康史

健康史是病人目前及既往的健康状况，影响健康状况的相关因素，以及对自己健康状况的认识与反应等，是护士通过问诊获得的主观资料。健康史内容包括一般资料、主诉、现病史、既往史、用药和过敏史、成长发展史、传染病病史、家族遗传史及心理、社会健康状况等。健康史与医疗病史不同，医生关注的是病人的症状、体征、治疗效果及疾病的进展情况，而护士更关注病人对其健康状况及因疾病所致的生活方式改变等所做出的反应。

（二）身体评估结果

身体评估的结果是护士通过自己的感官或借助简单的评估工具（如体温计、血压计、听诊器和叩诊锤等），采用视诊、触诊、叩诊、听诊和嗅诊等方法，对病人按照一定的顺序进行细致观察和系统评估后所获得的客观资料，如获得的异常体征，是对主观资料的验证或补充，属于健康资料的重要组成部分，是提出护理诊断的重要客观依据。身体评估具有很强的实践操作性，包括以下评估内容。

1. 一般状况评估　包括生命体征、发育与体型、面容与表情、意识状态、营养状态、体位及步态等评估。

2. 皮肤和淋巴结评估　包括皮肤的颜色、温度、湿度、弹性、完整性等和全身浅表淋巴结评估。

3. 头面部和颈部评估　包括头皮、头发、头颅、耳、眼睛、鼻、口腔、颈部外形和血管、甲状腺和气管等评估。

4. 胸部评估　包括胸壁和胸廓、乳房、肺和胸膜、心脏和血管等评估。

5. 腹部评估　包括腹部外形、腹壁静脉、腹腔内脏器如肝、胆囊、脾、肾、膀胱等评估。

6. 脊柱和四肢评估　包括脊柱压痛、叩击痛，脊柱弯曲度和活动度，四肢与关节的形态与运动等评估。

7. 神经系统评估　包括感觉功能、运动功能、神经反射、脑膜刺激征等评估。

（三）诊断性检查结果

诊断性检查是临床为疾病的正确诊断给病人所进行的辅助检查，包括临床实验室检查、心电图检查、脑电图检查、影像学检查、内镜检查和肺功能检查等，其结果也是健康资料的组成部分，主要是收集病人的客观资料，同时也验证和支持问诊所获得的主观资料，可为护理诊断提供重要的客观依据。护士在收集健康资料时要详细准确记录病人所做的各项诊断性检查，尤其是与疾病密切相关的检查。如为外院检查，予以注明检查时间及"院外"字样。如系入院前所做的检查，应注明检查地点及日期。如未做门诊检查，可记录为"缺如"。

（佟玉荣）

数字课程学习

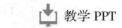 情境导入解析　　　 教学PPT　　　小结　　　自测题

第三章

健康史评估

【学习目标】

知识：

1. 掌握问诊的目的，问诊的方法与技巧。

2. 熟悉健康史评估的内容。

3. 了解健康史的概念、重要性及问诊的注意事项。

技能：

1. 能够有目的、有计划地收集到准确的健康史。

2. 正确运用问诊的方法与技巧，与病人进行有效沟通和交流。

3. 学习过程中培养学生批判性思维及分析问题和解决问题的能力。

素质：

1. 具有尊重病人、爱护病人及保护病人隐私的意识。

2. 善于运用沟通技巧、体现人文关怀意识。

3. 具有良好的沟通能力、高度的责任感、敬业精神和伦理道德行为。

情境导入

病人，男，39 岁。因"咳嗽、咳痰 3 天伴发热 1 天"入住呼吸内科。病人入院后，责任护士王护士对他进行健康史评估。

请思考：

1. 护士应收集哪方面的健康资料?

2. 该病人评估重点有哪些方面?

健康史（health history）是关于病人目前、过去健康状况及其影响因素的主观资料。与医疗病史关注病人的症状、体征及疾病的进展情况不同，护理病史更多关注的是病人对其健康状况及因之带来的生活方式等改变所做出的反应，即采集健康史的重点应集中在疾病症状或病理改变对病人日常生活的影响及心理社会反应方面。健康史评估具有以下 4 种功能：①呈现病人目前的健康状态；②引导身体评估及实验室评估；③协助病人认识自己的健康状况；④获得关于病人健康行为的基本资料。因此，健康史评估的内容和质量直接影响护理程序中后续护理工作的质量，是临床护理工作的基础。

第一节　健康史内容

关于护理健康史的采集，目前临床常采用两种模式：以生物 – 心理 – 社会为框架的疾病引导模式和以功能性健康型态为框架的功能健康引导模式。

一、以生物 – 心理 – 社会为框架的疾病引导模式

该模式中护士依据疾病症状的发生发展过程及其引起的生物、心理和社会反应等思路获得病人的健康资料。目前，此模式在国内临床护理和护理教育中广泛应用。该模式的评估内容主要包括一般资料、主诉、现病史、日常生活状况、既往史、成长发展史、家族史、心理社会状况和系统回顾等内容。

（一）一般资料

一般资料（general data）包括病人的姓名、性别、年龄、民族、籍贯、职业、婚姻状况、宗教信仰、文化程度等。此外还应记录病人的通信地址、电话、联系人及联系方式、医疗费用支付形式、入院时间、入院方式、入院诊断，资料来源的可靠性及资料收集的时间。若资料来源不是病人本人，应注明与病人的关系。

（二）主诉

主诉（chief complain）是病人感觉最主要、最明显的症状和（或）体征及其性质和持续时间，是病人此次就诊的主要原因。确切的主诉可初步反映病情轻重与缓急。

记述主诉应遵循以下原则：①用词高度概括，简明扼要，一般不超过 20 个字，有明显的意向性；②尽可能使用病人自己的语言，不能用诊断名称或实验室检查结果代替主诉，如患"糖

尿病 2 年"应描述为"多食、多饮、多尿 2 年";③有多个症状或体征者，则应按照发生顺序记录，如"低热、咳嗽 3 年，咯血 3 天";④对当前无明显症状或体征，诊断资料和入院目的十分明确者，则可以记录，如"胸片发现右肺阴影 1 周""乳腺癌术后半年，第 5 次化疗"。

（三）现病史

现病史（history of present illness）是围绕主诉详细描述病人自患病以来健康问题的发生、发展、演变和诊疗、护理的全过程，是健康史的主体部分。其内容如下。

1. 起病情况与患病时间　起病情况包括起病的缓急及在何种情况下发生。每种疾病的起病或发生都有其各自的特点，有的疾病起病急骤，如脑出血、心绞痛、急性胃肠穿孔等；有的病起病缓慢，如结核、肿瘤等。每种疾病的起病因素也不同，如脑血栓形成常发生于睡眠时，脑出血常发生于情绪激动或紧张时。患病时间是指自起病至就诊或入院的时间。缓慢起病者，患病时间可按数年、数月或数日计算；急骤起病者，患病时间可按小时、分钟计算；起病时间难以确定者，需仔细询问、分析后再做判断。

2. 病因与诱因　主要是指与本次发病有关的病因（外伤、中毒、感染等）和诱因（气候变化、环境改变、情绪、饮食起居失调等）。

3. 主要症状的特点　询问的要点包括症状出现的部位、性质、持续时间和发作频率、严重程度及有无使其加重或减轻的因素等。了解这些特点除了为寻找病因提供重要依据外，同时也是确定护理诊断及制订相应护理措施的重要依据。

（1）部位：指症状包括的范围或牵涉的范围。如腹痛需询问是上腹部、下腹部还是中腹部，而上、下腹又分别有左、右、中之分。如左上腹痛常提示为胃或胰腺病变；右下腹痛则多为阑尾炎所致；肺梗死所致胸痛位于胸骨后，向颈、肩部放射；心绞痛和心肌梗死所致疼痛多在心前区与胸骨后或剑突下，可向左肩和左臂内侧放射。

（2）性质：病人主诉疼痛时，需评估是钝痛、烧灼样痛、刀割样痛、针刺样痛还是绞痛等。

（3）时间：指症状多长时间经历一次，每次持续多久，经常发生在哪个时间段等。如上腹部疼痛，数年内反复发作，秋末春初加重，持续数日或数周，常在空腹时及夜间发生，则提示十二指肠溃疡。

（4）程度：症状的严重程度，即症状最严重时的感觉及其对活动的影响程度。如是否需要躺下、坐下、弯腰、蹲下或者放慢脚步、不敢移动等。

（5）缓解或加剧因素：使症状减轻或加重的因素。如上腹部疼痛，使用碱性药物可缓解者，多见于消化性溃疡；胸骨后疼痛，活动后加剧、含服硝酸甘油可缓解者，常为心绞痛。

4. 伴随症状　指与主要症状同时或随后出现的其他症状。伴随症状常可为确定病因、完善护理措施提供重要线索，如胸痛伴咳嗽、咳痰或咯血者，提示为肺部疾病所致；腹泻伴呕吐，则可考虑为饮食不洁或误食毒物所致的胃肠炎。对伴随症状也应详细询问其特点，并提出相应的护理诊断。

5. 病情的发展与演变　指患病过程中主要症状的变化或新症状的出现，包括症状的发展情况（如渐进、突发或好转）、发生频率及病变范围的变化、是否出现新的问题等。如有心绞痛病史的病人，若本次发作性疼痛加重、休息后不能缓解、持续时间较长者，应考虑到急性心肌梗死的可能。

6. 诊疗和护理经过　包括疾病发生后，病人是如何看待和处理的、曾接受了哪些诊疗及护理措施、其效果如何、有无不良反应等。这些内容不仅反映了病人对疾病的态度、重视程度及应对型态，同时也为判断病因及选择护理措施提供了参考依据。对于曾服用的药物应问明药物名称、用药途径、剂量及时间等，记录时所提及的药物名称、曾做的诊断应以双引号进行标注。

（四）日常生活状况

对日常生活状况的了解有助于发现病人可能存在的不良生活行为，并可根据病人不同的生活习惯找出适宜的方法帮助其维持和恢复健康。收集资料的主要内容如下。

1. 饮食与营养状况　①膳食基本情况，包括每日餐次、进食量、饮食种类；②有无特殊饮食（软食、流食、半流食、高蛋白饮食、低脂饮食等）及其可能的原因；③饮水情况；④营养状况，包括对营养状况的自我感知，有无食欲及体重等方面的变化。

2. 排泄情况　包括排便、排尿的次数、量、性状和颜色，有无异常改变及可能的原因，有无辅助排便、留置导尿等特殊情况。

3. 休息与睡眠情况　指睡眠、休息及放松的方式与习惯。主要内容包括平素睡眠有无规律，每日睡眠的时间、晚间入睡及晨起的时间，是否午睡，是否需要药物或其他方式辅助睡眠，醒后是否感觉精力充沛，此次患病后有无睡眠规律及睡眠质量的改变等。

4. 日常生活活动与自理能力　①自理能力，是指完成日常活动，包括进食、穿衣、洗漱、做饭、购物等的能力，同时注意有无自理能力受限，受限的范围、程度、原因及表现，有无使用辅助器具等；②日常活动，包括日常的主要活动形式、有无规律的身体锻炼活动、活动的强度及持续时间等。

5. 个人嗜好　主要询问有无烟、酒、麻醉品或其他特殊嗜好。若有，应详细询问应用的时间与摄入量，以及有无戒除等。

（五）既往史

既往史（past history）指病人既往的健康状况及患病或住院的经历等。收集既往史的主要目的是了解病人过去所存在的健康问题、求医经验及其对自身健康的态度等。病人过去所患疾病可影响其目前健康状况及需求，同时，通过对其过去健康问题反应的了解可以预测其对目前及将来健康问题的可能反应。因此，既往史的收集可以为制订和选择今后的治疗与护理方案提供重要依据。既往史包括以下内容。

1. 既往的健康状况　询问病人曾患疾病的时间、主要表现、诊疗经过及转归情况等，特别是与现时健康状况有密切关系的既往疾病。对于糖尿病、冠心病等慢性病，应注意询问其自我管理行为及疾病控制情况。

2. 预防接种情况　询问预防接种的时间，疫苗名称。

3. 外伤史、手术史及住院经历　询问病人有无外伤史、手术史及住院经历等。若有，应详细询问时间、原因、手术的名称、外伤的诊疗与转归等。

4. 用药史　询问病人曾使用药物的名称、剂量、用法、时间、效果及不良反应，适时予以正确用药指导。

5. 过敏史　询问有无对食物、药物或其他接触物的过敏史。若有，应详细询问并记录发生时间、过敏原和过敏反应的具体表现。

（六）成长发展史

1. 出生及成长情况　成长发展史（personal history）包括出生地、居住地与居留时间（尤其是疫源地和地方病流行地区）、传染病接触史及预防接种史等。对于儿童应详细了解其出生、喂养、生长发育等情况。

2. 月经史 对于青春期后的女性应询问其月经初潮年龄、月经周期和经期的天数、经血的量和颜色、经期症状、有无痛经和白带异常及末次月经日期。对于已绝经妇女还应询问其绝经年龄。记录格式如下：

$$初潮年龄 \frac{行经期（天）}{月经周期（天）} 末次月经时间（LMP）或绝经年龄$$

3. 婚育史 包括婚姻状况、结婚年龄、配偶的健康状况、性生活情况等；女性应询问妊娠与生育次数和年龄、人工或自然流产的次数，有无死产、手术产、产褥热和计划生育状况；男性应询问有无生殖系统疾患及其治疗、护理措施和效果。必要时评估性取向和性功能状况。

（七）家族史

家族史（family history）主要是了解其直系亲属，包括父母、兄弟、姐妹及子女的健康状况、患病及死亡情况。特别应注意询问有无遗传性、家族性、传染性疾病或同样疾病史，以及直系亲属死亡年龄及死因等，以明确遗传、家庭及环境等因素对病人目前的健康状况与需求的影响。对于有家族相关性的疾病，如糖尿病、肺结核、心脏病、高血压、脑卒中、癌症、关节炎、贫血、甲状腺疾病、精神疾病等，应详细询问并记录。

（八）心理社会状况

人是生物、心理、社会的统一体，精神和躯体是人的生命活动中相互影响、相互依赖的两个方面，心理社会状况评估是健康评估的重要内容之一，涉及的内容也较为广泛，包括自我概念、认知功能、情绪情感、对疾病的认识、应激与应对、价值观与信念、职业状况、生活与居住环境、家庭关系等。通过以上内容的评估，了解病人的患病体验、家庭社会背景及其对健康的影响。

拓展阅读 3-1
新型冠状病毒肺炎流行病学问诊

（九）系统回顾

通过询问病人是否存在各系统有关的症状及其特点，全面系统地采集病人以往发生的健康问题及其与本次健康问题的关系。通过系统回顾，可以避免遗漏重要信息。按照身体各系统的健康状况，系统回顾内容如下。

1. 一般状况 有无乏力、发热、盗汗，有无体重增加或减轻，睡眠情况如何等。

2. 皮肤 有无皮肤颜色、温度、湿度的改变，有无水肿、皮疹、破溃、感染，毛发的分布与色泽，指甲的颜色及光泽等。

3. 眼 有无畏光、流泪、结膜充血、分泌物增多，有无白内障、青光眼，是否佩戴眼镜等。

4. 耳 有无耳痛、耳内流脓、耳鸣、眩晕、听力减退或耳聋，是否使用助听器等。

5. 鼻 有无鼻塞、流涕、出血或过敏，有无嗅觉的改变等。

6. 口腔 有无口腔黏膜溃疡、牙痛、牙龈肿胀、出血，有无龋齿、义齿，有无味觉的改变等。

7. 乳房 外形，有无疼痛、异常分泌物、肿块及患者的自我检查情况。

8. 呼吸系统 有无咳嗽、咳痰、咯血、胸痛或呼吸困难等。

9. 循环系统 有无心悸、心前区疼痛、端坐呼吸、血压增高、晕厥、下肢水肿等。

10. 消化系统　有无食欲减退、恶心、呕吐、吞咽困难、腹泻、腹痛、便秘、呕血、黑便、黄疸等。

11. 泌尿生殖系统　有无尿频、尿急、尿痛、血尿、排尿困难、夜尿增多、尿潴留、尿失禁、尿道或阴道异常分泌物等。

12. 血液系统　有无皮肤苍白，瘀点，瘀斑，肝、脾、淋巴结大，有无输血或输血反应史等。

13. 内分泌及代谢系统　有无怕热、多汗、多饮、多食、肥胖或消瘦，有无性格的改变及色素沉着、闭经等。

14. 骨骼及肌肉系统　有无肌肉萎缩、疼痛，有无关节脱位、肿胀、畸形、运动障碍等。

15. 神经系统及精神状态　有无头痛、头晕、记忆力减退，有无抽搐、瘫痪，有无感觉或运动障碍及意识障碍，有无幻觉、妄想、定向力障碍、情绪异常等。

二、以功能性健康型态为框架的功能健康引导模式

功能性健康型态（functional health pattern）模式以与人的身体功能、生理健康、心理健康及社会适应有关的 11 项功能性健康型态为架构，探寻个案各项功能性健康型态，以了解其健康行为，评估其健康情形。11 项功能性健康型态是戈登（Majorie Gorden）于 1982 年中提出的，以收集个案资料、判断个案健康问题和确立护理诊断的分类系统。应用功能性健康型态模式进行健康资料收集，有助于护士确立相应的护理诊断，也可避免与医生或其他医务人员所收集资料的重复性。此模式在我国台湾及国外广为应用，评估内容包括病人的一般资料、主诉、现病史、既往史、成长发展史（具体内容详见本节"以生理 – 心理 – 社会为框架的疾病引导模式"）及 11 个健康型态，其中 11 个健康型态是评估的主体部分，分别如下。

1. 健康感知与健康管理型态　指个体的健康观念与如何管理自己的健康，包括个体对自身健康状况的认知和感受，以及为维护自身健康所采取的健康照顾行为和计划。如日常保健措施有哪些，能否养成良好的卫生习惯、维持平衡饮食、控制体重、定期免疫接种、进行自我检查（乳房、睾丸）和专科检查（妇科、口腔），有无进食较多糖、盐和富含脂肪类食物，过去对自己健康问题如何处理，遵行治疗处置的情况如何，有无困难或不便之处，健康的问题是否对生活形成困扰等。

2. 营养 – 代谢型态　指个体食欲及日常食物和水分摄入的种类、性质和量。如前一天摄食之情形；食欲如何，有无恶心、呕吐、口苦及口腔溃疡等；有无饮食上的限制或偏好；过去半年来体重变化情形如何；进食有无困难；有无皮肤、指甲、毛发等方面的变化；有无牙齿缺损；小儿母乳喂养情况如何等。

3. 排泄型态　指个体排便与排尿的功能状态、排泄时间、方式、性状和量等。如有无便秘、腹泻、便血、大便失禁，是否使用药物或排泄辅助器具；有无少尿、膀胱充盈；咳嗽、打喷嚏或大笑时，有无小便滴出等。

4. 活动与运动型态　指个体日常生活自理、休闲运动及其功能水平。如进食、洗漱、如厕、穿衣、做饭、行走、购物等日常活动情况，是否有活动无耐力，或经常诉说疲乏、软弱或无力；有无医疗或疾病限制（如医嘱卧床、牵引或瘫痪等），有无使用轮椅或义肢等辅助器具；主要的休闲娱乐、锻炼方式及与之相关的活动能力、活动耐力等。

5. 睡眠与休息型态　指个体日常睡眠、休息和放松的情况。如每日睡眠时间及持续情形、有无入睡困难、是否借用药物或其他方式辅助入睡；有无影响睡眠的因素，有无多梦、早醒、

失眠，睡醒后自觉精神是否饱满。尤其是此次患病后有无睡眠规律及睡眠质量的改变等。

6. 感知与认知型态　指个体的神经系统对外界各种感官刺激的感受能力及大脑对接收到的各种刺激的反应和判断能力。前者主要包括视觉、听觉、味觉、嗅觉、触觉和痛觉，后者主要包括思维能力、语言能力、定向力与意识状态等。

7. 自我概念型态　指个体对自己的个性特征、社会角色和身体特征的认识与评价，并受价值观、信念、人际关系、文化和他人评价等因素的影响。如自认为自己是个怎样的人，健康问题是否影响对自己的看法，有无导致愤怒、烦恼、害怕、沮丧、焦虑、抑郁等情绪的因素。

8. 角色与关系型态　指个体职业、社会交往情况，对自己所扮演角色的认识、角色适应、家庭关系和同事关系等。如在学校或工作中感受的氛围如何，是否与他人的关系紧张，工作是否顺利，经济收入能否满足个人生活所需；家庭结构与功能如何，有无处理家庭问题的困难；有无要好的朋友，是否参加社团活动。

9. 性与生殖型态　指个体性别认同和性别角色，性生活满意程度、有无改变或障碍，女性月经史、生育史等。如第一性征及第二性征的发育情况；女性月经量、经期、周期，有无月经紊乱；有无性生活，觉得满意或欠缺吗；有无生儿育女，家庭生育计划如何，如何采取避孕措施，此方面的知识如何。

10. 压力与压力应对型态　指个体对压力的感知与处理，包括个体对压力的适应或不适应的反应、对压力的认知与评价及其应对方式。如是否经常感到紧张，一般用什么方式解决；近期生活有无重大变故，如何处理；此次住院面临哪些压力；情绪及人格是否稳定，是否容易生气或沮丧等。

11. 价值与信念型态　指个体的文化和精神世界，主要包括价值观、健康信念、人生观和宗教信仰等。如能否在生活中得到自己所需；有何宗教信仰；生活的力量及生活的意义是什么；是否存在精神信念方面的矛盾，或对生存的意义、自身价值产生疑问；对目前生活状况的满意程度；对未来有无规划。

第二节　健康史评估方法

健康史评估方法主要有问诊、观察法和查阅法，其中最常用、最基本的方法是问诊。问诊（inquiry）是护士通过对病人或知情者进行有目的、有计划的系统询问，从而获得病人健康相关资料的交谈过程。问诊所获得的有关病人健康状况的资料属于主观资料，统称为健康史。

问诊的目的是获得病人主观感觉的异常或不适，了解疾病的发生、发展、诊治和护理经过，既往健康状况、曾患疾病的情况及由此产生的生理、心理、社会等方面的反应。是明确病人的护理需求，确定护理诊断的重要依据之一。有时仅通过问诊就可以准确提出病人的某些护理诊断。同时，问诊也为随后的身体评估、实验室检查等辅助检查的选择提供线索和依据。

一、问诊的重要性

问诊是建立良好护患关系的桥梁，是护士与病人建立积极的治疗性关系的重要时机；是了解病情的主要方法，获得诊断依据的重要手段；还可以借此向病人提供信息，有时候交流本身也具有治疗作用。这些都有助于帮助病人建立信心及在病痛或焦虑中寻求理解，因此，问诊也是为病人提供情感和精神支持的途径之一。

二、问诊的方法与技巧

问诊不仅仅是一种收集资料的手段，更是一门艺术。为使问诊有效进行，达到预期目的，护士必须遵循一定的原则，运用相应的技巧。问诊技巧不仅与收集资料的数量和质量密切相关，还关系到能否成功建立治疗性护患关系。因此，护士必须认真学习和掌握问诊的方法和技巧，并在实践过程中不断积累经验。

（一）基本原则

1. 环境须安静、舒适和具有私密性 注意保护病人的隐私，最好不要在有陌生人时开始问诊。

2. 尊重、关心和爱护问诊对象 护士应主动营造一种宽松、和谐的氛围，消除病人紧张不安的情绪。问诊前须先征得病人的同意，如为相关人员或病人家属，在征得同意的同时应明确其与病人的关系。

3. 恰当地运用沟通技巧，以确保资料的全面性、真实性和准确性 护士需根据病人的病情、心理状况、文化知识水平等选择恰当的时机、采取适当的语言和非语言沟通技巧，对病人的健康史资料进行全面细致的问诊。遇特殊情况，可分次进行或反复确认，保证信息完整准确。

（二）问诊过程中的常用方法与技巧

1. 做好解释说明及自我介绍 一般从礼节性交谈开始，然后说明自己的职责及问诊的目的。可以使用恰当的语言（包括肢体语言）表明自己愿意尽自己所能帮助病人解除或缓解病痛和满足要求。这将有助于建立良好的护患关系，缩短护患之间距离。

2. 应循序渐进，逐渐展开 一般从主诉开始。提问应先选择一般性易于回答的问题，如询问"您哪儿不舒服？""您这次就诊的主要目的是什么？"。然后再通过一系列问题逐步深入了解其本次患病的可能原因，如询问"您觉得是什么原因导致您生病的？"，以及有关症状的特点、处理经过等。

3. 采取适当的提问形式 在问诊过程中，应根据具体情况采取适当的提问形式。常用的有以下几种。

（1）开放式问题：此类问题没有可供选择的答案，可以使病人对有关问题进行更详细的描述，如"发热后，您是如何处理的？"。其缺点是病人可能抓不住重点，甚至离题而占用大量时间。

（2）闭合式问题：此类问题可以用简单的一两个词，或"是""否"就能回答，如"您的年龄？""您吸烟吗？"除年龄、性别等特定问题外，闭合式问题还用于病人存在焦虑、语言受限或身体不适等情况下。其缺点是不利于病人表达自己的感受及提供额外信息，使获得的资料不够准确和全面，若问诊中过多使用，还会使病人产生压抑感、被动感，不利于其对问诊的主动参与。

此外，应注意在询问敏感问题时采用委婉的提问方式，以消除病人对回答这类问题的顾虑。例如，可以对一个男性病人说，"许多男性病人都很关心性传播疾病的问题，您对这方面有什么疑问吗？"

4. 采取接受和尊重的态度 护士问诊时要做到举止端庄，态度和蔼，对病人始终保持关切的态度，使用礼貌用语，建立良好的护患关系，这是问诊的关键和基础。对病人所说的话不予以主观评判或不切实际的保证；当病人回答不确切时，要耐心启发，并给予足够的时间来思考和回答问题。对不愿回答的问题，不要强迫其回答。若为重要的资料，则需向病人做好解释，解除其顾虑。在问诊过程中，可对病人进行恰当的肯定、赞扬和鼓励等，自然地调节病人的心理和情绪，使病人受到启发和鼓舞，积极提供信息。如"您能够一直坚持控制饮食和运动，做得非常好，非常难得！"

5. 切入／重回主题　在问诊过程中，经常遇到病人抓不住重点、离题或试图避免谈及某项问题等情况。如果断然中断谈话或改变话题，是很不礼貌的行为，会令病人不舒服甚至产生敌对情绪而破坏问诊的气氛。此时，必须运用相应技巧帮助病人回到原来的主题，并就重点问题展开描述。如"我很愿意在稍后的时间与您讨论这些问题，现在我们再来谈谈您当时胸痛的情况，好吗？"

6. 非语言性沟通技巧　在问诊过程中，除要掌握语言性沟通技巧外，还要善于运用非语言性沟通技巧，如与病人保持合适的距离、目光的接触、微笑与点头、必要的手势、触摸、沉默及倾听等。恰当地运用非语言性沟通技巧有助于消除与病人之间的障碍，使问诊时病人感到轻松自如，易于交流。常用的非语言性沟通技巧有以下几种。

（1）适宜的服饰：护士的服饰应干净、整齐，符合专业身份及病人的期望。传统的护士服通常适合于各种治疗性场合。而对于儿童，休闲式服装更容易接近他们。适宜的服饰不但庄重，而且代表了专业的尊严和权威，容易使病人重视交谈及对护士产生信任。

（2）合适的交谈距离：与病人之间的距离太近或太远都会影响交谈的有效进行。距离太近容易使病人感到受侵犯、受压迫，距离太远会使病人觉得被拒绝、被疏远。合适的交谈距离要根据具体情况而定，一般以双方能看清楚对方表情，说话既不费力又能听清楚，且不至于受对方体味干扰为宜。临床护理工作中，护士在进行健康史评估时一般选择社交距离（表3-1）。

表3-1　常用交谈距离

类型	距离范围（m）	性质与常用环境
亲密距离	0～0.5	一种非常亲密的交谈距离，常用于夫妻、母子之间
私人距离	0.5～1	适合谈论亲密的私事，常用于亲人之间
社交距离	1～2	一般使用在办公室或工作场所，用于朋友、同事之间
公众距离	＞3	属于正式的公开演说的距离，常用于团体沟通

（3）良好的姿势、仪态及眼神接触：在交谈过程中，应随时注意姿势、仪态及眼神接触。双方的非语言信息，如表情、姿势等，都会影响交谈的进行。斜倚着身体、半闭着眼睛、打呵欠、露出疲态等消极信息会使病人产生被拒绝的感觉，导致交谈草草结束。

（4）触摸：适时的触摸具有鼓励和关爱的含义，有助于建立彼此之间的信任。如在对方悲伤时轻轻握着他的手、在对方沮丧时拍拍他的肩，都能给对方鼓励，稳定对方情绪，获得对方的信任。

（5）沉默：适当的沉默对交谈双方都是有益的。一方面，它为病人提供思考问题、组织想法、调整情绪的机会；另一方面，护士可借此观察病人的情绪状态和非语言信息，以及思考病人所反映的问题。

7. 及时核实信息　为确保所获得的资料的准确性，在问诊过程中必须对含糊不清、存有疑问或矛盾的内容进行核实。常用的核实方法有以下 5 种。

（1）澄清：要求病人对模棱两可或模糊不清的内容做进一步的解释说明。如"您说您感到压抑，请具体说一下是怎样的情况，好吗？""您说您的父母都有冠心病，他们是怎样知道自己得了冠心病的？"

（2）复述：以不同的表述方式重复病人所说的内容。"您说的是：3 天前您开始不爱吃东西，特别是油腻的食物，曾吐过 1 次，而且感觉浑身无力，1 天前发现尿色变深。是这样吗？"

（3）反问：以询问的口气重复病人所说的话，不仅可避免加入自己的观点，还可鼓励病人提供更多的信息。"您说您夜里睡眠不好？"反问也可以用于描述病人的非语言行为，并询问其原因。如"我注意到您总是向窗外看，有什么原因吗？"

（4）质疑：用于病人所说的与你所观察到或其前后所说的内容不一致时。如"您说您对自己的病没有任何顾虑，可您的眼睛却红红的，能告诉我这是为什么吗？"

（5）解析：对病人所提供的信息进行分析和推论，并与病人交流。如"您因为担心住院费用太高，所以才不愿意住院治疗的，是这样吗？"病人可以对你的解析加以确认、否认或提供另外的解释等。

8. 问诊结束时，应有所暗示或提示　在问诊即将结束时，护士应有所暗示或提示，如看看表或对问诊内容做出结语等，切忌突然结束话题。同时，可告知病人下一步的护理计划及病人需要做的准备等。

（三）问诊的注意事项

1. 认真倾听及时调整　护士积极倾听及接纳、尊重病人的态度是同情心的表现，问诊时认真听取病人的主诉，注重交流双方的双向反馈互动。对病人的遭遇表示理解、认可和同情，如"作为一个母亲，我很理解您的苦衷"等，既表达了对病人的真诚与关注，也使对方感觉自己受到重视而愿意继续交谈下去。切不可用带有责备语气的问题，如"您为什么不按时服药？"以免造成护士与病人之间的不快与隔阂。

同时，在问诊过程中，还需密切观察病人有无躯体不适或情绪反应，以便能够及时予以适当调整。

2. 避免暗示性问题　暗示性问题是为病人提供带有倾向性的特定答案的提问方式，病人可能会随声附和，从而影响资料的准确性，继而影响后续的护理。在问诊过程中，须注意避免暗示性提问，如"您的粪便发黑吗？"此时，病人可能会为了迎合护士的提问而附和回答"是的"，更恰当的提问方式应该是"您的粪便什么颜色？"

3. 避免使用医学术语　交谈时护士应使用病人能够理解的、熟悉的词汇进行询问与交流，避免使用一些有特定意义的医学术语，如隐血、黄疸、铁锈色痰、禁食等，否则容易造成误解或交谈的中断。如询问心脏病病人"您有阵发性夜间呼吸困难吗？"若病人不能理解而难以回答，应该问："您在夜间睡眠时，有无突然憋醒的情况？"对于使用地方语言的被评估者，可用地方语言进行交谈，如果交谈双方所使用的语言不同，应请其他医务人员协调。

4. 关注病人的文化背景　不同文化背景的人在人际沟通的方式及对疾病的反应上存在着文化差异。护士必须理解其他文化的信仰和价值观，熟悉自己与病人文化间的差异，以使问诊过程中自己的语言和行为能充分体现对病人文化的理解和尊重。

5. 时刻关注病人的健康状况　病情许可时，应尽可能以病人为直接问诊对象。对于急症、

视频 3-1
新型冠状病毒肺炎流
行病学问诊

危重病人，在做扼要的询问和重点评估检查后，应立即实施抢救，详细健康史待病情稳定后补充或从其亲属处获得。

附：情境导入案例问诊记录（部分内容）

王护士：您好！夏先生，我是王林，是您的责任护士。您在住院期有什么问题或需要请随时提出来，我会尽力为您服务。

夏先生：好的，谢谢。

王护士：我想了解一下您的健康状况，大约 30 min，可以谈谈吗？

夏先生：好的。

王护士：您感觉哪儿不舒服？

夏先生：这些天我觉得很难受，咳得厉害，又发高烧。

王护士：这种情况有多久了？

夏先生：咳嗽有 2 天，昨天开始高烧。

王护士：接下来我需要了解您近期的生活旅居情况，请您仔细回忆一下：您发病前 14 天以来住在哪里？去过哪些地方？是否与新型冠状病毒感染的病人和（或）无症状感染者有过接触？有无接触过来自有病例报告社区的发热或有呼吸道症状的病人？……

夏先生：我一直住在合肥，没有去过其他地方，家人、同事都没有发烧。

王护士：您是在什么情况下发生的高烧呢？

夏先生：昨天中午，我下班回家，突然下大雨，浑身淋得湿透。回到家大约 1 h 后，就觉得发冷、没力气，于是就盖上被子睡觉，还没睡多久，就开始全身燥热，手心、脚心、头都发烫。

王护士：您当时有没有量过体温呢？

夏先生：量过，是 39.5℃。

王护士：那么您有没有吃什么药或者做了哪些退烧处理？

夏先生：吃了一片布洛芬。

王护士：效果怎样？

夏先生：过了 1 h，体温是正常了，可是晚上又开始发烧了，都有 39℃，没什么效果。

王护士：您是说昨天您淋雨后出现了高烧，最高达到 39.5℃。曾经服用过一片布洛芬，但是效果不好。是这样吗？

……

王护士：现在我想了解一下您以前的健康状况，请问您得过别的疾病吗？如心脏病、高血压、糖尿病等。

夏先生：没有，我之前身体一直很好。

王护士：夏先生，现在我给您测量一下体温、脉搏、呼吸和血压，以了解您的身体状态。请您配合一下好吗？

夏先生：好。

王护士：（测量完毕后）夏先生，您的脉搏是 94 次 /min，呼吸是 20 次 /min，血压是 135/88 mmHg，都很正常。您现在的体温是 38.8℃，还是比较高，请您注意休息、多喝水（护士帮助病人倒了一杯温水）。您再咳嗽时，请把痰吐在这个杯里（看到病人不停咳嗽，拍一拍背，并给他一个痰杯），我会送去实验室检查。

夏先生：好。

王护士：我已经基本了解了您的健康状况，谢谢您的配合。明天清晨请您暂时不要吃早餐、喝水，我们会给您抽血检查，好吗？

夏先生：好，我记住了。

王护士：您还有什么需要帮忙的吗？

夏先生：没有什么事情了，谢谢您。

王护士：请您安心休养，如果有什么需要请告诉我，我会尽力帮助您的。再见！

夏先生：好的，谢谢！

（张标新）

数字课程学习

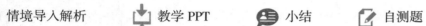 情境导入解析　　　📥 教学 PPT　　　💬 小结　　　📝 自测题

第四章

身体评估

【学习目标】

知识：

1. 掌握身体评估的内容及方法。

2. 熟悉身体评估的正常表现和常见异常体征的临床意义。

3. 了解身体评估的注意事项。

技能：

1. 运用身体评估技能，为病人进行正确的身体评估，提出准确的护理诊断。

2. 运用所学知识总结各系统常见疾病的症状和体征。

3. 学习过程中培养批判性思维及分析问题和解决问题的能力。

素质：

1. 具有尊重病人、爱护病人及保护病人隐私的意识。

2. 善于沟通与观察、动作轻柔，体现人文关怀意识。

3. 具有良好的沟通能力、高度的责任感、敬业精神和伦理道德行为。

情境导入

病人，男，70岁，退休工人。因"反复咳嗽、咳痰20年，伴心慌、气急3年，加重10天"入院。入院后，护士对病人进行了系列的评估，采集其健康资料，并遵医嘱为病人预约进行相应的辅助检查。

身体评估（physical assessment）是护士运用自己的感官或借助简单的评估工具，如体温表、血压计、听诊器、手电筒和叩诊锤等检查器具，客观了解病人身体状况的评估方法，是每个护理人员必须掌握的技能。

第一节 身体评估基本方法

情境一：

该病人入院后，责任护士通过问诊详细了解了病人的健康史，需要进一步对其进行身体评估。

请思考：

1. 身体评估基本方法有哪些？
2. 身体评估可以提供病人哪些健康资料？
3. 对该病人重点评估身体哪个部位？主要用哪些评估方法？

一、身体评估的目的

身体评估一般于健康史评估结束后开始，其目的是进一步支持和验证问诊中所获得的有临床意义的症状，发现病人存在的异常体征及对治疗和护理的反应，为确定病人的健康问题及护理诊断提供客观的参考依据。

二、身体评估前准备

1. 护士准备　仪表端庄、衣帽整齐、戴好口罩、剪短指甲，评估前洗手，避免医源性交叉感染。
2. 病人准备　体位和裸露部分根据评估的部位决定，一般取坐位或仰卧位。
3. 物品准备　听诊器、叩诊锤、手电筒、压舌板、消毒棉签、弯盘、记录纸等。
4. 环境准备　环境安静、舒适、光线充足、温度适宜，必要时屏风遮挡。

三、身体评估的基本方法

身体评估的基本方法包括视诊、触诊、叩诊、听诊和嗅诊。要熟练掌握和运用这些方法并使评估结果准确、可靠，必须反复练习和实践，同时还要有扎实的医学基础知识与护理专业知识的指导。触诊和叩诊需要手法技巧，评估时动作要娴熟、轻柔。

（一）视诊

视诊（inspection）为护士通过视觉了解病人全身或局部状态有无异常的评估方法，包括全身和局部视诊，以及呕吐物或排泄物的观察。全身视诊，如年龄、性别、发育、营养、面容、表情、体位和步态等，可了解病人的全身状况；局部视诊，如皮肤与黏膜的颜色，头颅、胸廓、腹部、骨骼或关节的外形等，可了解病人身体各部分的改变。某些特殊部位，如眼底、鼓膜等，则需要借助检眼镜、耳镜等仪器设备观察。

视诊方法简单易行，适用范围广，可提供病人重要的健康资料，但必须有丰富的医学知识和临床经验作为基础。

（二）触诊

触诊（palpation）为护士通过手与病人被评估部位接触后的感觉，或观察病人的反应来判断身体某部位有无异常的评估方法。触诊既可以进一步明确视诊发现的一些异常现象，还可以发现一些视诊所不能发现的体征，如体温、湿度、压痛、摩擦感等。手的不同部位对触觉的敏感度不同，其中以指腹对触觉较为敏感，掌指关节的掌面对震动较为敏感，手背皮肤对温度较为敏感，因此多用这些部位进行触诊。触诊的适用范围广泛，可遍及全身各部位，尤以腹部评估最常用。

触诊时，由于评估目的不同所施加的压力有轻有重，因此可分为浅部触诊法和深部触诊法。

1. 浅部触诊法（light palpation） 护士将一手轻放在病人被评估的部位，利用掌指关节和腕关节的协同动作，轻柔进行滑动触摸，可触及的深度为 1~2 cm（图 4-1）。浅部触诊一般不会引起病人痛苦及肌肉紧张，主要用于评估腹部有无压痛、抵抗感、搏动感、包块或某些肿大的脏器。

2. 深部触诊法（deep palpation） 护士用一手或两手重叠放置于病人被评估部位（图 4-2），由浅入深，逐步施加压力以达深部，可触及的深度多在 2 cm 以上，有时可达 4~5 cm。主要用以评估腹腔病变和脏器的情况。根据评估目的和手法的不同，又可分为以下 4 种。

（1）深部滑行触诊法（deep slipping palpation）：嘱病人张口呼吸，尽量放松腹肌，可以与病人谈话以转移其注意力，护士以右手并拢的示、中、环三指末端逐渐触向腹腔脏器或包块，并在其上做上下左右滑动触摸。常用于腹腔深部包块和胃肠病变的评估。

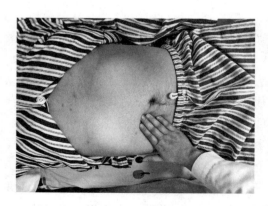

图 4-1　浅部触诊法

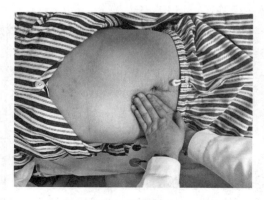

图 4-2　深部触诊法

（2）双手触诊法（bimanual palpation）：护士将右手并拢的中间三指平置于腹壁被评估部位，左手掌置于被评估脏器或包块的背后部，向右手方向托起（图 4-3），使被评估的脏器或包块位于双手之间，这样既可起到固定脏器或包块的作用，又可使其更接近体表以配合右手触诊，评估时应配合病人的腹式呼吸。多用于肝、脾、肾及腹腔肿物的触诊。

（3）深压触诊法（deep press palpation）：护士用一或两根手指逐渐深压，用以探测腹腔深部病变的所在部位或确定腹部压痛点（图 4-4），如阑尾压痛点、胆囊压痛点等。检查反跳痛时，护士可在深压的基础上稍停片刻后迅速将手抬起，若病人感觉疼痛加重或面部出现痛苦表情，即为反跳痛。

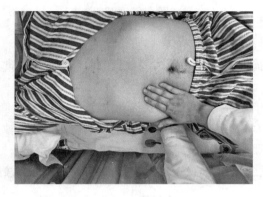
图 4-3　双手触诊法

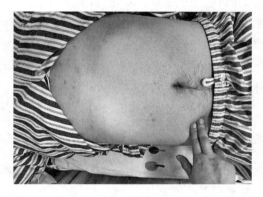
图 4-4　深压触诊法

（4）冲击触诊法（ballottement）：护士用三根或四根并拢的手指以 70°～90° 角置于腹壁相应的部位，做数次急速而有力的冲击动作（图 4-5），在冲击时可触及腹腔内脏器在指端浮沉。冲击触诊法一般只用于有大量腹水且肝、脾难以触及者。冲击触诊会使病人感到不适，故护士在操作时应注意避免用力过猛。

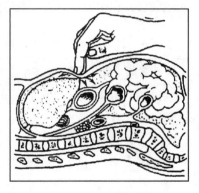
图 4-5　冲击触诊法

（三）叩诊

叩诊（percussion）是护士用手指、手掌、拳头等叩击病人身体某部位的表面，使之震动而产生音响，根据震动和音响的特点来判断被评估部位有无异常，或根据是否出现疼痛来判断病变的方法。叩诊多用于确定心、肺、肝、脾等脏器的边界，浆膜腔中液体或气体的多少、肺部病变大小与性质及子宫和膀胱有无胀大等情况。

1. 叩诊方法

（1）直接叩诊法（direct percussion）：护士用右手中间三指的掌面直接拍击被评估的部位，借拍击的反响和指下的震动感来判断病变情况的方法。此法主要适用于胸部或腹部面积较广泛的病变，如大量胸腔积液或腹水等。

（2）间接叩诊法（indirect percussion）：是临床上广泛采用的叩诊方法，护士左手中指第二指节紧贴于叩诊部位，勿施加重压，以免影响被叩组织的振动，其他手指稍微抬起，勿与体表接触；右手指自然弯曲，以中指指端叩击左手中指第二指骨的前端，叩击方向应与叩诊部位的体表垂直；叩诊时应以腕关节与指掌关节的活动为主，避免肘关节及肩关节参加运动（图 4-6）。

叩诊的基本要领为紧、翘、直、匀、快。每个部位一般连续叩击 2~3 次，动作要灵活、短促、富有弹性。叩击后右手应立即抬起，以免影响音响的振幅与频率。

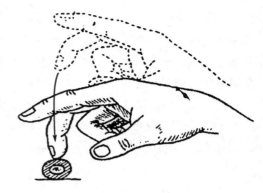

图 4-6 间接叩诊法

2. 叩诊音（percussion sound） 叩诊时被叩诊部位产生的音响。组织或器官因密度、弹性、含气量及与体表距离不同，可产生不同的叩诊音。根据音响的频率（音调高低）、振幅（音响强弱）和振动持续的时间，在临床上常分为清音、鼓音、过清音、浊音、实音 5 种。5 种叩诊音正常及异常临床意义见表 4-1。

（1）清音（resonance）：是一种音调较低、音响较强，振动持续时间较长的叩诊音，是正常肺部的叩诊音。

（2）实音（flatness）：亦称绝对浊音，音调较浊音更高、音响更弱、振动持续时间更短。

（3）浊音（dullness）：是一种音调较高、音响较弱、振动持续时间较短的叩诊音。当叩击被少量含气组织覆盖的实质脏器时产生。

（4）过清音（hyperresonance）：是属于鼓音范畴的一种变音，介于鼓音与清音之间，音调较清音低，音响较清音强，极易听到，为一种类乐音。

（5）鼓音（tympany）：是一种和谐的乐音，如同击鼓声，与清音相比音响更强，振动持续时间也较长，在叩击含有大量气体的空腔器官时出现。

表 4-1　5 种叩诊音正常及异常临床意义

叩诊音	音响强度	音调	持续时间	正常存在部位	异常临床意义
清音	强	低	长	正常肺部	无
实音	最弱	最高	最短	实质脏器部分*	大量胸腔积液、肺实变
浊音	弱	高	短	心、肝被肺缘覆盖部分	肺炎、胸膜增厚
过清音	更强	更低	更长	无	阻塞性肺气肿
鼓音	最强	低	最长	胃泡区和腹部**	肺空洞、气胸、气腹

注：* 实质脏器部分为心或肝等；** 左下胸的胃泡区及腹部。

视频 4-1
触诊和叩诊方法

（四）听诊

听诊（auscultation）是护士用耳或借助于听诊器听取身体各部发出的声音，以此来判断病人健康状态的评估方法。常用于心血管、肺及胃肠道等部位的评估。听诊有直接听诊和间接听诊两种方法。

1. 直接听诊法（direct auscultation） 用耳直接附于病人的体壁进行听诊的方法。用此法所听得的体内声音很微弱，只有在某些特殊紧急情况下才采用。

2. 间接听诊法（indirect auscultation） 指用听诊器进行听诊的方法。此法方便，使用范围广，对脏器运动的声音可起放大作用，除能对心、肺、腹部进行听诊外，还可听取血管音、皮下气肿音、关节活动音、骨折摩擦音等。

（五）嗅诊

嗅诊（smelling）是用嗅觉来判断发自病人的各种异常气味与其健康状况关系的一种评估方法。嗅诊时，护士用手将发自病人的气味轻轻扇向自己的鼻部，仔细辨别气味的特点和性质，为临床护理工作提供有价值的线索。常见的异常气味及其临床意义见表4-2。

表 4-2　常见气味来源、特点及临床意义

来源	正常气味	异常气味及其临床意义
汗液	无强烈刺激性气味	酸性汗味：见于风湿热或长期服用水杨酸、阿司匹林等 狐臭味：见于腋臭 脚臭味：见于多汗者或足癣合并感染
痰液	无特殊气味	血腥味：见于大量咯血 恶臭味：见于支气管扩张或肺脓肿
脓液	无特殊臭味	恶臭味：提示有厌氧菌感染，考虑气性坏疽的可能
呕吐物	单纯饮食性胃内容物略带酸味	酸腐味：见于幽门梗阻 粪臭味：见于低位肠梗阻
粪便	正常粪便因含吲哚及粪臭等而有臭味	腐臭味：见于消化不良或胰腺功能不足 腥臭味：见于细菌性痢疾 肝腥味：见于阿米巴痢疾
尿液	新鲜尿液有特殊的青草芳香味	浓烈的氨味：见于膀胱炎及尿潴留 大蒜味：见于有机磷农药中毒 烂苹果味：见于糖尿病酮症酸中毒
呼气	无特殊气味	浓烈的酒味：见于饮酒后或醉酒者 刺激性蒜味：见于有机磷中毒 烂苹果味：见于糖尿病酮症酸中毒 氨味：见于尿毒症 肝腥味：见于肝性脑病

四、身体评估的注意事项

1. **视诊的注意事项**　视诊应在充足的自然光线下进行，灯光下不易观察皮肤苍白、黄疸、发绀、皮疹等。对于搏动与轮廓的观察常需在侧面光线下进行。

2. **触诊的注意事项**

（1）心理护理：评估前向病人说明评估的目的和怎样配合，消除其紧张情绪。

（2）体位：协助病人取舒适体位，一般取仰卧位，双腿稍屈，腹肌尽量放松，也可选侧卧位，护士通常站于病人的右侧，面向病人，以便随时观察表情与反应。

（3）手法：触诊时护士的手要保持温暖、轻柔，一般从健侧部位开始，逐渐向病变部位移动，动作由浅入深，并对病人进行耐心指导，使其做好配合动作。

（4）影响因素：进行下腹部触诊时，可根据需要嘱病人排除大小便，以免将充盈的膀胱误认为腹腔包块，或影响判断。

3. **叩诊的注意事项**

（1）环境：尽量保持周围环境安静，以免噪声对叩诊音的干扰。

（2）部位：充分暴露被评估部位，并注意对称部位的比较。

（3）方法：根据叩诊部位的不同，选择适当的叩诊方法和体位。

（4）次数：每个部位每次叩诊的次数不宜过多。

4. 听诊的注意事项

（1）环境：安静、温暖、避风。

（2）体位：根据病情嘱病人采取适当的体位，对衰弱不能起床的病人，应尽可能减少改变体位引起的痛苦。

（3）检查：听诊前应检查听诊器耳件方向是否正确，管腔是否通畅。体件要紧贴于被评估部位，避免与皮肤摩擦而产生附加音。

（4）干扰因素：听诊时注意力要集中，听诊心脏时要摒除病人呼吸音的干扰，听诊肺部时也要排除病人心音的干扰。

（吴芳琴）

第二节　一般状态评估

> **情境二：**
> 护士对该病人进行身体评估时，首先对病人的身体一般状态进行评估。
> **请思考：**
> 1. 如何对该病人进行一般状态评估？需要评估哪些内容？
> 2. 如何评估该病人的营养状态等级？

一般状态评估是对病人全身状况的概括性观察，方法以视诊为主，配合触诊。评估内容包括生命体征、发育与体型、营养状态、意识状态、面容与表情、体位、步态等。

一、生命体征

生命体征（vital signs）是标志生命活动存在与否及其质量的重要征象，是监测病人病情变化的重要指标之一。其内容包括体温、呼吸、脉搏和血压。

（一）体温

体温（temperature，T）是指人体内部的温度。生理情况下，体温在 24 h 内波动范围不超过 1℃。一般情况下，人体早晨体温略低，下午略高，运动或进食后体温略高，老年人体温略低，月经期前或妊娠期妇女体温略高。

1. 体温测量方法与正常范围

（1）腋测法：擦干病人腋窝，将体温计汞柱端置于病人腋窝顶部，嘱病人用上臂将其夹紧，10 min 后读数。正常值为 36～37℃。此法简单、方便、不易交叉感染，是最常用的体温测量方法。

（2）口测法：将消毒后的体温计汞柱端置于病人舌下，嘱其紧闭口唇，用鼻呼吸，5 min 后读数。正常值为 36.3～37℃。此法温度较准确，但不易保持口腔卫生，婴幼儿及神志不清者不能使用。

（3）肛测法：病人取侧卧位，将体温计汞柱端涂以润滑剂后缓慢插入肛门内，达体温计长度的一半，3 min 后读数。正常值为 36.5～37.7℃。此法测量值较稳定，多用于小儿、神志不清及某些特殊情况者。

2. 体温测量误差的常见原因

（1）测量前体温计汞柱未甩至 35℃ 以下。

（2）腋测法时，由于病人明显消瘦、病情危重或意识障碍而未能将体温计夹紧，致使测量值低于实际体温。

（3）体温计附近存在影响局部体温的冷、热物品，如测温前饮用冷、热水或用其漱口、局部放置冰袋或热水袋等。

3. 异常体温及临床意义

（1）体温升高：以口腔温度为标准，高于 37.3℃ 称为发热。发热常见原因、热型及其临床意义见第十章第一节相关内容。

（2）体温过低：是指机体深部温度持续低于 35℃，常见于休克、急性大出血、早产儿、下丘脑受损、严重营养不良和全身衰竭等。

（二）脉搏

脉搏（pulse，P）的评估最常选择桡动脉进行触诊，评估其搏动的频率、节律、强弱、紧张度及管壁弹性等，并注意双侧对比。具体评估方法、异常脉搏及其临床意义详见第四章第五节。

（三）呼吸

呼吸（respiration，R）通常在计数脉搏的同时，观察病人胸廓或腹部随呼吸运动而出现的活动情况，以评估呼吸的类型、频率、深度、节律及有无异常等。具体评估方法、异常呼吸及其临床意义详见第四章第五节。

（四）血压

袖带加压法即汞柱式血压计测量动脉血压（blood pressure，BP）较准确、可靠，临床最常用。具体测量血压的方法、正常范围、血压变化及其临床意义详见第四章第五节。

评估所测得的体温、脉搏、呼吸和血压值应及时而准确地记录于护理评估记录单和体温单上，以监测病人的病情变化。

二、发育与体型

（一）发育

发育（development）正常与否通常根据年龄、智力和体格成长状态（身高、体重和第二性征）及其相互间的关系进行综合判断。发育通常受种族、遗传、营养代谢、内分泌、生活条件和体育锻炼等多种因素的影响。

1. 发育正常　发育正常者，其年龄、智力与体格成长状态是均衡一致的。成人发育正常的指标有：①头部的长度为身高的 1/8 ~ 1/7。②胸围约为身高的 1/2。③两上肢展开左右手两中指指端之间的长度约等于身高。④身体的上部量（头顶至耻骨联合上缘的距离）与下部量（耻骨联合上缘至足底的距离）大致相等。⑤坐高约为下肢的长度，约为 1/2 身高。

2. 发育异常　病态发育与内分泌的改变密切相关。①巨人症：在发育成熟前，腺垂体功能亢进致体格异常高大者。②垂体性侏儒症：腺垂体功能减退致体格异常矮小，但智力正常者。③呆小症：甲状腺功能减退致体格矮小伴智力低下者。④阉人症：男性表现为四肢过长、骨盆宽大、毛发稀少、无胡须、皮下脂肪丰满、发音似女声者。⑤女性男性化：女性表现为乳房发育不良、多毛、闭经、体格及发音男性化者。主要因性激素决定第二性征的发育，当结核病、肿瘤等疾病破坏性腺分泌功能时，性激素分泌障碍，可引起第二性征的改变。⑥佝偻病：婴幼儿期营养不良可影响发育，维生素 D 缺乏引起体内钙、磷代谢紊乱，而使骨骼钙化不良的一种疾病。锌、硒、硅、钼等微量元素缺乏均可引起生长发育迟缓。

（二）体型

体型（habitus）是身体各部发育的外观表现，包括骨骼、肌肉的成长与脂肪的状态。成年人的体型可分为以下 3 种。

1. 正力型　见于多数正常成人。身体各部分匀称适中，腹上角即两侧肋弓在胸骨下端会合处所形成的夹角在 90° 左右。

2. 无力型　身高瘦削，颈细长，肩窄下垂，胸廓扁平，腹上角小于 90°。

3. 超力型　身矮粗壮，颈粗短，肩宽而平，胸廓宽大，腹上角大于 90°。

三、营养状态

营养状态（nutritional status）与食物的摄入、消化、吸收和代谢等因素有关，并受种族、遗传、心理、社会、文化、疾病等因素的影响，可作为判断健康和疾病程度的标准之一。

（一）营养状态的评估方法

营养状态通常根据皮肤、毛发、皮下脂肪、肌肉的发育情况进行综合判断，同时必须参考个人的性别、年龄、身高及体重等情况。评估营养状态最简便而迅速的方法是观察皮下脂肪的充实程度，最适宜的观察部位是前臂屈侧或上臂背侧下 1/3 处。此外，在一定时间内监测体重的变化也可了解机体的营养状态。

（二）营养状态的分级

临床通常将营养状态分为良好、中等、不良 3 个等级（表 4–3）。

（三）营养状态的判断

常用的可测量的评价指标如下。

1. 体重　监测一定时期内体重的变化是观察营养状态最常用的方法。体重测量时宜穿单衣裤，在同一体重秤上测量，测量时间应选择清晨、空腹、排尿和排便后。成人粗略的计算公式为：标准体重（kg）= 身高（cm）－105。体重在标准体重 ±10% 的范围内为正常；低于标准体重 10% ~ 20% 为消瘦；低于标准体重 20% 以上为明显消瘦，极度消瘦称为恶病质；超过标准体重 10% ~ 20% 为超重；超过标准体重 20% 以上为肥胖。

表 4-3　营养状态分级

评估内容	营养良好	营养中等	营养不良
皮肤黏膜	红润光泽、弹性好		干燥、弹性降低
皮下脂肪	丰满		菲薄
皮褶厚度	正常或增大	介于两者之间	低于正常
肌肉	结实		松弛无力
肌肉厚度	正常		明显低于正常
指甲、毛发	润泽		粗糙无光泽、毛发稀疏
肋间隙、锁骨上窝凹陷	深浅适中		凹陷
肩胛部和股部	肌肉丰满		骨骼嶙峋突出

2. 体重指数（body mass index，BMI）　由于体重受身高影响较大，常用体重指数来衡量体重是否正常，从而判断营养状态。计算方法为：BMI = 体重（kg）/ 身高（m）^{2}。我国成人 BMI 的正常范围为 18.5～24 kg/m^2，< 18.5 kg/m^2 为消瘦，24～28 kg/m^2 为超重，≥28 kg/m^2 为肥胖。世界卫生组织（WHO）定义的成人 BMI 的正常标准是 18.5～24.9 kg/m^2，< 18.5 kg/m^2 为体重过低，25～29.9 kg/m^2 为超重，30～34.9 kg/m^2 为 I 级肥胖，35～39.9 kg/m^2 为 II 级肥胖，≥40 kg/m^2 为 III 级肥胖。

3. 皮褶厚度　与营养关系密切，可作为评估营养状态的参考指标。其常用测量部位有肱三头肌、肩胛下角部和脐部，成人以肱三头肌皮褶厚度测量最常用。测量时，病人取站立位，两上肢自然下垂，护士站于其身后，用拇指和示指在肩峰至尺骨鹰嘴连线中点的上方 2 cm 处捏起皮褶，捏起点两边的皮肤需对称，接着用重量压力为 10 g/mm^2 的皮褶计测量，于夹住后 3 s 内读数，一般取 3 次测量的平均值。正常范围为男性（13.1 ± 6.6）mm，女性为（21.5 ± 6.9）mm。

4. 腰臀比　腰围指肋最低点与髂嵴上缘两水平线间中点线的围长，用软尺测量，在呼气末、吸气未开始时测量。臀围指臀部向后最突出部位的水平围长，用软尺测量。腰臀比具体计算方法：腰臀比 = 腰围（cm）/ 臀围（cm）。亚洲男性平均为 0.81，亚洲女性平均为 0.73。欧美男性平均为 0.85，欧美女性平均为 0.75。女性腰臀比 > 0.9，男性腰臀比 > 1.0 为不正常。腰臀比异常与不良健康事件的危险性相关，其预测价值大于 BMI。腰臀比已被用于判断脂肪分布的类型，是预测一个人是否肥胖及其是否面临患心脏病风险的较佳指标。

（四）营养状态异常

临床上常见的营养状态异常包括营养不良和营养过剩两个方面。

1. 营养不良　由摄食不足或（和）消化过多引起，多见于病程长或严重的疾病。引起营养不良的常见原因有以下几个方面。

（1）摄食减少：常见于消化性疾病所致的摄食障碍或消化吸收不良，精神、神经系统与肝、肾疾病引起的严重恶心和呕吐等。

（2）消化吸收障碍：见于胃、肠、胰、肝及胆道疾病引起的消化液或酶合成和分泌减少，影响消化和吸收。

（3）消耗增多：见于慢性消耗性疾病和内分泌代谢性疾病，如长期活动性肺结核、恶性肿瘤、糖尿病、甲状腺功能亢进症。

（4）丢失或排泄过多：见于各种疾病引起的腹泻、瘘管形成、糖尿病等。

2. 营养过剩　指体内中性脂肪积聚过多，表现为超重或肥胖。引起肥胖最常见的原因为热量摄入过多，超过消耗量，常与内分泌、遗传、生活方式、运动和精神因素有关。按病因可将肥胖分为外源性肥胖和内源性肥胖两种类型。

（1）外源性肥胖：摄入热量过多所致，表现为全身脂肪分布均匀，身体各个部位无异常改变，常有一定的遗传倾向。儿童期病儿表现为生长较快，青少年可有外生殖器发育迟缓的症状。

（2）内源性肥胖：由某些内分泌疾病引起，如肥胖性生殖无能综合征、肾上腺皮质功能亢进症、甲状腺功能减退症等可引起具有一定特征的肥胖和性功能障碍。

四、意识状态

意识状态（consciousness status）是人对周围环境及自身状态的认知和觉察能力，为大脑功能活动的综合表现，包括记忆、思维、定向力和情感，通过视、听、语言和复杂运动等与外界保持紧密联系的能力。正常人意识清晰、思维合理、反应敏捷、定向力和情感活动正常，语言准确、流畅、言能达意。凡影响大脑功能活动的疾病都可引起不同程度的意识改变，称为意识障碍。根据意识清晰度或觉醒程度可将其分为嗜睡、昏睡、昏迷。以意识内容改变可分为意识模糊、谵妄等。意识障碍的临床特征与评估详见第十章第十五节。

五、面容与表情

面容（facial features）即面部呈现的状态，面部的面貌与气色。表情（expression）是面部情感的表现。面容与表情是评价个体情绪状态和身体状况的重要指标。正常人表情自然、神态安逸。情绪与疾病可引起病人面容与表情的变化，当疾病发展到一定程度时，可出现特征性的面容与表情，对临床诊断具有重要价值。临床上常见的典型面容与表情及临床意义如下。

1. 急性病容　面色潮红，兴奋不安，呼吸急促，痛苦呻吟，可有鼻翼扇动，口唇疱疹等。见于急性感染性疾病，如肺炎球菌性肺炎、流行性脑脊髓膜炎、急腹症等。

2. 慢性病容　面容憔悴，面色晦暗，目光暗淡，精神萎靡。见于慢性消耗性疾病，如恶性肿瘤、严重结核病、肝硬化等。

3. 贫血面容　面色苍白，唇舌色淡，表情疲惫。见于各种原因所致的贫血病人。

4. 肝病面容　面色晦暗，额部、鼻背、双颊有褐色素沉着，有时可见蜘蛛痣。见于慢性肝病病人。

5. 肾病面容　面色苍白，眼睑、颜面水肿，舌色淡。见于慢性肾病病人。

6. 二尖瓣面容　面色晦暗，双颊紫红，口唇轻度发绀。见于风湿性心脏病二尖瓣狭窄病人（图 4-7）。

7. 满月面容　面圆如满月，皮肤发红，常伴痤疮和胡须生长。见于 Cushing 综合征及长期应用肾上腺皮质激素的病人（图 4-8）。

8. 甲状腺功能亢进症面容　表情惊愕，眼裂增宽，眼球突出，瞬目减少，烦躁易怒，兴奋不安。见于甲状腺功能亢进症病人（图 4-9）。

9. 黏液性水肿面容　面色苍黄，颜面水肿，睑厚面宽，目光呆滞，反应迟钝，毛发稀疏。见于甲状腺功能减退症病人（图 4-10）。

10. 肢端肥大症面容　头颅增大，面部变长，下颌增大前突，眉弓及两颧隆起，唇舌肥厚，耳鼻增大。见于肢端肥大症病人（图 4-11）。

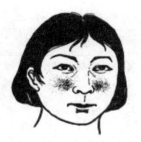

图 4-7　二尖瓣面容

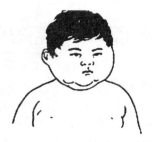

图 4-8　满月面容

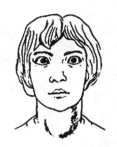

图 4-9　甲状腺功能亢进症面容

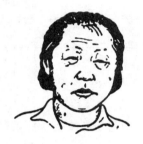

图 4-10　黏液性水肿面容

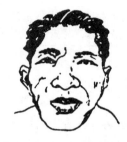

图 4-11　肢端肥大症面容

11. 病危面容　面部瘦削，面色铅灰或苍白，目光无神，表情淡漠，眼窝凹陷，鼻骨峭耸。见于大出血、严重休克及脱水、急性腹膜炎等病人。

12. 面具面容　面部呆板，无表情，似面具样，见于震颤麻痹、脑炎等。

13. 苦笑面容　牙关紧闭，面肌痉挛，呈苦笑状，见于破伤风。

六、体位

体位（position）即病人身体所处的状态。在不同疾病状态下，会使病人主动或被动地采取相应体位，因此体位对诊断某些疾病具有一定的意义。常见的体位有自主体位、被动体位和强迫体位。

1. 自主体位　身体活动自如，不受限制。见于健康人、轻症或疾病初期的病人。

2. 被动体位　病人不能自己随意调整或变换肢体和躯干的位置。见于极度衰弱、意识丧失或瘫痪的病人。

3. 强迫体位　为减轻疾病的痛苦而被迫采取的某种特殊体位。临床常见强迫体位的特征及其临床意义见表4-4。

表 4-4　常见强迫体位的特征与临床意义

强迫体位	特征	临床意义
强迫仰卧位	仰卧，伴双腿屈曲，以减轻腹部肌肉的紧张程度	见于急性腹膜炎
强迫俯卧位	俯卧位可减轻脊背肌肉的紧张度	见于脊柱疾病
强迫侧卧位	多卧向患侧，以限制胸廓活动减轻胸痛，并有利于健侧代偿性呼吸，减轻呼吸困难	见于一侧胸膜炎、气胸、大量胸腔积液等
强迫坐位（端坐呼吸）	病人坐于床沿，两手置于膝盖或床沿，可使膈肌下降，有助于胸廓和辅助呼吸肌运动，增加肺通气量，同时可减少回心血量，减轻心脏负荷，缓解呼吸困难	见于严重心肺功能不全

续表

强迫体位	特征	临床意义
强迫蹲位	病人在活动过程中，因呼吸困难和心悸突然停止活动并采用蹲踞体位或膝胸位以缓解症状	见于发绀型先天性心脏病
强迫停立位	病人在步行时因心前区疼痛突然发作而被迫立刻站立，并以手按抚心前区，待稍缓解后，才离开原位	见于心绞痛
辗转体位	病人腹痛发作时，辗转反侧，坐卧不安	见于胆石症、胆道蛔虫症、肠绞痛等
角弓反张位	因颈及脊背肌肉强直，病人头后仰，背过伸，胸腹前凸，躯干呈弓形	见于破伤风及小儿脑膜炎等

七、步态

步态（gait）即走路时所表现的姿态。某些疾病可引起步态改变，并具有一定的特征。常见异常步态的表现特征和临床意义见表 4-5。

表 4-5 常见异常步态的特征与临床意义

异常步态	特征	临床意义
蹒跚步态	走路时身体左右摇晃如鸭步	见于佝偻病、进行性肌营养不良和先天性双侧髋关节脱位
酒醉步态	行走时躯干重心不稳，步态紊乱如醉酒状	见于小脑疾患、乙醇或巴比妥中毒
共济失调步态	起步时一脚高抬，骤然垂落，两脚间距很宽，摇晃不稳，双目下视，闭目时不能保持平衡	见于脊髓病变
慌张步态	起步困难，起步后身体前倾，小步急行，难以止步，双上肢缺少摆动	见于震颤麻痹
跨阈步态	因踝部肌腱、肌肉迟缓，患足下垂，行走时必须高抬下肢才能起步	见于腓总神经麻痹
剪刀步态	因双下肢肌张力增高，尤以伸肌和内收肌张力增高较明显，行走时下肢内收过度，两下肢交叉呈剪刀状	见于脑性瘫痪、截瘫等
间歇性跛行	行走时因下肢突发性酸痛乏力而被迫停止行进，需休息片刻后才能继续行走	见于高血压、动脉硬化等
偏瘫步态	行走时，由于患侧上肢屈曲、内收、前旋，下肢伸直、外旋、足跖曲而内翻，行走时下肢向下画圆圈	见于偏瘫

【相关护理诊断 / 问题】

1. 体温过高　与感染有关。

2. 体温过低　与使用麻醉剂有关。

3. 营养失调：低于机体需要量　与机体消耗增加、摄入量减少有关。

4. 肥胖 与机体进食增多、运动少有关。

5. 躯体移动障碍 与偏瘫所致躯体活动受限有关。

6. 活动耐力下降 与慢性消耗性疾病有关。

（吴芳琴）

第三节 皮肤和淋巴结评估

情境三：

护士对该病人进行皮肤和淋巴结评估时，发现病人双侧胫前及足背皮肤凹陷性水肿。

请思考：

1. 皮肤评估的内容有哪些？

2. 水肿如何分度？

一、皮肤评估

皮肤是身体与外界环境间的屏障，主要承担保护、排汗、调节体温、感受外界刺激等功能。皮肤评估的主要方法是视诊，有时需配合触诊才能获得更准确的资料。皮肤评估的主要内容包括皮肤颜色、湿度和温度、弹性改变，以及有无皮肤水肿、皮下出血、皮疹、压力性损伤等。

（一）皮肤颜色

皮肤颜色主要受种族遗传因素的影响，也与色素量多少、毛细血管分布、血液充盈度及皮下脂肪的厚薄等有关。肤色深的病人皮肤颜色改变不易评估，应结合其巩膜、结膜、口唇、颊黏膜等处的评估来确定。

常见的皮肤颜色异常如下。

1. 苍白（pallor） 由于贫血、毛细血管痉挛或充盈不足引起。常见于各种贫血、休克及主动脉瓣关闭不全等。生理情况下可见于惊恐及寒冷。评估时应全面观察结膜、口腔黏膜、唇舌、甲床等处，如果仅有肢端苍白，可能与肢体动脉痉挛或阻塞有关，如雷诺病、血栓闭塞性脉管炎等。

2. 发红（redness） 由于血流量增加、毛细血管扩张充血、红细胞数量增多所致。常见于发热性疾病、一氧化碳或阿托品中毒。生理情况下多见于饮酒、情绪激动、运动等。

3. 发绀（cyanosis） 由于血液中脱氧血红蛋白增多或存在异常血红蛋白衍化物所致。皮肤黏膜呈青紫色，常出现于口唇、面颊、耳垂、鼻尖及甲床等部位。常见于心肺疾病、亚硝酸盐中毒、严重休克等。

4. 黄染（stained yellow） 皮肤黏膜颜色发黄称为黄染。常见原因如下。

（1）黄疸：由于血液中胆红素浓度增高引起。黄疸首先出现于巩膜、硬腭后部及软腭黏膜处，随着血液中胆红素浓度的不断增高，黏膜黄染更明显，继而出现皮肤黄染。巩膜黄染是连续的，近角巩膜处黄染轻，远角巩膜处黄染重。见于肝内、外胆管阻塞，肝细胞损害或溶血性疾病。

（2）胡萝卜素增高：见于过多食用胡萝卜、南瓜、橘子等富含胡萝卜素的食物。此时黄染多出现于手掌、足底、前额及鼻部皮肤，但巩膜及口腔黏膜一般不出现黄染。停止食用上述食物后，黄染会逐渐消退。

（3）长期服用某些药物：阿的平、呋喃类药物含有黄色素，长期服用也会引起皮肤黄染，其特点是黄染先出现于皮肤，严重者也见于巩膜，且近角巩膜处黄染重，远角巩膜处黄染轻，停止服药后黄染逐渐消退。

5. **色素沉着（pigmentation）**　由于表皮基底层的黑色素增多所致的部分或全身皮肤色泽加深称为色素沉着。见于原发性肾上腺皮质功能减退症（Addison 病）、长期使用砷剂等药物、妊娠斑、老年斑、肝硬化、肝癌晚期、肢端肥大症等。

6. **色素脱失（depigmentation）**　由于机体内酪氨酸酶缺乏或功能受损导致黑色素生成减少，使皮肤丧失原有色素称为色素脱失。常见于以下疾病。

（1）白癜风（vitiligo）：在病人面颈部、手背、眼鼻和口角周围等身体常外露的部位，出现大小不等、形态各异、边缘不规则的色素脱落斑块，进展速度缓慢，无自觉症状。

（2）白化病（albinism）：特点是全身性皮肤、毛发色素脱失，头发可呈浅黄色或金黄色，且病人畏光。

（3）白斑（leukoplakia）：常见于口腔黏膜和女性外阴部，呈圆形或椭圆形，部分可能为癌前病变。

（二）温度

护士以手背触摸病人皮肤，评估皮肤温度。全身皮肤发热可见于发热、甲状腺功能亢进症，局部皮肤发热见于疖肿、丹毒等炎症。全身皮肤发凉可见于休克、甲状腺功能减退症等，肢端发冷可见于雷诺病。

（三）湿度

皮肤湿度（moisture）与皮肤的排泄功能有关。出汗增多可见于甲状腺功能亢进症、风湿热、结核病、布鲁氏菌病、佝偻病、休克及低血糖反应等。夜间入睡后出汗称为盗汗，多见于结核病。冷汗是指手足皮肤发凉伴有大汗淋漓，见于休克和虚脱病人。在气温高、湿度大的环境中出汗增多是机体的生理调节。少汗及无汗可见于脱水、先天性汗腺发育不良或汗腺缺乏、维生素 A 缺乏症、尿毒症、甲状腺功能减退症、某些皮肤病（如硬皮病）等。

（四）弹性

皮肤弹性（elasticity）与年龄、营养状态、皮下脂肪及组织间隙液体量有关。评估时护士用示指和拇指捏起病人手背或上臂内侧部位的皮肤，松手后如果皮肤皱褶迅速平复为弹性良好，如果平复缓慢则为弹性减弱（图 4-12）。儿童、

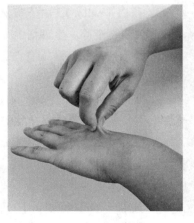

图 4-12　皮肤弹性评估

青年人皮肤弹性好，中年以后弹性逐渐减弱，老年人因皮肤组织萎缩、皮下脂肪减少导致弹性变差。病理情况下，弹性减弱常见于长期消耗性疾病及严重脱水的病人。

（五）皮肤损害

1. 皮疹（skin eruption）　多为全身性疾病的征象之一，常见于皮肤病、传染病、药物或其他物质过敏等。常见皮疹见表 4-6。

拓展阅读 4-1
"伤寒玛丽"无症状
感染者
微课 4-1
皮疹评估

表 4-6　常见皮疹及其临床表现和临床意义

类型	临床表现	临床意义
斑疹	只有局部皮肤颜色变红，一般无隆起的皮疹	见于斑疹伤寒、丹毒、风湿性多形性红斑等
丘疹	局部皮肤颜色改变，且病灶突出于皮肤表面	见于麻疹、药物疹、猩红热等
斑丘疹	丘疹周围有皮肤发红的底盘	见于风疹、药物疹、猩红热等
玫瑰疹	鲜红色、直径 2~3 mm 的圆形斑疹，因病灶周围血管扩张所致，压之皮疹消退，松之复现，多见于胸、腹部	见于伤寒或副伤寒，是其特征性皮疹
荨麻疹	苍白色或红色、大小不等的水肿性隆起，有痒感，又称风团	食物或药物过敏反应、虫咬伤等
疱疹	局限性高出皮面、大小不等的腔性皮损。充满浆液为水疱，腔内含有脓液者称为脓疱	水疱见于单纯疱疹、水痘、天花；脓疱可以由水疱或丘疹感染演变而来，也可为原发

发现皮疹时应注意评估其发生部位、存在及消失时间、发展顺序、分布部位、形态特点、颜色、压之是否褪色等。

拓展阅读 4-2
压力性损伤的分期

2. 压力性损伤（pressure injuries）　是指由压力或压力结合剪切力导致，发生在骨隆突处或医疗/其他器械相关的皮肤和（或）皮下软组织的局限性损伤，可表现为局部组织损伤但表皮完整或开放性溃疡，并可能伴有疼痛。压力性损伤易发生于身体受压处，如枕部、耳郭、肩胛部、肘部、髋部、骶尾部、膝关节内外侧、内外踝及足跟等。常见于危重症、肥胖症、手术室病人、脊髓损伤病人、安宁疗护病人、社区老年护理和康复机构的病人、新生儿和小儿、转运途中的病人等。压力性损伤的评估内容包括风险评估、皮肤和组织评估、营养评估、失禁评估、认知评估等。

（六）皮下出血

皮下出血（subcutaneous hemorrhage）特点为局部皮肤呈青紫色或黄褐色，受压不退色，无血肿时一般不高于皮肤表面。根据其直径大小可分为：①瘀点（petechia），直径 < 2 mm；②紫癜（purpura），直径 3~5 mm；③瘀斑（ecchymosis），直径 > 5 mm。片状出血并伴有皮肤显著隆起者称为血肿（hematoma）。皮下出血常见于血液系统疾病、重症感染、毒物或药物中毒、外伤、某些血管损害性疾病等。

（七）蜘蛛痣和肝掌

蜘蛛痣（spider angioma）是皮肤小动脉末端分支性扩张所形成的血管痣，形似蜘蛛。多出现于面、颈、手背、上臂、前胸及肩背部等上腔静脉分布的区域。评估时，护士用钝头竹签压迫蜘蛛痣中心处，可见其辐射状小血管网消失，去除压力后又复出现。

慢性肝病病人手掌的大、小鱼际肌处常常发红，压之退色，称为肝掌（liver palm）。蜘蛛痣与肝掌的发生与肝对雌激素的灭活作用减弱，体内雌激素水平升高有关，常见于急慢性肝炎、肝硬化等，偶见于健康的妊娠期妇女。

（八）水肿

明显水肿仅凭视诊即可诊断，轻度水肿不易发现，需将视诊和触诊相结合。触诊时，用手指按压水肿部位停留 3~5 s 后，观察局部凹陷及复原情况。局部皮肤受压后出现凹陷的称为凹陷性水肿（pitting edema）（图 4-13），常见于心或肾疾病病人。局部外观肿胀明显，但受压后无凹陷，称为非凹陷性水肿（non-pitting edema），常见于甲状腺功能减退症、丝虫病等。甲状腺功能减退症时病人颜面、胫骨前内侧、手足背皮肤肿胀，伴有皮肤苍白、粗糙干燥，

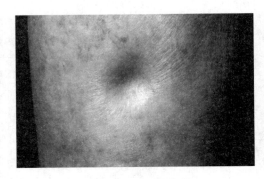

图 4-13 凹陷性水肿

压之无组织凹陷，也被称为黏液性水肿（myxedema），其发生与组织间隙内蛋白的沉积有关。丝虫病时，病人常出现下肢不对称性皮肤增厚、粗糙、毛孔增大，皮皱加深，指压无凹陷，外观似大象皮肤，故名象皮肿（elephantiasis）。

根据全身水肿的轻重，可分为三度。①轻度：仅见于眼睑、眶下软组织、胫骨前、踝部皮下组织，指压后可见组织轻度下陷，平复较快。部分早期水肿，仅见体重增加，而无明显水肿征象。②中度：全身疏松组织均见明显水肿，指压后可出现明显的或较深的组织下陷，平复缓慢。③重度：全身组织严重水肿，身体低垂部位皮肤紧张发亮，甚至有液体渗出，可伴有胸腔、腹腔等浆膜腔积液。

（九）瘢痕

瘢痕（scar）是各种创伤后皮肤组织外观和组织病理改变的统称，是创伤修复的产物。瘢痕生长超过一定的限度，可能会造成外观破坏及功能活动障碍等。根据临床表现，可分为 4 类。

1. 表浅性瘢痕 各种创伤后皮肤组织正常的修复表现，一般累及表皮或真皮浅层，皮肤表面粗糙或有色素变化，局部平坦、柔软，一般无功能障碍，随着时间的推移，将逐渐不明显。

2. 增生性瘢痕 发生于外伤后或局部治疗后（如激光治疗、电灼、化学灼伤），损伤累及真皮深层，局部增厚变硬，明显高于周围正常皮肤，但通常不超过皮肤创伤范围。增生性瘢痕形成早期因毛细血管充血，表面呈红色、潮红或紫色，有明显痒感和轻微压痛；数月或几年以后，渐渐发生退行性变化，充血减少，表面颜色变浅，瘢痕逐渐变软、平坦，痒痛减轻或消失。非功能部位的增生性瘢痕一般不会引起严重功能障碍，关节部位大片的增生性瘢痕，由于其厚硬的夹板作用，会妨碍关节活动。

3. 萎缩性瘢痕 一般损伤较重，累及皮肤全层及皮下脂肪组织。局部呈淡红色或白色，表面有色素沉着或呈花斑状，瘢痕坚硬、平坦或略高于皮肤表面，与深部组织如肌肉、肌腱、神经等紧密粘连，表皮极薄无弹性，不能耐受外力摩擦和负重，容易破溃而形成经久不愈的慢性溃疡。

4. 瘢痕疙瘩　表现为明显高出周围正常皮肤、范围超出原损伤部位的持续性生长的斑块或结节，触之较硬，弹性差，常伴有明显痒感或触痛。早期表面呈粉红色或紫红色，质如象皮，搔抓后可迅速增大。晚期多呈苍白色，质地坚硬。有时有过度色素沉着，与周围正常皮肤形成较明显的界限。

二、淋巴结评估

淋巴结分布于全身，其主要功能是过滤淋巴、清除细菌和异物、产生淋巴细胞和抗体等。淋巴结的评估常采用触诊和视诊，常规身体评估仅能发现身体表浅的淋巴结。淋巴结的变化与许多疾病的发生、发展、诊断及治疗密切相关，尤其是对于肿瘤的诊断、转移、发展变化、治疗及预后等的观察起着非常重要的作用。

（一）正常浅表淋巴结及其分布

正常情况下，浅表淋巴结直径多为 0.2 ~ 0.5 cm，质地柔软，表面光滑，不易触及，无压痛，与毗邻组织无粘连，常呈链状与组群分布。一个组群的淋巴结收集一定区域的淋巴液，如耳、乳突区的淋巴结收集来自头皮的淋巴液，颌下淋巴结群收集口底、颊黏膜、牙龈等处淋巴液，颏下淋巴结群收集颏下三角区内组织、唇和舌部的淋巴液，颈深部淋巴结收集鼻咽、喉、气管、甲状腺等处淋巴液，右锁骨上淋巴结收集气管、胸膜、肺等处淋巴液，左锁骨上淋巴结收集食管、胃肠等器官的淋巴液，腋窝淋巴结收集躯干上部、乳腺、胸壁等处淋巴液，腹股沟淋巴结收集下肢、会阴部淋巴液。局部炎症、结核或肿瘤等常会引起相应区域淋巴结肿大。

头颈部有耳前淋巴结、耳后淋巴结、枕后淋巴结、颌下淋巴结、颏下淋巴结、颈前淋巴结、颈后淋巴结和锁骨上淋巴结（图 4-14）。上肢有腋窝淋巴结和滑车上淋巴结，其中腋窝淋巴结共有 5 群，包括外侧淋巴结群、胸肌淋巴结群、肩胛下淋巴结群、中央淋巴结群和腋尖淋巴结群。下肢有腹股沟淋巴结和腘窝淋巴结，腹股沟淋巴结包括上群和下群。

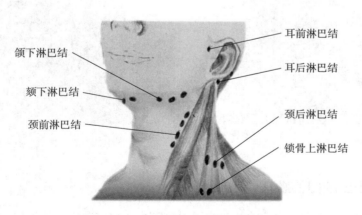

图 4-14　头颈部浅表淋巴结分布示意图

（二）浅表淋巴结的评估

1. 评估顺序　全身身体评估时，淋巴结的评估应在相应身体部位评估过程中进行，注意淋巴结的评估顺序，以免遗漏。头颈部淋巴结的评估顺序是：耳前、耳后、枕部、颌下、颏下、颈前、颈后、锁骨上淋巴结；上肢淋巴结的评估顺序是：腋窝淋巴结、滑车上淋巴结，腋窝淋巴结需按腋尖群、中央群、胸肌群、肩胛下群和外侧群的顺序进行；下肢淋巴结的评估顺序是：腹股沟上群淋巴结、腹股沟下群淋巴结、腘窝淋巴结。

2. 评估方法 浅部滑行触诊法是评估淋巴结的主要方法。护士将示、中、环三指并拢，指腹平放于被评估部位的皮肤上，由浅到深进行滑动触诊。应取相互垂直的多个方向或转动式滑动，有助于区分淋巴结与肌肉和血管结节。

触诊颈部淋巴结时，病人头稍低或偏向评估侧，放松肌肉，护士可站于病人前面或背后，手指紧贴评估部位，左手触病人右侧，右手触病人左侧，由浅及深按照耳前、耳后、枕部、颌下、颏下、颈前、颈后的顺序进行滑动触诊，最后触诊到锁骨上淋巴结时，可让病人取坐位或卧位，头部稍向前屈，由浅部逐渐触摸至锁骨后深部（图4-15）。

触诊腋窝淋巴结时，一般先查左侧，后查右侧。病人取坐位或仰卧位，护士面对病人，一手握住病人手腕，将其前臂稍外展约45°，以右手查左腋，左手查右腋。评估时，护士手指并拢，按照腋窝顶、内、前、后、外的顺序，从腋窝的腋顶部（腋尖群）开始触诊，逐步滑向腋窝的内侧壁靠近肋骨的地方（中央群），再评估胸大肌下缘的深部（胸肌群）、腋窝后皱襞（肩胛下群），以及腋窝的外侧壁（外侧群）。

触诊滑车上淋巴结时，护士右（左）手握住病人右（左）手腕抬至胸前。左（右）手掌向上，小指抵在肱骨内上髁，环指、中指、示指并拢从病人上臂外侧伸至肱二头肌与肱三头肌沟中自下而上滑动触摸（图4-16）。

3. 评估内容 触诊淋巴结应注意其部位、大小与形状、数目与排列、表面特性、质地，有无压痛，活动度、界限是否清楚，局部皮肤颜色有无改变，是否有红肿、瘢痕或瘘管等。

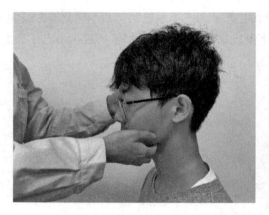

图4-15 颈部淋巴结评估

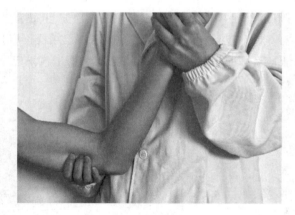

图4-16 滑车上淋巴结评估

（三）浅表淋巴结肿大的临床意义

淋巴结肿大可分为局限性和全身性淋巴结肿大两类。仅有某个区域淋巴结肿大称局限性淋巴结肿大，两个区域以上淋巴结肿大，要考虑为全身性淋巴结肿大。

1. 局限性淋巴结肿大

（1）非特异性淋巴结炎：多由淋巴结所引流区域的急、慢性炎症累及淋巴结所引起。如急性化脓性扁桃体炎等可引起的颈部淋巴结肿大，会阴和臀部感染可以引起腹股沟部淋巴结炎。急性炎症初期肿大的淋巴结一般较柔软、有压痛、表面光滑、无粘连，常伴有发热。慢性炎症时，淋巴结较硬，可活动，压痛不明显，最终淋巴结缩小或消退。

（2）淋巴结结核：常发生于颈部血管周围，为多发性，大小不等，质地稍硬，可相互粘连或与周围组织粘连，晚期破溃后形成瘘管，愈合后可形成瘢痕。病人常伴低热、盗汗、消瘦等表现。

（3）恶性肿瘤淋巴结转移：质地坚硬，表面光滑或有突起，与周围组织粘连，一般无压痛。肺癌可向右侧锁骨上窝或腋窝淋巴结群转移。胃癌、食管癌多向左侧锁骨上淋巴结群转移，这种肿大的淋巴结称为 Virchow 淋巴结。乳腺癌常转移至腋窝淋巴结。

2. 全身性淋巴结肿大　肿大的淋巴结可遍及全身，大小不等，无粘连，常见于淋巴瘤，急、慢性白血病，传染性单核细胞增多症，艾滋病、系统性红斑狼疮等。

【相关护理诊断 / 问题】

1. 体像紊乱　与皮肤、黏膜和巩膜颜色异常 / 皮肤受损有关。
2. 舒适度减弱　与皮肤损害有关。
3. 体液不足　与营养不良 / 体液大量丧失有关。
4. 体液过多　与水钠潴留有关。
5. 皮肤完整性受损 / 有皮肤完整性受损的危险　与局部长时间受压有关。

（汪　苗）

第四节　头面部和颈部评估

情境四：

护士对该病人进行头面部评估过程中，病人表述曾经有过左侧鼻出血病史。

请思考：

1. 鼻的评估需要评估哪些内容？
2. 鼻出血的原因有哪些？

一、头面部评估

头面部评估内容包括头发与头皮、头颅及颜面部器官，以视诊和触诊为主。

（一）头发与头皮评估

头发的颜色、曲直和疏密度受种族遗传因素和年龄的影响。视诊时注意头发颜色、疏密度、光泽度、发梢有无分叉、头发有无虱蚋、有无脱发或发量增多。脱发的常见原因包括雄激素性脱发、真菌感染、创伤、放疗、化疗、营养缺乏（如缺铁）和自身免疫病（如斑秃）等。内分泌疾病如甲状腺功能或垂体前叶功能减退，除引起头发脱落外，还同时伴有眉毛、腋毛和阴毛的脱落。毛发异常增多常见于肾上腺皮质功能亢进、肾上腺肿瘤、多囊卵巢综合征、肢端肥大症等疾病或长期使用肾上腺皮质激素。触诊时注意头发柔顺度、发质是否粗糙等。

健康头皮大多呈肉白色。评估头皮时应分开头发，观察头皮颜色，有无头皮屑、头癣、疖痛、外伤、血肿及瘢痕等。触诊有无压痛、肿块或缺损等。

（二）头颅评估

头颅（skull）评估主要是视诊和触诊。视诊时应注意头颅大小、外形变化和有无异常活动。触诊了解头颅外形，有无压痛和异常隆起。

头颅的大小以头围（head circumference）来衡量，即用软尺自眉间绕到颅后经枕骨粗隆绕头一周的长度。出生时平均头围为 33～34 cm，1 岁时头围约 46 cm（同胸围），2 岁约为 48 cm，5 岁时约为 50 cm，15 岁接近成人为 54～58 cm。头围的测量在 2 岁以内最具有临床价值。头颅的大小异常或畸形可成为一些疾病的典型体征，常见异常及临床意义见表 4-7。

拓展阅读 4-3
中国科学家破解寨卡病
毒引发小头畸形之谜

表 4-7 常见头颅异常临床表现特点和意义

头颅	特点	临床意义
小颅	头颅狭小呈尖锥形，颅缝闭合过早，颜面相对较大	囟门过早闭合，常伴有智力发育障碍。感染寨卡病毒的孕妇娩出的新生儿也可能出现小头畸形
巨颅	额、顶、颞及枕部突出膨大呈圆形，颈部静脉充盈，颜面相对较小	见于脑积水，由于颅内压增高，压迫眼球，形成双目下视、巩膜外露的特殊表情，称"落日现象"
尖颅	头顶部尖突高起，造成与颜面的比例异常	矢状缝与冠状缝过早闭合所致，见于小儿尖头并指（趾）综合征（即 Apert 综合征）
方颅	额部前凸，颞部向两侧凸出，头顶扁平呈方形	小儿佝偻病、先天性梅毒
长颅	自颅顶至下颌部的长度明显增大	Marfan 综合征、肢端肥大症
变形颅	颅骨增大变形，同时伴有长骨的骨质增厚与弯曲	变形性骨炎

头部运动异常可通过视诊发现。头部活动受限见于颈椎疾病；头部不随意地颤动见于帕金森病；与颈动脉搏动一致的点头运动，称 De Musset 征，见于严重主动脉瓣关闭不全。

（三）颜面部及其器官评估

颜面部是头部前面不被头发遮盖的部分。面部器官包括眼、耳、鼻、口。除面部器官本身的疾病外，许多全身性疾病在面部及其器官上也会有特征性改变，检查面部及其器官对某些疾病的诊断具有重要意义。

1. 眼的评估

（1）眼睑（eyelids）：位于眼球前方，构成保护眼球的屏障，分为上睑和下睑。正常情况下闭眼时上、下眼睑闭合。评估眼睑时要注意有无睑内翻、上睑下垂、眼睑闭合障碍、眼睑水肿等，有无压痛、肿块、倒睫等。常见眼睑异常及临床意义见表 4-8。

（2）结膜（conjunctiva）：结膜内含有丰富的血管和神经末梢，并有少量黏液腺，能分泌黏液，滑润眼球，包括睑结膜、球结膜和穹隆部结膜。正常睑结膜为粉红色。

评估上睑结膜时，护士用示指和拇指捏起病人上睑中部边缘，嘱其双目下视，先向前下方轻轻牵拉，再用示指轻压睑板上缘，拇指同时将上睑皮肤向上捻转。评估时注意观察结膜颜色，有无充血、水肿、滤泡增生，有无瘢痕形成、溃疡、睑球粘连、新生血管及异物等。

表 4-8 常见眼睑异常及临床意义

眼睑异常	临床意义
睑内翻	瘢痕形成导致眼睑边缘向内翻转，见于沙眼
上睑下垂	双侧见于先天性上睑下垂、重症肌无力 单侧见于蛛网膜下腔出血、脑脓肿、脑炎、外伤等引起的动眼神经麻痹
眼睑闭合障碍	双侧见于甲状腺功能亢进症 单侧见于面神经麻痹
眼睑水肿	轻度或初发水肿常在眼睑表现出来。常见于肾炎、慢性肝病、营养不良、贫血、血管神经性水肿等

结膜常见的改变为：血管充血时结膜发红，见于结膜炎、角膜炎；颗粒与滤泡见于沙眼；结膜苍白见于贫血；结膜发黄见于黄疸；多少不等散在的出血点，见于感染性心内膜炎；充血伴有分泌物，见于急性结膜炎；大片的结膜下出血，见于高血压、动脉硬化；球结膜水肿，见于重症水肿、颅内压增高。

（3）眼球（eyeball）：正常人眼球双侧对称，无突出或凹陷。评估时注意眼球的外形与运动。

1）眼球突出：单侧眼球突出，多由于局部炎症或眶内占位性病变所致，偶尔见于颅内病变。双侧眼球突出见于甲状腺功能亢进症，同时伴有以下眼征（表 4-9）。

表 4-9 甲状腺功能亢进症病人眼征

名称	临床表现
施特尔瓦格征（Stellwag 征）	瞬目（即眨眼）减少
格雷夫征（Graefe 征）	眼球下转时上睑不能相应下垂
默比优斯征（Mobius 征）	集合运动减弱，即目标由远处逐渐移近眼球时，两侧眼球不能适度内聚
焦夫洛征（Joffroy 征）	上视时无额纹出现

2）眼球下陷（enophthalmos）：双侧下陷见于严重脱水或慢性消耗性疾病恶病质状态，单侧下陷见于 Horner 综合征和眶尖骨折。

3）眼球运动：评估眼球运动时，护士将示指置于病人眼前 30 ~ 40 cm 处，嘱其头部固定，眼球随示指方向按左侧→左上→左下，以及右侧→右上→右下 6 个方向移动。正常人双眼可随着示指所示 6 个方向水平移动。

眼球运动受动眼、滑车、展神经支配。当上述神经或神经核单独或合并受损时，可出现眼球运动不能或复视（diplopia），完全损害时出现眼外肌全部瘫痪，眼球固定不动，多见于颅脑外伤、鼻咽癌、脑膜炎等。眼外肌损伤、感染或麻痹时，也可出现眼球运动不能。

双侧眼球发生一系列有规律的、不自主的、快速往返运动，称为眼球震颤（nystagmus）。评估时嘱病人注视正前方，观察其追随护士手指向某方向移动时的眼球震颤情况。自发的眼球震颤见于耳源性眩晕、小脑疾病和视力严重低下等。

（4）角膜（cornea）：正常角膜透明，表面光滑、湿润、无血管。老年人由于类脂质沉着，在角膜边缘及周围可出现灰白色混浊环，称为老年环，一般无自觉症状，不影响视力。角膜表面有丰富的感觉神经末梢，因此角膜的感觉十分灵敏。评估时注意角膜有无云翳、白斑、新生血管、软化、溃疡等。云翳是角膜发生病变后遗留下来的瘢痕组织，白斑是角膜病变残留的局限性的白色混浊，两者如发生在角膜的瞳孔部位可以引起不同程度的视力障碍。角膜周边的血管增生可见于严重沙眼。角膜软化见于婴幼儿营养不良、维生素 A 缺乏等。角膜边缘若出现黄色或棕褐色的色素环，环外缘较清晰，内缘较模糊，称为 Kayser-Fleischer 环，是由于铜代谢障碍引起，见于肝豆状核变性（Wilson 病）。

（5）巩膜（sclera）：正常巩膜为不透明瓷白色。评估最好在自然光线下进行，护士用拇指按病人上睑外缘，嘱其眼睛向下看，或按下睑外缘然后眼睛向上看，观察各部巩膜的颜色，注意有无黄染、充血等。发生黄疸时巩膜处黄染最为明显，容易被发现。血液中其他黄色色素成分增多时（如胡萝卜素、阿的平等），也可引起皮肤、巩膜黄染，但表现与黄疸时的巩膜有区别，具体见本章第三节中的皮肤颜色评估。中年以后，在内眦部可因脂肪沉着，出现不均匀分布的黄色斑块，注意与黄疸相鉴别。

（6）虹膜（iris）：正常虹膜纹理近瞳孔部分呈放射状排列，周边呈环形排列。纹理模糊或消失见于虹膜炎症、水肿和萎缩。形态异常或有裂孔，见于虹膜后粘连、外伤或先天性虹膜缺损等。

（7）瞳孔（pupil）：是虹膜中央的孔洞，正常瞳孔为圆形，直径为 2～5 mm，双侧等大、等圆。生理情况下，婴幼儿和老年人瞳孔较小，青少年瞳孔较大，在明亮处或看近物时瞳孔缩小，黑暗处或看远物时瞳孔扩大。评估瞳孔时，要注意评估瞳孔的形状、大小、位置、双侧是否等大等圆，对光反射和集合反射等。常见瞳孔形状和大小异常见表 4-10。

表 4-10 常见瞳孔形状和大小异常及临床意义

瞳孔异常	临床意义
瞳孔缩小	虹膜炎症、有机磷类农药中毒、药物反应（毛果芸香碱、吗啡、氯丙嗪等）
瞳孔扩大	见于外伤、颈交感神经刺激、青光眼绝对期、视神经萎缩、药物影响（阿托品、可卡因）。双侧瞳孔散大并伴有对光反射消失为濒死状态的表现
双侧瞳孔不等大	颅内病变如脑外伤、脑肿瘤、中枢神经梅毒、脑疝等
椭圆形瞳孔	青光眼或眼内肿瘤
不规则瞳孔	虹膜粘连

Horner 综合征表现为一侧瞳孔缩小，眼睑下垂和眼球下陷，同侧结膜充血及面部无汗，由一侧眼交感神经麻痹引起。

正常人眼部受到光线刺激后瞳孔立即缩小，移开光源后瞳孔迅速复原。对光反射可以评估瞳孔的功能活动，包括直接对光反射和间接对光反射，临床常用"灵敏""迟钝""消失"进行描述。直接对光反射是指光照受检眼瞳孔缩小，移开光线后瞳孔扩大。间接对光反射是指光照另一只眼，受检眼瞳孔缩小，移开光线后受检瞳孔扩大。评估直接对光反射时，护士用手电筒直接照射瞳孔，观察其动态反应。评估间接对光反射时，护士应将手置于两眼之间挡住光线照射另一侧瞳孔，观察受检侧瞳孔动态反应。瞳孔对光反射迟钝或消失，见于昏迷病人。瞳孔散大固定伴有对光反射消失，见于濒死病人。

评估集合反射时，护士将示指置于病人眼前 1 m 外，嘱其注视示指，然后将示指逐渐移近眼球，至距眼球 5～10 cm。正常人此时可见双眼内聚，瞳孔缩小，称为集合反射（convergence reflex）。集合反射消失见于动眼神经功能损害。

微课 4-2
瞳孔评估

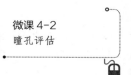

（8）视功能评估：包括视力、视野、色觉等评估。

1）视力（visual acuity）：分为远视力和近视力。精确的视力测试一般由相应的专科进行评估。

2）视野（visual fields）：指在头部和眼球固定不动的情况下，眼睛观看正前方物体时所能看见的空间范围，可以评估黄斑中央凹以外的视网膜功能。粗略评估视野时，护士与病人间隔 1 m 相对而坐，检查右眼时，护士遮住右眼，同时嘱病人遮住左眼。护士伸出手在中间距离处，将手指分别自上、下、左、右等不同方向，从外周逐渐向眼的中央部移动，嘱病人发现手指时立即示意。在护士视野正常的情况下，如病人与护士在各方向同时看到手指，说明其视野大致正常。若对比检查结果异常，可利用视野计进行精确的视野测定。视野在各方向均缩小者，称为向心性视野狭小。在视野内的视力缺失地区称为暗点。视野的左或右一半缺失，称为偏盲。双眼视野颞侧偏盲或象限偏盲，见于视交叉以后的中枢病变，单侧不规则的视野缺损见于视神经和视网膜病变。

3）色觉（color sensation）：即色感觉，是眼睛辨别不同频率光波的感觉。色觉的异常可分为色弱和色盲两种。评估应在明亮自然光或日光灯下进行，让病人在距离约 70 cm 处读出色盲检查图上的数字或图形，每图不得超过 10 s，再根据色盲检查图所附说明，判定是否正确，是何种色盲或色弱。色弱是对某种颜色的识别能力减低，色盲是对某种颜色的识别能力丧失。色盲又分先天性与后天性两种，先天性色盲是遗传性疾病，以红绿色盲最常见；后天性色盲多由视网膜病变、视神经萎缩和球后视神经炎引起。蓝黄色盲极为少见，全色盲更罕见。

2. 耳的评估

（1）耳郭（auricle）：观察耳郭的外形、大小、位置和对称性。是否有发育畸形、外伤瘢痕、红肿、瘘口等。是否有结节，耳郭上触及痛性小结节见于痛风病人。耳郭红肿并有局部发热和疼痛，见于感染。牵拉和触诊耳郭引起疼痛，常提示有炎症。

（2）外耳道（external auditory canal）：病人侧坐，耳郭朝向护士，护士一手将耳郭向后、上、外方轻轻牵拉，使外耳道变直，另一手示指将耳屏向前推压，使外耳道口扩大，以便看清外耳道深部及鼓膜。注意评估婴幼儿时，应将耳郭向后下牵拉，同时将耳屏向前推移，方能使外耳道变直扩大。注意皮肤是否正常，有无溢液。有黄色液体流出伴有痒痛者，见于外耳道炎。有脓液流出并有全身症状者，见于急性中耳炎。有血液或脑脊液流出者，见于颅底骨折。对耳鸣病人则应注意是否存在外耳道瘢痕狭窄、耵聍或异物堵塞。

（3）中耳（auris media）：中耳评估需要借助耳镜进行。注意鼓膜是否穿孔及穿孔位置。突感耳痛，听力立即减退伴耳鸣，应考虑外伤导致的鼓膜穿孔，注意穿孔位置。

（4）乳突（mastoid）：注意有无红肿和压痛。化脓性中耳炎引流不畅时可蔓延为乳突炎，评估时可发现耳郭后方皮肤红肿，乳突有明显压痛，有时可见瘘管。严重时，可继发耳源性脑脓肿或脑膜炎。

（5）听力（auditory acuity）：采用粗测法评估听力时，让病人在安静室内静坐，用手掌堵塞一侧耳郭和外耳道，护士手持机械表或以拇指、示指相互摩擦，自 1 m 以外处逐渐向病人耳部移近，直到其听到声音为止，测量并记录距离。同法检测另一耳听力。正常人在约 1 m 处即可听到手表滴答声或捻指音。粗测发现病人有听力减退，则应进行精确的听力测试和其他相应的专科评估，如声导抗测试、耳声发射、听性诱发电位测试等。听力减退见于耳道有耵聍或异物、听神经损害、局部或全身血管硬化、中耳炎、耳硬化等。

3. 鼻的评估

（1）鼻的外观：视诊时应注意鼻部皮肤颜色和鼻外形的改变。鼻外观常见异常及临床意义见表 4-11。

表 4-11 鼻外观常见异常及临床意义

临床表现	临床意义
鼻梁皮肤出现黑褐色斑点或斑片	见于黑热病、慢性肝疾病
鼻梁部皮肤出现红色斑块，病损处高起皮面并向两侧面颊部扩展	见于系统性红斑狼疮
鼻尖、鼻翼发红，并有毛细血管扩张和组织肥厚	酒渣鼻，见于慢性炎症性皮肤病
鼻腔完全堵塞、外界变形、鼻梁宽平如蛙状	蛙状鼻，见于肥大的鼻息肉
鼻骨破坏、鼻梁塌陷	鞍鼻，见于鼻骨折、鼻骨发育不良、先天性梅毒和麻风病

鼻骨骨折是最常见的骨折之一，凡鼻外伤引起鼻出血的病人都应仔细评估有无鼻骨或软骨的骨折或移位。

（2）鼻腔：评估时护士用左手将鼻尖轻轻上推，右手持手电筒照射左右鼻腔，观察有无鼻出血、鼻黏膜有无肿胀或萎缩、鼻腔有无分泌物等。

1）鼻出血（epistaxis）：可由鼻部疾病引起，也可由全身疾病所致。多为单侧，见于鼻部损伤（机械性创伤、气压性损伤、放疗性损伤等）、鼻腔炎症、鼻咽癌、鼻中隔偏曲、鼻腔异物等。双侧出血则多由全身性疾病引起，如血液系统疾病（血小板减少性紫癜、再生障碍性贫血、白血病、血友病）、某些发热性传染病（流行性出血热、猩红热、伤寒等）、高血压、肺源性心脏病、严重肝疾病、维生素 C 缺乏症等。妇女如发生周期性鼻出血需考虑到子宫内膜异位症。

2）鼻黏膜：正常鼻黏膜湿润呈粉红色，无充血、肿胀或萎缩。急性鼻黏膜肿胀伴鼻塞和流涕，见于急性鼻炎；慢性鼻黏膜肿胀，见于各种因素引起的慢性鼻炎；鼻黏膜萎缩、鼻腔分泌物减少、鼻甲缩小、鼻腔宽大、嗅觉减退或丧失，见于慢性萎缩性鼻炎。

3）鼻腔分泌物：正常鼻腔无异常分泌物。当鼻黏膜受刺激时可导致分泌物增多。清晰无色的分泌物是卡他性炎症的表现，见于流行性感冒；黏稠黄绿色的脓性分泌物，见于鼻、鼻窦或上呼吸道细菌性化脓性炎症。

（3）鼻窦（nasal sinus）：包括额窦、筛窦、上颌窦、蝶窦，均有窦口与鼻腔相通，当引流不畅时容易发生鼻窦炎，出现鼻塞、流涕、头痛和鼻窦压痛等表现。

蝶窦因解剖位置较深，不能在体表进行评估。其余鼻窦区压痛评估法如下。

1）上颌窦：护士双手固定于病人的两侧耳后，将拇指分别置于左右颧部向后按压，询问有无压痛，并比较两侧压痛有无区别（图 4-17）。

2）额窦：一手扶持病人枕部，另一手的拇指或示指置于病人眼眶上缘内侧用力向后向上按压。或用两手固定头部，双手拇指置于眼眶上缘内侧向后、向上按压，询问有无压痛，两侧有无差异（图 4-18）。

3）筛窦：双手固定病人两侧耳后，双侧拇指分别置于鼻根部与内眦之间向后方按压，询问有无压痛（图 4-19）。

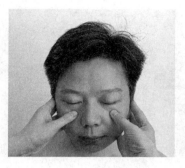

图 4-17 上颌窦评估

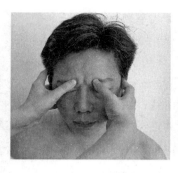

图 4-18 额窦评估

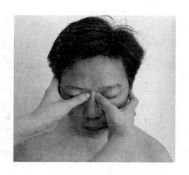

图 4-19 筛窦评估

4. 口的评估 包括口唇、口腔内器官和组织及口腔气味等。

（1）口唇：口唇的毛细血管十分丰富，因此健康人口唇红润光泽。常见口唇异常见表 4-12。

表 4-12 常见口唇异常

临床表现	临床意义
口唇苍白（毛细血管充盈不足或血红蛋白含量降低所致）	见于贫血、虚脱、主动脉瓣关闭不全等
口唇颜色深红（血液循环加速、毛细血管过度充盈所致）	见于急性发热性疾病
口唇发绀（血液中还原血红蛋白增加所致）	见于心力衰竭和呼吸衰竭
口唇干燥并有皲裂	见于严重脱水
口唇疱疹	单纯疱疹病毒感染所引起，常伴发于大叶性肺炎、上呼吸道感染、流行性脑脊髓膜炎、疟疾等
突然发生的非炎症性、无痛性口唇肿胀	见于血管神经性水肿
口唇肥厚增大	见于黏液性水肿、肢端肥大症、呆小病等

（2）口腔黏膜：评估时应在充分的自然光线下进行，也可用手电筒照明，正常口腔黏膜光洁、呈粉红色。常见口腔黏膜异常见表 4-13。

表 4-13 常见口腔黏膜异常

临床表现	临床意义
出现蓝黑色色素沉着斑片	见于肾上腺皮质功能减退症（Addison 病）
出现大小不等的黏膜下出血点或瘀斑	见于各种出血性疾病或维生素 C 缺乏
在相当于第二磨牙的颊黏膜处出现针头大小白色斑点	称为麻疹黏膜斑（Koplik spot），为麻疹的早期特征
黏膜充血、肿胀并伴有小出血点，多为对称性	称为黏膜疹（enanthema），见于猩红热、风疹和某些药物中毒
红色黏膜上有白色假膜，不易擦掉	鹅口疮，由白念珠菌感染，多见于衰弱的患儿或老年病人，也可出现于长期使用广谱抗生素和抗癌药之后

（3）牙齿（teeth）：正常人的牙齿呈瓷白色，排列整齐，无龋齿、缺牙或残根。评估时应注意有无龋齿、残根、缺牙和义齿等。牙齿的色泽与形状也具有临床诊断意义，如牙齿呈黄褐色称斑釉牙，为长期饮用含氟量过高的水所致；如发现中切牙切缘呈月牙形凹陷且牙间隙分离过宽，称为哈氏（Hutchinson）齿（图4-20），是先天性梅毒的重要体征之一；单纯牙间隙过宽见于肢端肥大症。

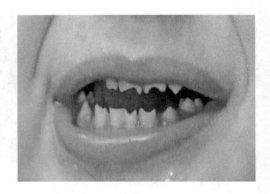

图4-20 哈氏齿

（4）牙龈（gum）：正常牙龈呈粉红色，质地坚韧且与牙颈部紧密贴合，压迫无出血及溢脓。牙龈水肿见于慢性牙周炎。牙龈缘出血常为牙石等口腔内局部因素引起，也可由全身性疾病如维生素 C 缺乏症、肝疾病或血液系统出血性疾病等所致。牙龈经挤压后有脓液溢出见于慢性牙周炎、牙龈瘘管等。牙龈的游离缘出现蓝灰色点线称为铅线，是铅中毒的特征。在汞、砷等中毒时可出现类似黑褐色点线状色素沉着，应结合病史注意鉴别。

（5）舌（tongue）：正常人舌质淡红，表面湿润，覆有薄白苔，伸出居中，活动自如无颤动。评估时嘱病人伸舌，翘起舌尖，并左右侧移，注意观察舌的颜色、舌苔、舌有无偏斜及僵硬。舌乳头肿胀、发红似草莓，见于猩红热和长期发热病人；舌面覆有黑色或黄褐色毛，见于久病衰弱或长期使用广谱抗生素的病人；伸舌有细微震颤见于甲状腺功能亢进症；舌僵硬发麻是脑卒中的先兆表现之一，应注意结合病史判断。

（6）咽部及扁桃体：咽部可分为鼻咽、口咽及喉咽三个部分。口咽位于软腭平面之上、会厌上缘的上方，前方直对口腔，软腭向下延续形成前后两层黏膜皱襞，前面的黏膜皱襞称为舌腭弓，后称为咽腭弓。扁桃体位于舌腭弓和咽腭弓之间的扁桃体窝内。咽腭弓的后方称咽后壁，一般咽部评估即指这个范围。

正常人的咽部无充血、红肿及黏液分泌物增多，扁桃体不大。评估咽部及扁桃体时，病人取坐位，头略后仰，口张大并发"啊"音，护士用压舌板在舌的前 2/3 与后 1/3 交界处迅速下压，此时软腭上抬，在照明的配合下即可见软腭、腭垂、软腭弓、扁桃体、咽后壁等。评估时注意观察咽部颜色和对称性，有无充血、肿胀、分泌物，扁桃体大小有无异常。

咽部黏膜充血、红肿、黏膜腺分泌增多，多见于急性咽炎。咽部黏膜充血、表面粗糙，并可见淋巴滤泡呈簇状增殖，见于慢性咽炎。急性扁桃体发炎时，腺体红肿、增大，在扁桃体隐窝内有黄白色分泌物，或渗出物形成苔片状假膜，易剥离，这一点可与咽白喉相鉴别。咽白喉在扁桃体上形成的灰白色假膜不易剥离，强行剥离易引起出血。

扁桃体肿大一般分为3度：不超过咽腭弓者为Ⅰ度，超过咽腭弓者为Ⅱ度，达到或超过咽后壁中线者为Ⅲ度（图4-21）。

（7）喉（larynx）：位于喉咽之下，向下连接气管，是发音的主要器官。急性声音嘶哑或失音常见于急性炎症，慢性失音要考虑喉癌。喉的神经支配有喉上神经和喉返神经，肿瘤或手术等因素导致上述神经受到损伤时，可引起声带麻痹甚至失音。

（8）腮腺（parotid gland）：位于耳屏、下颌角、颧弓所构成的三角区内，正常腮腺体薄而软，触诊时摸不出腺体轮廓。腮腺肿大时可见到以耳垂为中心的隆起，并可触及边缘不明显的包块，常见于急性流行性腮腺炎、急性化脓性腮腺炎或腮腺肿瘤。腮腺导管位于颧骨下 1.5 cm 处，横过咀嚼肌表面，开口相当于上颌第二磨牙对面的颊黏膜上。评估时应注意导管口有无分泌物。

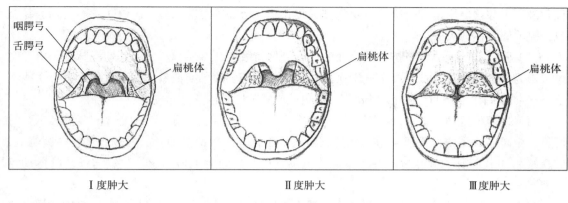

咽腭弓
舌腭弓
扁桃体

Ⅰ度肿大　　　　　　　　Ⅱ度肿大　　　　　　　　Ⅲ度肿大

图 4-21　扁桃体肿大示意图

二、颈部评估

颈部评估应在平静、自然的状态下进行，病人宜取舒适坐位，充分暴露颈部和肩部。注意动作轻柔，当怀疑颈椎有病变时应更加注意。

（一）颈部外形与分区

正常人颈部直立，两侧对称，男性甲状软骨比较突出，女性不显著。正常人静坐时颈部血管不显露，转头时可见胸锁乳突肌突起。

为描述和标记颈部病变部位，根据解剖结构，颈部两侧各以胸锁乳突肌为界分为颈前三角和颈后三角。颈前三角为胸锁乳突肌内缘、下颌骨下缘与前正中线之间的区域。颈后三角为胸锁乳突肌的后缘、锁骨上缘与斜方肌前缘之间的区域。

（二）颈部姿势与运动

正常人坐位时颈部直立，伸屈、转动自如。评估时应注意颈部静态与动态的改变，有无偏斜，颈部活动受限或颈强直等。如头不能抬起，见于严重消耗性疾病晚期、重症肌无力、脊髓前角细胞炎、进行性肌萎缩等；头部向一侧偏斜称为斜颈，见于颈肌外伤、瘢痕收缩、先天性颈肌挛缩和斜颈；颈部运动受限并伴有疼痛，可见于软组织炎症、颈肌扭伤、肥大性脊椎炎、颈椎结核或肿瘤等；颈部强直为脑膜受刺激的特征，见于各种脑膜炎、蛛网膜下腔出血等。

（三）颈部包块

评估时应注意其部位、数目、大小、质地、活动度、有无压痛、与邻近器官的关系等特点。如颈部淋巴结肿大，可能系非特异性淋巴结炎、恶性肿瘤的淋巴结转移或淋巴瘤所致。甲状腺肿大和甲状腺来源的包块在做吞咽动作时可随吞咽向上移动，以此可与颈前其他包块相鉴别。

（四）颈部血管

1. 颈静脉　正常人立位或坐位时颈静脉常不显露，平卧时可稍见充盈，但充盈的水平仅限于锁骨上缘至下颌角距离的下 2/3 以内。

（1）颈静脉怒张：如平卧时颈静脉充盈超过正常水平，坐位或半坐位（上体与地面成 45°）时，颈静脉明显充盈，称颈静脉怒张。提示颈静脉压升高，见于右心衰竭、缩窄性心包炎、心包积液、上腔静脉阻塞综合征，以及胸腔、腹腔压力增加等情况。若平卧位时看不到颈静脉充盈，提示低血容量状态。

（2）肝颈静脉回流征：护士用手在病人的肝区持续按压 30～60 s，若其颈静脉怒张更加明显，称为肝颈静脉回流征，提示肝淤血，是右心功能不全的早期征象之一，常见于右心功能不全、三尖瓣关闭不全、严重二尖瓣狭窄，渗出性或缩窄性心包炎等。

（3）颈静脉搏动：正常情况下不出现颈静脉搏动，仅在三尖瓣关闭不全伴有颈静脉怒张时可见。由于右头臂静脉系上腔静脉的直接延续，且比左头臂静脉短，故右侧颈部较左侧明显，应观察右侧颈静脉。静脉搏动一般柔和，范围弥散，触诊时无搏动感，注意与颈动脉搏动相鉴别。

2. 颈动脉　正常人只在剧烈活动后心搏出量增加时，才可见颈部动脉搏动，且很微弱。如安静状态下出现颈动脉明显搏动，多见于主动脉瓣关闭不全、高血压、甲状腺功能亢进症及严重贫血病人。动脉搏动比较强劲，为膨胀性，搏动感明显。

（五）甲状腺

甲状腺（thyroid）位于甲状软骨下方和两侧，正常质量为 15～25 g，表面光滑，柔软不易触及。

1. 视诊　观察甲状腺的大小和对称性。正常人甲状腺外观不突出，女性在青春发育期可略增大。评估时嘱病人做吞咽动作，可见甲状腺随吞咽动作而向上移动。

2. 触诊　包括甲状腺峡部和甲状腺侧叶的评估，注意甲状腺的大小、质地、是否对称、有无结节或压痛等

（1）甲状腺峡部：位于环状软骨下方第 2～4 气管环前面。站于病人前面用拇指或站于病人后面用示指从胸骨上切迹向上触摸，可感到气管前软组织，判断有无增厚，请病人吞咽，可感到此软组织在手指下滑动，判断有无肿大或肿块。

（2）甲状腺侧叶

1）前面触诊：护士一手拇指施压于一侧甲状软骨，将气管推向对侧，另一手示、中指在对侧胸锁乳突肌后缘向前推挤甲状腺侧叶，拇指在胸锁乳突肌前缘触诊，配合吞咽，重复评估，可触及被推挤的甲状腺（图 4-22A）。用同样方法评估另一侧甲状腺。

2）后面触诊：类似前面触诊。护士一手示、中指施压于一侧甲状软骨，将气管推向对侧，另一手拇指在对侧胸锁乳突肌后缘向前推挤甲状腺，示、中指在其前缘触诊甲状腺。配合吞咽动作，重复评估（图 4-22B）。用同样方法评估另一侧甲状腺。

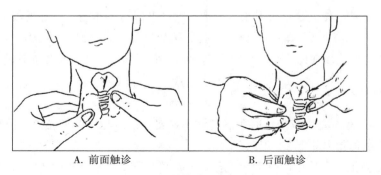

A. 前面触诊　　　　　　　　　B. 后面触诊

图 4-22　甲状腺触诊示意图

3. 听诊 当触到甲状腺肿大时，用钟形听诊器直接放在肿大的甲状腺上，如听到低调的连续性静"嗡鸣"音，是血管增多、增粗，血流加速的结果，有助于对甲状腺功能亢进症的诊断。另外，在弥漫性甲状腺肿伴功能亢进者还可听到收缩期动脉杂音。

4. 甲状腺肿大及临床意义 甲状腺肿大可分3度：不能看出肿大但能触及者为Ⅰ度；能看到肿大又能触及，但在胸锁乳突肌以内者为Ⅱ度；超过胸锁乳突肌外缘者为Ⅲ度。甲状腺肿大的常见病因见表4-14。

表 4-14 甲状腺肿大的常见病因

常见病因	临床表现特点
甲状腺功能亢进症	肿大的甲状腺质地柔软，触诊时可有震颤，可能听到"嗡鸣"样血管杂音
单纯性甲状腺肿	腺体肿大很突出，可为弥漫性，也可为结节性，不伴有甲状腺功能亢进体征
甲状腺癌	包块可有结节感，不规则、质硬。因发展较慢，体积有时不大，一般摸不到颈总动脉搏动
慢性淋巴性甲状腺炎（桥本甲状腺炎）	呈弥漫性或结节性肿大，在腺体后缘可以摸到颈总动脉搏动

（六）气管

正常人气管位于颈前正中部。评估时让病人取舒适坐位或仰卧位，使颈部处于自然直立状态，护士将示指与环指分别置于两侧胸锁关节上，然后将中指置于气管之上，观察中指是否在示指与环指中间，或以中指置于气管与两侧胸锁乳突肌之间的间隙，据两侧间隙是否等宽来判断气管有无偏移。

根据气管的偏移方向可以判断病变的性质。如大量胸腔积液、积气、纵隔肿瘤及单侧甲状腺肿大可将气管推向健侧，而肺不张、肺硬化、胸膜粘连可将气管拉向患侧。

【相关护理诊断／问题】

1. 体像紊乱 与身体外形改变有关。

2. 体液不足 与营养不良／体液大量丧失有关。

3. 有成人跌倒的危险 与视力受损有关。

4. 社会交往障碍 与听神经损害有关。

5. 有出血的危险 与凝血功能障碍有关。

6. 有受伤的危险 与视力和听力受损有关。

7. 牙齿受损 与不良生活习惯有关。

8. 口腔黏膜完整性受损 与口腔黏膜炎症有关。

（汪 苗）

第五节 胸 部 评 估

> **情境五：**
> 护士对该病人进行肺部听诊时，发现双肺呼吸音减弱，肺底湿啰音。病人入院时胸部 X 线片示：肋间隙增宽，两肺野透亮度增加，两肺纹理增多、模糊，心影狭长。
>
> **请思考：**
> 1. 肺部听诊的正确方法如何？听诊内容包括哪些？
> 2. 异常呼吸音包括哪些？怎么鉴别？

胸部是指颈部以下、腹部以上的区域。胸部评估内容应包括胸壁、胸廓、乳房、肺、胸膜、心脏和血管等。评估应在安静、舒适、温暖和光线充足的环境中进行，女性病人应注意屏风遮挡，保护隐私。根据病人病情及评估需要，病人采取坐位或卧位，尽可能暴露整个胸部，按视、触、叩、听顺序进行。先评估前胸及侧胸，再评估背部，按照自上而下的顺序进行，并注意左右两侧对比。

一、胸壁和胸廓评估

（一）胸部体表标志

胸部体表的一些骨骼标志、自然陷窝与解剖区域及人工画线可用来标记胸部脏器的位置和轮廓，也可用于描述异常体征的部位和范围，还可用于记录穿刺或手术的部位，因此了解这些体表标志十分必要。

1. 主要骨骼标志　前胸部、后胸部骨骼标志见图 4-23、图 4-24。

（1）胸骨上切迹（suprasternal notch）：位于胸骨柄的上方。正常情况下气管位于切迹正中。

（2）胸骨角（sternal angle）：又称 Louis 角。由胸骨柄与胸骨体的连接处向前突起而成。其两侧分别与第 2 肋软骨相连接，为前胸壁计数肋骨和肋间隙的重要标志。注意胸骨角也是左、右主支气管分叉、主动脉弓水平及相当于第 4 或第 5 胸椎水平。

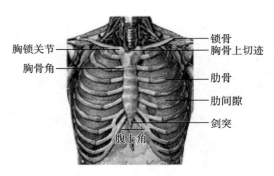

图 4-23　前胸部的骨骼标志

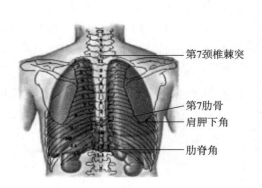

图 4-24　后胸部的骨骼标志

（3）腹上角（epigastric angle）：又称胸骨下角。为前胸左、右肋弓在胸骨下端会合处形成的夹角。正常为70°～110°，体型瘦长者角度较小，矮胖者较大，深吸气时可稍增宽。

（4）肋间隙（intercostal space）：为两个肋骨之间的空隙，用以标记病变部位的水平位置。第1肋骨下面的间隙为第1肋间隙，第2肋骨下面的间隙为第2肋间隙，其余依次类推。

（5）脊柱棘突（spinous process）：为后正中线的标志。位于颈根部的第7颈椎棘突最为突出，其下即为胸椎的起点，常以此处作为计数胸椎的标志。

（6）肩胛骨（scapula）：位于后胸壁脊柱两侧第2~8肋。其最下端称为肩胛下角。病人取直立位两上肢自然下垂时，肩胛下角一般作为第7或第8肋骨水平的标志，或相当于第8胸椎水平，为后胸壁计数肋骨的重要标志。

（7）肋脊角（costal spinal angle）：为第12肋骨与脊柱构成的夹角，其前方为肾和上输尿管所在区域。

2. 自然陷窝与解剖区域 胸部有4个自然陷窝和3个解剖区域（图4-25）。

（1）胸骨上窝（suprasternal fossa）：为胸骨柄上方的凹陷，气管位于其后正中。

（2）锁骨上窝（supraclavicular fossa）（左、右）：为锁骨上方的凹陷，相当于两肺上叶肺尖的上部。

（3）锁骨下窝（infraclavicular fossa）（左、右）：为锁骨下方的凹陷，相当于两肺上叶肺尖的下部。

（4）腋窝（axillary fossa）（左、右）：为上肢内侧与胸壁相连的凹陷部。

（5）肩胛上区（suprascapular region）（左、右）：为肩胛冈上方的区域，其外上界为斜方肌的上缘。

（6）肩胛下区（infrascapular region）（左、右）：为两肩胛下角连线与第12胸椎水平线之间的区域，后正中线将此区分为左、右两部分。

（7）肩胛间区（interscapular region）（左、右）：为两肩胛骨内缘之间的区域。后正中线将此区分为左、右两部分。

3. 人工画线 自前胸部、侧胸部到后胸部，共有9条人工画线（图4-25）。

（1）前正中线（anterior midline）：即胸骨中线。为通过胸骨正中的垂直线。

（2）锁骨中线（midclavicular line）（左、右）：为通过锁骨的肩峰端与胸骨端两者中点的垂直线。

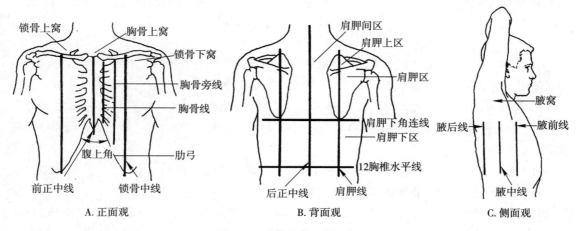

图4-25 胸部体表标线与分区

A. 正面观　　　　B. 背面观　　　　C. 侧面观

（3）胸骨线（sternal line）（左、右）：为沿胸骨边缘与前正中线平行的垂直线。

（4）胸骨旁线（parasternal line）（左、右）：为通过胸骨线和左右锁骨中线中间的垂直线。

（5）腋前线（anterior axillary line）（左、右）：为通过腋窝前皱襞所做的垂直线。

（6）腋中线（midaxillary line）（左、右）：为通过腋窝中央所做的垂直线。

（7）腋后线（posterior axillary line）（左、右）：为通过腋窝后皱襞所做的垂直线。

（8）后正中线（posterior midline）：即脊柱中线。为通过椎骨棘突或沿脊柱正中下行的垂直线。

（9）肩胛线（scapular line）（左、右）：为两臂自然下垂时通过肩胛下角的垂直线。

（二）胸壁、胸廓

1. 胸壁（chest wall） 评估主要通过视诊和触诊来完成。评估时，除注意营养状态、皮肤、淋巴结和骨骼、肌肉外，还应注意胸壁静脉、有无皮下气肿、胸壁压痛和肋间隙等情况。

（1）静脉：正常胸壁无明显静脉可见，当上腔静脉或下腔静脉血流受阻建立侧支循环时，胸壁静脉充盈或曲张。上腔静脉阻塞时，静脉血流方向自上而下；下腔静脉阻塞时，血流方向自下而上。

（2）皮下气肿（subcutaneous emphysema）：气管、肺或胸膜破裂后，气体逸出，积存于胸壁皮下时称为胸壁皮下气肿。触诊能感觉到气体在组织内移动，呈捻发感或握雪感。

（3）胸壁压痛：正常人胸壁一般无压痛。肋间神经炎、肋软骨炎、胸壁软组织炎及肋骨骨折的病人，局部胸壁可有压痛。若胸骨下端有明显压痛及叩击痛，可见于骨髓异常增生，如白血病。触诊时，用手指轻压胸壁，要注意胸部压痛的部位、程度、深浅，特别要注意胸骨有无压痛（图4-26）。

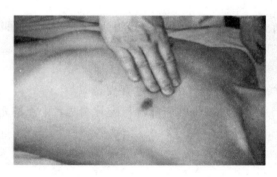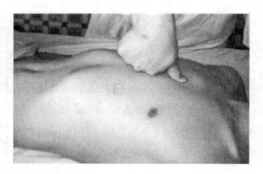

图4-26 胸壁压痛评估方法

（4）肋间隙：观察肋间隙有无回缩或膨隆。肋间隙膨隆见于大量胸腔积液、张力性气胸等。肋间隙回缩提示部分呼吸道阻塞，可见于吸气性呼吸困难的病人。

2. 胸廓 正常成人胸廓两侧大致对称，呈椭圆形。成人胸廓前后径与左右径之比约为1:1.5。小儿和老年人胸廓的前后径略小于左右径或几乎相等，呈圆柱形。常见成人胸廓外形及异常改变如图4-27。

（1）扁平胸（flat chest）：胸部呈扁平状，前后径常短于左右径的一半。见于瘦长体型，亦可见于慢性消耗性疾病，如肺结核、肿瘤晚期等。

（2）桶状胸（barrel chest）：胸廓前后径与左右径几乎相等，呈圆筒状，肋骨的斜度较小，肋间隙增宽且饱满，腹上角增大，且呼吸时改变不大。见于肺气肿病人，亦可发生于老年人或

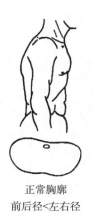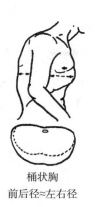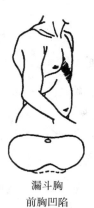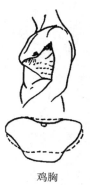

正常胸廓	桶状胸	漏斗胸	鸡胸
前后径<左右径	前后径≈左右径	前胸凹陷	前后径>左右径

图 4-27 正常胸廓及常见胸廓外形的改变

矮胖体型者。

（3）佝偻病胸（rachitic chest）：为佝偻病所致的胸廓改变，多见于儿童。其表现如下。

1）鸡胸（pigeon chest）：胸廓前后径略长于左右径，侧壁向内凹陷，其上下距离较短，胸骨下端前突，形似鸡胸。

2）佝偻病串珠（rachitic rosary）：沿胸骨两侧各肋软骨与肋骨交界处隆起，呈串珠状（图 4-28）。

3）漏斗胸（funnel chest）：胸骨剑突处显著内陷，形似漏斗（图 4-29）。

4）肋膈沟（Harrison's groove）：下胸部前面的肋骨外翻，自剑突沿膈附着部位胸壁向内凹陷形成的沟状带（图 4-30）。

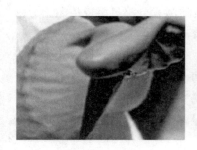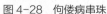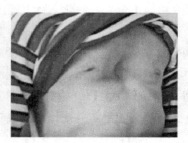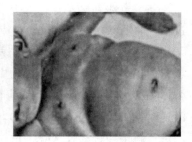

图 4-28 佝偻病串珠	图 4-29 漏斗胸	图 4-30 肋膈沟

（4）局部隆起及凹陷：单侧胸廓膨隆，见于大量胸腔积液、气胸等；胸廓局限性隆起，见于心脏扩大、心包积液或主动脉瘤等；胸廓局限性凹陷，见于肺不张、肺纤维化，广泛性胸膜粘连等。

（5）脊柱畸形（spinal deformity）：多因脊柱前凸、后凸或侧凸，导致胸廓两侧不对称，肋间隙增宽或变窄。见于先天性畸形、脊柱外伤和结核等（图 4-31）。

拓展阅读 4-4
维生素 D 缺乏性佝偻病预防措施

（三）乳房评估

正常男性和儿童乳房不大，乳头位于双侧锁骨中线第 4 肋间隙。女性乳房于青春期逐渐增大，呈半球形，乳头也长大呈圆柱状。乳头在乳房前中央突起，一般平第 4 肋间隙或第 5 肋骨

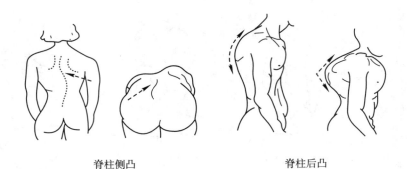

脊柱侧凸　　　　　　　　脊柱后凸

图 4-31　脊柱畸形导致的胸廓改变

水平。中老年妇女的乳房多下垂或呈袋状，孕妇及哺乳期乳房增大前突或下垂，乳晕扩大，色素加深。

评估乳房时，应有良好的光源，嘱病人取坐位或卧位。应充分暴露胸部。用视诊、触诊方法评估双侧乳房及其引流淋巴结。

1. 视诊　注意两侧乳房的大小、形态、对称性、表面情况、乳头状态及有无溢液等。

（1）一侧乳房明显增大：见于先天畸形、一侧哺乳、炎症或有较大的肿物；一侧乳房明显缩小多系发育不全所致。

（2）乳房发红、肿胀并伴疼痛：见于急性乳房炎。

（3）"橘皮样"改变：乳房局限性隆起或下陷、皮肤水肿、毛囊孔下陷，局部皮肤呈"橘皮样"，乳头上牵或内陷，常见于乳腺癌。

（4）血性分泌物：见于乳管内乳头状瘤、乳腺癌；黄色或黄绿色溢液见于乳房囊性增生病，偶见于乳腺癌；棕褐色溢液见于乳管内乳头状瘤或乳房囊性增生病。

（5）男性乳房发育：见于睾丸功能不全、肝硬化、肾上腺皮质激素分泌过多或雌激素分泌过多等。

2. 触诊　病人取坐位，先两臂下垂后双臂高举或双手叉腰。先触诊健侧，再触诊患侧。为了方便描述和记录，以乳头为中心做一水平线和垂直线，把乳房分为内上、内下、外上和外下4个象限（图4-32）。左侧乳房评估时由外上象限开始沿顺时针方向触摸4个象限；右侧评估时沿逆时针方向进行，最后触诊乳头。护士的手指并拢，用指腹轻施压力，以浅部旋转或来回活动进行触诊。触诊乳房应注意其质地、弹性、压痛、有无包块、乳头有无硬结及分泌物。

（1）质地与弹性（consistency and elasticity）：正常乳房柔软而有弹性。月经期有紧张感，妊娠期乳房增大并有柔韧感，哺乳期有结节感。乳房变为较坚实而无弹性，提示皮下组织受肿瘤或炎症浸润。

（2）压痛（tenderness）：乳房压痛多由炎症所致，恶性病变一般无压痛。触及乳房包块时，应注意其部位、大小、外形、硬度、压痛及活动度。

（3）包块（masses）：乳房肿块见于乳腺癌、乳腺纤维腺瘤、乳房肉瘤、乳腺囊性增生、乳腺结核、慢性乳腺脓肿、乳管堵塞等。良性肿块一般较小、形状规则、表面光滑、边

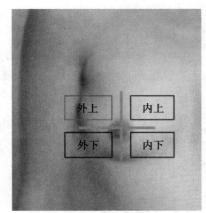

图 4-32　乳房的画线分区

界清楚、质不硬、无粘连而活动度大。恶性肿瘤肿块形状不规则、表面凹凸不平、边界不清、压痛不明显、质坚硬，与皮肤及深部组织粘连而固定，有"橘皮样"改变、乳头内陷及血性分泌物。

乳房触诊后，还应仔细触诊腋窝、锁骨上及颈部的淋巴结是否肿大或有其他异常，因为此处常为乳房炎症或恶性肿瘤扩散和转移的部位。

拓展阅读 4-5
乳房自查方法

二、肺和胸膜评估

（一）视诊

病人取舒适体位，护士在病人无觉察的情况下，观察病人的胸廓或腹部随呼吸运动出现的活动情况，以评估呼吸的类型、频率、节律、深度及有无其他异常。呼吸细弱不易察觉时，可用少许棉花纤维置于病人鼻孔前方，观察棉花吹动频率，并记录。

1. 呼吸运动（respiratory movement） 是通过膈肌和肋间肌的收缩和松弛完成的。正常情况下吸气为主动运动，此时胸廓增大，胸膜腔内负压增高，肺扩张，空气经上呼吸道进入肺内。呼气为被动运动，此时肺弹力回缩，胸廓缩小，胸膜腔内负压降低，肺内气体随之呼出。正常成年男性和儿童的呼吸类型以膈肌运动为主，形成腹式呼吸（diaphragmatic respiration）；成年女性呼吸以肋间肌运动为主，形成胸式呼吸（thoracic respiration）。通常这两种呼吸不同程度地同时存在，当病变时呼吸运动可发生以下改变。

（1）呼吸运动类型改变：肺、胸膜、胸壁疾病如肺炎和肋骨骨折时，胸式呼吸减弱，腹式呼吸增强；大量腹水、腹腔内巨大肿物或妊娠后期，腹式呼吸减弱，胸式呼吸增强。①呼吸运动减弱或消失：双侧减弱或消失，见于肺气肿、呼吸肌麻痹及碱中毒等；一侧减弱或消失，见于一侧胸腔积液、气胸、胸膜粘连等。②呼吸运动增强：局部或一侧见于健侧代偿性肺气肿。双侧呼吸运动增强见于酸中毒、剧烈运动等。

（2）呼吸困难：根据致病原因和临床表现的不同，将肺源性呼吸困难分为吸气性呼吸困难、呼气性呼吸困难及混合性呼吸困难。具体内容详见第十章第五节。

2. 呼吸频率（respiratory frequency） 正常成人静息状态下，呼吸频率为 12～20 次 /min，呼吸与脉搏之比为 1:4；新生儿呼吸频率为 44 次 /min，随年龄增长而减慢。常见呼吸频率异常有以下两种（图 4-33）。

（1）呼吸过速（tachypnea）：呼吸频率 > 20 次 /min。见于剧烈体力活动、发热、疼痛、贫血、甲状腺功能亢进症、呼吸功能障碍、心力衰竭、肺炎、胸膜炎、精神紧张等。

（2）呼吸过缓（bradypnea）：呼吸频率 < 12 次 /min。见于深睡眠、颅内高压、黏液性水肿、吗啡及巴比妥中毒等。呼吸停顿、心跳仍存在，见于延髓麻痹。

3. 呼吸深度（respiratory depth） 正常人呼吸深度适中，呼吸幅度加深是呼吸中枢受到强烈刺激所致。

（1）呼吸浅快：见于肺部感染、胸膜炎、呼吸肌麻痹、腹水、胸腔积液、肥胖等（图 4-34）。

（2）呼吸深快：见于剧烈运动、情绪激动或紧张等。

（3）呼吸深长：节律均匀、呼吸深而大，病人不感呼吸

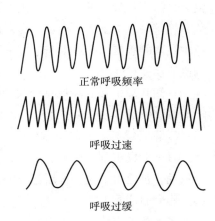

正常呼吸频率

呼吸过速

呼吸过缓

图 4-33 正常呼吸频率和
异常呼吸频率

困难的呼吸，称为库斯莫尔（Kussmaul）呼吸。见于严重代谢性酸中毒（图 4-34）。

4. 呼吸节律（respiratory rhythm） 正常成人静息状态下，呼吸节律基本是均匀而整齐的。以下是常见的一些呼吸节律改变（图 4-35）。

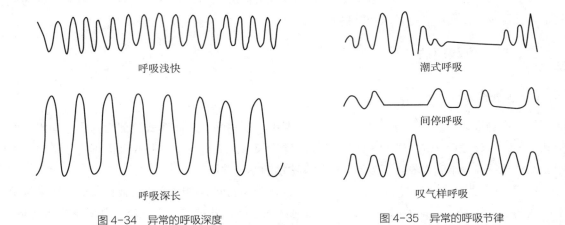

呼吸浅快

潮式呼吸

间停呼吸

呼吸深长

叹气样呼吸

图 4-34　异常的呼吸深度　　　　　　图 4-35　异常的呼吸节律

（1）潮式呼吸：又称陈 – 施呼吸（Cheyne-Stokes breathing），是一种由浅慢变为深快，再由深快逐渐变为浅慢，随之出现呼吸暂停，周而复始的呼吸模式。多见于脑炎、颅内压增高及中毒等中枢神经系统疾病。其机制是呼吸中枢兴奋性降低，使调节呼吸的反馈系统失常。常提示病情危重，预后不良。亦可见于老年人深睡时。

（2）间停呼吸：又称比奥呼吸（Biot breathing）。表现为有规律呼吸几次后，突然停止，一段时间后又开始呼吸，如此周而复始。其发生机制同潮式呼吸，但更为严重，常发生在濒死阶段。

（3）叹气样呼吸（sighing breathing）：在一段正常呼吸中出现一次深大呼吸，并伴有叹气声。常见于神经衰弱、精神紧张或抑郁症等。

（二）触诊

1. 胸廓扩张度（thoracic expansion） 即呼吸时的胸廓运动，一般在胸廓前下部呼吸运动最大的部位评估。护士两手置于病人两侧胸廓前下部对称部位，左、右拇指分别沿两侧肋缘指向剑突，拇指指尖在前下中线两侧对称部，指间距约 2 cm，手掌和其余四指伸展至前侧胸壁。评估后胸壁时，护士两手平置于病人背部约第 10 肋水平，拇指与后正中线平行，拇指对称地放在后中线两侧数厘米（图 4-36），嘱病人做深呼吸运动，观察和比较两手的动度是否一致，正常人两侧活动度对称。

一侧胸廓扩张度降低见于大量胸腔积液、气胸、胸膜增厚和肺不张等。双侧扩张度降低见于双侧胸膜增厚、肺气肿或双侧胸膜炎等。

2. 语音震颤（vocal fremitus）

（1）形成机制：病人发声时，产生于喉部的声波沿气管、支气管及肺泡传至胸壁引起共鸣的振动，可用手触及，称语音震颤，又称触觉语颤（tactile fremitus）。根据其强度变化，可判断胸内病变的性质（图 4-37）。

（2）评估方法：护士以双手掌或双手掌尺侧缘轻贴在病人胸廓两侧对称部位，嘱其用同等的强度发"一"的长音，自上而下，从内到外，先前胸后背部，比较两侧相应部位语音震颤是

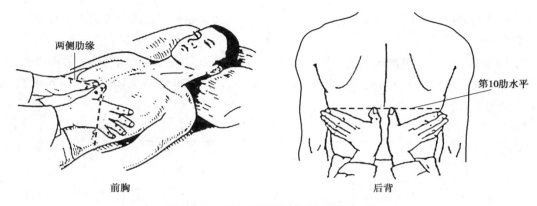

图4-36 前胸、后背胸廓扩张度的评估方法

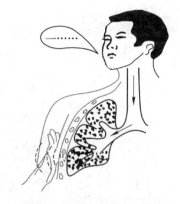

图4-37 语音震颤形成机制

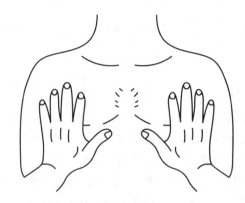

图4-38 语音震颤的评估方法

否对称,有无增强或减弱(图4-38)。

(3)临床意义:①语言震颤增强:肺组织实变,如肺炎球菌肺炎实变期、大面积肺梗死;靠近胸壁的大空洞及周围有炎症浸润,如空洞性肺结核、肺脓肿;压迫性肺不张。②语音震颤减弱或消失:胸壁或胸腔内含气量增多,如胸壁皮下气肿、肺气肿、气胸;支气管阻塞,如阻塞性肺不张;胸壁或胸腔内含有大量液体,如胸壁皮下水肿、胸腔积液;严重的胸膜增厚粘连。

3. 胸膜摩擦感(pleural friction fremitus) 正常时胸膜脏层和壁层之间有少量黏液起润滑作用,呼吸运动时不产生摩擦。当胸膜有炎症时,因纤维蛋白沉积于胸膜,使其表面粗糙,呼吸时脏、壁胸膜相互摩擦,触诊时有皮革相互摩擦的感觉,称为胸膜摩擦感。在呼吸运动幅度较大的下胸部腋前线处易触及,因此,以手掌平放病人的腋窝及前胸下部,嘱其做深呼吸运动,以触知有无摩擦感。吸气和呼气时均可出现,但吸气末更为明显,屏气时可消失。

微课4-3
肺部视诊和触诊

(三)叩诊

肺、胸膜叩诊主要是利用胸廓、肺组织的物理特性,根据叩诊音的变化,判断病变性质。

1. 叩诊方法 胸部叩诊有间接叩诊法(direct percussion)和直接叩诊法(indirect percussion),以间接叩诊法常用。叩诊时病人采取坐位或仰卧位。评估前胸壁时,胸部稍向前挺;评估侧胸壁时,双臂抱头;评估背部时,上身略向前倾,头稍低,双手交叉抱肘。顺序应自肺尖开始,自上而下,由外向内,逐个肋间隙进行叩诊。依次叩诊前胸、侧胸和背部。注意上下左右对比进行。叩前胸、两侧胸时,板指应与肋间平行;叩肩胛间区时,板指应与脊柱平行;叩肩胛下角水平以下的部位时，板指仍保持与肋间隙平行。如胸部大面积病变时，可采用直接叩诊法进行评估。

2. 叩诊音的分类　根据人体正常组织的密度、弹性、含气量及叩诊时与体表的距离，音响由小到大，音调由高到低分为实音、浊音、清音、鼓音（图4-39）。详见第四章第一节身体评估基本方法的相关内容。

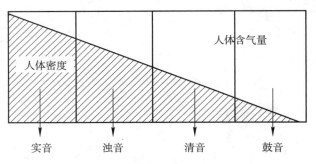

图4-39　人体正常叩诊音的分类

3. 正常胸部叩诊音　正常肺部叩诊音为清音。其音调高低及音响强弱与肺含气量、胸壁厚薄及邻近器官的影响有关。胸壁厚者反响较弱，肺组织含气量少者、贴近实质脏器的区域反响弱，因此前胸上部较下部稍浊，右上肺较左上肺稍浊，背部较前胸部稍浊；被肺组织覆盖的实质脏器叩诊呈浊音，如心、肝被肺覆盖的部分。裸露的实质脏器叩诊呈实音，如心、肝。左下胸近胃泡区，叩诊呈鼓音（图4-40）。

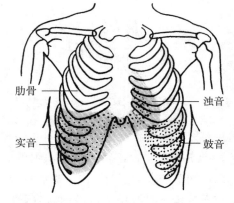

图4-40　正常前胸部叩诊音

4. 正常肺界的叩诊

（1）肺上界：即肺间宽度。自斜方肌前缘中央部开始叩诊为清音，逐渐叩向外侧，音响由清变浊为止，即为肺上界的外侧终点。再由上述中央部叩向内侧，直至清音变为浊音时，即为肺上界的内侧终点。该清音带宽度即为肺尖宽度，正常为4～6 cm。肺上界变狭窄或叩诊浊音，常见于肺结核所致的肺尖浸润。肺上界变宽，叩诊呈过清音，见于肺气肿。

（2）肺前界：正常肺前界相当于心脏的绝对浊音界。

（3）肺下界：正常人平静呼吸时两侧肺下界大致相等，在锁骨中线第2肋间隙、腋中线腋窝顶部和肩胛线第8肋间隙自上而下叩诊，当清音变浊音即为肺下界，分别位于锁骨中线、腋中线和肩胛线的第6、第8和第10肋间隙。另外，肺下界的位置可因体型、发育情况的不同而有所差异，如矮胖者的肺下界可上升1个肋间隙，瘦长者可下降1个肋间隙。病理情况下肺下界上移见于肺不张、肺纤维化、大量腹水等，肺下界下移见于肺气肿。

（4）肺下界移动度：正常人肺下界移动范围相当于膈肌的移动范围。评估时先于平静呼吸时在肩胛线上叩出肺下界的位置，画一标记，然后分别在深吸气与深呼气之后，屏住呼吸，重新叩出肺下界并画出标记。最高点与最低点之间的距离即肺下界移动范围（图4-41），正常为6～8 cm。肺下界移动度减小见于：①肺组织弹性消失，如肺气肿；②肺组织萎缩，如肺纤维化、肺不张；③肺组织炎症和水肿；④若大量胸腔积液、气胸及广泛胸膜增厚粘连时，肺下界移动范围不能叩出。

5. 胸部病理性叩诊音 正常肺的清音区范围内出现浊音、实音、过清音或鼓音即为病理性叩诊音，提示肺或胸膜有病理改变。异常叩诊音的类型取决于病变的性质、范围大小及部位的深浅。

（1）浊音或实音：见于肺部含气量减少或肺内不含气的占位性病变、胸膜病变，如肺炎、肺结核、肺不张、肺水肿、肺肿瘤、胸腔积液及胸膜增厚等。

（2）过清音：见于肺泡含气量增多及肺组织弹性减弱的疾病，如肺气肿。

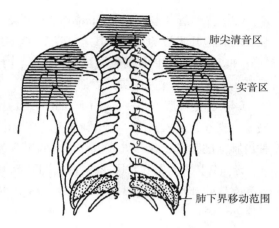

图 4-41 正常肺下界移动度

（3）鼓音：见于气胸、肺内空腔性病变（其腔径 > 3 cm，且靠近胸壁），如空洞性肺结核、肺脓肿等。

（四）听诊

肺部听诊对于肺及胸膜的病变有重大诊断意义。听诊时，病人取坐位或卧位，微张口做均匀呼吸，必要时配合做深呼吸或咳嗽。听诊顺序：从肺尖开始，自上而下，由前胸到侧面（自腋窝向下），最后评估后背（自肩胛上方、肩胛间区至肩胛下方）逐一肋间进行，每一听诊部位至少听诊 1~2 个呼吸周期，注意左右、上下、前后对比。听诊内容：正常呼吸音、异常呼吸音、啰音、语音共振、胸膜摩擦音。

1. 正常呼吸音（normal breath sound） 有气管呼吸音、支气管呼吸音、支气管肺泡呼吸音和肺泡呼吸音（图 4-42）。

（1）气管呼吸音：为空气进出气管发出的声音，一般无临床意义，不做评价。

（2）支气管呼吸音（bronchial breath sound）：为吸入气流经声门、气管、主支气管时形成湍流所产生的声音，颇似抬高舌后呼气所致的"哈"音。其特点为音响强而高调，吸气相短于呼气相。正常人在喉部，胸骨上窝，背部第 6、7 颈椎及第 1、2 胸椎附近可闻及。

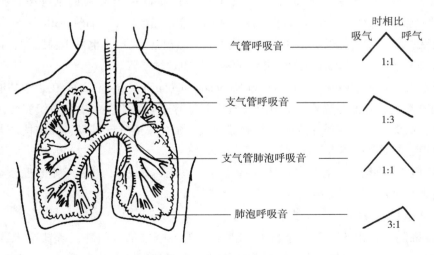

图 4-42 四种正常肺部呼吸音的分布

（3）支气管肺泡呼吸音（bronchovesicular breath sound）：又称混合性呼吸音，兼有支气管呼吸音与肺泡呼吸音的特点。其吸气音与肺泡呼吸音相似，但音调略高、音响略强；呼气音与支气管呼吸音相似，但强度较弱、音调较低、时间较短。正常人于胸骨两侧第 1、2 肋间，肩胛间区第 3、4 胸椎水平及肺尖前后部可闻及。

（4）肺泡呼吸音（vesicular breath sound）：是肺部听诊最主要关注的呼吸音。吸气时气流经气管、支气管进入肺泡，冲击肺泡壁，使肺泡由松弛变为紧张，呼气时又由紧张变为松弛，这种由肺泡的弹性变化和气流振动形成的声音为肺泡呼吸音，似上齿咬下唇时发出的"夫"（fu-fu）音。其特点为柔和吹风样，音调较低，音响较弱，吸气相长于呼气相。正常人除支气管呼吸音和支气管肺泡呼吸以外的部位均可闻及，以乳房下部、肩胛下部最强，其次为腋窝下部，肺下缘处最弱。

正常肺泡呼吸音的强弱与性别、年龄、体型等生理因素有关：男性较女性强，由于男性呼吸运动时力量较女性强，并且胸壁皮下脂肪比女性少；儿童较老年人强，由于儿童的肺泡弹性好且胸壁较薄，而老年人随着年龄的增长，肺泡弹性日益减弱；瘦长体型者较矮胖体型者强，由于瘦长体型者的胸壁皮下脂肪较矮胖者薄，传导更好。

2. 异常呼吸音（abnormal breath sound）　异常呼吸音有以下几种。

（1）异常肺泡呼吸音（abnormal vesicular breath sound）

1）肺泡呼吸音减弱或消失：是由于进入肺泡内的空气流量减少和流速减慢或呼吸音传导障碍所致。可在双侧、单侧或局部出现。常见于：胸廓活动受限，如胸痛；呼吸肌疾病，如重症肌无力；上、下呼吸道阻塞，如喉头水肿、气管肿瘤、炎症等；压迫性肺膨胀不全，如胸腔积液、气胸等；腹部疾病影响膈肌下降，如腹水、腹腔内巨大肿瘤等。

2）肺泡呼吸音增强：主要由于肺泡通气功能增强，气体流速加快所致。双侧增强见于剧烈运动、发热、贫血、代谢亢进等。当一侧肺组织有病变使呼吸音减弱时，健侧肺代偿性通气增强，肺泡呼吸音增强。

3）呼气音延长：由于下呼吸道部分阻塞或肺组织弹性减弱所致，见于慢性支气管炎、支气管哮喘或阻塞性肺气肿病人。

4）呼吸音粗糙：为支气管黏膜轻度水肿或炎症使内壁不光滑或狭窄，气流通过不畅所致，见于支气管或肺部炎症的早期。

（2）异常支气管呼吸音（abnormal bronchial breath sound）：在正常肺泡呼吸音听诊部位听到支气管呼吸音，即为异常支气管呼吸音，又称管状呼吸音（tubular breath sound），常见于：①肺组织实变，如大叶性肺炎实变期、肺结核（大块渗出性病变），也见于肺脓肿、肺肿瘤及肺梗死；②肺内大空腔，如肺脓肿或肺结核空洞；③压迫性肺不张。

（3）异常支气管肺泡呼吸音（abnormal bronchovesicular breath sound）：在正常肺泡呼吸音听诊部位听到了支气管肺泡呼吸音，为异常支气管肺泡呼吸音。主要由于肺组织实变区域与正常肺组织掺杂，或深部实变区被正常肺组织遮盖导致。常见于支气管肺炎、肺结核、大叶性肺炎早期或胸腔积液上方膨胀不全的区域。

3. 啰音（rale）　是呼吸音以外的附加音（adventitious sound），正常人肺部听诊无啰音。根据啰音的性质不同分为干啰音和湿啰音（图 4-43）。

（1）干啰音（dry rales）

1）形成机制：是由于气管、支气管或细支气管狭窄或部分阻塞，气流吸入或呼出时发生湍流所产生的声音。其病理基础为：管壁外肿大的淋巴结或纵隔肿瘤压迫，管腔内的肿瘤

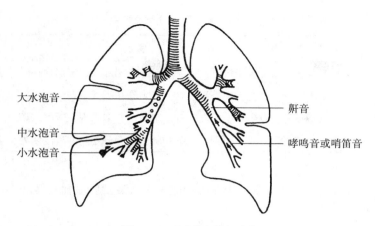

图 4-43　啰音的部位和分类

肿瘤压迫　　　　　肿瘤或异物阻塞　　　　黏膜充血肿胀　　　支气管平滑肌痉挛

图 4-44　干啰音的形成机制

或异物阻塞，气管、支气管炎症导致黏膜充血肿胀、黏稠分泌物增加，支气管平滑肌痉挛（图 4-44）。

2）听诊特点：吸气、呼气均可听到，但呼气末更清楚；强度、性质和部位易改变，在瞬间内数量可明显增加；音调较高，持续时间较长；不同性质干啰音同时存在。

3）分类：按音调高低可分为鼾音、哮鸣音或哨笛音。

鼾音（rhonchus）：又称低调干啰音，多发生于气管或主支气管。音调低而响亮，似熟睡时的鼾声，有时不用听诊器也可听及，称为喘鸣。

哮鸣音或哨笛音：又称高调干啰音，类似于鸟鸣、飞箭或哨笛之声，多发生于较小支气管或细支气管，音调高且伴随呼气延长。

4）临床意义：两肺听到干啰音见于急慢性支气管炎、支气管哮喘、心源性哮喘等；局限性干啰音见于局部支气管狭窄，如结核、肿瘤、异物或黏稠分泌物附着等；局部而持久的干啰音见于肺癌早期或支气管内膜结核等。

（2）湿啰音（moist rales）：又称水泡音（bubble sound），是一种不连续的呼吸附加音。

1）形成机制：系由于吸气时气体通过呼吸道内的稀薄分泌物，如渗出液、痰液、血液、黏液和脓液等，形成的水泡破裂所产生的声音，故又称水泡音；细小支气管壁因分泌物黏着而陷闭，当吸气时突然张开重新充气所产生的爆裂音。

2）听诊特点：吸气、呼气时均可听到，但以吸气末明显；一次可连续多个出现，断续而短暂；部位较恒定，性质不易变，咳嗽后可减轻或消失；中、小水泡音或其中两种可同时存在。

3）湿啰音的分类：按呼吸道腔径大小和腔内渗出物的多少分大、中、小水泡音和捻发音。湿啰音发生部位及特点见表 4-15。

4）临床意义：湿啰音具有很重要的临床意义。一侧或局限性湿啰音，见于肺炎、肺结核（多在肺上部）、支气管扩张症（多在肺下部）、肺脓肿、肺癌等；两肺散在湿啰音，见于支气管

表 4-15 湿啰音的分类及特点

分类	特点
大水泡音	又称粗湿啰音，发生于气管、主支气管或空洞部位，多出现在吸气早期
中水泡音	又称中湿啰音，发生于中等支气管，多出现在吸气中期
小水泡音	又称细湿啰音，发生于小的支气管或肺泡内，多出现在吸气末期
捻发音	又称细小破裂音，发生于细支气管和肺泡壁有分泌物黏着陷闭处，多出现于吸气末

炎、支气管肺炎；两肺底湿啰音，多见于左心功能不全所致的肺淤血；两肺布满湿啰音，是急性肺水肿的重要体征。

4. 语音共振（vocal resonance） 又称听觉语音，与语音震颤产生的机制相似，通过听觉感受，较触诊更为敏感。评估时嘱病人发出"一"的长音，喉部发音产生的振动经气管、支气管、肺泡传导至胸壁，用听诊器可听到柔和而不清楚的弱音。听诊时应上下左右比较。语音共振改变的临床意义同语音震颤。

5. 胸膜摩擦音（pleural friction rub） 与胸膜摩擦感产生机制相同。其声音颇似用一手掩耳，以另一手指在手背上摩擦时听到的声音，特点为吸气和呼气时均可闻及，以吸气末或呼气初最为明显，屏气时消失，深呼吸或听诊器加压时声音可增强。摩擦音可发生于任何部位，以前下侧胸壁最易闻及。胸腔积液增多时，两层胸膜被分开，摩擦音可消失，见于结核性胸膜炎、肺梗死、胸膜肿瘤和尿毒症等。

微课 4-4
肺部叩诊和听诊

附：肺和胸膜常见疾病的主要症状和体征（表 4-16）

表 4-16 肺和胸膜常见疾病的主要症状和体征

肺和胸膜常见疾病	主要症状	主要体征			
		视诊	触诊	叩诊	听诊
肺气肿	气短、胸闷，活动时明显，呈进行性加重	桶状胸，呼吸运动减弱	气管居中，两侧语颤减弱	两侧过清音	两肺呼吸音减弱，呼气延长
肺实变	高热（稽留热）、寒战、胸痛	患侧呼吸运动减弱	气管居中，患侧语颤增强	患侧为浊音	患侧呼吸音减弱，出现异常支气管呼吸音，湿啰音
气胸	胸痛、进行性呼吸困难，不能平卧，可有咳嗽，但无痰或少痰	患侧胸廓饱满，呼吸运动减弱或消失	气管移向健侧，患侧语颤减弱或消失	患侧为鼓音	患侧呼吸音减弱或消失
胸腔积液	积液 < 300 mL 时，症状多不明显，常主诉刺激性干咳、胸痛，于吸气时加重；积液 > 500 mL，常主诉气短、胸闷、心悸、发绀	患侧胸廓饱满，呼吸运动减弱或消失	气管移向健侧，患侧语颤减弱或消失	患侧为浊音或实音	患侧呼吸音减弱或消失
阻塞性肺不张	呼吸困难、发绀、胸痛、心悸	患侧胸廓下陷，呼吸运动减弱或消失	气管移向患侧，患侧语颤减弱或消失	患侧为浊音	患侧呼吸音减弱或消失

三、心脏评估

心脏评估对于心血管疾病的诊断具有重要意义。评估时病人一般取仰卧位或坐位，充分暴露胸部，护士多位于病人右侧，评估的环境应温暖、安静，光线充足。评估顺序一般按视诊、触诊、叩诊、听诊进行。

（一）视诊

护士除进行一般的胸廓轮廓观察外，必要时也可将视线与病人胸廓同高，以便更好地了解心前区有无隆起或异常搏动等（图4-45）。

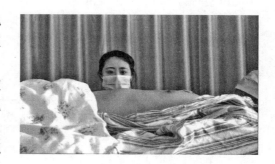

图4-45　心脏视诊的方法

1. 心前区外形　正常人心前区外形与右侧相应部位对称，无异常隆起或凹陷。心前区隆起主要见于某些先天性心脏病如法洛四联症，或在儿童期患风湿性心瓣膜病伴右心室增大者。成人大量心包积液时，心前区外观饱满。Marfan综合征或部分二尖瓣脱垂病人可见心前区凹陷。

2. 心尖冲动（apical impulse）　正常成人心尖冲动位于第5肋间左锁骨中线内侧0.5～1.0 cm，冲动范围直径为2.0～2.5 cm，但有一部分正常人由于过度肥胖或者女性乳房悬垂等，心尖冲动不易观察，需要触诊确认。心尖冲动位置、强度和范围，受多种生理和病理因素的影响。

（1）生理因素：心尖冲动的位置、强度与范围可因年龄、妊娠、体位、胸壁厚度、体型、运动、情绪等而有所差异。

（2）病理因素：心脏疾病可引起心尖冲动移位，具体情况如下：左心室增大时，心尖冲动向左下移位；右心室增大时，因心脏呈顺钟向转位，可使心尖冲动向左移位；全心增大时，心尖冲动向左下移位，伴心界向两侧扩大；另外胸部、腹部病变可使心尖冲动位置改变，如一侧胸腔积液或气胸，心尖冲动随心脏移向健侧；一侧肺不张或胸膜粘连，心尖冲动移向患侧；大量腹水或腹腔巨大肿瘤等使横膈抬高，心尖冲动随之向左上移位。

3. 心前区异常搏动　一般情况下，除心尖冲动外，心前区其他部位无明显搏动。正常的青年人在体力活动或情绪激动时会出现。肺动脉高压时，可见胸骨左缘第2肋间搏动；升主动脉瘤或主动脉弓瘤、贫血、甲状腺功能亢进症时，可见胸骨右缘第2肋间及其邻近部位或胸骨上窝的搏动；胸骨左缘第3、4肋间的搏动，常见于右心室肥大；剑突下的异常搏动，见于肺气肿、右心室肥大或腹主动脉瘤。

（二）触诊

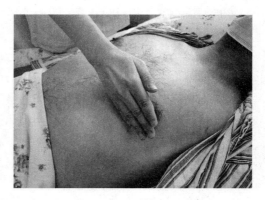

图4-46　心脏触诊的方法

心脏触诊可以进一步确认视诊的心尖冲动和心前区异常搏动，还可确定有无心脏病特有的震颤和心包摩擦感及其强度和范围。触诊时护士一般先用右手全手掌置于病人心前区，然后逐渐缩小到用手掌尺侧或示指与中指指腹并拢进行触诊（图4-46）。

1. 心尖冲动及心前区搏动　对于确定心尖冲动

或心前区异常搏动的位置、强弱和范围，触诊较视诊更为准确。触诊还可以判断抬举性心尖冲动（heaving apex impulse），心尖部徐缓、有力的搏动，可将手指指尖强有力地抬起，为左心室肥大的重要体征。如胸骨左下缘出现收缩期的抬举性搏动，往往是右心室肥厚的可靠征象。

2. 心前区震颤（thrill） 又称"猫喘"，用手掌分别置于胸骨上窝、主动脉瓣区、肺动脉瓣区、心尖区等部位，触到一种犹如猫呼吸时在其气管附近触摸到的感觉，即为震颤，是心血管器质性病变的体征。震颤具有重要的临床意义，如触到震颤则一般可认为心脏有器质性病变。不同类型的病变，震颤出现的时期亦不同，因此要注意其出现的部位及处于心动周期中的时相。按出现的时期可分为收缩期震颤、舒张期震颤和连续性震颤 3 种。心前区震颤的临床意义见表 4-17。

表 4-17 心前区震颤的临床意义

部位	时相	常见疾病
胸骨右缘第 2 肋间	收缩期震颤	主动脉瓣狭窄
胸骨左缘第 2 肋间	收缩期震颤	肺动脉瓣狭窄
胸骨左缘第 3～4 肋间	收缩期震颤	室间隔缺损
胸骨左缘第 2 肋间	连续性震颤	动脉导管未闭
心尖区	舒张期震颤	二尖瓣狭窄
心尖区	收缩期震颤	重度二尖瓣关闭不全

3. 心包摩擦感（pericardium friction rub） 指的是当心脏搏动时，脏层、壁层心包发生摩擦产生的振动经胸壁传导到体表而触到的摩擦感。正常人无心包摩擦感，常见于急性心包炎。当心包膜发生纤维素性炎症时产生，在胸骨左缘第 3、4 肋间处最易触及，收缩期和舒张期均可触及，以收缩期更明显，坐位前倾或深呼气末使心脏靠近胸壁时更易触及。当心包渗出液较多时，心包脏层和壁层分离，摩擦感消失。

（三）叩诊

叩诊可确定心界大小及其形状。心浊音界包括绝对浊音界和相对浊音界两部分（图 4-47）。心脏为不含气器官，不被肺掩盖的部分叩诊呈绝对浊音（实音），其边界为绝对浊音界；心脏两侧被肺遮盖的部分叩诊呈相对浊音。通常叩诊心界指叩诊心脏的相对浊音界，反映心脏的实际大小。

1. 叩诊方法 叩诊采用间接叩诊法，病人取坐位或仰卧位。仰卧位时护士左手板指与肋间平行放置，坐位时护士左手板指与肋间垂直。必要时分别进行坐、卧位叩诊，并注意两种体位时心浊音界的不同改变。叩诊时，板指平置于心前区拟叩诊的部位，以右手中指及右腕关节活动均匀叩击板指，并且由外向内逐渐移动板指，以听到声音由清变浊来确定心浊音界。注意力度适中，

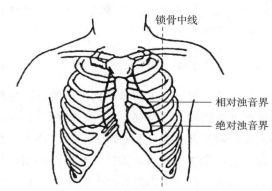

图 4-47 心绝对浊音界和相对浊音界

板指每次移动距离不宜过大，并在发现变化时，需进一步往返叩诊几次，以免得出的心界范围小于实际大小。

2. 叩诊顺序　通常是先叩心脏左界，再叩心脏右界，自下而上，由外到内逐一肋间叩诊。左界叩诊从心尖冲动最强点外2~3 cm处开始（一般为第5肋间左锁骨中线稍外），由外向内，逐一肋间向上进行，直至第2肋间。右界叩诊先沿右锁骨中线自上而下叩出肝上界，然后于其上一肋间由外向内，逐一肋间向上叩诊，直至第2肋间。

3. 心浊音界测量　对各肋间叩诊所得的浊音界位置逐一做出标记点，用硬尺测量各标记点至前正中线的垂直距离，再测量左锁骨中线至前正中线的距离，以记录心脏相对浊音界的位置。测量数值以厘米为单位，保留小数点后一位数。

4. 正常心浊音界及各部组成

（1）正常心浊音界：正常人心脏左界在第2肋间几乎与胸骨左缘一致，第3肋间以下心界逐渐形成一个向外凸起的弧形，在第5肋间处距前正中线最远。右界除第4肋间处稍偏离胸骨右缘外，其余各肋间几乎与胸骨右缘一致。正常成人心脏相对浊音界与前正中线的距离见表4-18。

（2）心浊音界各部的组成：心脏左界第2肋间处相当于肺动脉段，第3肋间为左心耳，第4、5肋间为左心室，其中血管与左心室交接处向内凹陷，称心腰。心右界第2肋间相当于升主动脉和上腔静脉，第3肋间以下为右心房（图4-48）。

5. 心浊音界改变及其临床意义　心浊音界大小、形态和位置可因心脏本身病变及心脏外因素而发生改变。

（1）心脏本身因素

1）左心室增大：心浊音界向左下扩大，心腰部加深，由钝角变为近似直角，使心浊音界形状似靴形（图4-49），常见于主动脉瓣关闭不全，又称主动脉型心脏；也可见于高血压心脏病。

2）右心室增大：轻度增大时只是绝对浊音界增大，显著增大时相对浊音界向左右两侧扩大，以向左扩大明显，常见于肺源性心脏病等。

3）双心室扩大：相对浊音界向两侧扩大，且左界向左下扩大，称为普大型心脏，常见于扩张型心肌病、全心衰竭。

4）左心房与肺动脉段扩大：胸骨左缘第2、3肋间心浊音界向外扩大，使心腰膨出呈梨形（图4-50），常见于二尖瓣狭窄，又称为二尖瓣型心脏，常见于风湿性心脏病二尖瓣狭窄的病人。

5）心包积液：心包积液达到一定量时，心界向两侧扩大，其相对浊音界与绝对浊音界几乎相同，并随体位改变而变化。表现为心包积液的特征性体征，即坐位时呈烧瓶样，仰卧位时心底部明显增宽呈球形。

表4-18　正常成人心脏相对浊音界

左心界（cm）	肋间	右心界（cm）
2~3	2	2~3
3.5~4.5	3	2~3
5~6	4	3~4
7~9	5	

注：左锁骨中线距前正中线为8~10 cm。

视频4-2
心脏评估

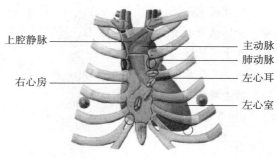

图4-48　心浊音界各部的组成

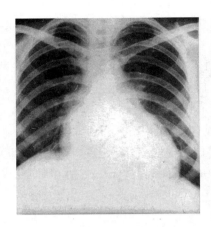

图 4-49 靴形心

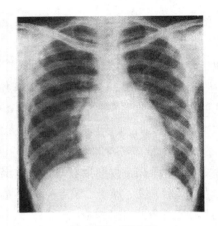

图 4-50 梨形心

（2）心脏外因素：胸壁较厚或肺气肿时，心浊音界变小，重度肺气肿时可能叩不出心浊音界；大量胸腔积液、积气时患侧的心界叩不出，健侧心浊音界外移；大量腹水或腹腔巨大肿瘤可使膈抬高，心脏呈横位，叩诊时心界向左扩大。

（四）听诊

听诊是心脏评估的重要方法，但也较难掌握。听诊时病人取仰卧位或坐位，必要时可改变体位，或做深吸气、深呼气后再听诊，以更好地辨别心脏正常的心音或病理性杂音。

1. 心脏瓣膜听诊区　心脏各瓣膜开放与关闭时产生的声音，沿血流方向传导至胸壁不同部位，于体表听诊最清楚的区域为该瓣膜听诊区。心脏瓣膜听诊区与其解剖部位不完全一致，通常有 5 个听诊区（图 4-51）。

（1）二尖瓣听诊区（mitral valve area）：位于心尖冲动最强点，正常在心尖部，即左侧第 5 肋间锁骨中线稍内侧（图 4-52）。

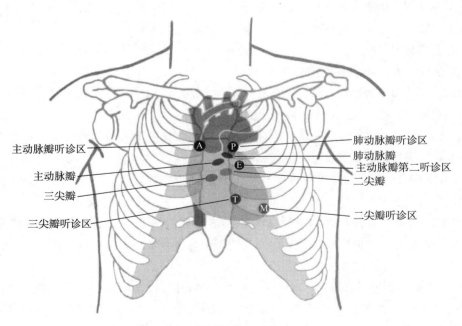

图 4-51　各瓣膜解剖部位及瓣膜听诊区

（2）肺动脉瓣听诊区（pulmonary valve area）：位于胸骨左缘第2肋间。

（3）主动脉瓣听诊区（aortic valve area）：位于胸骨右缘第2肋间。

（4）主动脉瓣第二听诊区（the second aortic valve area）：位于胸骨左缘第3肋间。

（5）三尖瓣听诊区（tricuspid valve area）：位于胸骨体下端左缘，即胸骨左缘第4、5肋间。

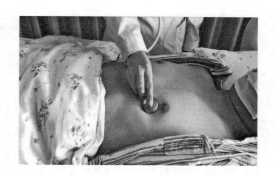

图4-52　心脏听诊（二尖瓣听诊区）

2. 听诊顺序　心脏听诊的规范顺序是按逆时钟方向依次听诊，即从二尖瓣听诊区（心尖部）开始，依次为肺动脉瓣听诊区、主动脉瓣听诊区、主动脉瓣第二听诊区和三尖瓣听诊区。

3. 听诊内容　包括心率、心律、心音、额外心音、杂音和心包摩擦音。

（1）心率（heart rate）：指正常人安静状态下每分钟心跳的次数，可因年龄、性别或其他生理因素产生个体差异。评估时以听诊器在心尖部听取第一心音计数，成人正常心率为60～100次/min，3岁以下儿童多在100次/min以上，老年人偏慢。

1）心动过速：成人安静时心率超过100次/min，婴幼儿心率超过150次/min，称为心动过速，常见于运动、兴奋、情绪激动、喝浓茶或咖啡后，或见于心力衰竭和休克等病理状态，或见于应用阿托品、肾上腺素、麻黄素等药物后。

2）心动过缓：心率低于60次/min，称为心动过缓。生理情况下可见于运动员和长期从事体力劳动的健康人，病理情况下可见于房室传导阻滞或β受体阻滞剂等药物作用。

（2）心律（cardiac rhythm）：指心脏跳动的节律。正常成人心律基本规整，吸气时心率增快，呼气时心率减慢，称为窦性心律不齐，常见于健康老年人或儿童，一般无临床意义。听诊能发现的常见心律失常有期前收缩和心房颤动。

1）期前收缩（premature beat）：是在规则心律基础上，突然提前出现一次心跳，其后有一较长间歇。听诊特点：①规则的节律中提前出现一次心音，其后有一较长间歇。②提前出现的心跳第一心音增强，第二心音减弱，有时甚至消失。③长间歇后出现的第一个心跳，第一心音减弱。如果期前收缩呈规律出现，可形成联律，如每一次正常心搏后出现一次期前收缩称为二联律，每两次正常心搏后出现一次期前收缩称为三联律，二联律和三联律多为病理性改变，常见于器质性心脏病、洋地黄中毒、低钾血症等。

2）心房颤动（atrial fibrillation，AF）：是心房内产生快速、紊乱的电活动所致。其听诊特点：①心室律绝对不规则。②第一心音强弱不等。③脉率少于心率，这种脉搏脱漏现象称为脉搏短绌（pulse deficit）。心房颤动常见于二尖瓣狭窄、高血压、冠心病或甲状腺功能亢进症。

（3）心音（heart sound）：按其在心动周期出现的先后次序命名为第一心音（first heart sound，S_1）、第二心音（second heart sound，S_2）、第三心音（third heart sound，S_3）和第四心音（fourth heart sound，S_4）。通常听到的是第一、二心音，第三心音可在部分青少年中闻及，如听到第四心音多为病理情况。

1）心音的产生机制和临床意义：S_1出现于心室收缩早期，标志着心室收缩的开始，是由于瓣膜关闭，瓣叶突然紧张产生振动而发出声音。S_2出现于S_1之后，标志着心室舒张的开始，是由于主动脉瓣和肺动脉瓣突然关闭引起的瓣膜振动所产生。S_3出现在心室舒张早期，快速充盈期之末，由于心室快速充盈时，血流冲击心室壁产生振动所致。S_4出现在心室舒张末期，其产生一般认为与心房收缩，使房室瓣及相关组织结构（瓣膜、腱索、乳头肌）突然紧张和振动有关。

2）心音的听诊特点：S_1 与 S_2 是听诊心音的首要环节。S_1 音调较低，强度较响、较钝，持续约 0.1 s，心底部最响，S_1 与 S_2 间隔较短，与心尖冲动同时出现；S_2 音调较高，强度较 S_1 弱，较清脆，持续约 0.08 s，心尖部最响，S_2 与下一个心动周期 S_1 间隔较长，在心尖冲动之后出现。

3）心音强度改变：S_1 强度改变与心肌收缩力、心室充盈情况及瓣膜的弹性与位置有关。S_2 强度变化与主动脉、肺动脉内的压力及半月瓣的完整性和弹性有关。S_2 包括主动脉瓣第二心音（A_2）和肺动脉瓣第二心音（P_2）。一般 A_2 在主动脉瓣区听诊最清晰，而 P_2 在肺动脉瓣区听诊最清楚。常见的心音强度变化及临床意义见表 4-19。

表 4-19　心音强度变化及临床意义

心音强度变化	临床意义
S_1 增强	二尖瓣狭窄、高热、贫血、甲状腺功能亢进症
S_1 减弱	二尖瓣关闭不全、心肌收缩力下降（心肌炎、心肌病、心肌梗死）
S_1 强弱不等	心房颤动、完全性房室传导阻滞
A_2 增强	高血压、主动脉粥样硬化
A_2 减弱	主动脉瓣狭窄或关闭不全
P_2 增强	肺源性心脏病、二尖瓣狭窄伴肺动脉高压、左向右分流的先天性心脏病
P_2 减弱	肺动脉瓣狭窄或关闭不全
S_1、S_2 同时增强	运动、情绪激动、贫血
S_1、S_2 同时减弱	心肌严重受损、肺气肿、休克、胸腔积液

4）心音性质改变：当心肌有严重病变如急性心肌梗死、重症心肌炎、严重心肌病等情况发生时，S_1 失去原有低钝的特征与 S_2 相似，同时伴有心率增快，且收缩期与舒张期的时间几乎相等，听诊有如钟摆的"嘀嗒"声，称为"钟摆律"（pendulum rhythm）。

5）心音分裂（splitting of heart sounds）：是指听诊时出现一个心音分为两个心音的现象，是二尖瓣和三尖瓣或主动脉瓣和肺动脉瓣关闭明显不同步所致。生理情况下，S_1 分裂偶见于儿童和青年人，病理情况见于完全性右束支传导阻滞。大多由于三尖瓣关闭明显迟于二尖瓣所致，常见于右束支传导阻滞。S_2 分裂较常见，以肺动脉瓣区听诊最清晰，其类型和特点见表 4-20。

表 4-20　S_2 分裂类型及特点

类型	特点	临床意义
生理性分裂	因胸腔负压增大，肺动脉瓣关闭迟于主动脉瓣，在深吸气末出现	常见于正常儿童和青年
通常分裂	深吸气时在肺动脉瓣区可听到，呼气时消失，为最常见类型	肺动脉瓣狭窄和二尖瓣狭窄完全性右束支传导阻滞
固定分裂	S_2 的两个成分不受呼吸影响，间隔时间固定	房间隔缺损
反常分裂	主动脉瓣关闭迟于肺动脉瓣，吸气时分裂变小，呼气时变宽	主动脉瓣狭窄、重度高血压、完全性左束支传导阻滞

（4）额外心音（extra cardiac sound）：在 S_1、S_2 之外听到的病理性附加音，可出现于收缩期、舒张期，后者多见。

1）舒张期额外心音：①奔马律（gallop rhythm）：由出现在 S_2 之后的病理性 S_3 或 S_4，与原有的 S_1 和 S_2 组成的节律，心率 > 100 次 /min 时，犹如马奔驰时的蹄声，称为奔马律。奔马律是心肌严重受损的重要体征，临床上以舒张早期奔马律最为常见。其发生机制是舒张期心室负荷过重，心肌张力降低或顺应性减退，在舒张早期心房血液快速注入心室时，引起已过度充盈的心室壁产生的振动所致。听诊特点为音调较低，强度较弱，以心尖部及呼气末听诊最明显。常见于心力衰竭、急性心肌梗死、心肌病和重症心肌炎等。②开瓣音（opening snap）：又称二尖瓣开放拍击音。听诊特点为音调高而清脆，以心尖部及其内上方听诊最清楚，呼气时增强。见于二尖瓣狭窄，瓣膜弹性和活动性较好的病人。③心包叩击音（pericardial knock）：在舒张早期心室迅速充盈时，由于心包增厚，阻碍心室舒张，使心室在舒张过程中被迫骤然停止，导致室壁振动而产生的中频、较响而短促的声音，在胸骨左缘处最易闻及。见于缩窄性心包炎。④肿瘤扑落音（tumor plop）：在心尖或其内侧胸骨左缘第 3、4 肋间处可闻及，出现时间较开瓣音晚，声音类似，但音调较低，且随体位改变，见于心房黏液瘤。

2）收缩期额外心音：可分为收缩早期喷射音（early systolic ejection sound）和收缩中、晚期喀喇音（mid and late ejection click），临床意义相对较小。

3）医源性额外心音：主要是应用起搏器和人工瓣膜治疗时，出现的人工起搏音和人工瓣膜音。

（5）心脏杂音（cardiac murmur）：指除心音和额外心音之外，在心脏收缩或舒张过程中的异常声音。可与心音分开或连续，甚至掩盖心音。

1）杂音产生的机制：杂音是由于血流加速、异常血流通道、血管管径异常改变等情况下，使血流由层流变为湍流，进而形成漩涡，撞击心壁、瓣膜、腱索或大血管壁使之振动，从而在相应部位可听到杂音。

2）杂音的听诊要点：①部位：指杂音最响部位，一般来说杂音最响部位提示病变所在部位。如杂音在心尖部最响，提示二尖瓣病变。②时期：发生在第一心音和第二心音之间的杂音为收缩期杂音（systolic murmur，SM），发生在第二心音和下一个心动周期的第一个心音之间的杂音为舒张期杂音（diastolic murmur，DM），连续出现在收缩期和舒张期的杂音为连续性杂音（continuous murmur，CM）。按杂音在收缩期或舒张期出现的早晚和持续时间长短，进一步分为早期、中期、晚期和全期杂音。一般认为，舒张期和连续性杂音均为器质性杂音，收缩期杂音可为器质性或功能性，应注意鉴别。③性质：振动的频率不同，杂音表现出的音色和色调不同。按音色可分为吹风样、隆隆样（雷鸣样）、喷射样、叹气样等。按音调可分为柔和与粗糙，功能性杂音较柔和，器质性杂音较粗糙。临床上可根据杂音的性质推断不同的病变。如心尖部舒张期隆隆样杂音，是二尖瓣狭窄特征性的杂音。④传导：杂音一般沿血流方向传导，也可经周围组织传导。根据杂音最响的部位及其传导方向，可判断杂音的来源及其病理性质。如主动脉瓣区杂音可向上传至颈部或沿胸骨左缘向下传至心尖部，二尖瓣区杂音可传至腋下。⑤强度：一般来说瓣膜口狭窄越重、血流速度越快、瓣膜口或异常通道两侧压力差越大，则杂音越强。收缩期杂音的强度一般按 Levine 6 级法进行分级（表 4-21），具体描述为 2/6 级或 4/6 级收缩期杂音等。一般来说，2 级及以下收缩期杂音多为功能性，常见于某些健康人在剧烈运动后或发热、甲状腺功能亢进时；3 级及以上多为器质性杂音，但仍应结合杂音性质进行判断。⑥与体位、呼吸和运动的关系：采取一些特殊体位、深吸气、深呼气或适当运动，可使杂音增强或减弱，有助于判断病变的部位和性质。如二尖瓣区舒张期隆隆样杂音，左侧卧位易听到或更响；呼吸可改变心脏的位置及左、右心室的排血量从而影响杂音的强度；运动时心率增快，心排血量增加，可使器质性心脏杂音增强。

3）杂音的临床意义：临床常见器质性心脏杂音的特点及临床意义见表4-22。

表4-21 心脏杂音强度分级

级别	强度	评价
1	最轻	很弱，所占时间很短，须在安静环境下仔细听诊才能听到
2	轻度	弱，但较易听到
3	中度	较响亮，容易听到
4	响亮	响亮，容易听到
5	很响	更响亮，且向四周甚至背部传导，但听诊器离开胸壁则听不到
6	最响	极响亮，震耳，甚至听诊器离开胸壁一定的距离也能听到

表4-22 器质性心脏杂音的听诊特点及临床意义

听诊部位	杂音性质	时期	传导部位	与呼吸、体位的关系	临床意义
二尖瓣区	粗糙、吹风样、高调，常在3/6级以上	全收缩期	左腋下、左锁骨下	呼气时加强，吸气时减弱	二尖瓣关闭不全
二尖瓣区	低调、隆隆样、递增型 S_1 亢进，伴震颤、开瓣音	舒张中晚期	局限、不传导	左侧卧位更清楚	二尖瓣狭窄
主动脉瓣区	喷射性、响亮、粗糙、伴有震颤、A_2减弱	收缩中期	颈部		主动脉瓣狭窄
主动脉瓣区	柔和的、叹气样	舒张早期	胸骨左侧、心尖部	前倾坐位、呼气末屏气更明显	主动脉瓣关闭不全
肺动脉瓣区	喷射性、粗糙、伴有震颤、P_2减弱	收缩中期	左锁骨下、右肩胛下	卧位清楚	肺动脉瓣狭窄
胸骨左缘3、4肋间	粗糙、伴震颤	收缩期	心前区其他部位		室间隔缺损
胸骨左下缘	粗糙、吹风样、高调	收缩期	胸骨右下缘、肝	深吸气增强	三尖瓣关闭不全
胸骨左缘第2肋间	粗糙、机器样、伴连续性震颤	收缩期和舒张期	上胸部、肩胛区		动脉导管未闭

（6）心包摩擦音（pericardial friction sound）：心包炎症或其他原因发生纤维蛋白沉着使心包膜变得粗糙，在心脏搏动时脏层和壁层心包互相摩擦产生振动而出现的声音。

1）听诊部位：通常在胸骨左缘3、4肋间处最易闻及，前倾坐位吸气时更明显。

2）听诊特点：音调高、音质粗糙、似纸张摩擦产生的声音，与心搏一致，与呼吸运动无关，屏气时摩擦音仍存在。

3）临床意义：心包摩擦音多见于各种感染性心包炎。当心包积液达到一定量时，摩擦音消失。

四、血管评估

血管评估是身体评估不可缺少的一部分，在此主要介绍周围血管的评估，包括脉搏、血压、血管杂音和周围血管征。

（一）脉搏

脉搏指在每个心动周期中，动脉内的压力随着心脏的收缩和舒张而发生的周期性波动所引起的动脉管壁搏动。

1. 评估方法　选择表浅动脉进行脉搏触诊，一般多选择桡动脉，必要时也可选择颞动脉、颈动脉、肱动脉、股动脉、足背动脉等，以并拢的示指、中指和环指的指腹进行触诊。每次不能少于 30 s，若脉搏不规则应延长触诊时间，必要时监测心率。两侧均须同时触诊，以做对比。正常人两侧差异很小，难以察觉。某些疾病时，两侧脉搏出现明显差异，可出现两侧脉搏强弱不等，或一侧无脉搏。一般在确定两侧动脉脉搏相同后，即可利用一侧进行评估。

2. 正常脉搏　正常成人在安静状态下的脉率为 60～100 次 /min，儿童平均 90 次 /min，婴幼儿可达 130 次 /min；老年人偏慢；女性较男性快；日间较夜间睡眠时快；活动、进餐后或情绪激动时增快。脉率生理和病理变化及临床意义也与心率基本一致。正常人脉律较规整，脉搏的强弱取决于心排血量、脉压和周围血管阻力大小。

3. 异常脉搏及临床意义　异常脉搏表现在脉率和脉搏强度的改变。常见的异常脉搏特征及其临床意义见表 4-23。

表 4-23　常见异常脉搏特征与临床意义

名称	特征	临床意义
速脉	成人安静状态下脉搏 > 100 次 /min	见于发热、贫血、心功能不全、甲状腺功能亢进症、休克、心肌炎等
缓脉	成人安静状态下脉搏 < 60 次 /min	见于颅内高压、阻塞性黄疸、病态窦房结综合征、甲状腺功能减退症、房室传导阻滞等
不整脉	脉搏不规则	见于心律失常。若脉率小于心率，称为脉搏短绌，见于期前收缩、心房颤动
水冲脉	脉搏骤起骤落、急促而有力，犹如洪水冲涌	见于主动脉瓣关闭不全、严重贫血、甲状腺功能亢进症等
交替脉	脉搏一强一弱交替出现	是心肌损害的表现，是左心衰竭的重要体征，见于高血压心脏病、急性心肌梗死等心功能不全
奇脉	吸气时脉搏显著减弱或消失	见于心包积液和缩窄性心包炎
丝脉（细脉）	心排出量减少，动脉充盈度降低时，脉搏细弱无力，扪之如细丝	见于大出血、主动脉瓣狭窄、休克和全身衰竭
无脉	脉搏消失	严重休克、多发性大动脉炎或肢体动脉栓塞

（二）血压

血压指血液在血管内流动时作用于单位面积血管壁的侧压力。通常是指动脉血压或体循环血压，是重要的生命体征。使用汞柱式血压计通过袖带加压法测量血压，测量结果较为准确，也是最常用的测量方法。

1. 血压测量方法 袖带加压法测量步骤：病人在安静环境中休息至少 5 min，取坐位或卧位，卷袖、露臂、肘部外展，保持肱动脉、血压计零点和心脏在同一水平，将袖带（袖带宽度为上臂臂围的 80%）缠缚于上臂，使其下缘在肘窝以上 2~3 cm 处，袖带内气囊中央位于肱动脉上，袖带松紧度以能放进一手指为宜，护士触及肱动脉搏动后，将听诊器胸件置于肱动脉搏动处轻压准备听诊，然后向袖带内充气，边充气边听诊肱动脉搏动音，同时观察水银柱值，待肱动脉搏动音消失后，再充气使水银柱升高 20~30 mmHg，缓慢放掉袖带内气体，放气速度为 4 mmHg/s，并注视水银柱下降，平视水银柱表面，根据听诊结果读出血压值。听诊器听到第一声搏动音，此时水银柱所指的刻度即为收缩压，当搏动音突然变弱或消失，水银柱所指的刻度即为舒张压。收缩压与舒张压之差称为脉压。

2. 测量血压的注意事项 首次测量血压时，应进行双上臂测量，以后通常测量右侧上臂血压。必要时测量立、卧位血压，发现血压听不清或异常时应重测。重测时应将袖带内气体完全排空，1~2 min 后再测，对需要密切观察血压的病人，应做到"四定"，即定时间、定部位、定体位、定血压计。

3. 血压的标准 根据中国高血压防治指南（2010 年修订版）的标准，规定如下（表 4-24）。

表 4-24 成人血压水平分类和定义　　　　　　　　　　　　　　　　　单位：mmHg

类型	收缩压		舒张压
正常血压	< 120	和	< 80
正常高值	120~139	和（或）	80~89
高血压	≥140	和（或）	≥90
1 级高血压（轻度）	140~159	和（或）	90~99
2 级高血压（中度）	160~179	和（或）	100~109
3 级高血压（重度）	≥180	和（或）	≥110
单纯收缩期高血压	≥140	和	< 90

注：当病人的收缩压与舒张压分属不同级别时，以较高的分级为准；单纯收缩期高血压也可按收缩压水平分为 1、2、3 级。

4. 血压变化的临床意义

（1）高血压：在未使用降压药物的情况下，非同日 3 次测量血压，收缩压≥140 mmHg 和（或）舒张压≥90 mmHg。大多数高血压为原发性高血压，又称为高血压；少数为继发性高血压，后者见于肾疾病、肾动脉狭窄、肾上腺皮质或髓质肿瘤、颅内压增高等。

（2）低血压：指成人的收缩压 < 90 mmHg，舒张压 < 60 mmHg。可见于部分健康人，病理性低血压根据其起病形式分为急性和慢性两类。急性低血压常见于急性心肌梗死、心脏压塞等，慢性低血压根据病因不同可分为直立性低血压、体质性低血压和继发性低血压等。

（3）脉压的变化：脉压 > 40 mmHg，称为脉压增大，见于主动脉瓣关闭不全、甲状腺功能亢进症、严重贫血及老年主动脉硬化等。脉压 < 30 mmHg，称为脉压减小，主要见于主动脉瓣狭窄、心力衰竭、低血压、心包积液、缩窄性心包炎等。

（4）双上肢血压不对称：指两上肢血压相差 > 10 mmHg，主要见于多发性大动脉炎、先天性动脉畸形、血栓闭塞性脉管炎等。

（5）上下肢血压差异常：正常下肢血压较上肢高 20 ~ 40 mmHg，如下肢血压等于或低于上肢血压，提示相应部位的动脉狭窄或闭塞，见于胸、腹主动脉型大动脉炎或主动脉狭窄等。

拓展阅读 4-6
动态血压监测

（三）血管杂音

1. 动脉杂音　动脉狭窄、动静脉瘘等导致血液分流均可在动脉体表投影区听到杂音。听诊动脉杂音时应注意听诊器不可压迫血管太重，否则可造成血管的人为狭窄。主动脉和降主动脉狭窄引起的杂音，常在胸椎旁肩胛区听到。

2. 静脉杂音　多见于颈静脉和腹壁静脉的嗡鸣音。颈静脉嗡鸣音是由于血液快速流入口径较宽的上腔静脉所致，于右锁骨上窝处听诊明显，呈连续性的低调杂音，性质柔和，随体位变化而变化，坐位和站立位明显。

（四）周围血管征

正常情况下，在锁骨上窝靠近颈总动脉和锁骨下动脉处，可听到相当于第一心音和第二心音的血管搏动音。病理情况下，则产生异常血管搏动音。

1. 枪击音（pistol shot sound）　将听诊器放在浅表大动脉（如股动脉）处闻及的一种短促的、与心跳一致如同射枪的声音，称为枪击音，是脉压增大时血流冲击血管壁所致。

2. 杜柔双重音（Duroziez sign）　如将听诊器钟形体件置于股动脉上稍加压力，可在收缩期与舒张期都听到连续性的吹风样杂音，称为杜柔双重音（Duroziez sign）。这是由于脉压增大，血流往返于听诊器加压造成的动脉狭窄处所致。

水冲脉、枪击音、杜柔双重音和毛细血管搏动征等阳性体征，统称为周围血管征。主要见于脉压增大的疾病，如主动脉瓣关闭不全等。

附：循环系统常见疾病的主要症状和体征（表 4-25）

表 4-25　循环系统常见疾病的主要症状和体征

疾病	常见症状	主要体征	
二尖瓣狭窄	初为劳力性呼吸困难，随着病情发展，出现休息时呼吸困难、阵发性夜间呼吸困难、端坐呼吸甚至发生急性肺水肿。还可出现咳嗽、吞咽困难、声音嘶哑等症状	视诊	二尖瓣面容，心尖冲动可向左移
		触诊	心尖冲动可向左移，心尖部可触及舒张期震颤
		叩诊	心浊音界早期向左以后也向右扩大，心腰部膨出，呈梨形
		听诊	心尖部 S_1 亢进，较局限的递增型隆隆样舒张期杂音，可伴开瓣音。P_2 亢进，可出现分裂
二尖瓣关闭不全	早期无明显自觉症状，晚期可出现心功能损害，表现为心悸、咳嗽、劳力性呼吸困难、疲乏无力等症状	视诊	心尖冲动向左下移位，较局限
		触诊	心尖冲动向左下移位，可成抬举性
		叩诊	心浊音界可向左扩大，后期亦可向右扩大

续表

疾病	常见症状	主要体征	
		听诊	心尖部有较粗糙的Ⅲ级以上吹风样收缩期杂音，常遮盖 S_1，并向左腋部或左肩胛下传导，P_2 亢进
主动脉瓣狭窄	轻度狭窄可无症状。中、重度狭窄者，常见呼吸困难、心绞痛和晕厥，为典型的主动脉瓣狭窄的三联征	视诊	心尖冲动正常或向左下移位，比较局限，强而有力
		触诊	心尖冲动向左下移位，抬举性，主动脉瓣区可触及收缩期震颤
		叩诊	心浊音界正常或向左下扩大
		听诊	心尖部 S_1 减弱，A_2 减弱或消失，亦可出现 S_2 逆分裂，可听到粗糙的收缩期喷射性杂音，常为 3/6 级以上，向颈部传导
主动脉瓣关闭不全	症状出现较晚，可因心搏量增多有心悸、心前区不适、头部搏动感、体位性头晕等症状。病变后期有劳力性呼吸困难	视诊	颜面苍白，点头运动，颈动脉搏动增强，心尖冲动向左下移位，较广泛有力，毛细血管搏动
		触诊	心尖冲动向左下移位，可成抬举性，有水冲脉
		叩诊	心浊音界向左下扩大，呈靴形
		听诊	心尖部 S_1 减弱，A_2 减弱或消失，主动脉瓣区及第二听诊区可听到舒张期叹气样杂音，合并相对性二尖瓣关闭不全时心尖部可有较柔的收缩期吹风样杂音，有相对二尖瓣狭窄时，心尖部出现 Austin-Flint 杂音，可有枪击音、杜柔双重音，脉压增加
心包积液	胸闷、心悸、呼吸困难、腹胀、水肿等，以及原发病的症状。严重的心脏压塞可出现休克	视诊	前倾坐位，心尖冲动明显减弱或消失
		触诊	心尖冲动减弱或触不到，脉搏快而弱，可有奇脉
		叩诊	心浊音界向两侧扩大，并随体位变化而改变
		听诊	积液量少时可闻及心包摩擦音，积液量多时摩擦音可消失，心率快、心音弱而遥远，偶可闻及心包叩击音

【相关护理诊断/问题】

1. 气体交换受损　与肺部感染导致有效呼吸面积减少、左心功能不全导致肺循环淤血有关。

2. 低效性呼吸型态　与阻塞性肺气肿导致的通气功能障碍有关。

3. 自主呼吸障碍　与脑血管意外导致的中枢性呼吸衰竭有关。

4. 清理呼吸道无效　与咳嗽、咳痰无力，痰液多而黏稠有关。

5. 活动耐受力下降　与呼吸困难、肺功能不全导致能量消耗增加和低氧血症有关。

6. 沐浴/更衣/进食/如厕自理缺陷　与各种原因导致肺通气或换气功能障碍出现呼吸困难有关。

7. 心排血量减少　与左心功能不全、严重心律失常有关。

8. 有休克的危险　与左心衰竭、严重心律失常有关。

9. 有心排血量减少的危险　与二尖瓣狭窄有关。

10. 有活动耐受力下降的危险　与心脏结构异常、心功能不全有关。

11. 有脑组织灌注无效的危险/有外周组织灌注无效的危险　与心功能不全有关。

12. **体液过多** 与右心衰竭有关。

13. **潜在并发症** 猝死、肺栓塞。

（杨晓娟 孙向红）

第六节 腹部评估

情境六：

入院后第 2 天，病人主诉腹胀 1 日，无大便 3 日。护士详细问诊后，为病人进行了腹部评估。

请思考：

1. 护士对该病人进行腹部触诊时，有哪些注意事项？

2. 什么是压痛和反跳痛？有何临床意义？

人的腹部位于身体的骨盆和胸部之间。在解剖学上，腹部从胸底的横膈膜直到骨盆的真假骨盆界限，主要由腹壁、腹腔和腹腔脏器组成。腹部体表上起两侧肋弓下缘与胸骨剑突，下至两侧腹股沟韧带与耻骨联合，前面及侧面为腹壁，后面为脊柱与腰肌。

一、腹部的体表标志与分区

在做腹部评估时，我们必须熟悉腹部脏器的部位及其体表标志，并借助腹部的某些体表标志，人为地将腹部划分为几个区域，便于熟悉脏器的位置及其在体表的投影，达到准确描述和记录脏器及病变位置的目的。

（一）体表标志

常用的腹部体表标志见图 4-53。

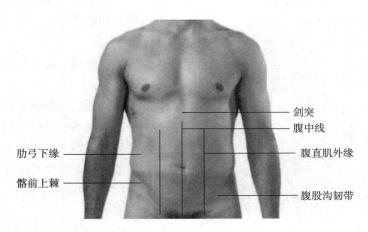

图 4-53 腹部体表标志示意图

1. 肋弓下缘（costal margin） 由第 8~10 肋软骨连接形成的肋缘和第 11、12 浮肋构成。肋弓下缘是腹部体表的上界，常用于腹部分区、胆囊点和肝脾测量的定位。

2. 剑突（xiphoid process） 为胸骨下端的软骨，是体表腹部的上界，常作为肝测量的标志。

3. 腹上角（upper abdominal angle） 为两侧肋弓至剑突根部的交角，常用于判断体型及肝测量的定位。

4. 脐（umbilicus） 位于腹部中心，向后投影平于第 3~4 腰椎之间，是腹部四区分法的标志。

5. 髂前上棘（anterior superior iliac spine） 为髂嵴前方的突出点，是腹部九区分法的标志。

6. 腹直肌外缘（lateral border of rectus muscles） 相当于锁骨中线的延续，常用于胆囊点的定位。

7. 腹中线（midabdominal line） 为胸骨中线的延续，是腹部四分区法的垂直线。

8. 耻骨联合（pubic symphysis） 为两耻骨间的纤维软骨连接，共同组成腹部体表下界，为腹中线最下部的骨性标志。

9. 肋脊角（costovertebral angle） 为两侧背部第 12 肋骨与脊柱的交角，是检查肾区叩痛的位置。

10. 腹股沟韧带（inguinal ligament） 为腹部体表的下界，是寻找股动脉、股静脉的标志。

（二）分区

目前常用的腹部体表分区法有以下两种。

1. 四区分法 通过脐画一条水平线和一条垂直线，两线相交将腹部分为 4 个区域（图 4-54）。各区域脏器分布如下。

（1）右上腹部（right upper quadrant）：肝、胆囊、幽门、十二指肠、小肠、胰头、右肾上腺、右肾、结肠肝曲、部分横结肠、腹主动脉、大网膜。

（2）右下腹部（right lower quadrant）：盲肠、阑尾、部分升结肠、小肠、右输尿管、胀大的膀胱、淋巴结，女性右侧卵巢和输卵管、增大的子宫，男性右侧精索。

（3）左上腹部（left upper quadrant）：肝左叶、脾、胃、小肠、胰体、胰尾、左肾上腺、左肾、结肠脾曲、部分横结肠、腹主动脉、大网膜。

（4）左下腹部（left lower quadrant）：乙状结肠、部分降结肠、小肠、左输尿管、胀大的膀胱、淋巴结，女性左侧卵巢和输卵管、增大的子宫，男性左侧精索。

四区分法简单易行，但较粗略，难以准确定位为其不足之处。

2. 九区分法 需经腹部画两条水平线和两条垂直线。上水平线为两侧肋弓下缘最低点的连线，下水平线为两侧髂前上棘的连线。两条垂直线分别为通过左、右髂前上棘至腹中线连线的中点所做的垂直线。四线相交将腹部分为 9 个区域（图 4-55）。各区域脏器分布如下。

（1）右上腹部（右季肋部，right hypochondriac

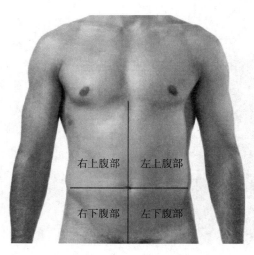

图 4-54 腹部体表四区分法示意图

region）：肝右叶、胆囊、结肠肝曲、右肾和右肾上腺。

（2）右侧腹部（右腰部，right lumber region）：升结肠、右肾下极及部分空肠。

（3）右下腹部（右髂部，right iliac region）：盲肠、阑尾、回肠下段，女性右侧卵巢及输卵管，男性右侧精索。

（4）上腹部（epigastric region）：胃体及胃幽门区、肝左叶、十二指肠、胰头及胰体、横结肠、腹主动脉、大网膜。

（5）中腹部（脐部，umbilical region）：十二指肠下段、空肠及回肠、下垂的胃或横结肠、肠系膜及淋巴结、输尿管、腹主动脉、大网膜。

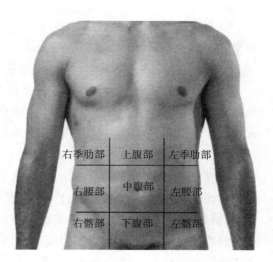

图 4-55　腹部体表九区分法示意图

（6）下腹部（耻骨上部，hypogastric region）：回肠、乙状结肠、输尿管、胀大的膀胱或增大的子宫。

（7）左上腹部（左季肋部，left hypochondriac region）：胃体及胃底、脾、胰尾、结肠脾曲、左肾及左肾上腺。

（8）左侧腹部（左腰部，left lumber region）：降结肠、左肾下极、空肠或回肠。

（9）左下腹部（左髂部，left iliac region）：乙状结肠，女性左侧卵巢及输卵管，男性左侧精索。

二、腹部评估

腹部评估时，因叩诊与触诊均须向腹部施加一定压力，可因刺激肠蠕动而影响听诊结果。所以，通常按照视诊、听诊、叩诊和触诊的顺序进行检查。

（一）视诊

腹部视诊可了解病人腹部的情况，主要内容有腹部外形、腹壁情况、腹壁静脉、呼吸运动、胃肠型与蠕动波等。

进行腹部视诊前，嘱病人排空膀胱，取平卧位，两手自然置于身体两侧，充分暴露全腹，上自剑突，下至耻骨联合，躯体其他部分应遮盖，暴露时间不宜过长，以免腹部受凉引起不适。光线宜充足而柔和，以自然光线为佳，从前侧方射入视野，有利于观察腹部表面的器官轮廓、肿块、肠型和蠕动波等，护士应站立于病人右侧，按一定顺序自上而下地观察腹部。当观察到腹部体表有细小隆起、蠕动波和搏动时，护士应将视线降低至腹平面，从侧面呈切线方向加以观察。

1. 腹部外形　观察腹部外形时应注意腹部外形是否对称，有无全腹或局部的膨隆或凹陷。有腹水或腹部肿块时，还应测量腹围的大小。

健康正常成年人平卧时，前腹壁大致处于肋缘至耻骨联合同一平面或略为低凹，称为腹部平坦，坐起时脐以下部分稍前凸。肥胖者或小儿腹部外形较饱满，前腹壁稍高于肋缘与耻骨联合的平面，称为腹部饱满。消瘦者及老年人，因腹壁皮下脂肪较少，腹部下陷，前腹壁稍低于肋缘与耻骨联合的平面，称为腹部低平，这些都属于正常腹部外形。

（1）腹部膨隆（abdominal distension）：仰卧时，前腹壁明显高于肋缘至耻骨联合的平面，外形呈凸起状，称为腹部膨隆。可因生理状况如肥胖、妊娠，或病理状况如腹水、腹内积气、巨大肿瘤等引起，可根据膨隆范围分为全腹膨隆和局部膨隆。

1）全腹膨隆：弥漫性膨隆之腹部呈球形或椭圆形，除因肥胖所致腹壁皮下脂肪明显增多、脐凹陷外，腹部弥漫性膨隆多因腹腔内容物增多引起，一般无腹壁增厚，脐部凸出严重者可引起脐疝。常见于下列情况：①腹水：平卧位时腹壁松弛，大量积液因重力作用下沉于腹腔两侧，致侧腹部明显膨出而扁而宽，称为蛙腹（frog belly）。侧卧或坐位时，因液体移动而使腹下部膨出。常见于肝硬化门静脉高压症，也可见于心力衰竭、缩窄性心包炎、肾病综合征、结核性腹膜炎、腹膜转移癌等。②腹膜炎症或肿瘤浸润时，因腹肌紧张致脐部较突出，腹部外形常呈尖凸状，称为尖腹。③腹内积气：多在胃肠道内，大量积气可引起全腹膨隆，使腹部呈球形，两侧腰部膨出不明显，变动体位时其形状无明显改变，见于各种原因引起的肠梗阻或肠麻痹。腹腔内积气称为气腹，多见于胃肠穿孔或治疗性人工气腹，前者常伴有不同程度的腹膜炎。④腹腔巨大包块：以巨大卵巢囊肿最常见，生理情况下可见于足月妊娠。

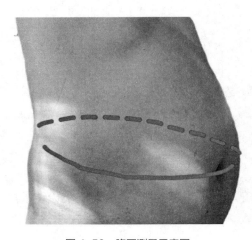

图 4-56 腹围测量示意图

为观察全腹膨隆的程度及其变化，需定期在同等条件下测量腹围以资比较。测量时嘱病人排尿后平卧，用软尺在脐水平绕腹一周，测得的周长为脐周腹围（图 4-56），简称腹围（abdominal perimeter），也可经腹部最膨隆处绕腹一周，测得的周长为最大腹围，同时记录两者。定期在同样条件下测量比较，可以观察腹腔内容物的变化。腹围通常以厘米为单位。

2）局部膨隆：腹部的局限性膨隆常因脏器肿大、腹内肿瘤或炎性肿块、胃或肠胀气，以及腹壁上的肿物和疝等所致。视诊时应注意膨隆的部位、外形、是否随呼吸而移位或随体位而改变、有无搏动等。脏器肿大一般都在该脏器所在部位，并保持该脏器的外形特征。

左上腹膨隆常见于脾大、结肠脾曲肿瘤或巨结肠；上腹中部膨隆常见于肝左叶肿大、胃癌、胃扩张、胰腺肿瘤或囊肿等；右上腹膨隆常见于肿瘤、脓肿、淤血等所致的肝大或胆囊肿大；腰部膨隆常见于多囊肾、巨大肾上腺肿瘤、肾盂大量积水或积脓；脐部膨隆常因脐疝、腹部炎症性肿块引起。下腹膨隆常见于妊娠、子宫肌瘤等子宫增大、膀胱胀大，后者在排尿后可以消失；右下腹膨隆常见于回盲部结核或肿瘤、Crohn 病及阑尾周围脓肿等；左下腹膨隆见于降结肠及乙状结肠肿瘤，亦可因干结粪块所致；此外还可因游走下垂的肾或女性病人的卵巢癌或囊肿而致下腹膨隆。

有时局部膨隆是由于皮下脂肪瘤、结核性脓肿等腹壁上的肿块所致，而非腹腔内病变。其鉴别方法是嘱病人仰卧位做屈颈抬肩动作，使腹壁肌肉紧张，如肿块更加明显，说明肿块位于腹壁上。反之，如变得不明显或消失，说明肿块在腹腔内，被收缩变硬的腹肌所掩盖。

局部膨隆近圆形者，多为囊肿、肿瘤或炎性肿块，后者有压痛亦可边缘不规则；呈长形者，多为肠管病变，如肠梗阻、肠扭转、肠套叠或巨结肠征等。膨隆有搏动者可能是动脉瘤，亦可能是位于腹主动脉上面的脏器或肿块传导其搏动。膨隆随体位变更而明显移位者，可能为肾、脾等游走的脏器、带蒂肿物或大网膜、肠系膜上的肿块。神经纤维瘤、纤维肉瘤等腹壁或腹膜后肿物一般不随体位变更而移位。随呼吸移动的局部膨隆多为膈下脏器或其肿块。在腹白线、脐、腹股沟或手术瘢痕部位于腹压增加时出现膨隆，而卧位或降低腹压后消失者，为该部位的可复性疝。

（2）腹部凹陷：仰卧时前腹壁明显低于肋缘与耻骨联合的平面，称为腹部凹陷（abdominal concavity），凹陷亦分全腹和局部，但以前者意义更为重要。

1）全腹凹陷：病人仰卧时前腹壁明显凹陷，见于消瘦和脱水者。严重时前腹壁凹陷几乎贴近脊柱，肋弓、髂嵴和耻骨联合显露，使腹外形如舟状，称为舟状腹（scaphoid abdomen），见于恶病质，如结核病、恶性肿瘤等慢性消耗性疾病，也可见于糖尿病、严重的甲状腺功能亢进症、神经性畏食等。吸气时出现腹凹陷见于膈肌麻痹和上呼吸道梗阻。早期急性弥漫性腹膜炎引起腹肌痉挛性收缩，膈疝时腹内脏器进入胸腔，都可导致全腹凹陷。

2）局部凹陷：较少见，多由于手术后腹壁瘢痕收缩所致，病人立位或加大腹压时，凹陷可更明显。白线疝、切口疝于卧位时可见凹陷，但立位或加大腹压时，局部反而膨出。

2. 腹壁情况　正常人腹部皮肤颜色较暴露部位稍浅，肥胖或经产女性下腹部可见白色条纹，但无皮疹、疝等。

（1）皮疹：不同种类的皮疹提示不同的疾病，充血性或出血性皮疹常出现于发疹性高热疾病或麻疹、猩红热、斑疹伤寒等某些传染病及药物过敏等。紫癜或荨麻疹可能是过敏性疾病全身表现的一部分。一侧腹部或腰部的沿脊神经走行分布的疱疹提示带状疱疹。

（2）皮肤颜色改变：正常情况下，腹部皮肤颜色较暴露部位稍浅，散在点状深褐色色素沉着常为血色病。腹股沟及系腰带部位的皮肤皱褶处如有褐色素沉着，可见于肾上腺皮质功能减退（Addison disease）。左腰部皮肤呈蓝色，为血液自腹膜后间隙渗到侧腹壁的皮下所致 Grey-Turner 征（Grey-Turner sign），见于急性出血性胰腺炎。脐周或下腹壁呈蓝色，为腹腔大出血的体征，即 Cullen 征（Cullen sign），见于异位妊娠破裂或急性出血性胰腺炎。腹部和腰部不规则的斑片状色素沉着，见于多发性神经纤维瘤。妇女妊娠时，在脐与耻骨之间的中线上有褐色素沉着，常持续至分娩后才逐渐消退。此外，长久的热敷腹部可留下红褐色环状或地图样痕迹，类似皮疹，需注意辨别。

（3）腹纹：多分布于下腹部和左、右髂部。白纹呈银白色条纹，为腹壁真皮结缔组织因张力增高断裂所致，见于肥胖者或经产妇。妊娠纹出现于下腹部和髂部，下腹部条纹以耻骨为中心略呈放射状，条纹处皮肤较薄，妊娠期呈淡蓝色或粉红色，产后转为银白色而长期存在。下腹部紫纹见于皮质醇增多症，出现部位除下腹部以外，还可见于臀部、股外侧和肩背部。由于糖皮质激素引起蛋白分解增强和被迅速沉积的皮下脂肪膨胀，真皮层中结缔组织胀裂，以致紫纹处的真皮萎缩变薄，上面覆盖一层薄薄的表皮，而此时因皮下毛细血管网丰富，红细胞偏多，故条纹呈紫色。

（4）瘢痕：腹部瘢痕多为外伤、手术或皮肤感染的遗迹，有时对诊断和鉴别很有帮助，特别是某些特定部位的手术瘢痕，常提示病人的手术史。如右下腹 McBurney 点处切口瘢痕标志曾行阑尾手术，右上腹直肌旁切口瘢痕标志曾行胆囊手术，左上腹弧形切口瘢痕标志曾行脾切除术等。

（5）疝：腹腔内容物经腹壁或骨盆壁间隙或薄弱部分向体表突出而形成疝。脐疝多见于婴幼儿或成人大量腹水者；股疝位于腹股沟韧带中部，多见于女性；腹股沟疝偏于内侧，男性可下降至阴囊，于直立位或咳嗽用力时明显，卧位时可缩小或消失；此外，手术瘢痕愈合不良处可能有切口疝。

（6）脐部：脐凹分泌物呈浆液性或脓性，有臭味，多为炎症所致。分泌物呈水样，有尿味，为脐尿管未闭的征象。脐部溃烂，可能为化脓性或结核性炎症；脐部溃疡如坚硬、固定而突出，多为癌肿所致。

（7）腹部体毛：男性胸骨前的体毛可向下延伸达脐部。男性阴毛的分布多呈三角形，尖端向上，可沿前正中线直达脐部；女性阴毛为倒三角形，上缘为一水平线，止于耻骨联合上缘处，界限清楚。腹部体毛增多或女性阴毛呈男性型分布，见于皮质醇增多症和肾上腺性变态综合征。腹部体毛稀少见于腺垂体功能减退症、黏液性水肿和性腺功能减退症。

（8）上腹部搏动：大多由腹主动脉搏动传导而来，可见于正常人较瘦者。腹主动脉瘤和肝血管瘤时，上腹部搏动明显。二尖瓣狭窄或三尖瓣关闭不全引起右心室增大，亦可见明显的上腹部搏动。

3. 腹壁静脉　正常人腹壁皮下静脉一般不显露，在较瘦或皮肤白皙的人隐约可见，皮肤较薄而松弛的老年人可见静脉显露于皮肤，但常为较直条纹，并不迂曲，仍属正常。在门静脉高压致循环障碍或上、下腔静脉回流受阻而有侧支循环形成时，腹壁静脉可显而易见或迂曲变粗，称为腹壁静脉曲张。

为辨别腹壁静脉曲张的来源，需要评估其血流方向。评估腹壁曲张静脉血流方向的方法是：选择一段没有分支的腹壁静脉，护士将右手示指和中指并拢压在该段静脉上，然后用一手指紧压并向外移动，挤出静脉内的血液，至一定距离时放松该手指，另一手指仍紧压不动，观察挤空的静脉是否快速充盈，若快速充盈，则血流方向是从放松手指端流向紧压的手指端；再用同法放松另一手指，观察血流的方向。

正常时脐水平线以上的腹壁静脉血流自下向上经胸壁静脉和腋静脉而进入上腔静脉，脐水平以下的腹壁静脉自上向下经大隐静脉而流入下腔静脉。门静脉阻塞有门静脉高压时，腹壁曲张静脉常以脐为中心向四周伸展，血液从脐静脉经脐孔而入腹壁浅静脉流向四周，如水母头（caput medusae），其血流方向与正常人相同（图 4-57），常在此处听到静脉血管杂音。腔静脉阻塞时，曲张的静脉大都分布在胸壁和腹壁两侧。下腔静脉阻塞时，脐以下的腹壁浅静脉血流方向也转流向上流入胸壁静脉和腋静脉（图 4-58）。上腔静脉阻塞时，上腹壁或胸壁的浅静脉曲张血流方向均转流向下流入大隐静脉（图 4-59），借简单的指压法即可鉴别。

4. 呼吸运动　腹壁随呼吸上下起伏，吸气时上抬，呼气时下陷，即为腹式呼吸运动。男性及小儿以腹式呼吸为主，而成年女性则以胸式呼吸为主，腹壁起伏不明显。

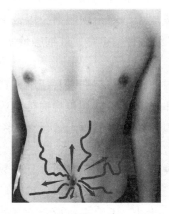
图 4-57　门静脉高压时腹壁浅静脉血流方向示意图

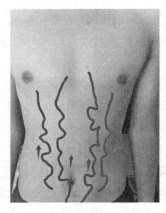
图 4-58　下腔静脉阻塞腹壁浅静脉血流方向示意图

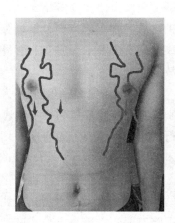
图 4-59　上腔静脉阻塞时腹壁浅静脉血流方向示意图

腹式呼吸运动减弱多见于急性腹痛、腹膜炎症、大量腹水、腹腔内巨大肿块或妊娠等。腹式呼吸运动消失常见于胃或肠穿孔所致的急性腹膜炎或膈肌麻痹等。腹式呼吸运动增强较少见，常见于胸腔大量积液、积气等疾病或癔症性呼吸。

5. 胃肠型与蠕动波　正常人腹部一般看不到胃和肠的轮廓及蠕动波形，除非腹壁菲薄或松弛的老年人、经产妇或极度消瘦者可能见到。

胃肠道发生梗阻时，梗阻近端的胃或肠段饱满而隆起，可显出各自的轮廓，称为胃型或肠型（gastral or intestinal pattern），伴有该部位的蠕动加强，可以看到蠕动波（peristalsis）。胃蠕动波自左肋缘下开始，缓慢地向右推进，到达右腹直肌旁消失，此为正蠕动波。有时还可见到自右向左的逆蠕动波。肠梗阻时亦可看到肠蠕动波，小肠梗阻所致的蠕动波多见于脐部，严重梗阻时，胀大的肠袢呈管状隆起，横行排列于腹中部，组成多层梯形肠型，并可看到明显的肠蠕动波，运行方向不一致，此起彼伏，全腹膨胀，听诊时可闻高调肠鸣音或呈金属音调。结肠远端梗阻时，其宽大的肠型多位于腹部周边，同时盲肠多胀大成球形，随每次蠕动波的到来而更加隆起。如发生了肠麻痹，则蠕动波消失。观察蠕动波时，从侧面呈切线方向更易发现，也可用手轻拍腹壁诱发后察看。

（二）听诊

腹部听诊时应全面听诊腹部各区，尤其注意上腹部、脐部和右下腹。听诊内容主要有肠鸣音、振水音及血管杂音等。妊娠5个月以上的孕妇可在脐下方听诊胎儿心音。

1. 肠鸣音　当肠道蠕动时，肠管内气体和液体随之流动，互相碰撞，产生柔和的、多变的水泡音，称为肠鸣音（bowel sound）。肠鸣音听诊可在全腹任何部位进行，但以脐部最清楚。听诊时注意其频率、强度和音调，为准确评估肠鸣音的次数和性质，应在固定的部位听诊至少1 min，如未闻及肠鸣音，则应延续至闻及肠鸣音为止或听诊至少5 min。正常肠鸣音每分钟4～5次，其频率、强度和音调变异较大，餐后频繁而明显，休息时稀疏而微弱，只有靠护士的经验来判断是否正常。肠鸣音异常有如下表现。

（1）肠鸣音活跃：肠蠕动增强，肠鸣音每分钟可达10次以上，但音调不特别高亢。见于饥饿状态、急性肠炎、服泻药后或胃肠道大出血等。

（2）肠鸣音亢进：肠鸣音次数增多，且响亮、高亢，甚至呈金属音。见于机械性肠梗阻。

（3）肠鸣音减弱：肠蠕动减慢，肠鸣音次数明显少于正常，或数分钟才能听到1次。见于老年性便秘、腹膜炎、低钾血症及胃肠动力减弱等。

（4）肠鸣音消失：若持续听诊3～5 min仍未闻及肠鸣音，用手叩拍或搔弹腹部，仍不能闻及肠鸣音者，称为肠鸣音消失。见于急性腹膜炎、电解质紊乱、腹部大手术后或麻痹性肠梗阻。

2. 振水音（succession splash）　病人仰卧，护士一耳凑近病人上腹部或将听诊器体件放于此处，然后用稍弯曲的手指以冲击触诊法连续迅速冲击病人的上腹部，若听到胃内液体与气体相撞击的"咣啷"声，称为振水音（图4-60）。正常人餐后或饮入大量液体时，可出现振水音。清晨空腹或餐后6～8 h仍能听到振水音，提示胃内有较多液体潴留，见于幽门梗阻和胃扩张等。

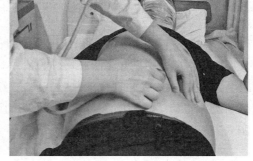

图4-60　振水音检查

3. 血管杂音　正常人腹部无血管杂音，若闻及腹部血管杂音则有病理意义。血管杂音可分为动脉性血管杂音和静脉性血管杂音。

（1）动脉性血管杂音：呈喷射性杂音。腹中部的收缩期血管杂音，常提示腹主动脉瘤或腹主动脉狭窄。前者可在该部位触及搏动性包块，后者下肢血压明显低于上肢血压，甚至有足背动脉搏动消失。左、右上腹部听到收缩期杂音，常提示肾动脉狭窄，可见于年轻的高血压病人。下腹两侧的血管杂音，应考虑为髂动脉狭窄。

（2）静脉性血管杂音：为连续的嗡鸣声，无收缩期与舒张期性质。常出现在脐周或上腹部，尤其是腹壁静脉曲张严重处，提示门静脉高压有侧支循环形成。

拓展阅读 4-7
搔刮实验

4. 摩擦音　脾梗死、脾周围炎、肝周围炎或胆囊炎累及局部腹膜等，可于深呼吸时在各相应部位听到摩擦音（friction sound），严重时可触及摩擦感。

（三）叩诊

腹部叩诊主要用于了解腹腔实质脏器的大小、位置及有无叩痛，胃肠道充气情况，腹腔内有无积气、积液和肿块等。直接叩诊法和间接叩诊法均可用于腹部叩诊，多采用间接叩诊法。

1. 腹部叩诊音　正常情况下，除肝、脾、增大的膀胱和子宫所占据的部位及两侧腹部近腰肌处为浊音或实音外，其余部位均为鼓音。叩诊一般从左下腹开始沿逆时针方向至右下腹，再至脐部，借此可获得腹部叩诊音的总体印象。

鼓音区范围明显增大见于胃肠高度胀气、胃肠穿孔所致气腹或人工气腹。鼓音区范围缩小见于肝、脾或其他实质脏器极度肿大。腹腔内大量积液或肿瘤时，病变部位叩诊可呈浊音或实音。

2. 肝叩诊

（1）肝界的确定：一般采用间接叩诊法叩诊肝上界和肝下界。嘱病人平静呼吸，护士先沿右锁骨中线由肺清音区向下叩诊，叩至清音转为浊音时，即为肝上界。此处相当于被肺覆盖的肝顶部，又称肝相对浊音界。然后由腹部鼓音区右锁骨中线向上叩，由鼓音转为浊音时，即为肝下界。由于肝下界与胃、结肠等重叠，很难叩准，故常采用触诊确定。

肝上、下界与体型有一定关系。正常人，匀称体型者的肝上界位于右锁骨中线第5肋间，下界位于右季肋下缘；瘦长体型者的肝上、下界均可低一个肋间；矮胖体型者的肝上、下界则可高一个肋间。肝上、下界之间的距离称为肝浊音区上下径，为 9~11 cm。由于肝下缘薄，且与肠道重叠，所以，叩得的肝下界比真实的肝下界高 1~2 cm。

（2）肝浊音界改变的临床意义：肝浊音界上移见于右肺纤维化、右下肺不张、右肺切除术后、腹部巨大肿物、大量腹水及气腹鼓肠等。肝浊音界下移见于肺气肿、右侧张力性气胸等。肝浊音界扩大见于肝癌、肝脓肿、病毒性肝炎、肝淤血及多囊肝等。肝浊音界缩小见于肝硬化、急性或亚急性重型肝炎和胃肠胀气等。肝浊音界消失代之以鼓音，为肝表面覆有气体所致，见于急性胃肠穿孔。

（3）肝区叩击痛：一般采用捶叩法叩击病人的肋肝区，评估有无肝区叩击痛。正常人肝区无叩击痛。叩击痛阳性见于肝炎、肝脓肿、肝癌、肝淤血等。

3. 胆囊叩诊　胆囊位于深部，且被肝遮盖，临床上不能用叩诊评估其大小，仅能评估胆囊区有无叩击痛。评估方法同肝区叩击痛的评估方法。正常人胆囊区无叩击痛，胆囊区叩击痛为胆囊炎的重要体征。

4. 胃泡鼓音区叩诊　胃泡鼓音区（Traube space）位于左前胸下部肋缘以上，约呈半圆形，为胃底穹隆含气而形成。其上界为横膈及肺下缘，下界为肋弓，左界为脾，右界为肝左缘。正常情况下胃泡鼓音区应该存在（除非在饱餐后），大小则受胃内含气量的多少和周围器官组织病变的影响。

5. 脾叩诊 当脾触诊不满意或在左肋下触到很小的脾缘时，宜用脾叩诊进一步评估脾大小。脾浊音区的叩诊宜采用轻叩法，在左腋中线上进行。正常时在左腋中线第 9~11 肋之间叩到脾浊音，其长度为 4~7 cm，前方不超过腋前线。脾浊音区扩大见于各种原因所致脾大。脾浊音区缩小见于左侧气胸、胃扩张、肠胀气等。

6. 肋脊角叩击痛 主要用于评估肾病变。病人取坐位或侧卧位，护士左手掌平置于病人肋脊角处（肾区），右手握拳以由轻到中等的力量叩击左手背。正常人肋脊角处无叩击痛。肋脊角叩击痛阳性常见于肾炎、肾盂肾炎、肾结石、肾结核及肾周围炎等肾病变。

7. 移动性浊音（shifting dullness） 是发现腹腔内有无积液的重要方法。腹水的病人仰卧时，液体因重力作用积聚于腹腔低处，含气的肠管漂浮其上，故腹中部叩诊呈鼓音，两侧腹部呈浊音。改取侧卧位后，液体流向下侧腹部，肠管上浮，下侧腹部叩诊由鼓音转为浊音。这种因体位不同而出现浊音区变动的现象，称为移动性浊音阳性（图 4-61），提示腹腔内游离积液达 1 000 mL 以上。正常人无移动性浊音。

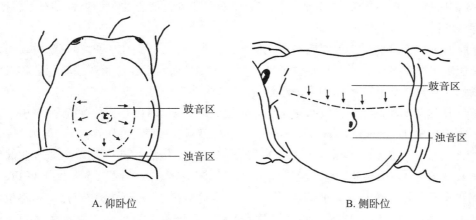

A. 仰卧位   B. 侧卧位

图 4-61 移动性浊音评估法示意图

8. 膀胱叩诊 于耻骨联合上方叩诊膀胱区，以判断膀胱充盈的程度。通常从上往下，由鼓音转成浊音。膀胱空虚时因小肠位于耻骨上方遮盖膀胱，故叩诊呈鼓音，叩不出膀胱的轮廓。当膀胱内有尿液充盈时，耻骨上方叩诊呈圆形浊音区。排尿或导尿后再叩，若耻骨联合上方的浊音区转为鼓音，提示系尿潴留所致的膀胱增大。借此可与妊娠的子宫、卵巢囊肿或子宫肌瘤等致该区出现的浊音进行鉴别。

（四）触诊

触诊是腹部评估的主要方法，可进一步确定视诊、听诊和叩诊所见。触诊时，护士应以整个手掌平放在病人腹部，手应温暖，动作要轻。手过凉或用力过大过猛，可造成腹肌紧张，使触诊不能顺利进行。病人取仰卧位，头垫低枕，双手自然置于身体两侧，双腿屈曲并稍分开，以放松腹肌，嘱其做平静腹式呼吸。护士立于病人右侧，面对病人，前臂与病人腹平面在同一水平。触诊应先从正常部位开始，逐渐移向病变区域，压痛及反跳痛评估放在最后进行。一般常规评估先从左下腹开始，循逆时针方向，由下而上，先左后右，由浅入深，在腹部各区仔细进行触诊，并注意比较病变区与健康部位。评估时要注意观察病人的表情，尤其是评估压痛、反跳痛等。触诊内容主要包括腹壁紧张度、有无压痛和反跳痛、腹部包块、液波震颤及肝脾等腹内脏器情况。

1. 腹壁紧张度　是指触诊腹部时腹肌的紧张程度，是根据腹肌抵抗感来确定的。正常人腹壁有一定张力，但触之柔软，较易压陷，称腹壁柔软。有些人，尤其是儿童因不习惯触摸或怕痒而发笑，致腹肌自主性痉挛，称肌卫增强。在适当诱导或转移注意力后可消失，此属正常情况。某些病理情况可使全腹或局部紧张度增加、减弱或消失。

（1）腹壁紧张度增加：根据范围可将腹壁紧张分为全腹壁紧张度增加和局部腹壁紧张度增加。

1）全腹壁紧张度增加：主要因腹膜炎症刺激引起腹肌痉挛所致，也可因腹腔内容物增加（如腹内积气、腹水或巨大腹腔肿块等）导致张力增高所引起，但后者无肌痉挛和压痛。腹肌痉挛引起的全腹壁紧张度增加多见于：①急性胃肠道穿孔或脏器破裂所致的急性弥漫性腹膜炎，其特点为腹壁明显紧张，触之硬如木板，称板状腹（board-like rigidity）。②结核性腹膜炎、癌性腹膜炎及其他慢性病变等对腹壁刺激缓和，且有腹膜增厚和肠管、肠系膜粘连，故触诊时感到腹壁柔韧而具抵抗力，不易压陷，称为揉面感或柔韧感（dough kneading sensation）。

2）局部腹壁紧张度增加：多为脏器炎症累及腹膜所致，如急性胆囊炎可见右上腹壁紧张，急性阑尾炎可见右下腹壁紧张。

（2）腹壁紧张度减弱：多因腹肌张力减低或消失所致，表现为按压时腹壁松弛无力，失去弹性。全腹壁紧张度减弱，见于慢性消耗性疾病、大量放腹水后、严重脱水或年老体弱者。局部腹壁紧张度减弱，见于局部的腹肌瘫痪或缺陷（如腹壁疝）。

2. 腹部压痛与反跳痛　正常腹部触摸时不引起疼痛，深压时仅有一种压迫感。

（1）腹部压痛（abdominal tenderness）：由浅入深触压腹部引起的疼痛，称为腹部压痛。多见于腹部炎症、肿瘤、脏器淤血、破裂、扭转等病变。压痛的部位常为病变所在部位，如右上腹压痛多见于肝胆疾病，左上腹压痛多见于胃部疾病，右下腹压痛多见于盲肠、阑尾、女性右侧卵巢及男性右侧精索病变等（图4-62）。压痛局限于一点称为压痛点，一些位置较固定的压痛点，常反映特定的疾病，如位于右锁骨中线与肋缘交界处的胆囊点压痛为胆囊病变的标志，位于脐与右髂前上棘连线中、外1/3交界处的麦氏点（McBurney点）压痛为阑尾病变的标志。

（2）反跳痛（rebound tenderness）：触诊腹部出现压痛后，压于原处稍停片刻，待压痛感觉趋于稳定后，迅速将手抬起，若病人感觉疼痛骤然加重，并伴有痛苦表情或呻吟，称为反跳痛。

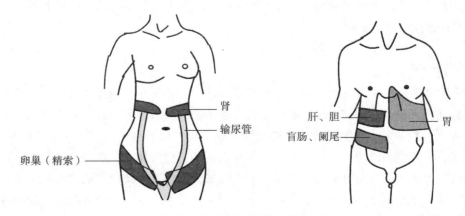

图4-62　腹部常见疾病的压痛部位

反跳痛是腹膜壁层受炎症累及的征象，见于急、慢性腹膜炎。腹膜炎病人腹肌紧张、压痛常与反跳痛并存，称为腹膜刺激征（peritoneal irritation sign），也称腹膜炎三联征。

3. 腹部包块　腹腔内脏器的肿大、异位，肿瘤囊肿或脓肿，炎性组织粘连或肿大的淋巴结等，均可形成包块。如触到包块，要鉴别其来源于何脏器；是炎症性还是非炎症性；是实质性还是囊性；是良性还是恶性；在腹腔内还是在腹壁上，左下腹包块要注意与粪块鉴别。因此，触诊腹部包块时必须注意下列几点。

（1）位置：可根据腹部分区推测包块可能来源于哪个脏器，如右腰部触及包块，考虑为右肾下极或升结肠肿块，但也可能为转移性肿瘤，其原发病灶在远处。带蒂的包块或肠系膜、大网膜的包块位置多变。肠管分布区的较大包块，若不伴有肠梗阻现象，多来源于肠系膜、大网膜、腹膜或腹膜后的脏器。

（2）大小：凡触及包块均要用尺测量其上下（纵长）、左右（横径），其大小以厘米记载。明确体积便于动态观察。也可用实物比拟其大小，如鸡蛋、拳头、核桃、黄豆等。如包块大小变异不定，甚至消失，则可能是痉挛的肠曲引起。

（3）深浅：腹膜前包块，一般较易触及；腹膜后包块，由于部位较深，若非明显肿大，不易触及。浅部包块要区别腹壁肿块，可用抬头试验来鉴别。

（4）形态：要摸清包块的形状如何，轮廓是否清楚，表面是否光滑，有无结节，边缘是否规则，有否切迹等。如触及表面光滑的圆形包块，多提示为膨胀的空腔脏器或良性肿物；触及形态不规则，且表面呈结节形状或凸凹不平，多考虑恶性肿瘤、炎性肿物或结核包块；条索状或管状肿物，且形态多变者，多为蛔虫团或肠套叠；肿大的脾内侧可有明显的切迹。

（5）硬度、质地：可区别肿块是囊性的或实质性的。若为囊性包块，其质地柔软，见于囊肿、脓肿和多囊肾等。实质性包块，其质地柔软、中等硬或坚硬，见于肿瘤、炎性或结核浸润块，坚硬包块多为癌肿，如肝癌、胃癌。

（6）压痛：炎症性包块及部分肿瘤有明显压痛，无压痛的包块多系囊肿。

（7）活动度：如包块随着呼吸上下移动，多为肝、脾、肾、胆等；如包块随体位移动或用手推动者，可能来自胃、肠或肠系膜；移动范围较广且距离较大，见于带蒂的肿物、游走脾、游走肾等。腹腔后肿瘤及炎症性肿块一般无移动性。

4. 液波震颤（fluid thrill）　为大量腹水的体征，腹腔内游离液体达到 3 000 ～ 4 000 mL 时，可出现液波震颤。病人平卧位，护士以一手掌面贴于病人一侧腹壁，另一手 4 指并拢屈曲，指端迅速叩击对侧腹壁，如腹腔内有大量游离液体，则紧贴于腹壁的手掌有被液体冲击的感觉，称液波震颤阳性。为防止腹壁因本身振动传导至对侧，可让病人（或助手）将手掌尺侧缘轻压于脐部腹正中线上，以阻止腹壁震动的传导。

5. 肝触诊　肝触诊时，除保持腹壁放松外，应嘱病人做深而均匀的腹式呼吸，以使肝随膈肌运动而上下移动。可用单手或双手触诊法。单手触诊法较为常用，护士将右手平放于右锁骨中线上估计肝下缘的下方，4 指并拢，掌指关节伸直，示指前端的桡侧与肋缘平行或示指与中指的指端指向肋缘，紧密配合病人的呼吸运动进行触诊。病人深呼气时，腹壁松弛下陷，指端随之压向深部；深吸气时，腹壁隆起，手指缓慢抬起，指端朝肋缘向上迎触随膈肌下移的肝缘。如此反复，自下而上逐渐触向肋缘，直到触及肝缘或肋缘为止（图 4-63）。以同样的方法于前正中线上触诊肝左叶。双手触诊时护士右手位置同单手法，左手手掌置于病人右后腰部，将肝向上托起，拇指张开置于右季肋部，限制右下胸扩张，以增加膈肌下移的幅度，使吸气时下移的肝更易被触及（图 4-64）。

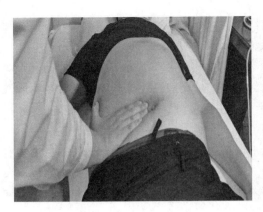

图 4-63 肝单手触诊法

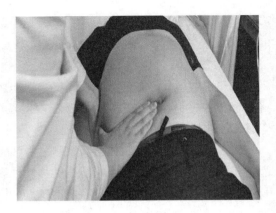

图 4-64 肝双手触诊法

触及肝时，应注意其大小、质地、边缘与表面状态、有无压痛等。

（1）大小：正常人在右锁骨中线肋缘下一般触不到肝，少数可触及，但其下缘于深吸气末肋下不超过 1 cm，剑突下不超过 3 cm。超出上述标准，且肝上界正常或升高，提示肝大（hepatomegaly）。弥漫性肝大多见于肝炎、肝淤血、脂肪肝、白血病、血吸虫病等，局限性肝大多见于肝脓肿、肝肿瘤及肝囊肿等。肝缩小见于急性和亚急性重型肝炎、门脉性肝硬化晚期。

（2）质地：一般将肝质地分为质软、质韧和质硬 3 级。正常肝质软，如触口唇；质韧者，如触鼻尖，见于慢性肝炎及肝淤血；急性肝炎及脂肪肝质地稍韧；肝硬化质硬，肝癌质地最坚硬，如触前额。肝脓肿或囊肿有液体时呈囊性感，大而表浅者可能触到波动感（fluctuation）。

（3）边缘与表面状态：正常肝表面光滑、边缘整齐、厚薄一致。肝边缘钝圆，见于肝淤血、脂肪肝；肝表面高低不平呈大结节状，边缘厚薄不一，见于肝癌；肝表面呈不均匀的结节状，边缘锐薄不整齐，见于肝硬化。

（4）压痛：正常肝无压痛。肝炎或肝淤血时，可因肝包膜有炎症反应或受到牵拉而有压痛，叩击时可有叩击痛。

当右心衰竭引起肝淤血肿大，用手压迫肿大的肝，使回心血量增加，已充血的右心房不能接受回心血液而使颈静脉压上升，表现为颈静脉怒张更明显，称为肝颈静脉回流征（hepatojugular reflux sign）阳性（图 4-65）。

6. 脾触诊

（1）触诊方法：可用单手触诊或双手触诊。单手触诊时，病人取平卧位，手法同肝触诊。双手触诊时，病人仰卧，屈膝屈髋，护士左手绕过病人腹前方，将手掌置于其左胸下部第 9~11 肋处，将脾由后向前托起，右手掌平置于脐部，与肋弓大致成垂直方向，如同肝触诊，配合呼吸，迎触脾，直至触及脾缘或左肋缘为止。明显脾大且位置较为表浅时，单手触诊即可查到；若轻度脾大，位置较深时，可嘱病人取右侧卧位，双下肢屈曲，此时用双手触诊则容易触及（图 4-66）。

正常脾位于左季肋区，相当于第 9~11 肋的深面，肋缘下不能触及。内脏下垂、左侧胸腔积液或积气等致膈肌下降时，脾可随之向下移位，此时，深吸气时可在肋缘下触及脾边缘。除上述原因外，触及脾则提示脾大（splenomegaly）至正常 2 倍以上。触及脾后，应进一步判断其大小、质地、表面情况及有无压痛等。

（2）脾大的测量和记录方法：临床上多采用第 I 线测量、第 II 线测量和第 III 线测量描述脾的大小，以厘米为单位。第 I 线测量，又称为甲乙线，为左锁骨中线与左肋缘交点至脾下缘的

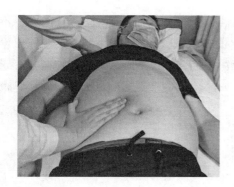

图 4-65　肝颈静脉回流征检查

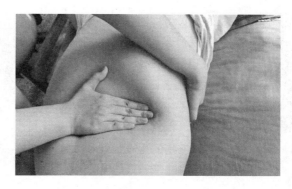

图 4-66　脾触诊

距离。轻度脾大时，只作第Ⅰ线测量。第Ⅱ线测量，又称为甲丙线，为左锁骨中线与左肋缘交点至脾最远点（脾尖）的距离。第Ⅲ线测量，又称为丁戊线，指脾右缘至前正中线的最大距离。若高度脾大向右超过前正中线，第Ⅲ线测量以"+"表示；若未超过前正中线，则以"-"表示（图 4-67）。

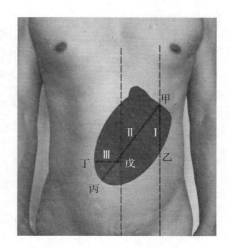

图 4-67　脾大测量示意图

（3）脾大的分度和临床意义：临床上根据脾下缘至肋下缘的距离，将脾大分为轻、中、高 3 度。深吸气末，脾缘在肋下不超过 3 cm，为轻度脾大，见于急慢性肝炎、伤寒等，质地多较柔软；深吸气末，脾缘超过肋下 3 cm，但在脐水平线以上者，为中度脾大，见于肝硬化、慢性淋巴细胞白血病、淋巴瘤等，质地一般较硬；深吸气末，脾缘超过脐水平线或向右超过前正中线，为高度脾大，即巨脾，表面光滑者多见于慢性粒细胞白血病、慢性疟疾等，表面不平而有结节者多见于淋巴瘤或恶性组织细胞病等。

7. 胆囊触诊　正常情况下，胆囊隐藏于肝的胆囊窝内，不能触及。

（1）胆囊肿大（gallbladder enlargement）：肿大的胆囊超过肝缘及肋缘时，可在右肋缘下的腹直肌外缘处触及。肿大的胆囊一般呈梨形或卵圆形，表面光滑，张力较高，随呼吸上下移动。若肿大的胆囊呈囊性感并有明显压痛，常见于急性胆囊炎；呈囊性感无压痛，见于壶腹周围癌；有实性感且伴轻度压痛，见于胆囊结石或胆囊癌。胆囊明显肿大，无压痛、黄疸逐渐加深，称为 Courvoisier 征阳性，见于胰头癌。

（2）胆囊触痛与 Murphy 征阳性：有时胆囊有炎症，但尚未肿大或虽已肿大而未达肋缘下，此时虽不能触及胆囊，但可探测胆囊触痛。护士将左手掌平置于病人的右肋缘部位，以拇指指腹勾压于右肋缘与腹直肌外缘交界处（胆囊点），然后嘱病人缓慢深吸气，吸气过程中有炎症的胆囊下移碰到用力按压的拇指时，即可引起疼痛，此为胆囊触痛，若因剧烈疼痛而致吸气中止，称为 Murphy 征阳性（图 4-68）。

8. 膀胱触诊　多采用单手滑动触诊法。病人仰

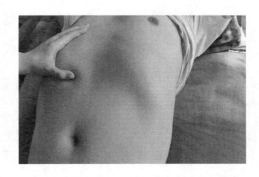

图 4-68　胆囊触痛检查法

卧，双下肢屈曲，护士以右手自脐开始向耻骨联合方向触摸。正常膀胱空虚时隐于盆腔内，不易触及。当膀胱因过多尿液积聚，充盈胀大，超出耻骨联合上缘时，方可在下腹部触及。触诊特点为增大的膀胱呈扁圆形或圆形，触之囊性感，不能用手推动，按压时病人感到憋胀，有尿意。极度充盈时，触之质硬，但光滑。膀胱胀大常见于尿路梗阻、脊髓病，也可见于昏迷、腰椎或骶椎麻醉后、手术后局部疼痛病人。

微课 4-5
腹部触诊

附：腹部常见疾病的主要症状和体征（表 4-26）

表 4-26　腹部常见疾病的主要症状和体征

疾病	常见症状		主要体征
消化性溃疡	上腹部疼痛，餐后腹胀、反酸、嗳气、胃灼热、恶心、呕吐、食欲缺乏等	视诊	体征不明显，可有贫血貌和营养不良出现瘦长体征
		触诊	活动期可有上腹部固定而局限的轻压痛，胃溃疡的压痛点多位于中上腹部稍偏高处、剑突下或剑突下偏左处。十二指肠溃疡压痛点常位于中上腹部、脐上方或脐上偏右处
		叩诊	多无变化
		听诊	多无变化
急性腹膜炎	突然发生的上腹部持续性剧烈疼痛，一般以原发病灶处最显著，腹痛迅速扩展至全腹，于深呼吸、咳嗽和变化体位时疼痛加剧	视诊	急性面容，病人被迫采取屈膝仰卧位，呼吸浅快。危重时可出现精神抑郁、全身冷汗、面色灰白、皮肤、口舌干燥、眼球及两颊内陷、脉搏细速、血压下降
		触诊	腹膜刺激征：压痛、反跳痛、腹肌紧张，局限性腹膜炎可扪及有压痛的肿块
		叩诊	腹腔内有较多游离液体时，则出现移动性浊音；胃肠穿孔游离气体积聚于膈下，出现肝浊音界缩小或消失
肝硬化	代偿期症状较轻微，常缺乏特征性，可有食欲缺乏、消化不良、腹胀、恶心、乏力、消瘦等症状失代偿期上述症状加重，并可出现水肿、腹水、黄疸、皮肤黏膜出血、发热、肝性脑病、少尿、无尿等症状	视诊	面色灰暗，皮肤、巩膜黄染，肝掌、蜘蛛痣、男性女性化，可出现蛙腹，皮肤可出现瘀点、瘀斑、苍白，腹壁静脉曲张呈水母头状
		触诊	早期肝大，晚期缩小、质硬、表面不光滑、结节产生；脾轻至中度肿大
		叩诊	腹水病人有移动性浊音，大量腹水可有液波震颤
		听诊	脐上部曲张静脉可闻及静脉嗡鸣音
急性阑尾炎	腹痛是主要症状，常伴有恶心、呕吐、便秘、腹泻及轻度发热	视诊	可呈痛苦面容，病人为缓解疼痛可被迫双腿屈曲
		触诊	早期在上腹或脐周有定位不清的轻压痛，数小时后右下腹 McBurney（麦氏点）有明显而固定的压痛和反跳痛。可有罗夫辛征（Rovsing sign）阳性，腰大肌征（iliopsoas sign）阳性；低位或盆腔内阑尾炎症，可有直肠右前壁触痛或扪及肿块；阑尾周围脓肿时，可触及有明显压痛的肿块
		叩诊	多无变化
		听诊	多无变化

续表

疾病	常见症状		主要体征
肠梗阻	腹痛、呕吐、排便排气停止和腹胀	视诊	呈痛苦重病面容，眼球凹陷呈脱水貌，呼吸急促、脉搏细数，甚至血压下降、休克；腹部膨隆、可见肠型及蠕动波
		触诊	腹壁紧张度增加伴压痛，绞窄性肠梗阻可出现反跳痛
		叩诊	高度肠胀气鼓音区增加，当腹腔有渗液时，可出现移动性浊音
		听诊	机械性肠梗阻肠鸣音亢进，呈金属音调，转变为麻痹性肠梗阻时，肠鸣音减弱或消失

【相关护理诊断 / 问题】

1. 营养失调：低于机体需要量　与慢性消耗性疾病有关，与严重腹泻有关。
2. 急性疼痛：腹痛　与胆囊等炎症或肠道痉挛等有关，与腹膜受炎症等累及有关。
3. 体液过多　与肝硬化、低蛋白血症、心功能不全有关。
4. 排尿障碍　与尿道梗阻有关，与服用抗胆碱药物有关，与神经系统病变有关。
5. 尿潴留　与尿道梗阻有关，与服用抗胆碱药物有关，与神经系统病变有关。
6. 便秘　与排便习惯不规律有关，与低钾血症有关。
7. 腹泻　与急性胃肠炎有关，与服用泻药有关，与胃肠道大出血有关。
8. 肥胖　与不良生活习惯有关。

（蔡　雯）

第七节　脊柱和四肢评估

情境七：

该病人入院第 5 天，晨起护士巡视病房时，病人处于左侧卧位，主诉头痛、右肩及腰部疼痛不适，夜间睡眠不佳。

请思考：

1. 为进一步明确病情，护士如何对该病人的肩关节和脊柱进行评估？
2. 什么是直腿抬高试验？有何临床意义？
3. 根据该病人所出现的情况，可能的护理诊断有哪些？

一、脊柱评估

脊柱作为人体的重要支柱，在支撑人体重量、维持身体姿势、保护脊髓方面起到重要作用。脊柱由 7 个颈椎、12 个胸椎、5 个腰椎、5 个骶椎、4 个尾椎组成。脊柱受损后主要表现为疼痛、身体姿势或脊柱形态异常及活动范围受限。脊柱主要的评估方法包括视诊、触诊和叩诊，重点评估脊柱形态有无异常，活动有无受限及是否存在压痛、叩击痛等。

（一）脊柱弯曲度的视诊

1. 生理性弯曲　正常脊柱从身体侧面视诊有 4 个生理弯曲，呈现类似 S 状：颈、腰段略向前凸，胸、骶段略向后凸；从身体背面视诊，脊柱无左右侧弯。

评估方法：病人处于立位或坐位，两臂在体侧自然下垂，护士从侧面视诊其脊柱有无前凸、后凸畸形；从后面视诊脊柱有无侧凸，另外，护士还可以用示指或中指指腹沿脊椎的棘突以适当的压力往下划压，致皮肤出现一条红色充血痕，借此观察脊柱有无左右侧弯。

2. 病理性变形

（1）脊柱后凸（kyphosis）：又称为驼背，表现为脊柱过度后凸，多发生于胸段。常见于：佝偻病、类风湿性脊柱炎、强直性脊柱炎、脊柱结核、老年退行性变、胸椎骨折等。

（2）脊柱前凸（lordosis）：表现为脊柱过度向前凸，多发生于腰段。常见于晚期妊娠、大量腹水、腹腔巨大肿瘤及先天性髋关节后脱位等。

（3）脊柱侧凸（scoliosis）：表现为脊柱离开正中线向左或右偏曲，可发生在胸段、腰段或两者联合发生，包括姿势性和器质性侧凸两种。姿势性侧凸多见于儿童发育期坐姿不良、椎间盘突出症、脊髓灰质炎后遗症等，调整体位可以纠正脊柱侧凸。器质性侧凸多见于佝偻病、脊柱外伤后、慢性胸膜粘连等，调整体位不能纠正脊柱侧凸。

（二）脊柱活动度的评估

正常人脊柱具有一定活动度，但脊柱各部位的活动范围相差较大，其中颈、腰段活动度明显大于胸段，而骶段则几乎无活动度。各段及全脊柱活动参照范围见表 4-27。

评估方法：护士嘱病人取立位，分别做前屈、后伸、侧弯、旋转等动作，以观察脊柱的活动有无受限。评估颈椎时，固定病人双肩，使躯干不参与运动；评估腰椎时，固定病人臀部，使髋关节不参与运动。脊柱活动度受限，出现疼痛或僵直，可见于软组织损伤、骨关节病、结核、脱位或骨折等。

表 4-27　颈、胸、腰椎及全脊柱活动范围

部位	前屈	后伸	左右侧弯	旋转度（一侧）
颈椎	45°	55°	40°	70°
胸椎	30°	20°	20°	35°
腰椎	75°	30°	35°	8°
全脊柱	128°	125°	73.5°	115°

注：由于年龄、运动训练及脊柱结构差异等因素，脊柱运动范围存在较大的个体差异。

（三）脊柱压痛的触诊

评估压痛时，病人取坐位，身体稍向前倾。护士用右手拇指自上而下逐个按压脊柱棘突及椎旁肌肉，观察并询问有无压痛，正常无压痛。如有压痛，提示压痛部位可能有病变。

脊柱压痛常见于脊柱结核、椎间盘突出症、骨折等，脊柱旁肌肉压痛常见于腰背肌纤维炎或劳损。

（四）脊柱叩击痛的叩诊

1. 直接叩击法　护士用叩诊锤或中指直接叩击各椎体棘突，询问有无疼痛。多用于胸椎和腰椎检查，颈椎疾病因其位置深，一般不用此方法检查。

2. 间接叩击法　嘱病人取端坐位，护士将左手掌面置于病人头顶部，右手半握拳以小鱼际部位叩击左手手背，询问病人脊柱各部位有无疼痛。正常人脊柱无叩击痛（图 4-69）。

脊柱有病变时，受损部位可有叩击痛，常见于脊柱结核、椎间盘突出症、骨折等。叩击痛的部位多为病变部位。如有颈椎病或颈椎间盘突出症，间接叩诊时可出现上肢放射性疼痛。

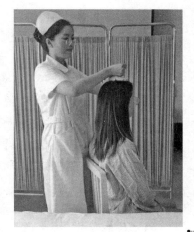

图 4-69　脊柱间接叩击法

微课 4-6
脊柱评估

（五）几种特殊的脊柱检查方法

1. 坐位屈颈试验　病人取坐位，双腿伸直，然后前屈颈活动。如有椎间盘突出引起神经根压迫或刺激时，屈颈活动常牵拉神经根而引起坐骨神经疼痛，并向小腿放射，有时为减轻牵拉痛，病人双下肢常不自主屈膝。

2. 直腿抬高试验　为神经根受刺激的表现。嘱病人仰卧，双下肢伸直，护士一手置于膝关节上，使下肢保持伸直，另一手将下肢抬起，正常人可抬高 70°。如果抬不到 30°，病人出现由上而下的放射性疼痛，见于坐骨神经痛、腰椎间盘突出或腰骶神经根炎等。

拓展阅读 4-8
拾物"识腰"

二、四肢评估

四肢评估包括四肢和关节的评估，以视诊、触诊为主，内容涉及形态评估、活动度或运动的评估，重点观察四肢及其关节的形态、四肢运动情况等。

（一）四肢形态评估

正常人双上肢、双下肢对称等长，双下肢无静脉曲张和肿胀；关节对称、形态正常，无肿胀、无压痛；皮肤颜色无异常、局部无肿胀等。

评估方法：评估时，病人可取坐位、立位或仰卧位，护士双侧对比，通过视诊、触诊观察病人四肢及关节的形态、皮肤情况等。

常见四肢及关节形态异常包括以下情况。

1. 肢端肥大　肢端较正常明显粗大，骨末端软组织、骨骼、韧带增生，手指、足趾粗而短，手、足背厚而宽，皮肤粗糙变厚，多色素沉着，多汗、多毛。多因为腺垂体嗜酸性细胞腺瘤或增生，生长激素分泌过多。

2. 肌肉萎缩　肌肉组织体积缩小，触诊时松软无力。常见于急性脊髓灰质炎、偏瘫、周围神经损伤、外伤性截瘫等。也可为肌炎或长期肢体失用所引起。

3. 匙状甲（koilonychia）　又称反甲，表现为指甲中央凹陷，边缘翘起，指甲变薄，表面粗糙有条纹。常为组织缺铁和某些氨基酸代谢障碍所致，多见于缺铁性贫血、高原疾病等。

4. 杵状指/趾（acropachy）　表现为手指或足趾末端明显增宽、增厚呈杵状膨大。指甲从根部到末端呈弧形隆起，膨大部早期有小动脉及毛细血管扩张，组织间隙水肿，晚期组织增生。一般认为与肢体末端慢性缺氧、代谢障碍、中毒性损伤有关。常见于支气管扩张、慢性肺脓肿、发绀型先天性心脏病等。

5. 肩关节异常　肩关节弧形轮廓消失，肩峰突出，呈"方肩"，见于肩关节脱位或三角肌萎缩、锁骨骨折；远端下垂，使该侧肩下垂，肩部突出畸形如戴肩章状，见于外伤性肩锁关节脱位。

6. 肘关节异常　肘关节脱位会导致尺骨鹰嘴向肘后方突出，肘后三角关系改变，病人屈肘时可扪及。另外，肘部出现压痛，若肱骨外上髁出现压痛，俗称"网球肘"；肱骨内上髁压痛，称为"高尔夫肘"，常见于肌腱炎症或损伤。

7. 腕关节异常　常见的腕关节畸形包括腕垂症和"餐叉样"畸形，前者见于桡神经损伤，后者见于 Colles 骨折。

8. 指关节异常

（1）梭形关节：近端指关节增生、肿胀，呈梭形畸形，活动受限，重者手指及腕部向尺侧偏移，多为双侧性，见于类风湿关节炎。

（2）爪形手：掌指关节过伸，指间关节屈曲，骨间肌和大、小鱼际肌明显萎缩，手呈鸟爪样变形。见于尺神经损伤、进行性肌萎缩、脊髓空洞症、麻风病等。

（3）猿掌：拇指不能外展、对掌，大鱼际萎缩，掌心平坦，见于正中神经损伤。

9. 膝关节异常　膝关节如红、肿、热、痛及功能障碍，多为急性关节炎症，常见于活动性风湿性关节炎等。如关节周围明显肿胀，关节腔内有过多液体积聚，称关节腔积液，可出现浮髌试验阳性。具体评估方法：病人平卧，患肢放松，护士左手拇指与其余手指分别固定在肿胀关节上方的两侧，并加压压迫髌上囊，使关节液集中于髌骨底面，右手示指将髌骨向后方连续按压数次，如压下时有髌骨与关节面碰触感，放开时有髌骨随手浮起感，为浮髌试验阳性，提示膝关节腔积液达中等量以上（图4-70）。

10. 膝内、外翻　膝内翻又称 O 形腿，表现为双踝并拢时双膝分离呈 O 形；膝外翻又称 X 形腿，表现为双膝靠拢时，双踝分离呈 X 形，见于佝偻病和大骨节病等。

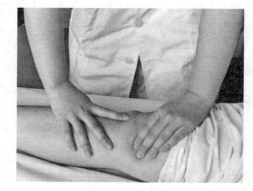

图4-70　浮髌试验

11. 足内、外翻　足内、外翻畸形，足呈固定内翻、内收位或外翻、外展位。见于脊髓灰质炎后遗症、先天性畸形等。

（二）四肢运动评估

正常人四肢关节活动不受限，无运动时疼痛，四肢各关节有正常的活动度，但各关节活动范围不尽相同。评估时，嘱病人做主动运动（指病人用自己的力量活动，能达到的最大范围）或被动运动（指被评估者用外力使关节活动，能达到的最大范围），包括屈、伸、内收、外展及旋转等，观察四肢关节有无活动受限或疼痛。四肢关节的运动功能是在神经的协调下，由肌肉、肌腱带动关节的活动来完成的，关节的创伤、炎症、肿瘤、退行性病变均可引起关节疼痛、肌肉痉挛、关节失稳，以及关节囊、关节腔、肌肉肌腱的挛缩和粘连，从而影响关节的主动或被动运动范围。

【相关护理诊断 / 问题】

1. 有失用综合征的危险　与肌肉萎缩、脊柱 / 关节活动受限、肢体外伤有关。

2. 躯体移动障碍　与脊柱 / 关节活动受限有关。

3. 转移能力受损　与下肢肌肉萎缩、关节活动受限有关。

4. 沐浴自理缺陷　与脊柱 / 关节活动受限、肢体外伤有关。

5. 更衣自理缺陷　与上肢关节活动受限有关。

6. 有跌倒的危险　与脊柱或关节活动受限、肌肉萎缩有关。

（张　燕）

第八节　神经系统评估

情境八：

入院第 5 天，夜间 8 时，护士巡视病人时，病人主诉头疼加重，伴有恶心的症状，精神不佳。

请思考：

1. 为进一步观察病情，护士如何对该病人的神经系统进行评估？

2. 该病人可能的护理诊断有哪些？

神经系统评估主要包括运动功能、感觉功能、神经反射等方面的评估。

一、运动功能评估

运动是指骨骼肌的活动，可分为随意运动和不随意运动两种。随意运动受大脑皮质运动区支配，主要由锥体束完成；不随意运动由锥体外系和小脑支配。

（一）肌力

肌力（muscle power）指随意运动时肌肉收缩产生的力量。评估方法：①病人做四肢及关节的主动活动，观察活动的速度、幅度和耐久度，并施以阻力与其对抗，测试肌力大小。②让病人维持某种姿势，护士施以阻力，判断肌力强弱。评估肌力时注意双侧对称性检查，左右对比。

1. 肌力分级　肌力分为 6 级：0 级，为完全瘫痪；1 级，可见肌肉收缩而无肢体活动；2 级，肢体可做水平移动，但不能抬起；3 级，肢体能抬起，但不能抗阻力；4 级，能抗阻力运动，但较正常人差；5 级，为正常肌力。

2. 瘫痪（paralysis）　指肌力的减退或丧失。根据肌力减退程度，分为完全性瘫痪和不完全性瘫痪。根据瘫痪的部位可分为以下 4 种类型。

（1）单瘫：即单一肢体的瘫痪，常见于脊髓灰质炎。

（2）偏瘫：即一侧肢体随意运动丧失，常伴有同侧中枢性面瘫及舌瘫，常见于脑出血、脑血栓、脑肿瘤等。

（3）截瘫：多为双侧下肢或四肢瘫痪，常见于外伤、炎症所致的脊髓横贯性损伤。

（4）交叉瘫：即一侧脑干病变，损害同侧的脑神经核及其传导束，以及未交叉的锥体束，导致同侧的脑神经麻痹和对侧肢体偏瘫，是脑干病变的特征性表现。

根据上、下运动神经元受损不同，瘫痪又分为上运动神经元瘫痪和下运动神经元瘫痪。上运动神经元瘫痪又称为中枢性瘫痪或痉挛性瘫痪，主要由脑（大脑皮质、内囊、脑干）和脊髓病变引起。下运动神经元瘫痪又称为周围性瘫痪或松弛性瘫痪，主要由脊髓前角细胞、前根、神经丛及周围神经疾病引起。

（二）肌张力

肌张力（muscle tone）指在安静状态时肌肉的紧张度。评估方法：嘱病人放松肌肉，护士触诊肌肉的坚实程度或者做被动运动检查肌肉的紧张度，了解其阻力。

1. 肌张力增高　肌张力增高时，触摸肌肉较坚实，被动运动时阻力增大。

（1）痉挛性肌张力增高：在被动伸屈病人肢体时，起始阻力大，终末突然阻力减弱，称折刀现象，为锥体束损害表现。

（2）强直性肌张力增高：伸屈肢体时始终阻力增加，称铅管样强直，为锥体外系损害的表现。在此基础上若伴有震颤，当被动伸屈患肢时，有如扳齿样顿挫感，又称"齿轮状"肌张力增强，见于帕金森病。

2. 肌张力降低　肌张力降低时，肌肉弛缓松软，被动运动时阻力减退，关节运动的范围增大。触诊时肌肉松软，被动屈伸患肢时感觉到阻力减低，关节运动范围扩大，见于周围神经病、脊髓前角灰质炎及小脑病变等。

（三）不随意运动

不随意运动（involuntary movement）又称不自主运动，指病人在意识清醒的状态下，随意肌不自主地收缩所发生的一些无目的的异常动作。常见以下几种。

1. 震颤（tremor）　为两组拮抗肌交替收缩所引起的躯体某部分不自主但有节律性的抖动。常见有以下几种。

（1）静止性震颤：最常见，在静止时震颤明显，做意向性动作时可减轻或暂时消失，常伴有肌张力增高，情绪紧张时加重，睡后消失，见于帕金森病。

（2）动作性震颤：在随意运动时出现，在动作终末越接近目标越明显，静止时减轻或消失，可伴有肌张力降低，走路摇摆呈"醉汉"步态等，见于小脑疾病。

（3）姿势性震颤：身体主动保持某种姿势时出现，运动及休息时消失，震颤细而快。如甲状腺功能亢进病人双上肢平伸手指出现细微的不自主震颤，肝性脑病时出现的扑翼样震颤。

2. 舞蹈样动作（chorea）　为肢体的一种快速无规律、无目的、不对称、动作大小不等的急促运动，肢体似舞蹈状，面部如做鬼脸，出现于静止状态，但精神紧张时加重，睡眠时减轻或消失，多见于风湿性脑病。

3. 手足徐动（athetosis）　也称指划动作，为肢体远端有规律、重复的、缓慢而较持续的一种伸展扭曲动作，见于瘫痪、肝豆状核变性和脑基底节变性。

4. 手足搐搦　发作时，手足肌肉呈紧张性痉挛，腕关节、掌指关节、踝关节、趾关节屈曲，手指伸展，指掌关节屈曲、拇指内收靠近掌心并与小指相对，见于低钙血症和碱中毒。

（四）共济运动

共济运动（coordination）是指机体任一动作的完成均依赖于某组肌群协调一致的运动，依赖于小脑、前庭神经、深感觉和锥体外系的共同参与协调。临床上常用评估方法包括以下几种。

1. 指鼻试验（finger-to-nose test）　嘱病人前臂外展伸直、外旋，以示指指尖触碰自己的鼻尖，先慢后快，先睁眼，后闭眼重复进行，双侧分别检查。常见异常为指鼻不准、动作缓慢或出现动作性震颤，多见于小脑病变者。

2. 快速轮替动作（rapid alternating movement）　嘱病人双手快速反复做旋前或旋后动作，或用一个手的手背和手掌交替而快速地拍打另一个手的手背，观察完成是否协调或动作有无困难。常见异常为动作笨拙、节律慢而不匀，可见于小脑性共济失调者。

3. 跟膝胫试验（heel-knee-tibia test）　嘱病人仰卧，先抬起一侧下肢，将足跟放在对侧膝盖上，并沿胫骨前缘徐徐向下推移直达踝部，双下肢分别进行，观察动作是否稳准。共济失调者可出现动作不正确、难寻到膝盖、摇晃不稳等。

4. 闭目难立征（Romberg sign）　嘱病人直立，双足平行靠拢，双上肢向前平伸，先睁眼后闭眼，观察是否能平稳站立。若睁眼时动作稳准，闭眼时动作摇晃，不稳不准，为感觉性共济失调，见于感觉系统病变。若睁眼、闭眼均站立不稳，称小脑性共济失调，见于小脑蚓部病变。

二、感觉功能评估

感觉功能评估时，病人必须意识清醒、合作、闭目，充分暴露评估部位，将刺激物由感觉障碍区移向正常区，如感觉过敏可反向进行。同时注意两侧对比、上下对比、远端和近端对比，以及不同神经支配的对比。对意识不清的病人或小儿，要根据面部表情、肢体回缩动作及哭叫等抗痛反应，了解感觉功能有无障碍。

（一）浅感觉

浅感觉包括对皮肤和黏膜的痛觉、触觉及温度觉。

1. 痛觉　嘱病人安静平卧、闭眼，用大头针或别针的尖端以均匀的力量轻刺病人的皮肤，让病人说出感受。痛觉障碍包括痛觉过敏、减弱或消失，多见于脊髓丘脑侧束损害。

2. 触觉　嘱病人安静平卧、闭眼，用棉絮轻触病人的皮肤、黏膜，让病人回答有无轻痒的感觉。触觉障碍见于脊髓丘脑前束和后索损伤。

3. 温度觉　嘱病人安静平卧、闭眼，分别用盛有冷水（5~10℃）和热水（40~50℃）的玻璃试管交替接触病人的皮肤，让其陈述自己的感受。温度觉障碍见于脊髓丘脑侧束损伤。

（二）深感觉

深感觉是对肌肉、肌腱和关节等深部组织的感觉，包括运动觉、位置觉和震动觉。深感觉障碍常见于脊髓后索病变。

1. 运动觉　嘱病人闭目，护士用拇指和示指轻夹住病人的手指或足趾两侧，上下移动，请其说出"向上"或"向下"，观察病人反应。

2. 位置觉　嘱病人闭目，护士将病人肢体放于某一位置，请其说出肢体位置或用对侧肢体模仿。

3. 振动觉　嘱病人闭目，护士用振动着的音叉柄置于病人骨隆突处（如内踝、外踝、手指、桡尺骨茎突、膝关节等），询问有无振动感觉，注意双侧对比。

（三）复合感觉

复合感觉又称皮质感觉，是经过大脑皮质分析和综合的结果，包括皮肤定位觉、两点辨别觉、图形觉、实体觉等。

1. 皮肤定位觉　嘱病人闭目，护士用手指或棉签轻触病人皮肤，让病人用手指出受刺激部位。皮肤定位觉障碍见于皮质病变。

2. 两点辨别觉　是区别一点还是两点刺激的感觉能力的检查。嘱病人闭目，护士以钝脚分规同时放置于皮肤上，如病人有两点感觉，再将双脚规距离缩小，直至其感觉到一点为止。身体各部位对两点辨别感觉灵敏度不同，舌尖的距离最小，为 1 mm，指尖为 2～4 mm，足趾为 3～8 mm，手掌为 8～12 mm，手背为 20～30 mm，背部最大，为 40～60 mm。当触觉正常而两点辨别觉障碍时，则为顶叶病变。

3. 图形觉　嘱病人闭目，护士用钝物在病人皮肤上画出简单图形或数字，让其辨别并回答，左、右对比，如浅感觉正常，而图形觉障碍，常为丘脑水平以上病变。

4. 实体觉　嘱病人闭目，护士请病人单手触摸辨别其熟悉的某种物品，回答物品的名称、形态、大小及质地等。实体觉障碍见于皮质病变。

三、神经反射评估

反射（reflex）是利用反射弧形成的。反射弧包括感受器、传入神经、中枢、传出神经及效应器，并受高级中枢控制。反射弧中任何一个环节损害均能引起神经反射异常，通常表现为反射减弱或消失；但锥体束以上部位病变，可导致一部分反射活动因失去抑制而出现亢进。神经反射评估包括生理反射、病理反射和脑膜刺激征。

（一）生理反射

1. 浅反射（superficial reflex）　指刺激皮肤或黏膜引起的反射。常见浅反射如下。

（1）角膜反射（corneal reflex）：嘱病人眼睛注视内上方，护士用细棉签毛由外向内轻触其角膜。正常时可见其眼睑迅速闭合，称为直接角膜反射；如刺激一侧角膜，对侧也出现眼睑闭合反应，称为间接角膜反射。一侧三叉神经病变时，直接和间接角膜反射皆消失；一侧面神经受损，患侧直接角膜反射消失，健侧间接角膜反射存在。深昏迷病人，两侧直接、间接角膜反射均消失。

（2）腹壁反射（abdominal reflex）：嘱病人仰卧，双下肢稍屈曲使腹壁放松，护士用钝头竹签或棉签杆迅速由外向内轻划上、中、下腹部皮肤，受刺激部位可见腹肌收缩。对应支配的胸髓节段为：胸髓 7～8 节支配上腹壁（肋缘下）反射，胸髓 9～10 节支配中腹壁（平脐）反射，胸髓 11～12 节支配下腹壁（腹股沟上）反射。不同平面的胸髓病损时会出现腹壁反射减弱或消失；昏迷或急腹症病人，大量腹水、肥胖者、老年人、经产妇、腹壁松弛者，双侧腹壁反射均可减弱或消失。

（3）提睾反射（cremasteric reflex）：护士用钝头竹签或棉签杆由下向上轻划病人股内侧上方皮肤，正常可引起同侧提睾肌收缩、使睾丸上提。双侧反射消失见于腰髓 1～2 节病损，一侧反射减弱或消失见于锥体束病变。老年人或局部病变如腹股沟疝、阴囊水肿等均可使患侧或双侧提睾反射减弱或消失。

（4）跖反射（plantar reflex）：嘱病人仰卧，下肢伸直，护士手持其踝部，用钝头竹签或棉签杆由后向前划足底外侧至小趾掌关节处再转向蹞趾侧，正常表现为足趾屈曲。支配跖反射的神经节段为腰髓 5 及骶髓 1 节。

2. 深反射（deep reflex）　指刺激骨膜、肌腱引起的反射。护士应嘱病人配合，肌肉放松，评估时叩击力量要均等，注意两侧对比。常见深反射如下。

（1）肱二头肌反射（biceps reflex）：嘱病人半屈肘部，前臂稍前旋，护士用左手拇指按住肘前窝处肱二头肌肌腱，其余四指托住肘关节，然后用右手持叩诊锤以适当力度叩击左手拇指，正常反应为肱二头肌收缩、前臂快速屈曲（图 4-71）。其反射中枢为颈髓 5~6 节。

（2）肱三头肌反射（triceps reflex）：护士用左手托扶病人肘部，病人屈肘，将前臂搭在护士左前臂上，护士持叩诊锤直接叩击尺骨鹰嘴突上方的肱三头肌肌腱附着处，正常反应为肱三头肌收缩，前臂稍伸展（图 4-72）。反射中枢为颈髓 6~7 节。

（3）膝反射（knee reflex）：坐位评估时，病人膝关节屈曲 90°，小腿放松下垂；仰卧位时，护士以左手在腘窝处托起下肢，使髋、膝关节均屈曲，右手持叩诊锤叩击股四头肌肌腱，正常反应为小腿伸展（图 4-73）。反射中枢为腰髓 2~4 节。

（4）跟腱反射（achilles reflex）：嘱病人仰卧，屈髋、屈膝，下肢取外旋外展位，护士用左手托病人足掌，使足呈过伸位，右手持叩诊锤叩击跟腱，正常反应为腓肠肌和比目鱼肌收缩，足向跖面屈曲（图 4-74）。如不能引出，可让病人跪于凳上，足自然下垂，叩击跟腱，反应同前。反射中枢为骶髓 1~2 节。

深反射减弱或消失多为器质性病变，可见于末梢神经炎、神经根炎、脊髓前角灰质炎等；骨关节病和肌营养不良等亦可致深反射减弱或消失。深反射亢进常是上运动神经元瘫痪的表现。

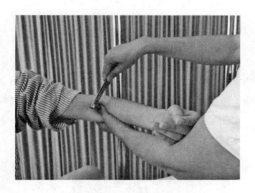

图 4-71　肱二头肌反射

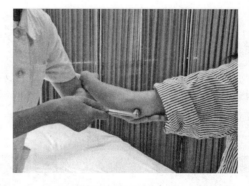

图 4-72　肱三头肌反射

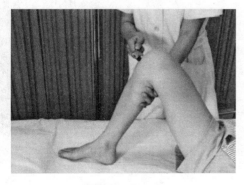

图 4-73　膝反射

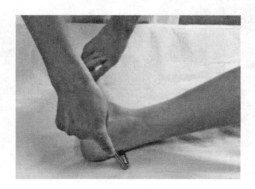

图 4-74　跟腱反射

（二）病理反射

病理反射是指锥体束损害时，大脑失去对脑干和脊髓的抑制作用而出现的异常现象，又称锥体束征。1.5 岁以内的婴幼儿由于锥体束未发育完善，可出现此类反射，且多为两侧，不属于病理性。

1. 巴宾斯基（Babinski）征　为最经典的病理反射。嘱病人仰卧，下肢伸直，护士手持其踝部，用钝头竹签或棉签杆由后向前划足底外侧至小趾掌关节处再转向踇趾侧（图 4-75）。若踇趾背伸，其他 4 趾呈扇形展开则为阳性表现。

2. 奥本海姆（Oppenheim）征　护士用拇指及示指沿病人的胫骨前缘由上向下推移（图 4-76），阳性表现同巴宾斯基征。

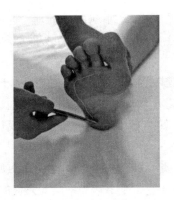

图 4-75　巴宾斯基征检查

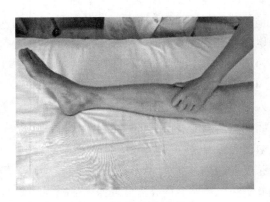

图 4-76　奥本海姆征检查

3. 戈登（Gordon）征　护士用拇指和其他 4 指分置于腓肠肌两侧，以适当的力量捏压（图 4-77），阳性表现同巴宾斯基征。

4. 霍夫曼（Hoffmann）征　护士用左手持病人腕关节上方，右手以中指及示指挟持病人中指第二节，稍向上提，使其腕关节稍过伸，用拇指向下弹刮其中指指甲（图 4-78），若出现拇指及其余四指屈曲动作则为阳性表现。

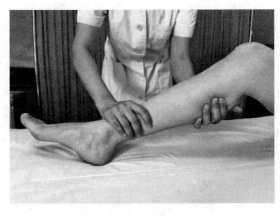

图 4-77　戈登征检查

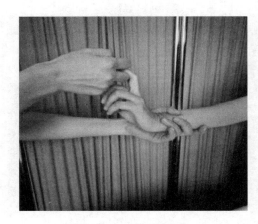

图 4-78　霍夫曼征检查

（三）脑膜刺激征

脑膜刺激征为脑膜受刺激的表现，常见于各种脑膜炎、蛛网膜下腔出血、颅内压增高等。

1. 颈强直（neck rigidity）　病人去枕仰卧，双下肢伸直，护士一手托其枕部，另一手置于其胸前，嘱其做被动屈颈动作来测试其颈肌抵抗力。若下颏不能贴近前胸且有阻力，提示为颈强直（图 4-79）。注意需要排除颈椎病或颈部软组织病变等。

2. 克尼格（Kernig）征　病人仰卧，下肢自然伸直，护士将一侧髋、膝关节屈曲成直角，一手扶住膝，另一手托足跟抬高其小腿（图 4-80）。正常人膝关节可伸达 135° 以上。若伸膝受限且伴疼痛为阳性表现。

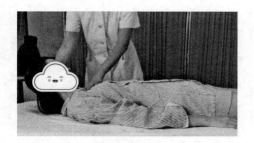

图 4-79　颈强直检查

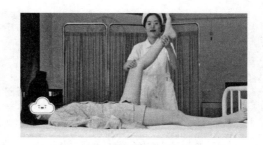

图 4-80　克尼格征检查

3. 布鲁津斯基（Brudzinski）征　病人仰卧，双下肢自然伸直，护士一手置其胸前，另一手托其枕部，然后使其头部被动前屈（图 4-81）。阳性表现为双侧膝关节和髋关节屈曲。

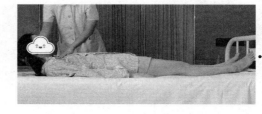

图 4-81　布鲁津斯基征检查

微课 4-7
神经反射评估

【相关护理诊断 / 问题 】

1. 急性意识障碍　与中枢神经系统疾病、肝性脑病、阿尔茨海默病有关。

2. 有跌倒的危险　与中枢神经系统疾病所致的意识障碍有关。

3. 皮肤完整性受损 / 有皮肤完整性受损的危险　与长期卧床有关。

（张　燕）

数字课程学习

🖨 情境导入解析　　　⬇ 教学 PPT　　　💬 小结　　　📝 自测题

▶▶▶ 第五章
心理社会评估

【学习目标】

知识：

1. 掌握心理社会评估的基本方法及评估内容，自我概念、认知过程、情绪与情感、个性、应激的概念。

2. 熟悉心理社会评估的目的和意义，角色、文化、家庭、环境的概念。

3. 了解心理社会评估的注意事项，常用评定量表的内容和评分方法。

技能：

1. 能够根据病人的不同特点，恰当地运用正确的评估方法，准确对病人进行心理社会状况的评估。

2. 能够根据评估所获得的健康资料，做出正确的护理诊断。

素质：

1. 具有尊重病人、爱护病人及保护病人隐私的意识。

2. 具有良好的沟通能力和敏锐的观察能力。

3. 具备高度的责任感、敬业精神和伦理道德行为。

情境导入

病人，女，27岁，舞蹈演员，平素身体健康。一次严重的意外导致左上肢前臂截肢。一向事业顺利的她无法接受残酷的现实，陷入了极度的绝望。

请思考：

1. 该病人的心理情绪反应对其健康状况有何影响？

2. 应如何对其心理情绪状况进行评估？

3. 除了心理情绪的评估外，还需要评估哪些内容？

第一节　概　述

心理评估（psychological assessment）是评估病人在疾病发生发展过程中心理状态变化的过程，包括认知过程、情绪与情感、应激与应对、健康行为及自我概念和精神信仰等，从而发现病人是否有心理健康现存或潜在的问题，为制订心理干预措施提供依据。

社会评估（social assessment）主要是评估病人的社会功能状态及所处的社会环境等，包括角色、家庭、文化和环境等，以明确其对病人健康状况的可能影响，为制订相应的护理措施，促进个体的社会适应能力及身心健康提供依据。

一、心理社会评估的目的和意义

1. 评估病人在疾病发展过程中的心理过程变化特点，包括病人的人格特征和类型、压力源及其应对方式等，判断是否存在心理问题，并识别其性质，针对性地进行处置，制订和实施有效的心理护理和健康教育。

2. 评估个体的角色功能，了解是否存在角色功能紊乱、角色适应不良。

3. 评估个体的文化背景，以便提供符合病人文化需求的护理，避免在护理过程中发生文化强加。

4. 评估个体的家庭，找出影响病人健康的家庭因素，制订有针对性的家庭护理计划。

5. 评估个体的环境，识别现存的或潜在的环境危险因素，制订环境干预措施。

二、心理社会评估的方法

（一）会谈法

会谈法（interview method）又称"交谈法""访谈法"等，是护士通过与病人的谈话沟通过程了解病人心理状态的一种方法，也是心理社会评估中最常用的基本方法。会谈法是一种有目的的会话，依据在会谈过程中的控制程度不同，会谈的形式包括自由式会谈和结构式会谈两种。

1. 自由式会谈　是指双方事先不拟定固定问题及顺序进行的会谈。属于开放性会谈，气氛相对轻松，病人也不那么拘束，可以自由地表达自己，护士可收集较大量的信息。缺点是时间较长，有时会谈内容可能比较松散，影响评估的效率。

2. 结构式会谈　是指根据预先拟定的会谈大纲或主题进行有目的、有计划、有步骤的会谈。

根据特定目的预先拟定一定的结构和程序的会谈方法，具有省时、高效和相关性强的优点，但谈话内容有限，容易限制病人的表达，忽略信息，甚至使病人感到拘束或例行公事。

会谈法是会谈双方互动的过程。会谈过程中，护士应灵活运用相应的沟通技巧，赢得病人的信任，真实、全面、准确地了解病人的心理和社会状况。

（二）观察法

观察法（observation method）指有目的、有计划地观察病人在一定条件下的心理和行为表现，直接或间接地进行调查、记录和分析，从而获得心理社会方面的健康资料的方法。心理社会评估时，常用的观察法有以下几种。

1. 自然观察法　指护士在自然条件下有目的、有计划地观察病人的言谈、举止和表情，以了解病人的心理活动的方法。自然观察法广泛应用于日常护理工作中，由于观察到的场景是病人生活或工作的原始状态，因此获得的数据更真实、更客观。但更多的时间与病人接触，同时需要护士有敏锐的观察能力。

2. 控制观察法　又称实验观察法，在各种变量受到控制的情况下进行观察。例如，护士在预先控制的情境与条件下观察并记录病人的行为反应。控制观察可获得较强可比性和科学性的结果，但由于受实验控制过程中人为因素的影响，以及病人意识到正在接受实验，其结果的客观性可能会受到干扰，因此在临床护理工作中，其适用性会受到限制。

3. 实地考察和抽样调查　主要用于环境评估尤其是物理环境的评估，以了解环境中是否存在有害的因素。

通过观察法所获得的资料比较真实和客观。对于儿童、不合作的人、言语沟通困难的人和精神障碍的人尤其适用。

（三）心理测量学方法

心理测量学方法是以心理学理论和技术为依据，使用标准化测验或量表等心理测量工具，观察或评估个体的外显行为，并按数量或类别对其结果进行描述的过程。根据心理测量工具的不同，可分为心理测验法和评定量表法。

1. 心理测验法（psychological test method）　以心理学理论为依据，在标准情形下，用统一的测量手段（如器材）来测试个体对测试项目所做出的行为反应。通过测量可以了解病人心理活动的规律和特征，如智力测验和人格特征测验等。

2. 评定量表法（rating scale method）　是应用量表，运用一套预先已标准化的测量项目，用量表的形式来测量病人的某种心理品质，并进行分析和鉴别的方法。评定量表的种类繁多。

（1）按测试项目的不同编排方式：可分为二择一量表、数字等级量表、描述评定量表、Likert 评定量表、检核表、语义量表和视觉类似物量表等。

（2）依据量表评估的方式：可分为自评量表和他评量表两种基本形式。自评量表是病人依据量表内容自行选择答案进行判断的方法，可比较真实地反映病人内心的主观体验；他评量表则是护士根据对病人的行为观察或会谈结果对其进行的客观评定。

常用的评估量表较多，如生活事件量表、社会支持量表、应对方式量表等，应依据测量的目的和病人的具体情况进行合理选择。

（四）医学检测法

医学检测法主要用于心理评估，其内容包括对病人进行身体评估和实验室检查，如测量生命体征，测定血液中肾上腺皮质激素的浓度等。其检测结果为心理评估提供客观资料。

心理社会评估的方法较多，各种方法均有其独特的优点，也有缺点或局限性。因此，在心理社会评估过程中，为了确保收集的资料更加完整、全面，评价结果更加科学、可信，护士可以根据不同的评价目标和病人特点，综合运用多种不同的评估方法。

三、心理社会评估的注意事项

1. 重视评估的重要性　病人入院后，应及时、准确、全面地评估其认知水平、情绪状态、个性特征和社会支持环境，从而选择合适的沟通和健康教育方式，切勿过分强调身体评估而忽略心理社会评估。在诊疗过程中，要及时评估个体是否存在负面情绪和潜在心理问题或疾病及社会适应能力，从而选择合适的时机给予耐心的解释、疏导和健康教育，如果需要应及时请专科医生会诊。

2. 可与身体评估同时进行　在心理社会评估过程中，应重点评估病人目前的心理社会状况，还要评估病人的社会适应能力。护士可以在进行身体评估的同时，通过观察病人的言行，收集其心理活动的资料。

3. 注意主、客观资料的比较　护士在收集健康资料时，应全面收集病人的主、客观资料，进行综合分析、判断病人的心理功能与社会适应能力。

4. 强化评估技巧　在评估过程中，护士必须具有扎实的心理社会评估的专业知识，恰当地运用心理社会评估的方法和技巧，具有良好的沟通能力和敏锐的观察能力，学会认真倾听，建立良好的护患关系，尊重、关心病人，语言友好，保护病人隐私，确保评估结果的准确性。

5. 确保评估结果的客观性和有效性　在评估过程中，应避免护士的态度、观念、偏见等对评估结果的影响。护士在评估过程中要及时反思自己的态度和行为是否会对病人产生不良影响，不断地修正评估结果，以保证评估结果的客观性与有效性。

第二节　心理评估

一、自我概念评估

（一）基础知识

1. 定义　自我概念（self-concept）是个体对自己各方面的看法和情感的总和；是指人们通过对自身的内在和外在特征，以及他人对其反应的感知与体验而形成的对自我的认知与评价；是个体在与其心理社会环境相互作用过程中形成的动态的、评价性的"自我肖像"。

2. 自我概念的组成　护理专业中的自我概念由体像、社会认同、自我认同和自尊四个部分组成。

（1）体像（body image）：又称身体意象（body image），是个体对自己身体形态和功能的感知，包括对自己外貌、体态的感知，对身体的感觉。如我的长相一般，体型过胖，我感到头痛等。对于住院病人，心脏监护仪和引流管也可以成为身体形态的一部分。体像可分为客观体像和主观体像，前者是个体从镜子中看到的自我形象，后者指个体通过他人对自我的评价、态度和反应而感知到的自我形象。体像是自我概念中最不稳定的部分，更容易受到疾病、手术或创伤的影响。

（2）社会认同（social identity）：又称社会自我（social self），指个体对自己的社会人口特征，如年龄、性别、职业、政治和（或）学术团体会员资格及社会名誉、地位的认识与估计。

（3）自我认同（self-identity）：又称精神自我（spiritual self），指个体对自己智慧、能力、性格、道德水平等的认识与判断。如我有很强的组织能力，我不但聪明而且充满正义感等。

（4）自尊（self-esteem）：指个体尊重自己、维护自我尊严和人格，不容他人任意歧视、侮辱的情感体验。自尊来自于对体像、社会认同和自我认同的正确理解和评价。任何针对个体的负性理解和评价都会影响其自尊，因此护士在与病人接触时，应注意把握好自己的言行，保护病人的自尊，尽可能给予正性鼓励，帮助病人走出情绪低谷，正确应对当前的困境。

3. 自我概念紊乱的表现　包括情绪、行为和生理方面的异常表现。

（1）情绪方面：可出现焦虑、抑郁、恐惧等情绪改变，其中主要表现为注意力不集中、易怒、紧张的姿势和面部表情、神经质的运动、注视固定的位置（如墙壁和天花板）、情绪低落、心境悲观、自我感觉低沉、伤感等。

（2）行为方面：通常可以通过语言行为表达，如"我真的没用"和"似乎我没有希望"，或非言语行为表现出来，如不愿见人、不愿照镜子、不愿与他人交流等。有些会表现出过度依赖、懒惰、逃避现实，甚至有自杀倾向。

（3）生理方面：可有心悸、厌食、睡眠障碍、运动迟缓和身体其他功能的下降。

（二）评估方法和内容

1. 会谈法

（1）体像：对自己身体外貌特征的感受与评价，以及感受到的别人对自己外貌特征的看法。可通过询问以下问题进行评估：你认为身体哪一部分最重要？你最喜欢自己身体的哪些部位？最不喜欢的又是哪些部位？外表方面，你最希望自己什么地方有所改变？他人又希望你什么地方有所改变？对身体意象已有改变者，应询问这些改变对你的影响有哪些？你认为这些改变使他人对你的看法有何改变？

（2）社会认同：你从事什么职业？你是政治或学术团体的成员吗？你的家庭及工作情况如何？你最引以为豪的个人成就有哪些？

（3）自我认同与自尊：你觉得自己是怎样的人？如何描述你自己？与其他人相比，你处理工作和日常生活问题的能力如何？你对自己的个性特征、心理素质和社会能力满意吗？不满意的是哪些方面？你的同事、朋友、领导如何评价你？你是否常有"我还不错"的感觉。总体来说，你对自己满意吗？

（4）自我概念现存与潜在的威胁：目前有哪些事情让你感到焦虑、恐惧或绝望？目前有哪些事情让你感到忧虑或痛苦？

2. 观察法　护士首先观察病人的外貌、非语言行为及与他人交谈过程中的表现，收集有关自我概念的客观资料。

（1）外貌：外貌是否整洁，穿着打扮是否得体，身体有哪些部位的改变。

（2）非语言行为：是否与护士有眼神交流。面部表情怎样，是否与其主诉一致。是否有不愿见人、不愿照镜子、不愿与他人交往、不愿看体貌改变的部位、不愿与他人讨论伤残或不愿听到这方面的谈论等行为表现。

（3）语言行为：是否有"我真没用""活着没有意思"等语言流露。

（4）情绪反应：是否有情绪低落、慌张、害怕、易怒、无法平静、颤抖等表现。

（5）生理反应：是否有心悸、恶心、呕吐、尿频、食欲减退、体重下降、易疲劳、睡眠障碍等表现。

3. 画人测验法　适用于儿童等不能很好理解和回答问题者，通过病人的画像及对画像的解释了解其对自己身体意象改变的理解与认识。

4. 量表测量法　评估自我概念常用的量表有 Rosenberg 自尊量表（表 5-1）、Pieer-Harries 儿童自我概念量表、Michigan 青少年自我概念量表、Coopersmith 青少年自尊量表等。每个量表都有其特定的适用范围，选用时应仔细斟酌。

表 5-1　Rosenberg 自尊量表

序号	项目	很不符合	不符合	符合	非常符合
1	我感到我是一个有价值的人，至少与其他人在同一水平上	1	2	3	4
2	我感到我有许多好的品质	1	2	3	4
3	归根到底，我倾向于觉得自己是一个失败者 *	1	2	3	4
4	我能像大多数人一样把事情做好	1	2	3	4
5	我感到自己值得自豪的地方不多 *	1	2	3	4
6	我对自己持肯定的态度	1	2	3	4
7	总的来说，我对自己是满意的	1	2	3	4
8	我希望我能为自己赢得更多的尊重 *	1	2	3	4
9	我确实时常感到自己毫无用处 *	1	2	3	4
10	我时常认为自己一无是处 *	1	2	3	4

使用说明：量表包含 10 个项目，用于定量评估个体的自尊水平。采用 4 点评分方法，从"很不符合"到"非常符合"，"很不符合"记 1 分，"非常符合"记 4 分，总分范围 10~40 分。分数越高代表自尊水平越高。

注：* 代表反向计分。

【相关的护理诊断 / 问题】

1. 体像紊乱　与身体外形及功能变化有关。
2. 长期低自尊　与自我认同降低、事业失败、家庭矛盾等有关。
3. 情境性低自尊　与疾病或外伤导致机体功能下降等有关。

二、认知过程评估

（一）基础知识

认知过程（cognition process）指人们获得知识或运用知识的过程，即信息加工的过程，是人最基本的心理过程，包括感觉、知觉、注意、记忆、思维、语言、定向力及智能，其中思维是认知过程的核心。认知水平受个体的年龄、教育水平、生活经历、文化背景、疾病、经验等因素的影响。

1. 感觉（sensation）和知觉（perception） 感觉是人脑对直接作用于感觉器官的当前客观事物的个别属性的反映，为最基本的认知过程。知觉是人脑对直接作用于感觉器官的当前事物的整体属性的反映。感觉是知觉的基础，感觉越清晰、越丰富，知觉就会越完整。所以，人们常把感觉和知觉联系在一起，称为感知觉。感知觉是思维的基础，对维持大脑正常活动有着重要的意义。

2. 注意（attention） 是个体的心理活动对一定对象的指向和集中，具有选择、保持及对活动的调节和监督功能。注意可分为：①无意注意，是预先没有目的、也不需要意志努力的注意，如寂静的病房突然出现巨大的响声所引起的人们的注意。②有意注意，是预先设有目的并需要意志努力的注意，为注意的一种高级形式。③有意后注意，是指事先有预定目的，但不需要一定意志努力的注意。如护士熟练进行的铺床操作。

3. 记忆（memory） 是个体在头脑中对经验过的事物进行识记、保持、再认和再现的心理过程。从信息加工的观点来分析，记忆是人脑对外界输入的信息进行编码、储存和提取的过程。

按信息在大脑中保存时间的长短，可将记忆分为：①瞬时记忆，又称感觉记忆，是指个体的感觉器官感应到刺激时所引起的短暂的记忆。仅存在于感官层面，信息存贮的时间极短，为 $0.25 \sim 2$ s，稍不注意，转瞬即逝。②短时记忆，是指感觉记忆中经过注意能保存到 1 min 以内的记忆。短时记忆容量有限，是信息处理的中间站，瞬时记忆中的信息可以在短时记忆中处理，然后进入长时记忆。③长时记忆，是指能够长期甚至永久保存的记忆，这种记忆的容量非常大，构成了个体关于外界和自身的全部知识与经验。长时记忆保存时间长，从 1 min 到几天、几个月、几年甚至终身。

4. 思维（thinking） 是人脑对客观现实间接的、概括的反应，是个体认识事物本质特征及其内部规律的理性认知过程。思维过程具有连续性，当这种连续性丧失时，个体行为和语言所表现出来的思维不能被他人理解，即可判断出现思维障碍。人类从感性认识上升到理性认识是通过一系列思维过程实现的。思维活动过程可分为分析与综合、比较与分类、抽象与概括，分析与综合是思维的基本过程。根据思维的内容不同可将其分为动作思维、形象思维和抽象思维（又称为逻辑思维）。思维的形式可分为概念、判断和推理。

5. 语言（language） 是个体传递信息、表达思维的工具。思维的抽象与概括是通过语言而表达的，思维与语言共同反映人的认知水平。语言可分为接受性语言和表达性语言，前者指理解语句的能力，后者为表达思想、观点、情感的能力。语言能力对判断个体的认知水平很有价值，并可作为护士选择与病人沟通方式的依据。

6. 定向力（orientation） 是个体对时间、地点、人物及自身状态的判断和认识的能力，包括时间定向、地点定向、空间定向、人物定向等。

7. 智能（intelligence） 又称智力，是个体认识客观事物并运用知识解决实际问题的能力。智能是认知过程各种能力的综合，与感知、记忆、思维、注意、语言等密切相关。

（二）评估方法和内容

1. 感知觉评估 通过会谈法询问病人："你觉得最近视力怎么样""你觉得最近听力有改变吗"等问题了解病人有无感知觉异常的表现，同时进行视力、听力等感知觉方面的身体评估，相互验证，综合分析、判断病人的感知觉情况。

2. 注意能力评估　可通过观察病人对周围环境变化有无反应判断有无无意注意异常，如对所住病室人员的出入、光线的明暗变化等有无反应。还可以通过让病人完成某项具体任务，如让病人填写入院评估单；同时观察其执行任务时的专注程度，或询问其"是否能集中精力做事或学习"等问题，综合判断病人有无有意注意异常表现。

3. 记忆能力评估

（1）回忆法（recall method）：为评估记忆最常用的方法，可以让病人重复一个句子或由5~7个连续的数字评估其短时记忆情况；通过让病人说出当天吃的食物、自己的生日或家人的名字评估其长时记忆情况。

（2）再认法（recognition method）：也是评估记忆最常用的方法，可用于测量感觉记忆、短时记忆和长时记忆。例如让病人完成一份试卷（是非题或选择题）评价其对已学过知识的掌握程度。

（3）评定量表测评：目前国内常用的量表有韦氏记忆量表（Wechsler memory scale，WMS）、临床记忆量表（clinical memory scale，CMS）等。

4. 思维评估　主要对思维形式和思维内容进行评估。

（1）思维形式评估：可以在健康指导后，请病人对所接收的信息进行总结概括，借以评估病人对知识进行概括的能力。通过询问病人在日常生活或工作中可能出现的错误行为并请其做出决定，借以评估病人的判断能力。评估推理能力时，需要根据病人的年龄特征和认知特点提出问题，根据病人的不同回答，借以判断病人的推理能力。如让病人解释一种自然现象的形成过程。也可借用瑞文标准推理测验（Raven's standard progressive matrices，SPM）对病人的推理能力进行系统评估。

（2）思维内容评估：可通过询问病人"你的同事或家人对你的态度如何？""有没有人对你不友好，对你暗中使坏？""外界有没有东西能影响或控制你的思维或行动？"等问题评估其有无思维内容异常。

5. 语言能力评估　语言是个体认知水平的重要标志。语言障碍包括运动性失语、感觉性失语、命名性失语、失写、失读及构音困难等。通过会谈，观察病人在陈述、重述、阅读、书写、命名等过程中有无异常，对语言能力进行初步判断，如发现语言能力异常，应进一步明确其语言障碍的类型。可通过观察病人对问题的理解和回答是否正确，判断其有无感觉性失语；请病人说出一些常用物品的名称，判断其有无命名性失语；运动性失语的病人不能说话，或仅能讲一两个简单的字，对答和复述困难，但能理解他人的谈话和书面文字；能听懂他人语言、认识书面文字但不能书写或书写错误等为失写；请病人阅读短句或一段文字，并说出其含义，评估病人读音和阅读理解的程度，判断其有无失读和构音障碍，构音障碍病人可有发音不清但用词正确。

6. 定向能力评估　可通过询问"今天是周几？"或"今年是哪年？"评估其时间定向能力；"现在你在哪里"判断其地点定向能力；"我站在你的左边还是右边？""呼叫器在什么方向"评估其空间定向能力；"你叫什么名字？"或"你知道我是谁吗？"判断其人物定向能力。

7. 智能评估　临床常通过一些有目的的简单提问和操作了解病人的常识、理解能力、分析判断能力、记忆力和计算能力等，从而对其智能是否有损害及损害的程度做出粗略的判断。此外，还可使用简易精神状态量表（mini-mental state examination，MMSE）、长谷川痴呆量表（Hastgawa dementia scale，HDS）、圣路易斯大学智能状态检查量表（Saint Louis University mental

status examination，SLUMSE）、蒙特利尔认知评估量表（Montreal cognitive assessment，MoCA）等对病人的智能进行评估。

【相关的护理诊断 / 问题】

1. 急性意识障碍 / 思维过程紊乱　与感觉器官疾病、神经精神性疾病、药物不良反应等有关。

2. 记忆功能障碍　与神经精神性疾病、应激事件等有关。

3. 语言沟通障碍　与思维障碍、意识障碍、言语发育障碍等有关。

4. 有沟通增强的趋势　与导致沟通障碍的疾病逐渐好转有关。

5. 知识缺乏　缺乏疾病预防与康复的相关知识。

三、情绪与情感评估

（一）基础知识

1. 情绪（emotion）与情感（affection）　是个体对客观事物是否符合自身需要的内心体验与反映。当需要获得满足，就会引起高兴、满意、爱慕等积极肯定的情绪和情感，反之则会引起愤怒、不满、仇恨等消极否定的情绪和情感。

情绪是人和动物共有的心理现象，与生理需要满足与否的体验相关，具有较强的情境性、激动性和暂时性；情感是人类特有的高级心理现象，具有较强的稳定性、深刻性和持久性，为人格构成的重要成分。情绪与情感既有区别又相互联系。情绪依赖于情感，各种情绪受已经形成的情感特点的制约；情感也依赖于情绪，人的情感总是在各种不断变化着的情绪中得到体现。从某种意义上说，情绪是情感的外在表现，情感是情绪的内在本质。

2. 常见的异常情绪

（1）焦虑（anxiety）：是个体感知所面临的威胁和压力时所产生的不安与烦躁的情绪体验。通常表现为注意力不集中、易激惹、内心不安、心烦意乱、莫名其妙的恐惧和对未来的不良预感，常伴有呼吸加快、心悸、出汗、反复搓手和尿频等自主神经紊乱症状。部分个体除了反复述说忧虑事件外，还会出现坐立不安、徘徊、过度吸烟甚至发抖等行为表现。轻度焦虑能刺激个体的警觉度增加，从而有效应付和控制当前的局面；重度焦虑则使个体处理事件的能力下降。

（2）抑郁（depression）：是一组以情绪低落为特征的情绪状态，是一种常见的精神疾病，又被称为精神感冒。主要表现为情绪低落、兴趣减低、悲观、哭泣、无助感、思维迟缓、逃避现实、缺乏主动性、自责自罪感、睡眠障碍等，甚至有自杀倾向。

（3）恐惧（phobia）：指在面对不利或危险情况时的情绪反应，通常伴随着避免不利或危险情况的行为。表现为紧张和恐惧，伴有心悸、出汗、肢体颤抖，甚至排便和尿失禁等自主神经功能障碍症状。

（4）情绪高涨（elation）：是一种病态的快乐感。在持续的一段时间内（通常超过 1 周甚至更长），情绪持续处于过度满足和幸福的状态。通常表现为兴奋而不分场合、多言、高声、表情丰富、眉飞色舞。通常伴随着联想和运动的增加，主要见于躁狂症。

（二）评估方法和内容

1. 会谈法　是评估情绪与情感最常用的方法。可询问病人"你最近心情怎么样？""如何描述你现在和平时的情绪？""有什么事情使你感到特别高兴、担心或沮丧，这样的情况存在多久了？""你感觉生活的意义是什么？"等，并应将结果与其家属如父母、配偶、同事、朋友等核实。

2. 观察与身体测量法 通过观察呼吸频率、心率、血压、皮肤颜色和温度、食欲及睡眠状态等变化收集病人情绪与情感异常的客观资料，并与会谈所收集的主观资料进行比较，评估病人的情绪变化程度及严重性，为治疗和护理提供依据。

3. 评定量表法 是情绪与情感较为客观的评估方法。常用的量表有 Avillo 情绪情感形容词检表（表 5-2）、Zung 焦虑自评量表（self-rating anxiety scale，SAS）（表 5-3）、Zung 抑郁自评量表（self-rating depression scale，SDS）（表 5-4）、医院焦虑抑郁量表（hospital anxiety and depression scale，HADS）（表 5-5）等。此外，对于情绪抑郁者，需特别注意其有无自杀倾向和自伤或自杀的行为。常见的自杀倾向可有行为的突然改变，如病人将自己珍藏的财物进行捐献或赠送、回避社交场合、独处等。

表 5-2 Avillo 情绪情感形容词检表

	1	2	3	4	5	6	7	
变化的								稳定的
举棋不定的								自信的
沮丧的								高兴的
孤立的								合群的
混乱的								有条理的
漠不关心的								关切的
冷淡的								热情的
被动的								主动的
淡漠的								有兴趣的
孤僻的								友好的
不适的								舒适的
神经质的								冷静的

使用说明：该表有 12 对意思相反的形容词，让病人从每组形容词中选出符合目前情绪与情感的词，并给予相应得分。总分在 84 分以上，提示情绪情感积极；否则，提示情绪情感消极。该表特别适用于不能用语言表达自己情绪情感或对自己的情绪情感定位不明者。

表 5-3 Zung 焦虑自评量表（SAS）

	项目	偶尔	有时	经常	持续
1	你觉得最近比平常容易紧张、着急吗	1	2	3	4
2	你会无缘无故地感到害怕吗	1	2	3	4
3	你是否感到心烦意乱或觉得惊慌	1	2	3	4
4	你是否有将要发疯的感觉	1	2	3	4
5	你是否感到不如意或觉得其他糟糕的事将要发生在你身上	1	2	3	4
6	你是否感到自己发抖	1	2	3	4

续表

	项目	偶尔	有时	经常	持续
7	你是否感到头痛、胃痛	1	2	3	4
8	你是否感到疲乏无力	1	2	3	4
9	你是否发现自己无法静坐	1	2	3	4
10	你是否感到心跳得很厉害	1	2	3	4
11	你是否感到头晕	1	2	3	4
12	你是否有过晕厥或感觉要晕倒	1	2	3	4
13	你是否感到气不够用	1	2	3	4
14	你是否感到四肢或唇周发麻	1	2	3	4
15	你是否感到心里难受、想吐	1	2	3	4
16	你是否常常要小便	1	2	3	4
17	你手心是否容易出汗	1	2	3	4
18	你是否感到脸红发烫	1	2	3	4
19	你是否感到无法入睡	1	2	3	4
20	你是否做噩梦	1	2	3	4

使用说明：SAS用于评定情绪主观感受及在治疗康复中情绪变化的指标。请病人根据最近1周的实际情况在相应栏内打"√"。如病人文化程度太低，可由护士逐项念给病人，然后由病人自己做出评定。每一项目按1~4个等级评分，"1"表示没有或很少时间有，"4"为绝大部分或全部时间都有。评定完后将20项评分相加得总分，然后乘以1.25，取其整数部分，即得到标准总分。正常总分值为50分以下。50~59分：轻度焦虑；60~69分：中度焦虑；70~79分：重度焦虑。

表5-4 Zung抑郁自评量表（SDS）

编号	项目	偶尔	有时	经常	持续
1	你感到闷闷不乐、情绪低沉吗	1	2	3	4
2	你要哭或想哭吗	1	2	3	4
3	你早晨醒来心情好吗	1	2	3	4
4	你入睡困难吗	1	2	3	4
5	你最近饭量减少了吗	1	2	3	4
6	你感到体重下降了吗	1	2	3	4
7	你是否对异性感兴趣	1	2	3	4
8	你的排便习惯有何改变？常为便秘苦恼吗	1	2	3	4
9	你感到心跳得很厉害吗	1	2	3	4
10	你容易感到疲劳吗	1	2	3	4
11	你是不是总感到无法平静	1	2	3	4
12	你是否感到你做事的动作越来越慢了	1	2	3	4
13	你是否感到思路混乱无法思考	1	2	3	4
14	你是否感到四肢或唇周发麻	1	2	3	4
15	你对未来充满希望吗	1	2	3	4

续表

编号	项目	偶尔	有时	经常	持续
16	你是否感到难以做出决定	1	2	3	4
17	你容易发脾气吗	1	2	3	4
18	你对以往感兴趣的事还感兴趣吗	1	2	3	4
19	你是否感到自己是无用之辈	1	2	3	4
20	你是否有轻生的念头	1	2	3	4

使用说明：同焦虑自评量表。正常总分值为50分以下。50~59分：轻度抑郁；60~69分：中度抑郁；70~79分：重度抑郁。

表 5-5　医院焦虑抑郁量表（HADS）

编号	项目	0	1	2	3
1	我感到紧张（或痛苦）	根本没有	有时候	大多时候	几乎所有时候
2	我对以往感兴趣的事情还是有兴趣	肯定一样	不像以前那样多	只有一点	基本上没有了
3	我感到有点害怕好像预感到什么可怕的事情要发生	根本没有	有一点，但并不使我苦恼	是有，不太严重	非常肯定和十分严重
4	我能够哈哈大笑，并看到事物好的一面	我经常这样	现在已经不太这样了	现在肯定是不太多了	根本没有
5	我的心中充满烦恼	偶然如此	有时，但并不轻松	时常如此	大多数时间
6	我感到愉快	大多数时间	有时	并不经常	根本没有
7	我能够安闲而轻松地坐着	肯定	经常	并不经常	根本没有
8	我对自己的仪容失去兴趣	我仍然像以往一样关心	我可能不是非常关心	并不像我应该做的那样关心自己	肯定
9	我有点坐立不安，好像感到非要活动不可	根本没有	很少	不少	非常多
10	我对一切都是乐观地向前看	差不多是这样做	并不完全是这样做	很少这样做	几乎从不这样做
11	我突然发现有恐慌感	根本没有	并非经常	非常肯定，十分严重	确实很经常
12	我好像感到情绪在渐渐低落	根本没有	有时	很经常	几乎所有时间
13	我感到有点害怕，好像某个内脏器官变化了	根本没有	有时	很经常	非常经常
14	我能欣赏一本好书或一项好的广播或电视节目	常常如此	有时	并非经常	很少

使用说明：本表包括焦虑和抑郁2个亚量表，分别针对焦虑（A）和抑郁（D）问题各7题。焦虑和抑郁亚量表的分值区分为：0~7分属无症状；8~10分属可疑存在；11~21分属肯定存在；在评分时，以8分为起点，即包括可疑及有症状者均为阳性。

【相关的护理诊断 / 问题】

1. 情绪调控受损　与疾病因素、环境因素等有关。

2. 焦虑　与需求未满足、过度担心、环境不适应等有关。

3. 恐惧　与疾病因素、环境因素、恐怖症等有关。

4. 适应不良性悲伤　与患病住院、抑郁等有关。

5. 睡眠型态紊乱　与心理应激、情绪异常、环境改变等有关

6. 疲乏　与兴趣缺乏、精力不足等有关。

7. 有自残 / 自杀的危险　与情绪抑郁、沮丧、无价值观等有关。

8. 有对他人 / 自己实施暴力的危险　与自控能力下降、易激惹等有关。

四、个性评估

（一）基础知识

1. 个性（personality）　指具有一定倾向的心理特征的总和。与人格概念相近，本教材不进行严格的区分。

2. 个性的特征　个性具有整体性、独特性、稳定性和社会性。

（1）整体性：是指个体的心理全貌，是能力、气质和性格构成的有机整体。任何个体都不可能有孤立的人格倾向和人格心理特征。

（2）独特性：指个体独特的个性倾向和个性心理特征。人格不仅受先天禀赋的影响，而且是在后天环境中逐渐形成的。因此，世界上不可能有两个人拥有完全相同的性格。

（3）稳定性：指个体相对稳定的心理倾向和心理特征。偶尔的心理倾向和行为特征不能代表他们的个性。此外它还表明，人格特征一旦形成，就相对稳定，不易改变。

（4）社会性：指个性形成的过程中，既有生物遗传因素的作用，又受到后天社会因素的影响，如生长环境，受到的关爱与教育等。

3. 个性结构　个性主要由个性倾向、个性心理特征和自我意识组成。在此主要介绍个性心理特征。人的个性心理特征主要指的是性格，指人在对客观现实的态度和行为方式中表现出来的比较稳定的、具有核心意义的心理特征。常将性格分为功能类型、内外倾向型等。

（1）功能类型：以理智、情绪和意志三种心理功能中的哪一种占优势来确定性格类型。

（2）内外倾向型：性格外向者活泼开朗，情绪化，果断，善于社交，反应迅速，但鲁莽，难以接受批评和自我批评；性格内向的人感情深藏，待人谨慎，不善于沟通，但一旦下定决心，就能坚持下去，善于自我分析和自我批评。

（二）评估方法和内容

1. 观察法　观察病人的外表、言行举止、为人处世、对事情的态度的外部表现，如开朗或活泼、感情外露或内藏、意志脆弱或坚强、做决定和做事情依赖别人的程度或独立完成等，都可以作为评估性格特征的佐证。

2. 会谈法　与病人交谈了解其在各种情况下的态度和行为表现，如询问病人"通常情况下，面对困难，你采取什么态度和行为？""遇到不愉快或伤心的事，你是尽量说出来还是闷在心里？"等。

3. 作品分析法　对病人的文字材料，甚至短信、QQ空间、发微信朋友圈的内容及对某些热

点问题的评论等进行收集，分析、评估其对各种事物所持的观点、态度，发现可能存在的个性问题。

4. 投射法　常用"罗夏墨迹测验"和"主题统觉测验"进行人格测验。

5. 量表评定法　常用的量表有艾森克个性问卷（Eysenck personality questionnaire，EPQ）、明尼苏达多相人格调查表（Minnesota multiphasic personality inventory，MMPI）、卡特尔 16 项人格因素（16 personality factors，16PF）、大五人格测验等。

【相关的护理诊断 / 问题】

1. 有危险倾向的健康行为　与言行举止、为人处世、对事情的态度改变有关。

2. 有对他人 / 自己实施暴力的危险　与个性改变、情绪不稳等有关。

3. 焦虑　与患病住院、环境改变等有关。

4. 恐惧　与疾病预后不佳、个性改变等有关。

五、应激与应对评估

（一）基础知识

1. 应激（stress）　又称压力，现代应激理论将应激定义为：当个体面临或觉察到环境变化对机体有威胁或挑战时做出的适应性和应对性反应的过程。

2. 应激源（stressors）　又称压力源，凡能够引起个体产生应激的各种因素均可视为应激源。可分为以下 4 种类型。

（1）生理性应激源：包括机体生理功能失调或组织结构残缺，如疲劳、饥饿、失眠、外伤、手术、疾病等。

（2）心理性应激源：主要指导致个体产生焦虑、恐惧和抑郁等情绪反应的各种心理冲突和心理挫折。

（3）社会文化性应激源：包括战争动乱、家庭功能失调、经济困难、职业压力、角色改变、文化差异等。

（4）环境性应激源：包括寒冷、炎热、噪声、空气污染、生活环境改变等。

3. 应对方式（coping strategies）　应对（coping）又称应付，是个体对生活事件及因生活事件而出现的自身不稳定状态所采取的认知和行为措施。根据应对的指向性，可将其分为以下几种。

（1）情感式应对：为解决自身情境反应的应对活动，指向的是应激反应，倾向于采用过度进食、用药、饮酒、远离应激源等行为回避或忽视应激源，来处理由应激所致的情感问题。

（2）问题式应对：为直接解决事件或改变情境的应对活动，指向的是应激源，倾向于通过有计划地采取行动、寻求排除或改变应激源所致影响的方法，以处理导致应激的情境本身。

4. 应激反应（stress reaction）　指由应激源作用于个体后，为避免自身因应激源的威胁受到伤害，而引起的生理、情绪、认知和行为等方面的非特异性适应反应。

（1）生理反应：可表现为失眠或睡眠、食欲下降或暴食，疲乏、头痛、气短、心律失常、血压升高、应激性溃疡等。

（2）情绪反应：主要表现为紧张、焦虑、抑郁、恐惧、无助等。

（3）认知反应：应激引起的认知反应包括积极和消极两方面。适度的应激水平可以引起积极的认知反应，如提高警觉性和注意力、思维活跃、表现积极、解决问题的能力增强。但如果应激水平较高或长期处于高应激状态，会导致消极的认知反应，包括注意力范围缩小、注意力和记忆力下降、思维缓慢、感知混乱、判断错误、分析和解决问题的能力降低等。同时，也可能影响个体的社会认知水平，导致自我评价能力降低。

（4）行为反应：行为是个体心理活动的外在表现。个体在压力的作用下，其行为会随着生理、心理活动的变化而相应改变。常见的行为反应有：①逃避与回避，如拖延、闭门不出、离家出走或辞职；②退化与依赖，如哭闹、退化到儿童的反应方式；③敌对与攻击，如毁物、争吵、冲动、伤人或自杀；④无助与自怜，比如不采取可以采取的积极应对行动；⑤物质滥用，如吸烟、酗酒或吸毒。这些行为变化会影响个体的社会适应性。

应激的生理、心理和行为反应因人而异，并非每个人都会有上述所有应激反应，这些反应相互影响、相互作用、相互转化。

（二）评估方法和内容

1. 会谈法　为应激评估的主要方法。会谈的重点包括应激源、应对方式和应激反应。

（1）应激源：通过询问病人"目前让你感到有压力的事件有哪些？""近来你的生活有哪些改变？"等问题，了解其近1年内是否经历过重大的生活事件和日常生活困扰及其对个体的影响。

（2）应对方式：通过询问病人"通常你采取什么方式缓解紧张或压力？""这样做的效果如何？""这次生病住院对你有什么影响吗？""你是怎么处理的？"等问题，了解病人以往对应激事件常采用的应对方式及其效果、目前对所面临的应激事件的反应及应对情况。

（3）应激反应：询问病人有无食欲缺乏、头痛、腹痛、疲乏、睡眠障碍等应激所致的生理反应，有无焦虑、抑郁、愤怒等情绪反应，有无记忆力下降、思维混乱、解决问题的能力下降等应激所致的认知改变，有无行为退化或敌对、物质滥用、自杀或暴力倾向等应激所致的行为反应。

2. 观察法　主要观察是否有应激引起的应激反应，包括生理反应、情绪反应、认知及行为异常等表现，可根据个体的面部表情、语言表达和行为举止等加以判断。

3. 量表测量法　主要包括应激源量表和应对方式量表两大类。

（1）应激源量表：常用的有社会再适应评定量表、生活事件量表、住院病人压力评定量表等。

（2）应对方式量表：主要为问卷方式，常用的有 Jaloviee 应对方式量表、简易应对方式问卷、特质应对方式问卷、医学应对方式问卷等。

4. 医学检测法　评估有无心率、心律、血压的改变，有无呼吸频率和呼吸型态的变化，有无腹痛，有无全身肌肉紧张或颤抖表现等。

【相关的护理诊断／问题】

1. 应对无效　与应对方式不良有关。
2. 无能为力感／有无能为力感的危险　与应对方式不良有关。
3. 创伤后综合征／有创伤后综合征的危险　与创伤应对方式不良等有关。
4. 无效性否认　与应对方式不良、认知障碍等有关。
5. 有对他人／自己实施暴力的危险　与酒精或药物依赖、情绪不稳等有关。
6. 焦虑　与患病住院、环境改变应对无效等有关。
7. 恐惧　与疾病预后不佳、应对无效等有关。

第三节 社 会 评 估

一、角色评估

(一)基础知识

1. 角色(role) 是个体在特定的社会关系中的身份及由此而规定的行为规范和行为模式的总和。具体地说,就是个人在特定的社会环境中有着相应的社会身份和社会地位,并按照一定的社会期望,运用一定权力来履行相应社会职责的行为。例如,护士承担着照顾病人的责任,必须符合护士的职业规范。每个人在社会中同时扮演着多种角色,并随着不同的时间、空间进行必要的角色转变,例如,一个护士在工作场所要执行护士的工作职责,回到家中她是家庭的主要照顾者,承担着照顾家中老人和孩子的责任。而每种角色都是在与之相关的角色伙伴(互补角色)发生互动关系过程中表现出来的,如教师与学生、丈夫与妻子、护士与病人、母亲与孩子等。

2. 病人角色特征 当一个人患病后,便无可选择地进入了病人角色,其原来的社会角色便部分或全部被病人角色所替代,以病人的行为来表现自己。病人角色具有以下特征:①脱离或减轻日常生活中的其他角色,减轻或免除相应的责任和义务;②病人对于其陷入疾病状态没有责任,有权利接受帮助;③病人有寻求治疗和恢复健康的义务,有享受健康服务、知情同意、寻求健康保健信息和要求保密的权利;④病人有配合医疗和护理的义务。

3. 病人角色适应不良

(1)病人角色冲突:指个体在适应病人角色过程中与其常态下的各种角色发生心理冲突和行为矛盾。当病人的求医行为与其所担负的其他角色行为不能协调一致,只能做到某一方面而不能顾全另一方面时,就会产生角色冲突心理。多见于承担较多社会及家庭责任,并且事业心、责任心较强的人。是病人角色适应不良的常见类型。

(2)病人角色缺如:指个体患病后没有进入病人角色,不承认自己有病或对病人角色感到厌倦,即不接纳和否认病人角色,以致不能很好地配合治疗和护理。多见于年轻人、初诊为癌症或其他预后不良疾病的病人。

(3)病人角色强化:指个体已恢复健康,当需要病人角色向日常角色转化时,仍然沉溺于病人角色,对自我能力怀疑、失望,对常态下承担的角色感到恐惧,即病人角色的行为超过了与其疾病严重程度相应的行为强度。表现为多疑、依赖、退缩,对恢复正常生活没有信心等。

(4)病人角色消退:指某些原因使一个已适应了病人角色的个体必须立即转入常态角色,在承担相应的义务与责任时,使已具有的病人角色行为退化甚至消失。

(5)病人角色行为异常:指病人因对其所患疾病认识不足,或因病痛的折磨感到悲观失望出现的抑郁、恐惧,以及轻生的念头或自杀行为。

（二）评估方法和内容

1. 会谈法

（1）角色数量与任务：询问个体目前在家庭、工作和社会生活中所承担的角色与任务。如"你从事什么职业及担任什么职务？""目前在家庭、单位或社会生活中所承担的角色与任务有哪些？"等。

（2）角色感知：询问个体对自己承担的角色数量与责任是否能适当地评价其角色感知，如"你是否清楚自己的角色权利和义务？""你觉得自己所承担的角色数量和责任是否合适？"。

（3）角色满意度：询问个体对自己角色的满意情况、与自己的角色期望是否相符等，了解其有无角色适应不良。

（4）角色紧张：询问个体有无角色紧张的心理和生理表现，如个体是否感到压力很大、角色不能胜任，有无疲乏无力、头痛、心悸、焦虑、抑郁等角色适应不良的生理和心理反应。

会谈过程中应注意个体有无角色适应不良的叙述，并判断其类型，如"我觉得我的时间不够用""我感到很疲劳"等多提示角色负荷过重，"我因为工作而没有很好地照料患病的孩子"常提示角色冲突。

2. 观察法　主要观察有无角色适应不良的心理和生理及行为反应。如疲乏、头痛、失眠、心悸、焦虑、抑郁、愤怒和沮丧、忽略自己和疾病、缺乏对治疗护理的依从性等。

【相关的护理诊断 / 问题】

1. 有照顾者角色紧张的危险　与慢性病导致父母与子女分离无法进行照顾有关。
2. 角色行为无效　与疾病导致对角色的认识发生改变有关。

二、文化评估

（一）基础知识

1. 文化（culture）　是一定历史、地域、经济、社会和政治的反映。人类社会生活的各个方面，包括社会化、社会互动、社会群体、社会制度和社会变迁等，都可以归结为文化现象。

2. 文化要素　文化具有获得性、民族性与历史传承性、共享性、整合性和双重性等特性。文化包含知识、信仰、艺术、道德、法律、风俗、社会关系、社会组织、价值观等多种基本要素，其中与健康密切相关的核心要素主要有价值观、信念与信仰、习俗等。

（1）价值观（values）：是个体对生活方式与生活目标价值的看法或思想体系。价值观是在长期社会化的过程中，通过后天学习逐步形成和获得的，包括个体所追求的目标及相对应的个体行为方式。不同的人、社会和民族有不同的价值观。价值观与健康保健有着密切的关系，它可影响人们对健康的认识及对疾病与治疗的态度，左右人们对解决健康问题轻重缓急的决策。

（2）信念（belief）与信仰（faith）：信念是个体认为可以确信的看法，是个体在自身经历中积累起来的认识原则，是与个性和价值观相联系的一种稳固的生活理想。如健康信念，个体对健康和疾病所持的信念可直接影响其健康行为和就医行为。信仰则是人们对某种事物或思想的极度尊崇与信服，并以此作为自己的精神寄托和行为准则。如宗教信仰。信仰的形成是一个长期的过程，是人们在接受外界信息的基础上沿着认知、情感、意志、信念和行为的轨道持续发展，最终融合而成的。

（3）习俗（custom）：又称风俗，指一个民族的人在生产、居住、饮食、沟通、婚姻与家庭、医药、丧葬、节日、庆典、礼仪等物质文化生活上的共同喜好和禁忌。与健康相关的习俗主要有饮食、语言和非语言沟通方式及传统医药等。

3. 文化休克（culture shock） 指生活在某一种文化环境中的人初次进入另一种不熟悉的文化环境，因失去自己熟悉的所有社会交流的符号与手段所产生的思想混乱与心理上的精神紧张综合征。简而言之，就是人们对生活在陌生文化环境中所产生的迷惑与失落的经历。文化休克主要由沟通障碍、日常生活习惯的改变、孤独与无助、风俗习惯、价值观及信仰的差异等导致。

当个体离开熟悉的环境进入陌生的文化环境时，多经历以下 4 期。

（1）兴奋期：也被称为"蜜月期"，指人们初到一个新的环境，被新环境中的人文景观和意识形态所吸引。对一切事物都感到新奇，渴望了解新环境中的风俗习惯和语言行为等，并希望能够顺利开展活动、进行工作。此期的主要表现是兴奋，情绪亢奋和高涨。一般可持续几周到数月。

（2）意识期：或称为沮丧期，个体好奇、兴奋的感觉被失望、失落、烦恼和焦虑代替，开始意识到自己要在新的环境中做长时间的停留，必须改变自己以往的生活习惯和思维模式去适应新环境的生活方式。此时个体的文化价值观冲突，角色、行为、自我形象和自我概念等可受到挫伤而紊乱，尤其是当原定计划无法正常实施、遭遇挫折时，会感到孤独。此期是文化休克中表现最重，也是最难度过的一期，一般可持续数周、数月甚至更长的时间。

（3）转变期：在经历了一段时间的迷惑和沮丧后，个体开始学习，适应新环境的文化模式，逐渐了解新环境中的"硬文化"和"软文化"，熟悉当地人的语言及当地的风俗习惯，并与当地人做朋友。此期表现为个体原有的沮丧、孤独感和失落感渐渐减少，能用比较客观、平和的心态看待并适应周围的环境。

（4）适应期：随着文化冲突问题的解决，个人已完全接受新环境中的文化模式，建立起符合新文化环境要求的行为、习惯、价值观念等。此期表现为个体在新环境中感到满意和舒适。

文化休克并不是一种疾病，而是一个学习的过程，一种复杂的个人体验，在此期间个体可能会产生不舒服甚至痛苦的感觉，特别是病人因住院而产生的文化休克。因此，护士需要评估和发现病人文化休克的表现，帮助病人尽快适应住院环境，消除文化休克对其健康的不良影响。

（二）评估方法和内容

1. 会谈法 是文化评估中较为重要的获得病人资料的方式。

（1）价值观：存在于潜意识中，不能直接观察，又很难言表，人们也很少意识到其行为受潜意识中价值观的直接引导。因此，价值观的评估比较困难，目前尚无现成评估工具。可通过询问"通常情况下，什么对你最重要？""遇到困难时你是如何看待的？""一般从何处寻求力量和帮助"等问题获取有关个体价值观的信息。

（2）健康信念与信仰：通过询问病人"你认为生活的意义和目的是什么？""对你来说，什么最重要？""你不断努力向前的动力是什么？""在遇到困难时，是什么带给你力量和希望？""你认为自己是有宗教信仰或精神信仰的人吗？""这些信仰与你的健康或健康决策有何关系？""在你的生活中有哪些需要遵从的戒规，如饮食禁忌？""我看到你有些特殊的饰品，你是否有宗教信仰或精神信仰？"等评估有无精神或宗教信仰。

（3）习俗：可通过询问了解病人的饮食习惯和禁忌、沟通交流方式及针对所患疾病常采用的民间疗法等。

此外，护士应具备跨文化护理的意识，注意结合病人的具体情况评估其有无文化休克的可能，以及询问病人及家属对医院环境有无特殊要求等。

2. 观察法 可以通过观察病人的日常进食情况评估其饮食习俗；通过观察病人与他人交流时的表情、眼神、手势、坐姿等评估其非语言沟通文化；通过观察病人在医院期间的表现评估其有无文化休克；通过观察病人的外表、服饰、有无宗教信仰活动改变或宗教信仰改变，获取有关其文化和宗教信仰的信息。宗教信仰活动改变或宗教信仰改变多提示个体存在精神困扰。

3. 评定量表测评 精神信仰是主观的、多维度的，对于每个人来说也是独特的，个体之间差异很大，即使是同一教派也会如此。又因为用于精神信仰评估的工具多源于某一特殊的信仰背景，几乎没有跨文化的基础，由此为精神信仰的评估带来了困难。目前精神信仰的评估工具多为自评问卷，较常用的包括精神信仰经验指数（spiritual experience index，SEI）、精神健康调查（spiritual health inventory，SHI）等，不同的工具或概念框架决定了评估的准确程度。

【相关的护理诊断 / 问题 】

1. 精神困扰 与对治疗的道德和伦理方面的含义有疑问或由于强烈的病痛，其信仰的价值系统面临挑战有关。

2. 有精神安适增进的趋势 与自我意识，有自觉性及内在的动力，有超越感，希望自己的精神状态更加健康向上有关。

3. 社会交往障碍 与社会交往环境改变有关。

4. 语言沟通障碍 与医院环境中医务人员使用医学术语过多有关。

5. 焦虑 / 恐惧 与环境改变及知识缺乏有关。

6. 迁徙应激综合征 与医院文化环境和背景文化有差异有关。

三、家庭评估

家庭是个体最重要的关系网络和生活环境，家庭中的许多问题都直接或间接影响家庭成员的健康。

（一）基础知识

1. 家庭（family） 是基于婚姻关系、血缘关系和收养关系而形成的社会生活的基本单位。通常由夫妻、父母子女、兄弟姐妹和其他近亲属组成。家庭功能是否健全，家庭关系是否和谐，都对个体的身心健康产生影响。

2. 家庭结构（family structure） 指家庭内部的构成和运作机制，反映了家庭成员之间的相互作用和相互关系。家庭结构包括家庭人口结构、权利结构、角色结构、沟通过程和价值观。

（1）家庭人口结构：即家庭类型（family form），由有血缘或婚姻关系的亲属的数量及亲密程度所产生的家庭的不同类型。一般按家庭规模和人口特征将其分为 7 种类型（表 5-6）。在我国，也常采取以下分类：①核心家庭：指以夫妻为核心与未成年子女组成的家庭。②主干家庭：由夫妻、夫妻的父母，或者直系长辈及未成年子女组成的家庭。③扩大型家庭：由核心家庭或主干家庭加上其他旁系亲戚组成的家庭。④不完全型家庭：指夫妻关系残缺的家庭，如单亲家庭、父母双亡的家庭。

表 5-6　家庭人口结构类型

家庭类型	人口特征
核心家庭	夫妻和其婚生或领养的子女
主干家庭	核心家庭成员加上夫妻任何一方的直系亲属，如祖父母、外祖父母、叔姑姨舅
单亲家庭	夫或妻单独一方和其婚生或领养的子女
重组家庭	再婚夫妻和前夫或（和）前妻的子女，以及婚生或领养的子女
无子女家庭	仅夫妻两人
同居家庭	无婚姻关系而长期居住在一起的夫妻和其婚生或领养的子女
老年家庭	仅老年夫妇

（2）家庭权力结构（family power structure）：指家庭成员之间在影响力、控制权和支配权方面的相互关系。家庭权力结构的一般类型有：①传统权威型，由传统习俗继承而来的权威，如父系家庭以父亲为权威人物；②工具权威型，由养家能力、经济权力决定的权威；③分享权威型，家庭成员彼此协商，根据各自的能力和兴趣分享权力；④感情权威型，由感情生活中起决定作用的一方做决定。家庭权利结构是护士进行家庭评估后采取家庭干预措施的重要参考资料，必须能确定谁是家庭中的主要决策者，与之协商，才能有效地提出建议，实施护理干预。

（3）家庭角色结构（family role structure）：指家庭对每个占有特定位置的家庭成员所期待的行为和规定的家庭权利、责任与义务。如父母有抚养未成年子女的义务，也有要求成年子女赡养的权利。家庭角色可分为公开角色和非公开性角色。良好的家庭角色结构应具有以下特征：①每个家庭成员都能认同和适应自己的角色范围；②家庭成员对某一角色的期望一致，并符合社会规范；③角色期待能满足家庭成员的心理需要，符合自我发展的规律；④家庭角色有一定的弹性，能适应角色的变化。

（4）家庭沟通过程（family communication process）：家庭成员之间传递信息的过程，最能反映家庭成员间的相互作用与关系。家庭内部沟通良好是家庭和睦与家庭功能正常的保证。反之则会出现家庭内部沟通过程障碍，其特征为：①家庭成员自卑；②家庭成员以自我为中心，不能理解他人的需求；③家庭成员在交流时采用间接或掩饰的方式；④家庭内信息的传递是不直接的、含糊的、有矛盾或防御性的。

（5）家庭价值观（family values）：指家庭成员对家庭活动的行为准则和生活目标的共同态度与基本信念，通常不被人们意识到，却深深地影响着每个家庭成员的思维和行为方式。

3. 家庭生活周期（family life cycle）　指从家庭单位的产生、发展到解体的整个过程。根据 Duvall 模式，家庭生活周期可分为 8 个阶段（表 5-7），每个阶段都有其特定的任务，需家庭成员协同完成，否则将在家庭成员中产生相应的健康问题。

4. 家庭功能　家庭的主要功能是满足家庭成员和社会的需要，主要包括以下功能。

（1）生物功能：指家庭所具有的繁衍后代，满足家庭成员衣、食、住、行等基本生活需求，以保证家庭成员身体健康的功能，是家庭最原始而基本的功能。

（2）经济功能：表现为家庭在任何条件下所具有的得以维持生存所必需的消费能力。家庭成员主要通过参加社会化劳动而谋生，以不断工作的形式增加家庭的收入，保证家庭其他功能的正常进行。家庭通过其经济功能进一步影响社会的经济和生产。

（3）文化功能：指家庭通过亲朋往来、文化娱乐、求学就业等活动以传递社会道德、法律、

表 5-7 Duvall 模式家庭生活周期表

周期	定义	任务
新婚	男女组合	沟通与适应，性生活协调及计划生育
有婴幼儿	最大孩子 0~30 个月	适应父母角色，应对经济及照顾婴幼儿的压力
有学龄前儿童	最大孩子 30 个月至 6 岁	孩子上幼儿园，培育其社会化技能
有学龄儿童	最大孩子 6~13 岁	儿童身心发展，上学及教育问题
有青少年	最大孩子 13~20 岁	与青少年沟通，进行责任与义务教育、性教育等
有孩子离家创业	最大孩子离家至最小孩子离家	适应孩子离家
空巢期	父母独处至退休	适应仅夫妻俩的生活，巩固婚姻关系
老年期	退休至死亡	正确对待和适应退休、衰老、丧偶、孤独、疾病和死亡等

风俗或时尚等的过程。家庭通过其文化功能培养家庭成员的社会责任感、社会交往意识与技能。

（4）教育功能：家庭教育对其成员的影响，是任何教育组织都不可替代的。人的品行、个性观念及健康心理观等，与其最初接受的家庭教育是分不开的，父母作为子女的第一任教师，其言行就是子女模仿的榜样。家庭教育在社会教育中占有特殊的地位和作用，但家庭教育不能取代学校和其他各类职业教育，只有将家庭教育和其他各类教育结合起来，才能更好地发挥家庭教育和其他教育的作用。

（5）心理功能：指家庭在维持家庭内部稳定，建立爱与归属感，维护家庭成员的安全与健康等方面提供良好的心理支持。

5. 家庭危机（family crisis） 指当家庭压力超过家庭资源，导致家庭功能失衡的状态。

（1）家庭压力：主要来自：①家庭经济收入低下或减少，如失业、破产。②家庭成员关系的改变与终结，如离婚、分居、丧偶。③家庭成员角色改变，如初为人父（母）、退休、患病等。④家庭成员的行为违背家庭期望或损害家庭荣誉，如酗酒、赌博、犯罪等。⑤家庭成员生病、残障、无能等。

（2）家庭资源：指家庭为了维持其基本功能、应对压力事件或危机状态所需的物质、精神与信息等方面的支持，可分为家庭内部资源和家庭外部资源两种类型。家庭内部资源包括经济支持、精神与情感支持、信息支持和结构支持等。家庭的外部资源有社会支持、文化资源、医疗保健机构的支持和宗教组织的支持等。

（二）评估方法和内容

1. 会谈法 重点为个体的家庭类型、家庭结构、生活周期、家庭功能等。

（1）家庭类型与人口结构：通过询问家庭的人口组成，确定其家庭类型，如"你的家庭有多少人？""有哪些人口组成？"等。

（2）权利结构：重点询问家庭的决策过程。如"家里大事小事通常由谁做主？""家里有麻烦时，通常由谁提出意见和解决的办法？"等。

（3）角色结构：重点询问家庭中各个成员所承担的角色，包括正式角色与非正式角色，注意是否有人扮演有损家庭关系的角色，如受虐者或虐待者等，以及家庭各成员的角色行为是否符合家庭的角色期望，是否有成员存在角色适应不良。

（4）沟通过程：了解家庭内部沟通过程是否良好，评估时应结合对家庭成员间语言和非语言沟通行为的观察综合分析，如"你的家庭幸福吗？""大家有想法或要求是否直截了当地提出来？"等。

（5）价值观：重点是了解家庭成员日常生活的规范和行为方式，如"家庭主要的日常生活规范有哪些？""家庭成员的主要行为方式如何？""如何看待吸烟、酗酒等生活行为？""家庭是否倡导成员间相互支持、关爱，个人利益服从家庭整体利益？"等。

（6）家庭生活周期：通过询问，确定家庭所处的生活周期，如"你结婚多久了？""你们有孩子吗？多大了？"等。

（7）家庭功能：询问家庭收入情况，如"你感觉你的家庭收入是否够用？能否满足衣食住行等基本生活需要？""对孩子的成长和培养是否满意？""家庭成员间是否能相互照顾？"等。

2. 观察法　主要观察内容为家庭沟通过程、父母角色行为及有无家庭虐待。

（1）家庭沟通过程：在与家庭接触的过程中，通过观察每个家庭成员的反应及家庭各成员的情绪，可了解家庭的内部关系。出现下列情况提示家庭关系不良：①家庭成员交流过程中，频繁出现敌对性或伤害性语言；②家庭成员过于严肃，家庭规矩过于严格；③所有问题均由某一家庭成员回答，而其他成员只是附和；④家庭成员间很少交流意见；⑤家庭内部有家庭成员被忽视。

（2）父母角色行为：观察父母是否胜任其角色，是否具有良好的抚养孩子的能力。①父母的情绪状态：胜任父母角色者对自己所承担的父母角色感到满意和愉快；不胜任者常表现出焦虑、沮丧或筋疲力尽，对孩子的表现感到失望、不满甚至愤怒。②父母与子女间的沟通方式：有良好抚养能力的父母对子女的反应敏感，经常与子女沟通；缺乏抚养能力的父母不注意子女的需求和反应，不允许子女质疑或提出反对意见。③子女的表现：有抚养能力的父母其子女健康快乐，有依附父母的行为；缺乏抚养能力的父母，其子女可有抑郁、冷漠、孤独、怪僻、对父母排斥或过度顺从等表现，无依附父母的行为。

（3）有无家庭虐待：观察家庭成员有无受虐待的体征，如皮肤淤血、软组织损伤、骨折等。虐待提示家庭内部成员间存在不健康的家庭关系。

3. 量表评定法　可采用评定量表对病人的家庭功能状况及其从家庭中可获得的支持情况进行测评。常用的评定量表有 Procidano 与 Heller 的家庭支持量表和 Smilksten 的家庭功能量表及儿童受虐筛查表等。

【相关的护理诊断／问题】

1. 语言沟通障碍　与家庭成员间亲近感减弱或家庭成员间缺少沟通交流有关。
2. 家庭运作过程改变　与家庭情况改变或家庭危机有关。
3. 持续性悲伤　与不能满足家庭成员的情感需要有关。
4. 有孤独的危险　与情感上失落、社交孤立及身体隔离有关。
5. 有依附关系受损的危险　与父母患病或存在躯体障碍有关。
6. 父母角色冲突　与父母因病不能照顾子女、子女因病与父母分离等有关。
7. 照顾者角色紧张　与照顾任务复杂，照顾者缺乏知识或经验等有关。

四、环境评估

（一）基础知识

1. 环境（environment） 指人类生存或生活的空间。狭义的环境指环绕个体的区域，如病房居室。广义的环境则指人类赖以生存、发展的社会与物质条件的总和。根据环境的性质可将其分为自然环境和社会环境。

2. 环境的组成

（1）自然环境：又称物理环境，是一切存在于机体外环境的物理因素的总和。自然环境又可分为两类：一类是天然形成的原生环境，如空气、水和土壤等；另一类是由于工农业生产和人群聚居等对自然施加的额外影响，引起人类生存条件的改变，称次生环境，如耕地、种植园、鱼塘、人工湖、牧场、工业区、城市和集镇等。

（2）社会环境：是指人类生存及活动范围内的社会物质与精神条件的总和。包括社会政治制度、法律、社会经济、社会文化系统、教育、人口、民族、职业、生活方式、社会关系与社会支持等诸多方面。

3. 环境对健康的影响

（1）物理环境对健康的影响：置于物理环境中的人，通过摄取其中有益于身体健康的物质来维持生命活动。同时，环境中也随时存在着、产生着和传播着危害人体健康的物质。物理环境中的危险因素包括生物因素、物理因素、化学因素、气候与地理因素等。

（2）社会环境对健康的影响：社会环境与人的健康有密切的关系，积极的社会环境将促进人的健康，而消极的社会环境则可能导致人患病。消极的社会环境可以直接对人造成伤害，如战争给人带来伤残，甚至死亡。但在更多的情况下，消极的社会环境是通过社会的政治制度、经济因素、文化系统、生活方式、社会关系与社会支持及医疗卫生服务体系等中介因素而导致疾病的。

（二）评估方法和内容

1. 会谈法 通过会谈了解是否存在影响个体健康的物理环境和社会环境因素。

（1）物理环境：包括家庭环境和工作环境的评估。注意询问其个体居所及工作场所是否整洁、明亮，空气是否流通、新鲜，居住及工作环境中有无影响健康的危险因素，是否采用防护措施等。

（2）社会环境：重点评估社会是否安定和谐，医疗保健及保障制度是否健全合理，个体的生活方式是否健康，有无稳定的社会关系，社会支持能否满足需要等。

2. 实地考察法 是可靠的环境评估方法，可通过实地取样检测和观察来获得物理环境和社会环境中的客观信息。

（1）家庭环境：包括病人居住环境及其家庭中是否存在不安全因素，如居室建筑物装修等污染。

（2）工作环境：病人工作环境中有无危险因素，有无安全作业条例，是否采用防护措施等。

（3）病室环境：病人所处病室是否光线明亮、温度和湿度适宜、干净、整洁，无尘、无异味、无臭味，噪声控制是否在允许范围内，地面是否干燥、平整、防滑，有无空调或其他降温和取暖设备，婴儿室有无恒温设备，电源是否妥善安置及使用安全与否，用氧时有无防火、防油、防震标记，药物储藏是否安全可靠等。

【相关的护理诊断 / 问题】

1. 社区保健缺乏　与社区缺乏保健设施、管理不到位等有关。

2. 焦虑 / 持续性悲伤　与面临重大应激事件而社会支持资源不足等有关。

3. 有感染的危险　与贫困导致营养不足，居住环境卫生状况差等有关。

4. 有中毒的危险　与环境有害气体污染有关。

5. 有受伤的危险　与感官及视觉障碍，环境缺乏安全设施等有关。

（刘　青）

数字课程学习

🖨 情境导入解析　　⬇ 教学 PPT　　💬 小结　　✏ 自测题

第六章

临床常用实验室检查

【学习目标】

知识：

1. 掌握实验室检查标本采集与处理的原则及注意事项。

2. 熟悉常用实验室检查项目的参考范围。

3. 了解常用实验室检查的目的和临床意义。

技能：

1. 正确进行各项实验室检查的标本采集、保存及送检。

2. 正确分析实验室检查结果，结合病人其他健康资料判断其健康状况，做出正确的护理诊断。

素质：

1. 具有尊重病人、爱护病人及保护病人隐私的意识。

2. 采集实验室检查标本时，要善于沟通与观察，操作动作轻柔，体现人文关怀意识。

3. 具有良好的沟通能力、高度的责任感、敬业精神和伦理道德行为。

情境导入

病人，男，45 岁。因"腹部外伤 0.5 h"由"120"急救车送入急诊科，入院时检查：意识模糊，精神差，全身湿冷，腹部有压痛、反跳痛和腹肌紧张。T 35.4℃，P 117 次/min，R 14 次/min，BP 64/41 mmHg，SpO_2 92%。急诊超声显示：有较大的脾包膜下血肿及腹腔内积血。以"脾破裂、失血性休克"收入院。护士遵医嘱给予病人吸氧、心电监护、补液治疗。

请思考：

1. 该病人还需要完善哪些实验室检查资料？
2. 为该病人进行标本采集、保存及送检时，有哪些注意事项？

实验室检查（laboratory examination）是运用各种实验方法和技术对病人的血液、体液、分泌物、排泄物等标本进行检查，以获得反映机体生理功能、疾病状态等的资料，协助疾病诊断，为制订治疗和护理措施、判断疾病预后、观察治疗护理效果等方面提供依据。

第一节　血液检查

血液由血浆和血细胞组成，血液中各种成分的变化会影响机体的正常生理功能。血液检查包括血液常规检查、生物化学检查、免疫学检查、出血与凝血检查、血型等，本节主要介绍血液常规检查、出血与凝血检查和血型检查。

一、血液标本的采集

（一）血液标本的类型

血液标本根据其成分和性质可分为全血、血浆和血清。

1. 全血　又分为静脉全血、动脉全血和末梢全血。

（1）静脉全血：指来自静脉的全血，在血液检查中应用最为广泛，主要用于血细胞成分计数等检查。

（2）动脉全血：指来自动脉的全血，主要用于血气分析的检查。

（3）末梢全血：主要用于仅需微量血液进行检查的项目。因末梢血液循环较差，容易受到外界环境的影响，血细胞计数不稳定，与静脉血液计数可能存在较大差异。

2. 血浆　指添加了抗凝剂且经离心去除血细胞的标本，主要用于生物化学成分测定和凝血项目的检查。

3. 血清　指血液离体自然凝固后分离出的去除血细胞的标本，主要用于生物化学或免疫学的检测。

（二）血液标本的采集部位

1. 静脉血　成人首选的采集部位是肘部静脉，有肘正中静脉、贵要静脉、头静脉，其次为腕部或踝部的静脉，幼儿可选用颈静脉。

2. 动脉血　常用的采集部位有肱动脉、桡动脉或股动脉，采集后的血液标本需要与空气隔绝，且立即送检。

3. 毛细血管血　成人首选的采集部位是手指，婴幼儿可选用足跟处采血。

（三）血液标本采集时间

不同血液检查项目对血液标本采集的时间有不同要求。

1. 空腹采血　一般要求至少禁食 8 h（以 12~16 h 为宜，但不超过 16 h）进行的采血，禁食期间可少量饮水，采血时间宜选择在早上 7—9 时进行。空腹采血可避免因进食而影响血液某些化学成分的改变，可用于大部分的生物化学项目的检测。

2. 定时采血　指需要在规定的时间内完成的采血，常用于葡萄糖耐量试验检查、血药浓度监测检查等项目。

3. 随时或急诊采血　检查项目的结果不受采血时间限制或无法限制，主要用于体内代谢较稳定或受代谢影响较小的项目检测。

（四）血液标本真空采血法

真空采血法又称为负压采血法，具有计量准确、操作方便、封闭无菌、标识醒目、容易保存、一次进针多管采血等优点。真空采血系统包括双向采血针、真空采血管（图 6-1），真空采血管中已根据不同的检查目的加入了定量的特定添加剂，如促凝剂、抗凝剂、防腐剂等（表 6-1）。

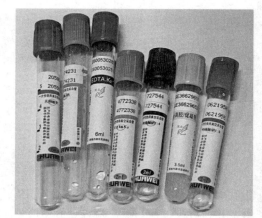

图 6-1　各种真空采血管

表 6-1　各种真空采血管内所含添加剂及主要用途

采血管帽颜色	添加剂	主要用途
红色	无促凝剂	生成血清，生化/免疫学检查
金黄色	促凝剂/分离胶	生成血清，生化/免疫学检查
绿色	肝素锂、肝素钠	生成血浆，生化检查
紫色	乙二胺四乙酸盐	血常规检查
蓝色	枸橼酸钠：血液 = 1:9	凝血检查
黑色	枸橼酸钠：血液 = 1:4	红细胞沉降率测定
灰色	葡萄糖酵解抑制剂（氟化钠）/草酸钾或乙二胺四乙酸二钠	葡萄糖、乳酸测定

应用含有添加剂的真空采血管进行采血，采集后应轻柔颠倒混匀数次。可参照不同真空管产品的说明书，注意不可剧烈振荡，防止溶血。采血时，若一针多管采血，不同真空采血管采血顺序如下：血培养瓶→枸橼酸钠抗凝采血管→血清采血管（包括含有促凝剂和/或分离胶）→含有或不含分离胶的肝素抗凝采血管→含有或不含分离胶的乙二胺四乙酸抗凝采血管→葡萄糖酵解抑制剂采血管。

二、红细胞检查

红细胞是血液中数量最多的有形成分，其主要功能是携氧和转运二氧化碳，同时起到缓冲酸碱平衡的作用。红细胞镜下呈双凹圆盘状，大小相对均一，平均直径 7.2 μm（图 6-2）。

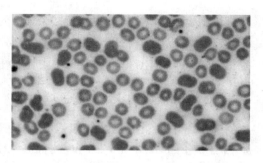

图 6-2 经瑞氏染色后的镜下红细胞形态

（一）红细胞计数及血红蛋白浓度测定

红细胞（red blood cell，RBC）计数和血红蛋白（hemoglobin，Hb 或 HGB）浓度测定常相互结合作为贫血、真性红细胞增多症、红细胞增多的主要诊断指标之一。

【参考范围】

红细胞计数：成年男性（4.3 ～ 5.8）× 10^{12}/L；成年女性（3.8 ～ 5.1）× 10^{12}/L。

血红蛋白浓度测定：成年男性 130 ～ 175 g/L；成年女性 115 ～ 150 g/L。

【临床意义】

1. 病理性增多　指单位容积循环血液中红细胞、血红蛋白高于参考范围上限。

（1）相对增多：常见于严重呕吐、腹泻、发热、多尿、糖尿病酮症酸中毒、大面积烧伤的病人。

（2）绝对增多：包括继发性增多和原发性增多。继发性增多常见于组织缺氧、促红细胞生成素代偿性增高、新生儿、高原地区居民、慢性阻塞性肺气肿等；原发性增多是一种原因不明的以红细胞增多为主的骨髓增殖性疾病，如真性红细胞增多症。

2. 病理性减少　指单位容积循环血液中红细胞、血红蛋白低于参考范围下限，通常称为贫血。

（1）贫血分类：贫血按照病因可分为：①红细胞生成减少性贫血，常见于肾性贫血、缺铁性贫血、巨幼细胞贫血。②红细胞破坏过多性贫血，常见于遗传性球形细胞增多症、珠蛋白生成障碍性贫血、阵发性睡眠性血红蛋白尿症、新生儿溶血病等。③红细胞丢失性贫血，常见于急性、慢性失血性贫血。

（2）贫血分度：血红蛋白可作为判断贫血程度的指标，按照血红蛋白含量，贫血可以分为 4 度：①轻度贫血，Hb 低于参考范围下限但 ≥90 g/L。②中度贫血，90 g/L > Hb ≥60 g/L。③重度贫血，60 g/L > Hb ≥30 g/L。④极重度贫血，Hb < 30 g/L。

临床上，当病人的 RBC < 1.5 × 10^{12}/L，Hb < 45 g/L 时，应考虑给予输血。

（二）血细胞比容测定

血细胞比容（hematocrit，Hct，HCT）指一定体积的全血细胞中红细胞所占体积的相对比例。常用于贫血及其严重程度的判断。

【参考范围】

成年男性：0.40 ～ 0.50；成年女性：0.35 ～ 0.45。

【临床意义】

血细胞比容的临床意义与红细胞相似。

1. 血细胞比容增高　红细胞增多导致的 Hct 增高，常见于真性红细胞增多症、缺氧、肿瘤、促红细胞生成素增多等；血浆量减少导致的 Hct 增高，常见于各种原因所致的体液丢失。

2. 血细胞比容降低　红细胞减少导致的 Hct 降低，常见于各种原因所致的贫血、出血；血浆量增多导致的 Hct 降低，常见于中晚期妊娠、过多补液、竞技运动员生理性适应等。

（三）红细胞平均指数测定

红细胞平均指数包括红细胞平均体积（mean corpuscular volume，MCV）、红细胞平均血红蛋白含量（mean corpuscular hemoglobin，MCH）、红细胞平均血红蛋白浓度（mean corpuscular hemoglobin concentration，MCHC），这 3 项指标可以综合起来对贫血进行细胞形态学分类。

【参考范围】

正常成人：MCV 82～100 fL；MCH 27～34 pg；MCHC 316～354 g/L。

【临床意义】

用于贫血形态学分类，并提示贫血的可能原因（表 6-2）。

表 6-2　贫血形态学分类及临床意义

形态学分类	MCV	MCH	MCHC	临床意义
正细胞性贫血	正常	正常	正常	再生障碍性贫血、急性失血性贫血、多数溶血性贫血、骨髓病性贫血等
大细胞性贫血	增高	增高	正常	缺乏叶酸和（或）维生素 B_{12} 引起的巨幼细胞贫血
单纯小细胞性贫血	降低	降低	正常	慢性感染、炎症、肝病、尿毒症、恶性肿瘤等引起的贫血
小细胞低色素性贫血	降低	降低	降低	缺铁性贫血、珠蛋白生成障碍性贫血、铁粒幼细胞性贫血

（四）网织红细胞测定

网织红细胞（reticulocyte，Ret，RET）是介于晚幼红细胞和成熟红细胞之间的尚未完全成熟的红细胞，是反映骨髓造血功能的重要指标。

【参考范围】

百分数：成人 0.5%～1.5%，新生儿 3%～6%；绝对值：（24～84）× 10^9/L。

【临床意义】

1. 评价骨髓增生能力　RET 增多表示骨髓造血功能活跃，常见于各种增生性贫血，以溶血性贫血最为多见；RET 减少表示骨髓造血功能抑制，常见于非增生性贫血、各种慢性贫血。

2. 鉴别贫血类型　①正细胞性贫血时，RET 增多常见于急性出血和溶血综合征，正常或减少见于骨髓衰竭或慢性贫血；②大细胞性贫血时，RET 增多常提示使用维生素 B_{12} 或叶酸进行治疗；③小细胞性贫血时，RET 增多常见于血红蛋白病。

3. 作为疗效观察指标　①观察贫血治疗疗效：RET 是贫血病人随访检查的项目之一；②骨髓移植后监测造血功能；③作为化疗和放疗的监测：RET 的动态观察可指导临床及时调整放、化疗治疗方案，避免严重的骨髓抑制。

（五）红细胞沉降率测定

红细胞沉降率（erythrocyte sedimentation rate，ESR）指离体抗凝全血中的红细胞在规定条件下自然下沉的速率，简称血沉。

【参考范围】

魏氏法：成年男性 0～15 mm/1 h 末，成年女性 0～20 mm/1 h 末。

【临床意义】

1. 血沉生理性加快　血沉受年龄、性别、月经周期的影响。

（1）年龄：新生儿红细胞数量较多，血沉较慢；12 周岁以下的儿童红细胞数量生理性减少，血沉稍快；50 周岁以上的成年人，由于纤维蛋白原含量逐渐增多，血沉可增快。

（2）性别：女性由于纤维蛋白原含量较男性多，因此血沉较男性快。

（3）月经周期：女性月经期由于子宫内膜损伤、出血，纤维蛋白原增加，可致血沉加快。

2. 血沉病理性加快　血沉测定特异性差，但结合病史、临床表现，仍具有一定的参考价值。

（1）炎症性疾病的鉴别：急性细菌性感染可致血沉加快，病毒性感染时血沉变化不大。

（2）风湿性疾病、结核病变活动期判断：活动期血沉加快，静止期血沉减慢。

（3）组织损伤的鉴别：严重创伤和大手术后血沉加快。急性心肌梗死后第 3～4 天血沉加快，可持续 1～3 周；心绞痛时血沉正常。

（4）肿瘤性质的鉴别：恶性肿瘤血沉常明显加快，良性肿瘤血沉多正常。

（5）各种原因引起的高球蛋白血症：如多发性骨髓瘤、巨球蛋白血症、系统性红斑狼疮等，血沉常明显加快。

（6）自身免疫病：如结缔组织疾病、类风湿关节炎等，血沉加快。

（7）高胆固醇血症：如动脉粥样硬化、糖尿病等，血沉加快。

3. 血沉减慢　常见于真性红细胞增多症、低纤维蛋白血症、充血性心力衰竭等。

三、白细胞检查

人体外周血液中的白细胞（leukocyte）起源于骨髓造血干细胞，包括粒细胞（granulocyte，GRAN）、淋巴细胞（lymphocyte，L）和单核细胞（monocyte，M）三大类，其中粒细胞又分为中性粒细胞（neutrophil，N）、嗜酸性粒细胞（eosinophil，E）、嗜碱性粒细胞（basophil，B）。各类白细胞通过不同方式和作用机制参与消灭病原体、清除过敏原、免疫反应等，以维护机体的健康。

（一）白细胞计数及分类计数检查

白细胞计数（white blood cell count）指测定单位容积的外周血液中的白细胞总数的方法。白细胞分类计数（differential leukocyte count，DLC）指在显微镜下观察经染色后血涂片上白细胞的形态，并进行分类计数，计算各种白细胞比值（百分率）和绝对值的方法。

【参考范围】

正常成人：白细胞计数：（3.5～9.5）×10^9/L。

中性粒细胞百分数：40%～75%；嗜酸性粒细胞百分数：0.4%～8.0%；嗜碱性粒细胞百分数：0～1%；淋巴细胞百分数：20%～50%；单核细胞百分数：3%～10%。中性粒细胞绝对值：（1.8～6.3）×10^9/L；嗜酸性粒细胞绝对值：（0.02～0.52）×10^9/L；嗜碱性粒细胞绝对值：

（0~0.06）×10^9/L；淋巴细胞绝对值：（1.1~3.2）×10^9/L；单核细胞绝对值：（0.1~0.6）×10^9/L。

【临床意义】

1. 白细胞计数　白细胞总数高于正常值上限称为白细胞增多（leukocytosis），低于正常值下限称为白细胞减少（leukopenia）。外周血液中白细胞数量变化受机体不同生理状态和病理因素影响，具体临床意义可结合白细胞分类计数。

2. 白细胞分类计数

（1）中性粒细胞

1）中性粒细胞增多：中性粒细胞增多大致可分为反应性增多和异常增生性增多。反应性增多是机体对各种病原体刺激所产生的应激反应，常见于急性感染，其增多的程度与病原体的种类，感染的部位、范围、严重程度和机体的应对能力有关。异常增生性增多常见于造血干细胞克隆性疾病，如急慢性粒细胞白血病、骨髓增生性疾病等，增多的粒细胞主要为病理性，常伴红细胞或血小板的改变。

2）中性粒细胞减少：常见于中性粒细胞成熟和增殖障碍、消耗或破坏过多、分布异常等。

（2）嗜酸性粒细胞

1）嗜酸性粒细胞增多：常见于过敏性疾病、寄生虫感染、某些恶性肿瘤和骨髓增殖性疾病。

2）嗜酸性粒细胞减少：常用于观察急性传染病的病情及预后判断，也作为大面积烧伤病人预后的观察指标。

（3）嗜碱性粒细胞

1）嗜碱性粒细胞增多：常见于食物、药物等所致的过敏性反应，嗜碱性粒细胞白血病，慢性粒细胞白血病，糖尿病、甲状腺功能减退症等内分泌疾病。

2）嗜碱性粒细胞减少：外周血液中嗜碱性粒细胞数量很少，因此，其减少多无临床意义，可见于过敏性休克等应激反应。

（4）淋巴细胞

1）淋巴细胞增多：常见于典型急性细菌感染的恢复期、慢性结核病的恢复期或慢性期、病毒所致的急性传染病，急性淋巴细胞白血病、慢性淋巴细胞白血病、淋巴细胞性淋巴肉瘤等血液病，组织移植术后及使用某些血液病药物等。

2）淋巴细胞减少：常见于流行性感冒恢复期、HIV感染、结核病、放射治疗、免疫性疾病及烷化剂引起的药物反应。

（5）单核细胞

1）单核细胞增多：单核细胞病理性增多常见于急性感染的恢复期，慢性感染，系统性红斑狼疮等结缔组织病，急性单核细胞白血病、慢性单核细胞白血病、淋巴瘤、多发性骨髓瘤等血液病，胃癌、肺癌等恶性肿瘤。

2）单核细胞减少：临床意义不大。

（二）白细胞形态学检查

在病理情况下，除白细胞计数和分类计数发生变化外，白细胞形态有时也会发生改变。计算各种白细胞的比例及观察白细胞的形态对疾病的诊断和用药的疗效观察有重要意义。

1. 正常白细胞形态　经染色后，镜下可见以下几种白细胞（图6-3）。

（1）中性杆状核粒细胞：正常中性杆状核粒细胞细胞质呈粉红色，颗粒量多、细小、均匀、紫红色，细胞核弯曲呈杆状、带状、腊肠样，染色质粗糙、深紫红色，直径 10 ~ 15 μm。

（2）中性分叶核粒细胞：正常中性分叶核粒细胞细胞质呈粉红色，颗粒量多、细小、均匀、紫红色，细胞核分 2 ~ 5 叶，以 3 叶核为主，染色质粗糙、深紫红色，直径 10 ~ 15 μm。

（3）嗜酸性粒细胞：正常嗜酸性粒细胞细胞质着色不清，呈橘黄色颗粒、粗大、整齐排列、均匀充满胞质，细胞核多分为 2 叶，眼镜形，染色质粗糙、深紫红色，直径 13 ~ 15 μm。

（4）嗜碱性粒细胞：正常嗜碱性粒细胞细胞质着色不清，呈紫黑色颗粒、量少、大小不均、排列杂乱、可盖于细胞核上，细胞核因颗粒遮盖而呈现不清，染色质粗糙、深紫红色，直径 10 ~ 12 μm。

（5）淋巴细胞：正常淋巴细胞细胞质透明，呈淡蓝色、多无颗粒，大淋巴细胞可有少量粗大、不均匀紫红色颗粒，细胞核呈圆形、椭圆形、肾形，染色质呈深紫红色、粗糙成块、核外缘光滑，直径 6 ~ 15 μm。

（6）单核细胞：正常单核细胞细胞质呈半透明、灰蓝色或灰红色，颗粒细小、尘土样紫红色，细胞核呈肾形、山字形、马蹄形、扭曲折叠不规则形，染色质疏松网状、淡紫红色，有膨胀和立体起伏感，直径 12 ~ 20 μm。

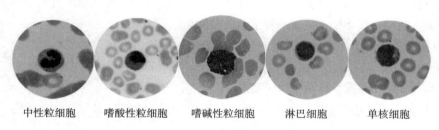

中性粒细胞　　嗜酸性粒细胞　　嗜碱性粒细胞　　淋巴细胞　　单核细胞

图 6-3　经瑞氏染色后的镜下白细胞形态

2. 异常白细胞形态

（1）中性粒细胞的核象变化：核象（nuclear shift）标志着中性粒细胞从新生细胞至衰老细胞的发育阶段。正常情况下，外周血液中的中性粒细胞以分叶核（2 ~ 5 叶）为主，少量杆状核粒细胞。病理情况下，中性粒细胞的核象会发生核左移或者核右移。

核左移（shift to left）：指外周血液中的中性杆状核粒细胞增多或（和）出现晚幼粒细胞、中幼粒细胞甚至早幼粒细胞的现象。常见于急性化脓性感染、急性溶血及应用细胞因子等。

核右移（shift to right）：指外周血液中的中性分叶核粒细胞增多，并且 5 叶核以上的中性粒细胞 > 3% 的现象。严重的核右移常伴有白细胞总数减少，提示骨髓造血功能衰退，常见于巨幼细胞贫血、内因子缺乏所致的恶性贫血、应用抗代谢药物治疗肿瘤时、尿毒症等。

（2）中性粒细胞毒性变化：在严重的化脓性感染、败血症、恶性肿瘤、中毒、大面积烧伤等情况下，中性粒细胞可发生如下改变：①大小不均，常见于病程较长的化脓性感染；②中毒颗粒，常见于严重感染及大面积烧伤时；③空泡形成，常见于严重感染时；④杜勒小体，常见于严重感染，如肺炎、麻疹、败血症和烧伤等；⑤退行性病变，常见于衰老和病变的细胞。中性粒细胞的这些改变对观察病情和判断预后有一定的意义。

（3）异型淋巴细胞：在病毒或原虫感染、药物反应、结缔组织疾病、应激状态或过敏原等因素的刺激下，淋巴细胞可发生增生并出现形态上的改变，表现为细胞体增大、细胞质增多、嗜碱性增强、细胞核母细胞化等情况，称为异型淋巴细胞（atypical lymphocyte）/ 反应性淋巴细胞（reactive lymphocyte）。异型淋巴细胞按形态可分为 3 型：Ⅰ 型（空泡型 / 泡沫型 / 浆细胞型）、

Ⅱ型（不规则形／单核细胞型）、Ⅲ型（幼稚型／未成熟细胞型／幼淋巴细胞型）。异型淋巴细胞增多常见于传染性单核细胞增多症、病毒性肝炎、流行性出血热、湿疹等病毒性和过敏性疾病，也可见于巨细胞病毒、人类免疫缺陷病毒（HIV）、梅毒螺旋体、弓形虫等感染和疫苗接种。

四、血小板检查

血小板（platelet，PLT）由骨髓造血组织中的巨核细胞产生，具有黏附、聚集、释放、促凝和血块收缩，以及维持血管内皮完整性等功能。血小板计数（platelet count）是测定单位容积血液内血小板数量的方法。

【参考范围】

正常成人：$(125 \sim 350) \times 10^9$/L。

【临床意义】

1. 血小板增多

（1）原发性血小板增多：常见于慢性粒细胞白血病、原发性血小板增多症、真性红细胞增多症等。

（2）反应性血小板增多：常见于急性化脓性感染、大出血、急性溶血、肿瘤等。

（3）其他：血小板增多还可见于外科手术后、脾切除等。

2. 血小板减少　是引起出血的常见原因，当血小板计数为 $(20 \sim 50) \times 10^9$/L 时，提示可有轻度出血或手术后出血；$< 20 \times 10^9$/L 时，提示可有较严重的出血；$< 5 \times 10^9$/L 时，提示可导致严重出血。病理性血小板减少常见于以下情况。

（1）生成障碍：常见于急性白血病、再生障碍性贫血、骨髓肿瘤、放射性损伤、巨幼细胞贫血等。

（2）消耗过多：常见于血栓性血小板减少性紫癜、弥散性血管内凝血等。

（3）破坏过多：常见于特发性血小板减少性紫癜、脾功能亢进、系统性红斑狼疮等。

（4）分布异常：常见于脾大、血液被稀释等。

（5）先天性疾病：常见于新生儿血小板减少症、巨大血小板综合征等。

五、出血与凝血检查

在正常生理情况下，人体的凝血、抗凝血与纤维蛋白溶解系统通过机体的复杂调控相互作用、相互制约，使血液在血管内始终处于流动状态而不发生凝固导致血栓形成，也不溢出血管壁而发生出血，当发生出血时又能及时止血。出血与凝血检查在出血性和血栓性疾病的诊断、鉴别和治疗监测上有着重要意义。

（一）出血时间

出血时间（bleeding time，BT）指在特定条件下，将皮肤刺破后，血液自然流出到自然停止所需的时间。BT 异常主要反映血小板数量和功能、血管壁完整性、某些凝血因子的缺乏等。

【参考范围】

出血时间测定法：(6.9 ± 2.1) min。

【临床意义】

1. BT 延长　常见于：①血小板数量异常，如血小板减少症等。②血小板功能异常，如血小板无力症、巨大血小板综合征等。③某些凝血因子缺乏，如血管性血友病、弥散性血管内凝血。

④血管异常，如遗传性出血性毛细血管扩张症。⑤药物作用，如服用抗血小板药物、抗凝药物等。

2. BT 缩短　常见于某些严重的血栓性疾病。

（二）凝血酶原时间

凝血酶原时间（prothrombin time，PT）指在体外模拟体内外源性凝血的全部条件，测定血浆凝固所需要的时间的方法。PT 常用于筛检外源性凝血和共同途径凝血异常。

【参考范围】

（1）PT：正常成人 11～13 s，超过正常对照值 3 s 判断为异常。

（2）国际标准化比值（international normalization ratio，INR）：因国际敏感指数（international sensitivity index，ISI）的不同而有所差异。

（3）凝血酶原比率（prothrombin rate，PTR）：正常成人 0.85～1.15。

【临床意义】

1. PT 延长　常见于先天性凝血因子 Ⅱ、Ⅴ、Ⅶ、Ⅹ 缺乏症和低（无）纤维蛋白原血症、获得性凝血因子缺乏（如严重肝病、维生素 K 缺乏、原发性纤溶亢进、弥散性血管内凝血等）、口服抗凝剂等。

2. PT 缩短　常见于先天性凝血因子 Ⅴ 增多症、高凝状态或血栓性疾病（如心肌梗死、脑血栓形成等）、长期服用避孕药等。

（三）活化部分凝血活酶时间

活化部分凝血活酶时间（activated partial thromboplastin time，APTT）指的是在体外模拟体内内源性凝血的全部条件，测定血浆凝固所需要的时间的方法。APTT 常用于检测内源性凝血因子、共同途径凝血是否异常及血液中是否存在抗凝血物质。

【参考范围】

正常成人：25～35 s，超过正常对照值 10 s 判断为异常。

【临床意义】

1. APTT 延长　常见于：①凝血因子 Ⅷ、Ⅸ 水平降低所致的血友病 A 和 B；②后天性凝血因子 Ⅰ、Ⅱ、Ⅴ、Ⅹ 的严重缺乏，见于严重肝病、维生素 K 缺乏症等；③原发性或继发性纤溶亢进；④服用抗凝剂，如肝素抗凝治疗监测；⑤血液循环中存在病理性抗凝物质，如狼疮样抗凝物等。

2. APTT 缩短　常见于高凝状态和血栓性疾病，如弥散性血管内凝血高凝期、心肌梗死等。

（四）纤维蛋白原

纤维蛋白原（fibrinogen，FIB）由肝合成，是一种急性时相反应蛋白，是血浆中浓度最高的凝血因子，其浓度或功能异常可导致凝血障碍。

【参考范围】

正常成人：2.0～4.0 g/L。

【临床意义】

1. FIB 增高　常见于：①感染，如毒血症、肺炎、亚急性细菌性心内膜炎等；②无菌性炎症，如肾病综合征、风湿性关节炎等；③血栓前状态和血栓性疾病，如糖尿病、急性心肌梗死等；④其他，如外伤、烧伤、外科手术后、妊娠高血压综合征等。

2. FIB 减低 常见于原发性纤维蛋白原减少或结构异常、弥散性血管内凝血晚期、重症肝炎、肝硬化等。

（五）凝血酶时间

凝血酶时间（thrombin，TT）指在特定条件下，在血浆中加入"标准化"凝血酶后，血浆纤维蛋白原转化为纤维蛋白，使乏血小板血浆凝固的时间。

【参考范围】

正常成人：16~18 s，超过正常对照值 3 s 为异常。

【临床意义】

1. TT 延长 常见于：①低（无）纤维蛋白原血症和异常纤维蛋白原血症；②原发性或继发性纤溶亢进；③肝素或类肝素样抗凝物质增多，如肿瘤、系统性红斑狼疮等。

2. TT 缩短 一般无临床意义。

（六）纤维蛋白（原）降解产物

纤维蛋白（原）降解产物（fibrin/fibrinogen degradation products，FDP）指 FIB、可溶性纤维蛋白原、纤维蛋白多聚体和交联纤维蛋白等物质被纤溶酶降解后生成的产物。

【参考范围】

阴性（<5 mg/L）。

【临床意义】

FDP 阳性或浓度增高常见于原发性纤溶亢进或继发性纤溶亢进，如弥散性血管内凝血、恶性肿瘤、肺栓塞、深静脉血栓形成、肝疾病等。

（七）D- 二聚体

D- 二聚体（D-dimer，D-D）是交联纤维蛋白的降解产物之一，是继发性纤溶特有的代谢产物。

【参考范围】

阴性（<250 μg/L）。

【临床意义】

D- 二聚体阳性或浓度增高见于继发性纤维蛋白溶解亢进、深静脉血栓、肺栓塞、脑梗死、心肌梗死、严重肝疾病等。D- 二聚体是诊断深静脉血栓和肺栓塞的主要指标之一。

（八）DIC 实验诊断

弥散性血管内凝血（disseminated intravascular coagulation，DIC）是在许多疾病的基础上，各种原因所致的血管内凝血及纤溶系统被激活，导致全身微血栓形成，凝血因子大量被消耗并继发纤溶亢进，引起全身性出血及微循环衰竭的临床综合征。DIC 常用的筛检指标有 PLT、FIB、FDP 和 D-D、PT 和 APTT，同时具有 3 项及以上异常，即可诊断为 DIC。DIC 的实验室筛检指标既是诊断 DIC 的重要组成部分，也是治疗 DIC 的重要参考依据。具体诊断标准见表 6-3。

表 6-3 DIC 的筛检指标及诊断标准

筛检指标	诊断标准
PLT	$< 100 \times 10^9/L$（肝病、白血病 $< 50 \times 10^9/L$）或进行性下降
FIB	< 1.5 g/L（肝病 < 1.0 g/L、白血病 < 1.8 g/L，高凝期 > 4.0 g/L）或进行性下降
FDP 或 D-D	FDP > 20 mg/L（肝病、白血病 > 60 mg/L）或 D-D 呈阳性
PT 或 APTT	PT 缩短或延长 3 s 以上（肝病、白血病延长 5 s 以上），或 APTT 延长 10 s 以上

六、血型检查

血型（blood group）是血液中各种成分（包括红细胞、白细胞、血小板）表面的抗原类型。血型系统（blood group system）是指由单个基因座或多个紧密连锁的基因座上的等位基因所产生的一组抗原。血型系统可分为红细胞血型系统、白细胞抗原系统、血小板血型系统及血清型。其中最常见的为红细胞血型系统的 ABO 血型系统及 Rh 血型系统。

ABO 血型系统主要包括 A 型、B 型、O 型及 AB 型 4 种基本血型，其抗原、抗体组成见表 6-4。

表 6-4 ABO 血型系统

血型（表现型）	红细胞表面抗原	血清中抗体	基因型
A	A	抗 B	AA，AO
B	B	抗 A	BB，BO
AB	A，B	—	AB
O	—	抗 A，抗 B	OO

Rh 血型系统目前认定的抗原有 50 个，与临床关系最密切的有 C、D、E、c、e，按其抗原性强弱依次为：D、E、C、c、e，D 最先发现且其抗原性最强，临床上一般将表达 D 抗原的红细胞称为 Rh 阳性，不表达 D 抗原的红细胞称为 Rh 阴性。中国人约 99.6% 表达为 Rh 阳性，0.4% 为 Rh 阴性，少数民族 Rh 阴性稍多。

微课 6-1
如何看懂血常规化验单

第二节 尿液检查

尿液是人体中具有重要意义的排泄物，尿液检查在临床护理中应用广泛。尿液检查主要用于：①协助疾病的诊断和疗效观察。尿液检查最常用于泌尿系统疾病的辅助诊断，是泌尿系统疾病最常用的实验室检查指标之一。此外，尿液检查还可以作为其他系统疾病的辅助诊断，如糖尿病酮症酸中毒病人，需要进行尿酮体的检查，协助疾病诊断。②用药监护。③疾病观察，如休克病人在进行抢救时，需要观察和记录尿量。④健康普查。对健康人群进行尿液分析，有助于肾、肝、胆管等疾病的筛查，有助于疾病的早期诊断和预防。

一、尿液标本的采集与保存

1. 尿液标本的采集 正确采集尿液标本是使检查结果准确可靠的前提和保证。根据检查目的不同，需要采集不同的尿液标本。

（1）尿液标本：主要包括晨尿、随机尿、计时尿、中段尿、导管尿（经尿道）、导管尿（经输尿管）、耻骨上穿刺尿。

（2）应用范围：各种尿液标本的应用范围见表6-5。

表6-5 各种尿液标本的类型及应用范围

标本类型	应用范围
晨尿	常规筛检、细胞学检查
随机尿	常规筛检、细胞学检查
计时尿（3 h尿、12 h尿、24 h尿）	化学物质定量检查、细胞学检查、清除率试验等
中段尿	常规筛检、细胞学检查、微生物培养
导管尿（经尿道）	常规筛检、微生物培养
导管尿（经输尿管）	鉴别肾与膀胱感染
耻骨上穿刺尿	常规筛检、细胞学检查、微生物培养（尤其是厌氧菌）

（3）尿液标本采集前准备：①应告知病人尿液标本采集的目的、方法及注意事项；②采集尿液标本前，病人应处于安静状态，按常规生活、饮食，避免运动、性生活、经期、过度空腹或饮食、饮酒、吸烟等；③有条件的情况下，在尿液标本采集前尽量清洗外阴，女性病人应特别注意防止阴道分泌物或经血混入尿液，男性病人应避免精液、前列腺液混入尿液，婴幼儿病人应避免粪便混入尿液；④用于细菌培养的尿液标本，必须在使用抗生素治疗前使用无菌容器采集尿液标本。

2. 尿液标本的保存 尿液标本采集后应及时送检，在2 h内完成检查，若不能及时送检，应进行适当处理或保存，防止尿液标本成分发生变化。常见处理保存方法见表6-6。

表6-6 常见尿液标本处理保存方法及用途

方法	用途
4℃冰箱冷藏	可保存6~8 h，冷藏保存常用于电解质、肌酐、葡萄糖、总蛋白等检查
甲醛防腐（100 mL尿液中加入40%甲醛0.5 mL）	常用于尿液中细胞、管型等有形成分的检查
甲苯防腐（100 mL尿液中加入甲苯0.5 mL）	常用于尿液中尿糖、尿蛋白等化学成分的定性或定量检查
浓盐酸（1 L尿液中加入10 mL浓盐酸）	常用于17-羟皮质类固醇、17-酮皮质类固醇、儿茶酚胺、草酸盐、钙、磷等的定量检查

拓展阅读6-1
婴幼儿尿液标本收集器的制作及应用

二、尿液一般性状检查

（一）尿量

尿量（urine volume）指 24 h 排出体外的尿液总量。尿量的多少与肾生成尿液的能力及肾的浓缩和稀释功能有关。

【参考范围】

成年人：1 000 ~ 2 000 mL/24 h；儿童按照体重计算尿量，为成年人的 3 ~ 4 倍。

【临床意义】

1. 尿量增多　24 h 尿量超过 2 500 mL 为多尿。

（1）生理性尿量增多：常见于食用含水量较高的食物、饮水过多、大量静脉输注液体、精神紧张等。

（2）病理性尿量增多

1）肾疾病：因肾小管受损致肾浓缩功能减退引起，常见于慢性肾炎、慢性肾盂肾炎、急性肾衰竭多尿期等。

2）内分泌疾病：因抗利尿激素严重分泌不足或缺乏，导致肾小管和集合管重吸收水分能力降低所致，常见于尿崩症、原发性醛固酮增多症、甲状腺功能亢进症等。

3）代谢性疾病：由于渗透性利尿作用引起的多尿，常见于糖尿病。

2. 尿量减少或无尿　24 h 尿量少于 400 mL 或每小时尿量少于 17 mL 为少尿，24 h 尿量少于 100 mL 或 12 h 内无尿液产生为无尿或尿闭。

（1）生理性尿量减少：常见于出汗过多或缺水。

（2）病理性尿量减少或无尿

1）肾前性：因肾缺血、血容量减低或应激状态等引起肾血流量不足、肾小球滤过率减低所致，常见于休克、失血过多、心力衰竭等。

2）肾性：因肾实质病变导致肾小球滤过率减低所致，常见于急性肾小球肾炎、慢性肾炎急性发作、急性肾衰竭少尿期、溶血、肾移植急性排异等。

3）肾后性：因各种原因导致的尿路梗阻所致，常见于肾或输尿管结石、前列腺肥大、前列腺癌等。

（二）颜色和透明度

【正常】

淡黄色，清晰透明。

【临床意义】

1. 生理性变化　①大量饮水、进食含水量高的食物、寒冷天气下尿量增多而导致颜色变淡；饮水少、大量出汗时，尿液少而导致颜色变深。②使用含色素食物时，尿液颜色会发生改变。③药物对尿液颜色也有一定影响。④女性经期，经血污染可使尿液呈红色。

2. 病理性变化

（1）淡红色或红色：因尿液中含有一定量的红细胞，因此称为血尿（hematuria）。血尿由于出血量不同，可呈淡红色、血红色洗肉水样、鲜红色或混有血凝块。1 L 尿液中含血量超过 1 mL 称为肉眼血尿（macroscopic hematuria）；若尿液外观无明显变化，离心沉淀后，镜下红细胞数量超过 3 个 /HP，称为镜下血尿（microscopic hematuria）。血尿常见于：①泌尿生殖系统疾病，如结石、炎症、损伤、肿瘤等；②出血性疾病，如血友病、血小板减少性紫癜等。

（2）茶色或酱油色：因血管内溶血，血浆内游离血红蛋白增多，通过肾小球滤出到尿液中，形成血红蛋白尿（hemoglobinuria）。常见于蚕豆病、阵发性睡眠性血红蛋白尿、血型不合的输血反应、免疫性溶血性贫血等。

（3）深黄色：常见于胆红素尿（bilirubinuria），一般外观呈深黄色，尿液振荡后其泡沫也呈黄色。尿液放置过久后，胆红素可被氧化成胆绿素，呈棕绿色。常见于胆汁淤积性黄疸、肝细胞性黄疸等。

（4）白色：常见于乳糜尿、脓尿、菌尿、结晶尿等。①乳糜尿（chyluria）：外观呈乳白色，因泌尿系统淋巴管破裂或回流受阻导致乳糜液或淋巴液进入尿液所致，常见于丝虫病，也可见于肿瘤、肾病综合征、腹部创伤等原因所致的淋巴回流受阻。②脓尿（pyuria）和菌尿（bacteriuria）：外观呈黄白色或白色，因尿液中含有大量白细胞所致，静置后可有白色云絮状沉淀，常见于泌尿系统感染性疾病，如肾盂肾炎、膀胱炎、尿道炎或前列腺炎等。③结晶尿（crystalluria）：外观呈黄白色、灰白色或淡粉红色，因尿液中含有高浓度的盐类结晶所致。

（5）混浊：新鲜尿液混浊可能由尿液中含有大量白细胞（脓细胞）、红细胞、盐类结晶、细菌、乳糜等引起。

（三）气味

【正常】

微弱芳香气味。

【临床意义】

（1）氨臭味：尿液久置后，因尿素分解可呈氨臭味。若新排出的尿液即有氨臭味，提示慢性膀胱炎、慢性尿潴留。

（2）烂苹果样气味：常见于糖尿病酮症酸中毒的病人。

（3）大蒜臭味：常见于有机磷农药中毒的病人。

（4）鼠臭味：常见于苯丙酮尿症的病人。

（5）腐臭味：常见于泌尿系统感染、膀胱癌晚期。

（四）尿比重

尿比重（specific gravity，SG）又称尿相对密度，指的是尿液在 4℃时与同体积纯水的重量之比。尿比重受肾小管重吸收和浓缩功能的影响，与尿液中溶质（盐类、尿素等）的浓度成正比，与尿量成反比。

【参考范围】

成人随机尿的尿比重波动在 1.003 ~ 1.030，正常参考范围为 1.015 ~ 1.025，晨尿 > 1.020；婴幼儿偏低。

【临床意义】

1. 尿比重增高 ①尿少且尿比重增高：常见于急性肾小球肾炎、心力衰竭、脱水或大量出汗等；②尿多且尿比重增高：常见于糖尿病、放射性造影剂使用过量等。

2. 尿比重减低 常见于急性肾衰竭多尿期、慢性肾衰竭等影响肾稀释浓缩功能的疾病，以及尿崩症等。

三、尿液化学检查

（一）尿酸碱度

【参考范围】

正常饮食情况下，晨尿 pH 5.5 ~ 6.5，随机尿 pH 4.5 ~ 8.0。

【临床意义】

1. 生理性变化　尿液 pH 受食物、生理活动、药物等影响，进食肉类、高蛋白等食物尿液偏酸性，进食蔬菜、水果尿液偏碱性；剧烈运动、饥饿、大量出汗时尿液偏酸性，用餐后因生理性“碱潮”，尿液偏碱性。

2. 病理性变化

（1）病理性酸性尿：常见于酸中毒、发热、慢性肾小球肾炎、糖尿病、痛风、低钾血症等。

（2）病理性碱性尿：常见于碱中毒、高钾血症、膀胱炎、肾盂肾炎、酸盐性尿路结石等。

（二）尿蛋白

【参考范围】

定性检查为阴性，定量检查 < 80 mg/24 h。

【临床意义】

尿液中蛋白质 24 h 排出量超过 150 mg 称为蛋白尿（proteinuria）。

1. 生理性蛋白尿

（1）功能性蛋白尿（functional proteinuria）：一般泌尿系统无器质性病变，尿液内暂时出现少量蛋白，常见于剧烈运动、发热、精神紧张、低温刺激、交感神经兴奋等。

（2）体位性蛋白尿（postural proteinuria）/ 直立性蛋白尿（orthotic proteinuria）：一般直立时由于腰部前突，脊柱压迫肾静脉出现蛋白尿，卧床时消失，且不伴有血尿、高血压、水肿等情况。

（3）偶然性蛋白尿（accidental proteinuria）：由于尿液中混入血液、脓液、黏液、白带、精液等引起的尿蛋白定性试验阳性，因无泌尿系统实质性损害，又称为假性蛋白尿。

2. 病理性蛋白尿

（1）肾前性蛋白尿：当血液中出现大量低分子量蛋白质，超过肾阈时即可在尿中出现，多为溢出性蛋白尿。常见于免疫球蛋白血症、阵发性睡眠性血红蛋白增多症、心肌梗死、急性单核细胞白血病等。

（2）肾性蛋白尿

1）肾小球性蛋白尿：是临床最常见的蛋白尿。因炎症、免疫等因素导致肾小球滤过膜损伤，滤过膜孔径增大、断裂或电荷屏障作用减弱导致血浆蛋白（以白蛋白为主）滤出，超出近端肾小管重吸收能力而引起的蛋白尿。常见于急性肾小球肾炎、肾缺血、糖尿病肾病、系统性红斑狼疮肾病等。

2）肾小管性蛋白尿：因肾小管损伤，重吸收能力减低或抑制，而出现的以小分子量蛋白为主的蛋白尿，常见于肾小管损伤性疾病。

3）混合性蛋白尿：指肾病变同时累及肾小球和肾小管所致的蛋白尿，蛋白尿特点因肾小球或肾小管受损害程度不同而有所差异。

（3）肾后性蛋白尿：常见于膀胱以下泌尿系统的炎症、结石、结核、肿瘤、损伤等，一般无肾本身的损害。

（三）尿糖

【参考范围】

阴性。正常人尿液中可有微量葡萄糖（＜2.8 mmol/24 h）。

【临床意义】

当血液中葡萄糖超过肾糖阈（8.88 mmol/L）时，尿液中开始出现葡萄糖，定性试验为阳性，称为葡萄糖尿（glucosuria）。

1. 血糖增高性糖尿　因血糖增高所致的葡萄糖尿，常见于糖尿病、库欣综合征、甲状腺功能亢进症等。

2. 血糖正常性糖尿　又称为肾性糖尿，因肾小管重吸收葡萄糖能力及肾糖阈降低所致。常见于因先天性近曲小管重吸收葡萄糖的功能受损所致的家族性糖尿、因肾小管对葡萄糖重吸收功能不完善所致的新生儿糖尿等。

3. 暂时性糖尿　常见于：①进食大量碳水化合物或静脉输注大量葡萄糖；②应激性糖尿，因颅脑外伤、脑血管意外、情绪激动、急性心肌梗死、大面积烧伤等引起。

（四）尿酮体

酮体（ketone bodies）包括丙酮、乙酰乙酸和 β- 羟丁酸，是机体脂肪氧化代谢的产物，当糖代谢发生障碍、脂肪分解增多、酮体产生速度超过机体组织利用速度时，可出现酮血症（ketonemia），血液中的酮体含量超过肾阈值时，可产生酮尿（ketonuria）。因此，尿酮体检查常被用于糖代谢障碍和脂肪不完全氧化性疾病的辅助检查。

【参考范围】

阴性。

【临床意义】

尿酮体阳性常见于：①糖尿病酮症酸中毒；②服用双胍类降糖药，由于药物抑制细胞呼吸，可出现血糖减低而尿酮体阳性的情况；③碳水化合物摄入不足，如长期饥饿、剧烈运动、寒冷等情况；④碳水化合物丢失，如高热、频繁呕吐、消化系统疾病等。

（五）尿胆红素

【参考范围】

阴性。

【临床意义】

尿胆红素主要用于黄疸的诊断和鉴别。尿胆红素阳性常见于胆汁淤积性黄疸、肝细胞性黄疸，而溶血性黄疸为阴性。肝内外胆管阻塞、肝实质性损害、先天性高胆红素血症也可见尿胆红素阳性。

（六）尿胆原

【参考范围】

阴性或弱阳性。

【临床意义】

1. 尿胆原阳性　常见于肝细胞性黄疸和溶血性黄疸的各种疾病，如病毒性肝炎、药物或中毒性肝损伤等；也见于顽固性便秘、肠梗阻、发热等。

2. 尿胆原阴性　除正常人外，还常见于引起阻塞性黄疸的疾病，如胆石症、胆管肿瘤、胰头癌等。

（七）尿亚硝酸盐

【参考范围】

阴性。

【临床意义】

尿亚硫酸盐主要应用于尿路感染的快速筛检。因亚硝酸盐与大肠埃希菌感染的相关性高，因此阳性结果常提示尿液中有细菌存在。其结果可与尿白细胞酯酶、尿沉渣镜检结果相结合分析。

（八）尿血红蛋白

【参考范围】

阴性。

【临床意义】

尿液血红蛋白阳性常提示出现血管内溶血，常见于：①红细胞破坏，如大面积烧伤、剧烈运动、严重肌肉外伤、血管组织损伤等；②微血管性溶血性贫血，如 DIC。③免疫因素，如血栓性血小板减少性紫癜、阵发性寒冷性血红蛋白尿症、血型不合的输血等。

（九）尿白细胞酯酶

【参考范围】

阴性。

【临床意义】

尿白细胞酯酶阳性常提示泌尿系统感染，镜检尿液中以中性粒细胞增多为主。肾移植后发生排斥反应时，镜检尿液中常以淋巴细胞为主，此时白细胞酯酶结果呈阴性。

四、尿液显微镜检查

尿液有形成分是指通过尿液排出体外并能在显微镜下检查到的成分，包括尿液中的红细胞、白细胞、上皮细胞、管型、结晶等。

（一）红细胞

镜下未染色的正常红细胞为双凹圆盘状，淡黄色。尿液中红细胞形态受渗透压、pH、放置时间长短等因素的影响。

【参考范围】

玻片法：0~3 个 /HP；定量检查：0~5 个 /μL。

【临床意义】

1. 均一性红细胞血尿　以红细胞增多为主，尿蛋白不增多或增多不明显。常见于以下情况。

（1）暂时性镜下血尿：因剧烈运动、重体力劳动所致。

（2）泌尿系统疾病：泌尿系统炎症、结石、结核、肿瘤所致。

（3）生殖系统疾病：前列腺炎等所致。

（4）其他：各种原因引起的出血性疾病。

2. 非均一性红细胞血尿　常伴有尿蛋白增多和颗粒管型、红细胞管型等，常见于急性或慢性肾小球肾炎、慢性肾盂肾炎、红斑狼疮性肾炎、肾病综合征等。

3. 混合性血尿　常提示出血可能不止一个部位，可能为肾小球性，也可伴有非肾小球性。常见于 IgA 肾病。

（二）白细胞

正常人尿液中的白细胞以中性粒细胞为主，镜下不染色时呈圆球形，较红，细胞大，胞核较模糊，胞质内颗粒清晰可见。

【参考范围】

玻片法：0～5 个 /HP；定量检查：0～10 个 /μL。

【临床意义】

1. 中性粒细胞增多　常见于泌尿系统感染，如肾盂肾炎、膀胱炎、尿道炎、前列腺炎等；女性阴道炎、宫颈炎及附件炎时也可因分泌物进入尿中，引起中性粒细胞增多。

2. 淋巴细胞和单核细胞增多　常见于肾移植后排斥反应、新月体性肾小球肾炎等；病毒性感染时，尿液中淋巴细胞可增多。

3. 嗜酸性粒细胞增多　常见于间质性肾炎、变态反应性泌尿系统炎症等。

（三）上皮细胞

尿液中不同形态上皮细胞可来源于肾小管、肾盂、肾盏、输尿管、膀胱、尿道等，对泌尿系统病变的定位诊断有重要意义。

【参考范围】

肾小管上皮细胞：无；移行上皮细胞：少量；鳞状上皮细胞：少量。

【临床意义】

1. 肾小管上皮细胞　尿液中出现肾小管上皮细胞常见于肾小管病变，成堆出现常提示肾小管有急性坏死性病变。

2. 移行上皮细胞　增多提示相应部位的病变，如肾盂肾炎可见大量尾形上皮细胞，膀胱炎可见大量大圆形上皮细胞。

3. 鳞状上皮细胞　增多并伴有白细胞增多常提示泌尿系统感染；女性可见阴道鳞状上皮细胞，主要来源于阴道分泌物混入尿液，一般无临床意义。

（四）管型

管型（cast）是尿液中蛋白质、细胞及其崩解产物在肾小管、集合管内凝固而形成的圆柱形蛋白凝聚体。

【参考范围】

0～1 个 /LP。

【临床意义】

1. 透明管型（hyaline cast） 又称玻璃管型，正常人尿液中偶见透明管型；剧烈运动、长期发热、心力衰竭时，尿液中也可见少量透明管型；当透明管型大量增多时，常见于肾实质性病变，如急性或慢性肾小球肾炎、肾病综合征、急性肾盂肾炎、肾淤血等。

2. 细胞管型（cellular cast） 管型基质中含有细胞且占管型面积 1/3 以上，根据细胞种类不同，可分为以下几种。

（1）红细胞管型：常见于肾小管或肾小球出血性疾病，如急性肾小球肾炎、慢性肾炎急性发作、急性肾小管坏死、肾出血、肾移植术后产生排异反应、狼疮性肾炎等。

（2）白细胞管型：一般为中性粒细胞，常见于肾实质有活动性疾病，如急性肾盂肾炎、肾脓肿、间质性肾炎等；肾移植排斥反应时可见淋巴细胞管型。

（3）肾上皮细胞管型：常见于肾小管病变性疾病，如急性肾小管坏死、急性肾炎、间质性肾炎、重金属和药物中毒等。

（4）混合细胞管型：管型基质中同时存在两种以上细胞，常见于活动性肾小球肾炎、缺血性肾小球坏死、肾梗死等。

3. 颗粒管型（granular cast） 管型中颗粒含量占管型面积的 1/3 以上，正常人尿液中一般无颗粒管型，当剧烈运动、发热、脱水时偶见细颗粒管型；颗粒管型增多常见于肾实质性病变，如急性或慢性肾小球肾炎、肾病综合征、慢性肾盂肾炎等。

4. 脂肪管型（fatty cast） 为肾小管上皮细胞脂肪变性、崩解导致大量脂肪滴进入管型内所致。脂肪管型增多常提示肾小管损伤、肾小管上皮细胞发生脂肪变性，常见于慢性肾小球肾炎、中毒性肾病，尤多见于肾病综合征。

5. 蜡样管型（waxy cast） 由细颗粒管型衍化而来，或由上皮细胞淀粉样变性溶解后形成，也可因透明管型在肾小管内停留时间过长演变而来。蜡样管型增多常提示肾小管严重病变，常见于慢性肾小球肾炎晚期、肾功能不全、尿毒症及肾淀粉样变性等。

6. 肾衰竭管型（renal failure cast） 又称宽大管型（broad cast），提示肾病变严重，常见于肾衰竭病人，提示预后不良。

7. 细菌管型（bacterial cast） 管型中充满细菌，提示肾实质出现细菌感染，常见于肾化脓性疾病。

（五）结晶

【参考范围】

正常人尿液中镜检可见少量磷酸盐、草酸钙、尿酸盐等生理性结晶。

【临床意义】

1. 酸性尿液中的结晶 ①尿酸结晶：常见于急性痛风、慢性间质性肾炎等；②草酸钙结晶：新鲜尿液中大量出现并伴有红细胞时，常提示肾或膀胱结石。

2. 碱性尿液中的结晶 ①磷酸盐结晶：一般无临床意义，常见于碱性或近中性的尿液中；②尿酸铵结晶：新鲜尿液中出现时，提示膀胱细菌性感染。

3. 其他结晶 ①胆红素结晶：常见于黄疸、急性重型肝炎、肝癌、肝硬化、急性磷中毒等；②磺胺类药物结晶：常见于大量服用磺胺类药物的病人。

第三节　粪 便 检 查

　　粪便是食物在人体内被消化吸收营养成分后的终产物，主要成分包括未被消化的食物残渣、食物的分解产物、消化道分泌物、肠道脱落的上皮细胞、肠道菌群等。粪便检查在临床护理中主要应用于：①了解消化道有无感染、恶性肿瘤，鉴别消化道出血部位。②了解有无寄生虫感染。③检查肠道致病菌，协助诊断肠道传染病。④对粪便颜色、粪胆素进行检查，有助于黄疸类型的鉴别。⑤粪便隐血试验可作为消化道恶性肿瘤的筛检指标。

一、粪便标本的采集

　　粪便标本采集及送检是否正确，直接影响到检查结果的准确性，护士在粪便标本采集前，应告知病人粪便标本采集的目的、方法及注意事项：①采集粪便标本应使用一次性无吸水性、无渗漏、有盖的洁净容器，细菌培养标本的容器应无菌。②粪便标本应新鲜，选取含有异常成分的粪便，如黏液、脓血等部分；外观无异常，应从粪便表面、深处及末端等多处采集，一般采集 3~5 g 粪便送检。③采集的粪便标本避免混入尿液、消毒剂及污水等，以免破坏和污染粪便有形成分。④粪便标本要在 1 h 内及时送检，寄生虫和虫卵检查应在 24 h 内送检，阿米巴滋养体检查标本应立即送检，其需要保温，保持滋养体活力以利检出。⑤蛲虫卵检查，应在清晨排便前用透明薄膜拭子自肛门皱襞处拭取后送镜检。⑥肠道寄生虫检查，一般采集 24 h 粪便，连续送检 3 天。⑦无粪便排出而又必须检查时，可经直肠指检或用采便管采集标本。

二、粪便一般性状检查

　　1. 粪便量　正常人粪便量与进食食物的种类、量及消化器官的功能状态有关。一般每天排便 1 次，排便量 100~250 g，进食细粮及肉食者粪便细腻且量少，进食粗粮及蔬菜者粪便粗糙且量多。

　　2. 颜色和性状　正常人排出的粪便因含粪胆素呈黄褐色软便，婴儿粪便因含有的胆红素未转变为胆绿素而呈金黄色或黄绿色糊状。粪便颜色变化和可能的原因见表 6-7，粪便常见性状变化及临床意义见表 6-8。

表 6-7　粪便颜色变化和可能原因

颜色	非病理性原因	病理性原因
鲜红色	进食番茄、西瓜等	肠道下段出血（如肛裂、痔等）
果酱色	进食大量咖啡、巧克力等	阿米巴痢疾、肠套叠等
灰白色	服用硫酸钡、进食过量脂肪	肠道梗阻、肠结核等
绿色	进食大量绿色蔬菜或甘汞	婴儿肠炎（因胆绿素未转变为粪胆素）
黑色	服用铁剂，进食动物血、肝等	上消化道出血
黄色	新生儿粪便，服用大黄等	胆红素未氧化及脂肪消化不全

表 6-8 粪便常见性状变化及临床意义

粪便性状	特点	临床意义
黏液便	小肠病变时，黏液附着于粪便内；大肠病变时，黏液不易与粪便混合；直肠炎症时，黏液附着于粪便表面	常见于肠道炎症或受刺激，以及细菌性痢疾、阿米巴痢疾时
脓性及脓血便	脓样、脓血样、黏液血样、黏液脓血样	细菌性痢疾多以黏液及脓细胞为主；阿米巴痢疾多以血为主，血中带脓
黑便及柏油样便	呈黑色或发亮的柏油样	上消化道出血量达 50~75 mL 时可出现黑便，粪便隐血试验阳性；出血量较大，持续 2~3 天可出现柏油样便；服用铁剂、铋剂、药用炭等也可排出无光泽的黑便，隐血试验阴性
白陶土样便	呈黄白色陶土样	常见于各种原因引起的胆道梗阻性疾病，钡餐胃肠道造影术后粪便也可呈白色或黄白色
鲜血便	鲜红色，滴落于粪便表面或周边	常见于痔、肛裂、直肠癌等
米泔水样便	白色淘米水样，常伴有黏液	常见于霍乱弧菌感染

3. 气味　正常粪便有臭味。慢性肠炎、胰腺疾病、消化道大出血、结直肠癌溃烂等疾病，粪便呈腐败恶臭味；阿米巴性肠炎，粪便呈鱼腥味；脂肪分解或糖类异常发酵，粪便呈酸臭味。

4. 寄生虫　粪便寄生虫检查有助于寄生虫感染的确诊。蛔虫、蛲虫、绦虫等较大虫体及节片，在粪便中肉眼即可辨认；钩虫体则须将粪便筛洗后查验才能发现。

三、粪便隐血试验

粪便隐血试验（fecal occult blood test，FOBT）指通过粪便检测消化道出血量少且不能经肉眼观察的出血。当上消化道出血量 <5 mL 时，粪便中无可见的血液，镜检无可见的红细胞，但因红细胞被破坏，通过隐血试验可检测到游离的血红蛋白。

【参考范围】

阴性。

【临床意义】

粪便隐血试验可用于消化道出血、消化道肿瘤的筛查和鉴别，阳性结果对消化道出血有重要诊断价值。FOBT 对消化性溃疡的阳性诊断率为 40%~70%，呈间断性阳性；对消化道恶性肿瘤（如胃癌、结肠癌、直肠癌）的阳性诊断率达 95%，呈持续性阳性。当大量食用含有血红蛋白类的食物（如肉、动物肝、动物血液等）时，可出现 FOBT 假阳性；服用大量维生素 C，可出现 FOBT 假阴性。

四、粪便显微镜检查

粪便显微镜检查主要是发现粪便中有无病理成分，如各种细胞、寄生虫卵、真菌、致病细菌、原虫等。

1. 细胞　粪便中常见的细胞为红细胞和白细胞等。

（1）红细胞：粪便中红细胞呈草绿色圆盘状，略有折光性。正常人粪便中无红细胞。上消化道出血，由于胃液消化作用，红细胞被破坏，因此在粪便中也难以见到；下消化道出血时，粪便中可出现数量不等的红细胞，常见于细菌性痢疾、肠炎、结直肠癌、直肠息肉等。阿米巴痢疾时红细胞常粘连成堆，且数量多于白细胞；细菌性痢疾时红细胞多散在分布、形态正常，且数量少于白细胞。

（2）白细胞：粪便中白细胞以中性粒细胞为主。正常人粪便中不见或偶见白细胞。病理情况下，可出现数量不等的白细胞：①肠道炎症，白细胞增多不明显，一般 < 15 个 /HP，且散在分布；②细菌性痢疾、溃疡性结肠炎，可见大量或成堆出现的白细胞；③肠道寄生虫病、过敏性肠炎，粪便中出现较多的嗜酸性粒细胞。

（3）吞噬细胞：为吞噬较大异物的单核细胞，正常人粪便无吞噬细胞，吞噬细胞常见于急性细菌性痢疾、急性出血性疾病，偶见于溃疡性结肠炎。

（4）上皮细胞：多为肠黏膜上皮细胞，常见于肠道炎症。

（5）肿瘤细胞：常见于大肠癌，以直肠部位最多见，多为鳞状细胞癌或腺癌。

2. 食物残渣和结晶　正常情况下，食物经消化道充分消化后，粪便中极少出现食物残渣，当消化功能减退时，可造成消化不良和吸收障碍，粪便中多出现肌纤维、植物细胞、植物纤维等残渣，常见于各种原因引起的腹泻、肠蠕动亢进等。粪便中可见少量结晶，如磷酸钙、草酸钙、碳酸钙等，一般无临床意义。当出现夏科 - 雷登结晶、血红素结晶时，多提示消化道出血，常见于消化道出血、阿米巴痢疾、钩虫病及过敏性肠炎，且常伴有嗜酸性粒细胞增多。

3. 寄生虫卵和肠道原虫　肠道内见寄生虫卵和肠道原虫提示相对应寄生虫感染。

4. 细菌　正常人粪便中可见大量正常菌群，以大肠埃希菌、厌氧杆菌、肠球菌为主。粪便检出霍乱弧菌，提示霍乱；检出幽门螺旋杆菌，提示幽门螺旋杆菌感染；检出真菌，常见于长期使用广谱抗生素、激素、免疫抑制剂等。

第四节　其他体液检查

一、脑脊液检查

脑脊液（cerebrospinal fluid，CSF）是一种细胞外液，是存在于脑室、蛛网膜下腔和脊髓中央管中的无色透明液体。主要由脑室中脉络丛主动分泌或超滤作用形成，也有少部分来源于脑和脊髓的细胞间质液。

正常成人脑脊液总量在 120 ~ 180 mL，脑脊液具有以下重要的生理作用：①调节作用：脑脊液通过调节颅腔、脊髓腔的容积，维持血液正常渗透压，保持颅内压恒定；同时通过调节神经系统碱的储备量，来维持人体正常 pH。②保护作用：脑脊液是一种重要的缓冲液，以保护脑和脊髓减少或免受外力震荡损伤，临床护理中一旦发现脑脊液带血、颅内压升高等，要引起重视，及时进行判断和处理。③代谢作用：脑脊液参与脑组织代谢作用，将血液内的营养物质和氧供给脑组织和脊髓，并将代谢废物和二氧化碳排出。同时，脑脊液通过转运生物胺类物质，参与神经内分泌调节。

（一）脑脊液标本的采集

脑脊液标本一般由医生进行腰椎穿刺采集，特殊情况下经小脑延髓池穿刺采集。脑脊液标本采集之前，应口头或书面告知病人及其家属穿刺的目的、方法、体位及注意事项。采集中需要注意：①脑脊液穿刺全程在无菌条件下进行。②穿刺成功后，首先进行脑脊液压力的测量，然后留取脑脊液于3个无菌试管内，每管1~2 mL，第一管内可能含有少量红细胞，适宜做细菌学及脱落细胞学检查，第二管做化学或免疫学检查，第三管做一般性状检查和显微镜检查。③脑脊液标本留取后，要及时送检，一般不超过1 h，放置时间过久，可因红细胞破坏、葡萄糖分解、细菌溶解等影响检验数值的准确性。

（二）一般性状检查

【参考范围】

无色透明水样液体；无凝块、沉淀，静置24 h不成膜；腰椎穿刺液比重1.006~1.008，脑室穿刺液比重1.002~1.004，小脑延髓池穿刺液比重1.004~1.008。

【临床意义】

1. 透明度　脑脊液中细胞数量超过$300 \times 10^9/L$时，会出现微混或混浊；蛋白质含量增高或含有大量细菌、真菌时，会出现混浊。化脓性脑膜炎因细胞数、蛋白质含量明显增多，呈明显灰白色混浊；结核性脑膜炎因细胞中度增多，呈毛玻璃样微混；病毒性脑膜炎脑脊液可呈清晰透明或微混状。

2. 颜色　脑脊液中白细胞、红细胞及色素增多，会导致颜色改变。主要颜色变化及临床意义见表6-9。

表6-9　脑脊液颜色变化及临床意义

颜色	原因	临床意义
乳白色	白细胞增多	常见于各种化脓性脑膜炎
黄色	黄变症	常见于陈旧性出血、黄疸、蛛网膜下腔梗阻等
红色	出血	常见于穿刺损伤出血、蛛网膜下腔出血或脑室出血
微绿色	脓性分泌物增多	常见于铜绿假单胞菌、肺炎链球菌等感染引起的脑膜炎
褐色或黑色	色素增多	常见于脑膜黑色素瘤

3. 凝固性　当脑脊液中蛋白质（包括纤维蛋白原）增加至10 g/L以上时，可出现薄膜或沉淀。化脓性脑膜炎静置1~2 h即可出现薄膜、凝块或沉淀，结核性脑膜炎静置12~24 h后出现膜状物或纤维沉淀。蛛网膜下腔梗阻时，因脑脊液中蛋白质含量显著增高，脑脊液呈现黄色胶冻状。

4. 比重　脑脊液比重增高常见于各种颅内炎症，比重减低常见于脑脊液分泌增多。

（三）化学检查

1. 蛋白质　正常人脑脊液中的蛋白质含量很低，约为血浆总蛋白的1%，主要为白蛋白。神经系统发生病变时，脑脊液中蛋白质的种类和含量会有不同程度的增加。

【参考范围】

（1）定性检查：阴性或弱阳性。

（2）定量检查：成人腰椎穿刺液为 0.2 ~ 0.4 g/L，小脑延髓池穿刺液为 0.10 ~ 0.25 g/L，脑室穿刺液为 0.05 ~ 0.15 g/L。新生儿因血脑屏障尚不完善，测得数值相对较高，6 个月后接近成人水平。

【临床意义】

（1）脑脊液蛋白质含量增加：①化脓性脑膜炎时，脑脊液蛋白质含量明显增加；结核性脑膜炎脑脊液蛋白质含量中度增加；病毒性脑膜炎可呈正常或轻度增加。②颅内和蛛网膜下腔出血，蛋白质轻度增高，常见于高血压合并动脉硬化、动脉瘤等。③颅内占位性病变、蛛网膜下腔出血等引起脑脊液循环梗阻时，脑脊液内蛋白质含量显著增多。

（2）脑脊液蛋白质含量降低：常见于大量脑脊液漏和鞘内压力增高所致的脑脊液重吸收增加。

2. 葡萄糖　正常情况下，脑脊液中的葡萄糖含量约为血糖正常值的 60%，其含量受血糖浓度、血脑屏障的通透性、脑脊液中葡萄糖酵解速度等因素的影响。

【参考范围】

成人腰椎穿刺液为 2.5 ~ 4.5 mmol/L，小脑延髓池穿刺液为 2.8 ~ 4.2 mmol/L，脑室穿刺液为 3.0 ~ 4.4 mmol/L。

【临床意义】

（1）脑脊液葡萄糖含量降低：①急性化脓性脑膜炎葡萄糖在疾病早期呈现明显降低的趋势，在疾病发展的高峰时期含量可为零；结核性或真菌性脑膜炎葡萄糖含量在疾病的中晚期出现降低的趋势，且降低越明显，预后越差。②脑囊虫病、血吸虫病、肺吸虫病等均可以引起脑脊液中葡萄糖含量降低。③颅内肿瘤可阻碍葡萄糖通过血脑屏障，癌细胞持续分解葡萄糖，导致糖含量降低，常见于髓母细胞瘤、多形性胶质母细胞瘤等。

（2）脑脊液葡萄糖含量增加：常见于糖尿病。

3. 氯化物　正常情况下，脑脊液中的氯化物含量高于血中氯化物含量，是血中氯化物含量的 1.2 倍左右。中枢神经系统发生病变时，脑脊液中氯化物的含量也随之改变。

【参考范围】

成人：120 ~ 130 mmol/L；儿童：111 ~ 123 mmol/L。

【临床意义】

（1）脑脊液氯化物含量降低：①见于化脓性、结核性和真菌性脑膜炎，其中结核性脑膜炎氯化物含量降低最为明显；②严重呕吐、腹泻等造成体内氯化物异常丢失过多。

（2）脑脊液氯化物含量增加：常见于尿毒症、高氯血症、呼吸性碱中毒等。

（四）显微镜检查

【参考范围】

红细胞：无；白细胞：成年人为（0 ~ 8）× 10^6/L，儿童为（0 ~ 15）× 10^6/L，多为淋巴细胞及单核细胞；细菌：无。

【临床意义】

1. 细胞数增多

（1）脑及蛛网膜下腔出血：脑脊液呈血性，镜检可见大量红细胞及部分白细胞，其中白细胞以中性粒细胞为主。

（2）脑膜炎：化脓性脑膜炎多为细菌感染所致，脑脊液中可见大量增多细胞，以中性粒细胞为主；结核性脑膜炎脑脊液中的细胞中度增多，早中期以中性粒细胞增多为主，晚期以淋巴细胞增多为主；病毒性脑膜炎脑脊液中细胞呈轻度增多，以淋巴细胞为主。

（3）其他：脑肿瘤脑脊液细胞轻度或中度增多，以红细胞、肿瘤细胞为主；寄生虫性疾病脑脊液中可见嗜酸性粒细胞增多。

2. 细菌　正常人脑脊液中不存在细菌或真菌，在排除污染的情况下，应通过特异性染色在显微镜下检测相应病原体。

二、浆膜腔积液检查

人体浆膜腔包括胸腔、腹腔、心包腔、关节腔等。正常生理状态下，浆膜腔分泌少量液体，起到润滑的作用，一般采集不到。病理情况下，浆膜腔内液体的产生和吸收紊乱，液体积聚，按发生部位不同积液可称为胸腔积液、腹腔积液（腹水）、心包积液等。按积液的性质分为漏出液和渗出液两大类：各种非炎性原因导致的积液为漏出液（transudate），常见于低蛋白血症、肾病综合征、晚期肝硬化、静脉回流受阻、充血性心力衰竭、淋巴回流受阻等；各种炎症或其他原因导致的血管通透性增加而引起的积液称为渗出液（exudate）。

（一）浆膜腔积液标本采集

浆膜腔积液标本一般由医生通过浆膜腔穿刺采集，留取4管，每管1~2 mL，第一管留取在无菌试管中，做细菌学检查，如果进行结核分枝杆菌检查，需要留取10 mL标本；第二管留取在肝素抗凝管中，做化学和免疫学检查；第三管留取在乙二胺四乙酸二钾（EDTA-2K）抗凝管中，做细胞学检查；第四管留取在干燥管中，不加任何抗凝剂以观察有无凝固现象。标本采集后及时送检，一般不超过1 h，防止细胞变性、破坏而影响检查结果。

（二）一般性状检查

1. 透明度　浆膜腔积液的透明度与其所含细胞、细菌数量及蛋白质浓度有关。漏出液因所含细胞、蛋白质少而为清晰透明液体，渗出液因含有较多细胞、细菌而呈现不同程度的混浊。

2. 颜色　漏出液常为淡黄色，渗出液的颜色因不同疾病而不同。恶性肿瘤、结核病急性期、出血性疾病、风湿性疾病等可呈红色血性，铜绿假单胞菌感染可呈绿色，化脓性感染时多呈黄色脓样，淋巴管阻塞时常为乳白色，厌氧菌感染时可为黑色。

3. 凝固性　漏出液因含纤维蛋白原量少，所以不易凝固；渗出液因含有大量纤维蛋白原、细菌、凝血酶等物质，静置易凝固或出现凝块。

4. 比重　浆膜腔积液比重的高低与其所含溶液有关。漏出液因蛋白质、细胞含量较少，比重一般 < 1.015；渗出液中因蛋白质、细胞含量较多，比重一般 > 1.018。

（三）化学检查

1. 黏蛋白定性试验（李凡它试验，Rivalta test）　漏出液一般为阴性反应，渗出液常为阳性反应。

2. 蛋白质定量检查　漏出液蛋白质含量常 < 25 g/L，渗出液蛋白质含量常 > 30 g/L。

3. 葡萄糖定量检查　漏出液中葡萄糖含量与血糖值相近或略低；渗出液中葡萄糖因被细菌

或细胞酶分解而含量减少，尤其以化脓性感染最为明显，其次为结核分枝杆菌感染；癌性积液中的葡萄糖含量降低，常提示预后不良。

4. 酶学检查 浆膜腔积液中含有各种酶，目前临床检查应用比较普遍的有乳酸脱氢酶（LDH）、淀粉酶（AMY）、腺苷脱氢酶（ADA）。

（1）乳酸脱氢酶：是糖酵解过程中非常重要的酶，主要用于鉴别漏出液和渗出液的性质，漏出液中 LDH 活性与血清中相似，渗出液中 LDH 在化脓性积液中活性最高，癌性积液次之，结核性积液略高于正常值。

（2）淀粉酶：胰源性腹水和食管穿孔常导致唾液中 AMY 流入胸腔、腹腔，导致积液中的 AMY 活性增强。

（3）腺苷脱氢酶：主要用于鉴别结核性与癌性积液。结核性积液时，ADA 活性明显增强，常 >40 U/L，抗结核药物治疗有效时 ADA 下降，可用于抗结核治疗效果观察。

（四）显微镜检查

1. 细胞计数 浆膜腔积液内出现少量红细胞一般为穿刺损伤所致，大量红细胞提示为血性渗出液，常见于恶性肿瘤、肺栓塞等。白细胞计数对漏出液和渗出液鉴别有参考意义，漏出液内白细胞较少，一般 $< 100 \times 10^6/L$；渗出液内白细胞较多，一般 $> 500 \times 10^6/L$。

2. 白细胞分类计数

（1）中性粒细胞增多：常见于化脓性积液、结核性积液早期。

（2）淋巴细胞增多：常见于慢性炎症，如结核、梅毒、肿瘤或结缔组织病等，漏出液中也可见少数的淋巴细胞。

（3）嗜酸性粒细胞增多：常见于变态反应、寄生虫感染。

（4）其他：大量中性粒细胞出现并伴有组织细胞提示炎症；浆膜刺激或受损时，间皮细胞可增多；狼疮性浆膜炎时，偶可找到狼疮细胞。

3. 脱落细胞学检查 疑似存在恶性肿瘤时，将浆膜腔积液离心后取沉淀物镜检，观察是否有肿瘤细胞，对胸、腹腔继发性肿瘤的诊断具有重要意义。

（五）漏出液与渗出液的鉴别

漏出液与渗出液的鉴别见表 6-10。

表 6-10 漏出液与渗出液的鉴别

鉴别点	漏出液	渗出液
病因	非炎性原因	炎症及其他原因
颜色	深浅不一的黄色	不定，可为深黄色、血性红色、黄色脓状、乳白色、黄绿色等
透明度	清晰透明	不同程度的混浊
凝固性	不易凝固	自行凝固或出现凝块
比重	<1.015	>1.018
黏蛋白定性检查	阴性	阳性
蛋白质定量检查	<25 g/L	>30 g/L

续表

鉴别点	漏出液	渗出液
葡萄糖检查	与血糖值相近或略低	含量降低
乳酸脱氢酶检查	< 200 U/L	> 200 U/L
积液 / 血液乳酸脱氢酶比值	< 0.6	≥0.6
细胞计数检查	$< 100 \times 10^6$/L	$> 500 \times 10^6$/L
细胞分类计数检查	细胞含量较少，主要为淋巴细胞和间皮细胞	细胞较多，种类也比较多
细菌	无细菌	可找到病原菌

三、痰液检查

痰液（sputum）是气管、支气管、肺泡分泌的产物。痰液成分复杂，由 95% 的水分和 5% 的灰尘、蛋白质组成。痰液检查主要用于呼吸系统炎症、结核、肿瘤、慢性支气管炎等的诊断和疗效观察，对疾病预后的判断有重要作用。

（一）痰液标本采集

痰液标本采集的方法根据检查目的和病人情况而定，护士在采集标本前要指导病人正确的方法，其中以自然咳痰法最为常用。痰液标本采集和处理注意事项：①常以清晨第一口痰最适合。②咳痰前应反复漱口后用力自气管深部咳出，留取第一口痰液于无菌容器中；若做细菌培养，检查前一般选用灭菌水漱口。③标本采集后应及时送检，不能及时送检的痰液可暂时冷藏保存，但不能超过 24 h。④痰液找结核分枝杆菌检查需要收集 12 ~ 24 h 的痰液；做痰液分层检查时需要收集 24 h 痰液，并在容器中加入少量的防腐剂。

（二）一般性状检查

1. 痰量　正常人无痰液或仅有少量泡沫样或黏液样痰液。呼吸系统疾病病人一般可出现痰液增多，痰液大量增加常见于支气管扩张、慢性支气管炎、肺空洞性病变等疾病。

2. 颜色和性状　正常人可有少量黏液状痰液，呈白色或灰白色。病理情况下，痰液颜色、性状可发生改变。痰液颜色、性状改变的常见原因及临床意义见表 6-11。

表 6-11　痰液颜色、性状改变的常见原因及临床意义

颜色、性状	原因	临床意义
鲜红色	出血	常见于肺结核、肺癌、支气管扩张、咯血等
黄脓样	白细胞、脓细胞增多	常见于肺炎、慢性支气管炎、支气管扩张、肺脓肿等
铁锈色	血红蛋白变性	常见于急性肺水肿、肺炎球菌性肺炎、肺梗死等
砖红色		常见于肺炎克雷伯杆菌性肺炎
黄绿色		常见于铜绿假单胞菌感染
粉红色泡沫样	肺淤血、肺水肿	常见于左心功能不全
棕褐色	红细胞破坏	常见于肺吸虫病
灰、黑色	吸入粉尘、烟雾	常见于矿工、长期吸烟者

3. 气味 正常人新鲜痰液无气味。痰有恶臭味常见于厌氧菌感染，血腥味常见于肺癌、肺结核等，粪臭味常见于肠梗阻、腹膜炎等，大蒜味常见于有机磷农药中毒。

（三）显微镜检查

痰液显微镜检查以脱落细胞学检查为主，正常人痰液中无红细胞，可有少量中性粒细胞和上皮细胞，其中多为鳞状上皮细胞与纤毛柱状上皮细胞。痰液脱落细胞学检查对肺癌病人早期诊断具有重要意义。①鳞癌：是肺癌最常见的一种，主要病变在大支气管部位，所以镜检发现癌细胞阳性率较高，可根据癌细胞是否出现角化，进一步分为分化好的鳞癌和分化差的鳞癌；②腺癌：主要病变部位在段支气管以下的部位，所以镜检不易发现癌细胞；③小细胞未分化癌：是肺癌中较常见且恶性程度最高的一种类型，癌细胞体积较小；④大细胞未分化癌：可发生在肺门附近或肺边缘的支气管，胞体比小细胞未分化癌大、细胞核大、核仁明显、分裂现象常见、胞质较多，常呈多角形或不规则形。在支气管炎症、肺炎、肺结核、支气管扩张等病理情况下，正常细胞也可出现形态学改变，要注意与癌细胞相互鉴别。

（四）微生物学检查

痰液中微生物的种类比较多，支气管和肺部感染时，可通过对痰液进行细菌培养，检测出相应的病原菌，并对病原菌进行耐药检测，以帮助选择合适的抗菌药物。疑似结核分枝杆菌感染时，可做抗酸染色检查、结核分枝杆菌培养检查；疑似支原体感染时，可进行荧光抗体染色检查。

第五节　临床常用血生化检查

一、心肌损伤实验室检查

（一）血清肌酸激酶及其同工酶测定

1. 肌酸激酶（creatine kinase，CK） 主要存在于胞质和线粒体中，以骨骼肌、心肌含量最多。

【标本采集】

静脉血 2 mL。

【参考范围】

CK 总酶：男性 80～200 U/L，女性 60～140 U/L。

【临床意义】

（1）CK 增高

1）急性心肌梗死（acute myocardial infarction，AMI）：CK 是 AMI 早期诊断的敏感指标之一，AMI 发病 3～8 h，CK 水平即明显升高，24 h 达到峰值，3～4 天恢复正常水平。当 CK 再次升高，说明心肌再次梗死。

2）心肌炎和肌肉疾病：病毒性心肌炎时 CK 明显增高。肌肉损伤、多发性肌炎、重症肌无力、横纹肌溶解症、进行性肌营养不良等肌肉疾病均可见 CK 明显增高。

3）溶栓治疗：AMI 溶栓治疗后出现再灌注，CK 活性增高。如达峰时间提前，在发病 4 h 内 CK 即达峰值，提示冠状动脉再通的能力为 40%～60%。

4）手术：手术可导致 CK 增高。

5）其他：急性脑外伤、脑恶性肿瘤、甲状腺功能减退症出现黏液性水肿者 CK 也可增高。

（2）CK 减低：长期卧床、甲状腺功能亢进症、激素治疗等均可导致 CK 减低。

2. 肌酸激酶同工酶（creatine kinase isoenzymes）　有 3 种 CK 同工酶，即 CK-MM、CK-MB、CK-BB，其中 CK-MB 特异性较高。

【标本采集】

静脉血 2 mL。

【参考范围】

CK-MB：＜5%；CK-MM：94%～96%；CK-BB：极少或无。

【临床意义】

（1）CK-MB 增高

1）AMI：CK-MB 对 AMI 早期诊断的灵敏性高于 CK，其阳性检出率达 100%，且具有高度特异性。CK-MB 一般在发病后 3～8 h 增高，9～30 h 达高峰，48～72 h 恢复正常水平。CK-MB 大幅度升高提示梗死面积大，预后差；若 CK-MB 一直升高不下降，说明心肌梗死处于进展状态。与 CK 相比，CK-MB 的高峰出现较早，消失较快。

2）其他心肌损伤：心绞痛、心包炎、慢性心房颤动、安装起搏器等。

3）肌肉疾病及手术：骨骼肌疾病时 CK-MB 增高，但 CK-MB/CK 常＜6%。

（2）CK-MM 增高

1）AMI：CK-MM 对诊断早期 AMI 较为灵敏。$CK\text{-}MM_3/CK\text{-}MM_1$ 一般为 0.15～0.35，其比值＞0.5，即可诊断为 AMI。

2）其他：骨骼肌疾病、重症肌无力、肌肉萎缩等。

（3）CK-BB 增高

1）神经系统疾病：脑梗死、急性颅脑损伤、脑出血、脑膜炎时，血清 CK-BB 增高程度与损伤严重程度、范围和预后成正比。

2）肿瘤：恶性肿瘤病人血清 CK-BB 检出率为 25%～41%。CK-BB 由脑组织合成，若无脑组织损伤，应考虑为肿瘤，如肺、肠、胆囊等部位的肿瘤。

3. 乳酸脱氢酶（lactate dehydrogenase，LDH）　是一种糖酵解酶，广泛存在于各种组织中，以心肌、骨骼肌和肾含量最丰富。共包括 5 种同工酶：LDH1（H_4）、LDH2（H_3M）、LDH3（H_2M_2）、LDH4（H_3M）和 LDH5（M_4）。

【标本采集】

静脉血 2 mL。

【参考范围】

LDH 总酶：100～240 U/L；LDH 同工酶比例：LDH1＞LDH2＞LDH3＞LDH4＞LDH5。

【临床意义】

（1）心肌梗死：AMI 发病 8～18 h 开始升高，24～72 h 达高峰值，持续 6～10 天。发病时 LDH 活性增高较 CK、CK-MB 增高晚，病程中 LDH 持续增高或再次增高，提示梗死面积扩大，预后不良。

（2）肝疾病：急性病毒性肝炎、肝硬化、阻塞性黄疸等 LDH 增高。

（3）恶性肿瘤：胃癌、肺癌、结肠癌等 LDH 明显增高。

（4）血液病：白血病、巨幼细胞贫血、恶性淋巴瘤等 LDH 活性升高。

（二）心肌蛋白测定

1. 心肌肌钙蛋白（cardiac troponin，cTn） 由肌钙蛋白 T（cTnT）、肌钙蛋白 I（cTnI）和肌钙蛋白 C（cTnC）三种亚单位组成，对心肌的收缩起重要作用。心肌损伤时，血清中 cTn 增高。

【标本采集】

静脉血 2 mL。

【注意事项】

连续多次定时采血测定，准确记录每次标本采集时间。

【参考范围】

cTnT < 0.1 µg/L 为正常，> 0.2 µg/L 为临界值，> 0.5 µg/L 可诊断 AMI。

cTnI < 0.2 µg/L 为正常，> 1.5 µg/L 为临界值。

【临床意义】

（1）诊断 AMI：AMI 时 cTnT 和 cTnI 明显升高，是诊断 AMI 的确定性标志物。cTnT 在 AMI 发病后 3 ~ 8 h 升高，10 ~ 24 h 达峰值，10 ~ 15 天降至正常水平。具有较宽的诊断窗：cTnT（5 ~ 14 天），cTnI（4 ~ 10 天）。疑为 AMI 的病人，建议入院时、入院 6 h 和 12 h 各测定一次 cTn。

（2）判断微小心肌损伤：cTnT 检测可以确诊微小心肌损伤并有助于判断其预后，如不稳定型心绞痛。

（3）判断溶栓疗效：cTn 可用来判断 AMI 溶栓后是否出现冠状动脉再灌注，溶栓治疗后 90 min cTn 明显升高，出现双峰，第一峰高于第二峰，表明再灌注成功。

（4）预测血液透析病人心血管事件：心肌缺血性损伤是反复血液透析肾衰竭病人死亡的主要原因之一，监测血清中 cTnT 浓度可预防心血管事件的发生。cTnT 升高提示预后不良或猝死的风险增大。

2. 肌红蛋白（myoglobin，Mb） 是广泛存在于骨骼肌和心肌中的氧结合蛋白。正常人血清中含量甚微，当心肌或骨骼肌损害时，血中和尿中 Mb 水平升高。

【标本采集】

静脉血 2 mL。

【参考范围】

定性：阴性。定量：男性 28 ~ 72 µg/L；女性 25 ~ 58 µg/L。

【临床意义】

（1）诊断 AMI：AMI 发病后，Mb 在 1 ~ 3 h 显著升高，4 ~ 12 h 达峰值，18 ~ 30 h 恢复正常；若胸痛发作后 6 ~ 12 h Mb 未升高，有助于排除 AMI。

（2）判断 AMI 病情：若 Mb 持续增高或反复波动，提示心肌梗死持续存在，或再次发生梗死及梗死面积扩大。

（3）判断溶栓疗效：Mb 是判断有无再灌注较敏感而准确的指标。

（4）其他：Mb 升高还见于骨骼肌损伤（急性肌肉损伤、肌病）、肾功能不全、肾衰竭、心力衰竭和休克等疾病。

二、肝疾病实验室检查

（一）血清酶学检查

1. 血清转氨酶　主要包括丙氨酸转氨酶（alanine aminotransferase，ALT）和天冬氨酸转氨酶（aspartate aminotransferase，AST）。ALT 广泛存在于机体各种组织细胞内，以肝含量最多，其次为心肌、脑和肾组织。AST 主要分布于心肌。

【标本采集】

非空腹静脉血 2 mL。

【参考范围】

连续监测法（37℃）：①试剂中不含磷酸吡哆醛时，ALT 成年男性 9 ~ 50 U/L，女性 7 ~ 40 U/L；AST 男性 15 ~ 40 U/L，女性 13 ~ 35 U/L。②试剂中含磷酸吡哆醛时，ALT 男性 9 ~ 60 U/L，女性 7 ~ 45 U/L；AST 男性 15 ~ 45 U/L，女性 13 ~ 40 U/L。

【临床意义】

（1）急性病毒性肝炎：ALT 与 AST 均显著增高，常可达参考上限的 20 ~ 50 倍及以上，以 ALT 增高更显著，ALT/AST > 1。通常在肝炎病毒感染后 1 ~ 2 周转氨酶达高峰，3 ~ 5 周逐渐减低，ALT/AST 比值恢复正常。如急性肝炎恢复期 ALT 与 AST 未恢复正常或再次升高，表明急性肝炎转为慢性。

（2）慢性病毒性肝炎：血清转氨酶轻度升高或正常，ALT/AST > 1；如 AST 增高较 ALT 明显，即 ALT/AST < 1，提示慢性肝炎可能转为活动期。

（3）非病毒性肝病：药物性肝炎、酒精性肝病、脂肪肝和肝癌等，转氨酶轻度增高或正常，且 ALT/AST < 1。

（4）肝硬化：转氨酶活性取决于肝细胞坏死和肝纤维化的程度，肝硬化终末期转氨酶活性正常或降低。

（5）急性心肌梗死：AMI 发病后 6 ~ 12 h AST 开始增高，18 ~ 24 h 达高峰，3 ~ 5 天后可恢复正常。如 AST 降低后再次升高，提示出现新的梗死或梗死范围扩大。

2. 血清碱性磷酸酶（alkaline phosphatase，ALP）　是一组能在碱性环境下水解多种磷酸单酯化合物的酶。肝内 ALP 经胆汁排入小肠，当胆汁排泄受阻、毛细胆管内压增高时，ALP 排泄减少，为胆汁淤积的酶学指标。

【标本采集】

非空腹静脉血 2 mL。

【注意事项】

溶血、胆红素和多种药物对 ALP 的检查有干扰。

【参考范围】

男性：45 ~ 125 U/L；女性：20 ~ 49 岁 35 ~ 100 U/L，50 ~ 79 岁 50 ~ 135 U/L。

【临床意义】

（1）肝胆疾病：肝内、外胆管阻塞性疾病，如胰头癌、胆道结石引起的胆管阻塞、原发性胆汁性肝硬化等，ALP 明显增高。肝炎、肝硬化等累及肝实质细胞的疾病，ALP 轻度增高，很少超过正常上限的 3 倍。

（2）骨骼疾病：变形性骨炎、佝偻病、骨肉瘤等疾病发生时 ALP 增高。

（3）黄疸的鉴别：ALP、ALT 与胆红素同时测定有助于胆汁淤积性黄疸、肝细胞性黄疸、溶血性黄疸与肝癌的鉴别诊断（表 6–12）。

表 6–12 黄疸的鉴别诊断

项目	胆汁淤积性黄疸	肝细胞性黄疸	溶血性黄疸	肝癌
碱性磷酸酶	明显增高	正常或增高	正常	明显增高
血清胆红素	明显增高	较明显增高	增高或较明显增高	增高或正常
丙氨酸转氨酶	轻度增高	明显增高	正常	增高

3. 血清 γ- 谷氨酰转移酶（γ–glutamyl transferase，GGT） 血清中 GGT 主要来源于肝胆系统，当肝内 GGT 合成增多或胆汁排泄受阻时，血清 GGT 可增高。

【标本采集】

非空腹静脉血 2 mL。

【注意事项】

溶血、枸橼酸盐、草酸盐、氟化物等影响检验结果。

【参考范围】

男性：10 ~ 60 U/L；女性：7 ~ 45 U/L。

【临床意义】

（1）胆道阻塞性疾病：原发性胆汁性肝硬化、硬化性胆管炎等所致的慢性胆汁淤积；肝癌导致肝内阻塞，诱使肝细胞生成的 GGT 增多，同时癌细胞也合成 GGT，均可使血清 GGT 显著增高。

（2）病毒性肝炎和肝硬化：急性肝炎时 GGT 中度增高；慢性肝炎及肝硬化非活动期 GGT 正常，活动期或病情恶化时 GGT 持续增高。

（3）其他：酒精性或药物性肝炎 GGT 可明显或中度以上增高（300 ~ 100 U/L），ALT 和 AST 仅轻度增高。GGT 轻度增高还见于胰腺癌、胰腺炎、前列腺癌等。GGT 与 ALP 同时增高，常源于肝疾病；GGT 正常，而 ALP 升高，源于肝外疾病。

（二）血清蛋白质代谢检查

1. 血清蛋白测定　血清总蛋白（serum total protein，STP）包含白蛋白（albumin，A）和球蛋白（globulin，G），血清总蛋白和白蛋白是检测肝功能的重要指标。血清总蛋白减去白蛋白即为球蛋白含量，从而得出白蛋白与球蛋白的比值（A/G）。

【标本采集】

空腹非抗凝静脉血 2 mL。

【注意事项】

体位、溶血、脂血、激素、剧烈运动等可影响检查结果。

【参考范围】

血清总蛋白：成人 60 ~ 85 g/L；新生儿 46 ~ 70 g/L。

白蛋白：成人 40 ~ 55 g/L；新生儿 28 ~ 44 g/L；60 岁以上 34 ~ 48 g/L。

球蛋白：20 ~ 40 g/L。

A/G：成人（1.5 ~ 2.5）：1。

【临床意义】

（1）血清总蛋白及白蛋白

1）血清总蛋白及白蛋白增高：主要见于因血液浓缩使单位容积总蛋白浓度增加，如严重脱水、休克、饮水量不足、肾上腺皮质功能减退等。

2）血清总蛋白及白蛋白减低：①蛋白合成障碍，见于肝疾病致肝细胞受损，如亚急性重症肝炎、慢性中度以上持续性肝炎、肝硬化等，以及缺血性肝损伤、毒素诱导性肝损伤；②营养不良，蛋白摄入不足或消化吸收不良；③蛋白丢失过多，如肾病综合征、蛋白丢失性肠病、严重烧伤及急性大失血等；④消耗增加，见于慢性消耗性疾病，如重症结核、甲状腺功能亢进症及恶性肿瘤等；⑤血清水分增加，如水钠潴留或静脉补充过多的晶体溶液。

（2）血清总蛋白及球蛋白

1）血清总蛋白增高：见于慢性肝疾病、M蛋白血症、自身免疫病等。

2）球蛋白减低：见于婴幼儿等生理性减少、长期应用肾上腺皮质激素或免疫抑制剂导致的免疫功能受抑制等。

（3）A/G比值减低或倒置：见于严重肝功能损害及M蛋白血症，如慢性肝炎、肝硬化、肝癌、多发性骨髓瘤及原发性巨球蛋白血症等。

2. 血清蛋白电泳　在碱性环境（pH 8.6）中血清蛋白均带负电荷，在电场中均会向阳极泳动，从正极到负极依次为白蛋白，α_1、α_2、β、γ球蛋白，经染色可计算出各区带蛋白质的百分含量。

【标本采集】

非空腹静脉血 2 mL。

【参考范围】

醋酸纤维膜电泳法：白蛋白 62%～71%；α_1球蛋白 3%～4%；α_2球蛋白 6%～10%；β球蛋白 7%～11%；γ球蛋白 9%～18%。

【临床意义】

（1）肝疾病：当出现慢性肝炎、肝硬化及肝癌等时，白蛋白减少。随着病情加重和时间延长，α_1、α_2和β球蛋白减少，γ球蛋白增高。

（2）M蛋白血症与骨髓瘤：白蛋白轻度减低，单克隆γ球蛋白明显增高，γ区带、β区带或β与γ区带之间出现基底较窄、高而尖锐的蛋白峰。

（3）炎症：链球菌感染、急性肺炎及上呼吸道感染时可见α_1、α_2球蛋白增高，γ球蛋白正常。

（4）肾疾病：肾病综合征和糖尿病肾病等会出现白蛋白及γ球蛋白减低，α_2及β球蛋白增高。

（5）其他：①系统性红斑狼疮、风湿性关节炎等可见白蛋白下降及γ球蛋白升高；②先天性低丙种球蛋白血症γ球蛋白降低；③蛋白丢失性肠病可见白蛋白及γ球蛋白降低，α_2球蛋白增高。

3. 血氨测定　在肝硬化及暴发性肝衰竭等严重肝损害时，如果80%以上肝组织破坏，氨就不能被解毒，在中枢神经系统积聚，引发肝性脑病、肝昏迷。

【标本采集】

空腹静脉血 2 mL。

【注意事项】

标本采集后立即送检。

【参考范围】

$18 \sim 27 \mu mol/L$。

【临床意义】

（1）血氨浓度生理性增高：剧烈运动、高蛋白饮食；病理性增高：肝昏迷、尿毒症、重症肝病、急性白血病强烈化疗等。

（2）血氨浓度降低：低蛋白饮食、贫血等。

（三）胆红素代谢检查

血清胆红素包括非结合胆红素（unconjugated bilirubin，UCB，又称间接胆红素）和结合胆红素（conjugated bilirubin，CB，又称为直接胆红素）。血清总胆红素（serum total bilirubin，STB）是 UCB 和 CB 的总和。

【标本采集】

静脉血 2 mL。

【注意事项】

避免使用激素等药物，防止标本溶血，避光保存。

【参考范围】

STB：$3.4 \sim 17.1 \mu mol/L$；CB：$0 \sim 3.4 \mu mol/L$；UCB：$1.7 \sim 10.2 \mu mol/L$；CB/STB：$0.2 \sim 0.4$。

【临床意义】

（1）判断黄疸及其程度：隐性黄疸或亚临床黄疸 STB $17.1 \sim 34.2 \mu mol/L$，病人皮肤、巩膜未见黄染；轻度黄疸 STB $34.2 \sim 171 \mu mol/L$；中度黄疸 STB $171 \sim 342 \mu mol/L$；重度黄疸 STB > $342 \mu mol/L$。

（2）推断黄疸原因：溶血性黄疸为轻度黄疸，肝细胞性黄疸为轻、中度黄疸，阻塞性黄疸通常为中度黄疸（不完全梗阻）或重度黄疸（完全梗阻）。

（3）判断黄疸类型：测定结合胆红素、非结合胆红素及尿内尿胆红素、尿胆原对黄疸的诊断与鉴别诊断有重要价值（表6-13）。

表 6-13　正常人及常见黄疸病人的胆色素检查结果

	血清胆红素 / （µmol/L）		尿胆色素	
	CB	UCB	尿胆红素	尿胆原 / （µmol/L）
正常人	$0 \sim 6.8$	$1.7 \sim 10.2$	阴性	$0.84 \sim 4.2$
胆汁淤积性黄疸病人	明显增加	轻度增加	强阳性	减少或缺少
溶血性黄疸病人	轻度增加	明显增加	阴性	明显增加
肝细胞性黄疸病人	中度增加	中度增加	阳性	正常或轻度增加

（四）总胆汁酸代谢检查

总胆汁酸（total bile acid，TBA）是较敏感的肝功能检测指标，可反映肝细胞的合成、摄取及排泌功能，同时也可用于肠道、胆道及门静脉系统病变的诊断。

【标本采集】

空腹静脉血 2 mL。

【参考范围】

TBA：0 ~ 10 μmol/L；胆酸（CA）/ 鹅脱氧胆酸（CDCA）：0.5 ~ 1.0。

【临床意义】

TBA 病理性增高

（1）肝疾病：急性肝炎、慢性活动性肝炎、肝硬化等。

（2）胆道阻塞性疾病：胆石症、胆道肿瘤等导致的肝内、外胆管阻塞。

（3）其他疾病：门静脉分流、肠道疾病、胆结石等。

（五）肝纤维化检查

1. 单胺氧化酶（monoamine oxidase，MAO）　一组在有氧条件下催化单胺类化合物氧化脱氨反应的酶。

【标本采集】

空腹静脉血 2 mL。

【参考范围】

12 ~ 40 U/mL。

【临床意义】

（1）肝疾病：①早期肝硬化 MAO 增高不明显；②重症肝硬化及肝硬化伴肝癌时，MAO 活性显著增高；③急性肝炎时 MAO 大多正常，但若伴急性重型肝炎时 MAO 增高；④中、重度慢性肝炎近半数 MAO 增高。

（2）其他：甲状腺功能亢进症、糖尿病、肢端肥大症、结缔组织病、慢性充血性心力衰竭等可见 MAO 增高。

2. IV 型胶原（collagen IV，CIV）　分布于肝窦内皮细胞下，是构成基膜的主要成分，在肝纤维化过度增生时，CIV 的合成和降解均处于较高水平。

【标本采集】

空腹静脉血 2 mL。

【参考范围】

< 140 ng/mL。

【临床意义】

慢性肝炎、肝硬化、原发性肝细胞癌时血清 CIV 浓度增加。

三、肾疾病实验室检查

（一）肾小球功能检查

1. 内生肌酐清除率（endogenous creatinine clearance rate，Ccr）　指在没有外源性肌酐干扰的情况下（素食 > 3 天），单位时间内肾清除内生肌酐的速度。

【标本采集】

（1）病人连续 3 天低蛋白饮食（< 40 g/d）。

（2）第 4 天晨 8 时将尿液排尽，收集记录 24 h 尿量（次日晨 8 时尿必须采集），加入甲苯

4~5 mL 防腐。

（3）采集静脉血 2~3 mL，与 24 h 尿标本送检。

【注意事项】

（1）禁食肉、鱼类，禁饮咖啡及茶，避免剧烈运动。

（2）充分饮水，使尿量 > 2 mL/min。

（3）停用利尿药，禁用促肾上腺皮质激素、可的松及甲状腺素等肌酐含量高的药物。

（4）完全、准确地收集和测量尿液标本，避免粪便污染并避光冷藏。

【计算方法】

内生肌酐清除率（Ccr，mL/min）= 尿肌酐浓度（Ucr，μmol/L）× 每分钟尿量（V，mL/min）/血肌酐浓度（Pcr，μmol/L）

矫正后 Ccr = 测定的 Ccr × ［标准体表面积（1.73m^2）÷ 被检者体表面积］

【参考范围】

成人：80~120 mL/min；新生儿：25~70 mL/min；2 岁以内小儿偏低；40 岁以后每 10 年平均下降 4 mL/min；> 70 岁为正常值的 60%。

【临床意义】

（1）判断肾小球滤过功能损害的敏感指标：在肾小球滤过功能减低的初期，肌酐、血尿素氮仍在正常范围内，而测定 Ccr 可发现数值低至 50 mL/min，因此 Ccr 是反映肾小球滤过率（glomerular filtration rate，GFR）的早期敏感指标。

（2）评估肾功能损害程度

1）根据 Ccr 值可将肾功能损害分为 4 期：①第 1 期（肾衰竭代偿期），Ccr 51~80 mL/min；②第 2 期（肾衰竭失代偿期或氮质血症期），Ccr 20~50 mL/min；③第 3 期（肾衰竭期），Ccr 10~19 mL/min；④第 4 期（尿毒症期或终末期肾衰竭），Ccr < 10 mL/min。

2）依据 Ccr 值，可将肾功能损害程度分为 3 类：①轻度损害，Ccr 51~70 mL/min；②中度损害，Ccr 31~50 mL/min；③重度损害，Ccr < 30 mL/min。

（3）指导临床治疗：Ccr < 40 mL/min 时，应限制蛋白质的摄入；Ccr < 30 mL/min 时，应用噻嗪类利尿药无效；Ccr < 10 mL/min 时，应结合临床选择肾替代治疗。肾衰竭时，应根据 Ccr 值来调节用药量及用药的间隔时间。

（4）监测肾移植术后排斥反应：Ccr 逐步回升，表明移植物存活。Ccr 上升后又下降，提示出现排斥反应。

2. 血清肌酐（serum creatinine，Scr）是肌酸代谢的终产物，Scr 浓度取决于肾小球滤过能力。

【标本采集】

非抗凝静脉血 2 mL。

【注意事项】

大剂量甲巯咪唑、抗坏血酸和 α- 甲基多巴可影响检验结果。

【参考范围】

男性：44~132 μmol/L；女性：70~106 μmol/L。

【临床意义】

（1）评估肾小球滤过功能：当 GRF 降至 50% 时，Scr 浓度可正常。GRF 降至正常水平 1/3 时，Scr 浓度显著升高，故常作为肾衰竭病情观察和疗效判断的重要指标。

（2）鉴别肾前性和肾实质性少尿：器质性肾衰竭引起的肾实质性少尿，血清肌酐 > 200 μmol/L；肾前性少尿，如心力衰竭、脱水、肝肾综合征等可导致有效血容量下降，使肾血流量减少，血清肌酐浓度上升 < 200 μmol/L。

3. 血尿素氮（blood urea nitrogen，BUN）　临床上监测 BUN 可粗略观察肾小球的滤过功能。

【标本采集】

非抗凝静脉血 2 mL。

【注意事项】

高蛋白饮食，应用解热镇痛类药物、头孢类或氨基糖苷类抗生素等均可影响检查结果。

【参考范围】

成人：1.8 ~ 7.1 mmol/L；婴儿、儿童：1.8 ~ 6.5 mmol/L。

【临床意义】

（1）肾小球滤过功能损害：BUN 20 ~ 28 mmol/L 提示肾衰竭期，BUN > 28.6 mmol/L 提示尿毒症期。

（2）蛋白质分解代谢旺盛或摄入过多：急性传染病、上消化道出血、甲状腺功能亢进症、大面积烧伤、严重创伤等，均可致非肾性高尿素血症。

（3）肾前性少尿：严重脱水、大量腹水、心脏循环功能衰竭、肝肾综合征等所致的血容量不足、肾血流量减少致少尿，BUN 排除减少，血中浓度上升，Scr 升高不明显。

4. 尿酸（uric acid，UA）　当 GRF 降低时，血尿酸浓度升高，一定程度上是可以反映肾小球滤过功能的指标。

【标本采集】

非抗凝静脉血 2 mL。

【注意事项】

采血前 3 天严格禁食富含嘌呤的食物，避免过度肌肉运动。

【参考范围】

男性：180 ~ 440 μmol/L；女性：120 ~ 320 μmol/L。

【临床意义】

（1）尿酸增高：①肾小球滤过功能障碍，见于急慢性肾炎、肾结核等肾病；②体内尿酸生成异常增多，见于原发性痛风、继发性痛风，长期使用利尿药等；③核酸分解代谢旺盛，见于慢性白血病、多发性骨髓瘤及真性红细胞增多症等。

（2）尿酸减低：①急性重型肝炎、肝豆状核变性、急性肝坏死等；②慢性镉中毒、恶性贫血复发、乳糜泻、应用磺胺类药物等。

（二）肾小管功能检查

1. 浓缩稀释试验（concentration dilution test）　当人体缺水时，血容量不足，肾小球滤过减少，肾小管重吸收增多，尿量少而密度增高，这是肾的浓缩功能。反之，当人体大量饮水或应用利尿药后，肾小球滤过增加，肾小管重吸收减少，尿量增多而密度降低，此为肾的稀释功能。

【标本采集】

（1）昼夜尿比重试验（又名莫氏试验，Mosenthal's test）：病人试验日正常饮食，每餐含水量控制在 500 ~ 600 mL，从晨 8 时排空膀胱后至晚 8 时，此段时间内尿量为昼尿量，每 2 h 收集一次尿液，分装于 6 个容器内，共 6 个尿标本。晚 8 时至次日晨 8 时的所有尿液收集在一个容器内，此段时间内尿量为夜尿量，作为 1 个尿标本。分别测定 7 个尿标本的尿量和尿比重。

（2）3 h 尿比重试验（又名齐氏试验）：病人试验日正常饮食与活动，从晨 8 时排空膀胱后至次日晨 8 时，此段时间内，每 3 h 收集一次尿液，共 8 次，分装于 8 个容器内，分别测定尿量和尿比重。

【注意事项】

排尿间隔时间准确，尿须排尽。

【参考范围】

成人 24 h 总尿量：1 000 ~ 2 000 mL，其中夜尿量 < 750 mL。昼尿量与夜尿量之比：（3 ~ 4）：1，至少 1 次尿比重 > 1.020，1 次尿比重 < 1.003。最高与最低尿比重之差 ≥ 0.009。

【临床意义】

（1）判断肾浓缩、稀释功能受损程度：多尿、夜尿 > 750 mL 或昼 / 夜尿量比值降低，尿比重值及变化率正常，为肾浓缩功能受损的早期变化，见于间质性肾炎、慢性肾小球肾炎、高血压肾病和痛风性肾病等疾病早期侵害肾小管时；若同时出现夜尿增多及尿比重均 ≤ 1.018 或昼尿比重差 < 0.009，提示肾浓缩、稀释功能严重受损；若尿比重固定在 1.010 ~ 1.012，表明肾浓缩、稀释功能完全丧失。

（2）尿量少而尿比重增高见于血容量不足引起的肾前性少尿，如严重脱水、心力衰竭、肝肾综合征等。

（3）尿量超过 4 L/24 h，尿比重均 < 1.006，见于尿崩症。

2. 尿渗量（urine osmolality，Uosm） 尿蛋白、葡萄糖等对尿渗量的影响较尿比重小，测定尿渗量更能反映肾浓缩、稀释功能。

【标本采集】

（1）禁饮尿渗量测定：适用于尿量基本正常的病人，晚餐后禁饮 8 h，清晨留取尿标本 100 mL 送检，同时空腹采集静脉血测血浆渗量（plasma osmolality，Posm）。

（2）随机尿渗量测定：用于尿量减少病人，同时空腹采集静脉血测血浆渗量。

【注意事项】

肌肉运动或饥饿可使尿渗量测定结果降低。

【参考范围】

Uosm：600 ~ 1 000 mOsm/（kg·H_2O），平均 800 mOsm/（kg·H_2O），24 h 波动范围 50 ~ 120 mOsm/（kg·H_2O）。Posm：275 ~ 305 mOsm/（kg·H_2O），平均 300 mOsm/（kg·H_2O）。Uosm/Posm 为（3 ~ 4.5）：1。

【临床意义】

（1）判断肾浓缩、稀释功能：① Uosm 及 Uosm/Posm 比值正常，表明肾浓缩、稀释功能正常；② Uosm 及 Uosm/Posm 比值降低，提示肾浓缩、稀释功能受损；③ Uosm 及 Uosm/Posm 比值等于或接近 1，出现等渗尿，提示肾浓缩、稀释功能接近完全丧失，见于慢性肾小球肾炎、多囊肾、阻塞性肾炎等；④ Uosm < 200 mOsm/（kg·H_2O），或 Uosm/Posm < 1，出现低渗尿，提示肾浓缩功能丧失而稀释功能仍存在，见于尿崩症。

（2）鉴别肾前性和肾性少尿：①肾前性少尿者肾小球滤过率降低而肾小管浓缩功能完好，Uosm、Uosm/Posm 正常或升高，Uosm > 500 mOsm/（kg·H_2O）；②肾性少尿者 Uosm 降低，常 < 350 mOsm/（kg·H_2O），接近等渗尿。

3. α_1 微球蛋白（α_1-microglobulin，α_1-MG） 在尿中的浓度远高于其他低分子量蛋白质组

分，目前已成为检测尿中低分子量蛋白质的首选指标。

【标本采集】

血 α_1-MG 测定标本：血清、空腹静脉血；尿 α_1-MG 测定标本：4 h、8 h、12 h 和 24 h 定时尿或随机尿，随机尿测定时需要同时测定尿液肌酐进行校正。

【参考范围】

血清游离 α_1-MG：10～30 mg/L；成人尿液 α_1-MG：＜15 mg/24 h。

【临床意义】

（1）近端肾小管功能损害：尿 α_1-MG 升高，是反映各种原因包括肾移植后排斥反应所致早期近端肾小管功能损伤的特异、敏感指标。

（2）评估肾小球滤过功能：血清 α_1-MG 增高提示 GFR 降低所致的尿潴留。血清和尿中 α_1-MG 均升高，表明肾小球滤过功能和肾小管重吸收功能均受损。

（3）其他：血清 α_1-MG 降低见于严重肝实质性病变所致生成减少，如重症肝炎、肝坏死等。

四、血清脂质及脂蛋白实验室检查

血脂是血液中所有脂质的总称，包括总胆固醇（total cholesterol，TC）、三酰甘油（triglyceride，TG）、磷脂（phospholipids，PL）和游离脂肪酸（free fatty acid，FFA）。

血清脂质 95% 以上以脂蛋白（lipoprotein，Lp）的形式存在并转运，脂蛋白是脂质与载脂蛋白（apolipoprotein，Apo）结合的复合物。根据不同密度可将 Lp 分为乳糜微粒（chylomicron，CM）、极低密度脂蛋白（very low density lipoprotein，VLDL）、中间密度脂蛋白（intermediate low density lipoprotein，IDL）、低密度脂蛋白（low density lipoprotein，LDL）和高密度脂蛋白（high density lipoprotein，HDL）等。

（一）血清脂质测定

1. 血清总胆固醇 人体中胆固醇 30% 是游离胆固醇（free cholesterol，FC），70% 是胆固醇酯（cholesterol ester，CE）。

【标本采集】

空腹非抗凝静脉血 2 mL。

【注意事项】

采血前 3 天病人素食或低脂饮食，采血前 24 h 内禁酒，避免剧烈运动，采血前 12 h 内禁食，采血过程中止血带结扎时间不可过长，防止标本溶血。

【参考范围】

合适水平：＜5.18 mmol/L；边缘水平：5.18～6.19 mmol/L；增高：＞6.22 mmol/L。

【临床意义】

（1）TC 增高：①动脉粥样硬化所致的心、脑血管疾病；②各种高脂蛋白血症、阻塞性黄疸、甲状腺功能减退症等；③长期吸烟、饮酒、精神紧张和血液浓缩等；④应用某些药物，如环孢素、糖皮质激素、阿司匹林等。

（2）TC 减低：①急性重症肝炎、肝硬化、肝坏死等；②甲状腺功能亢进症；③恶性肿瘤、严重贫血及营养不良；④应用雌激素、甲状腺激素、钙拮抗剂等。

2. 三酰甘油 TG 直接参与胆固醇及胆固醇酯的合成，是动脉粥样硬化等心、脑血管疾病的危险因素之一。

【标本采集】

空腹非抗凝静脉血 2 mL。

【注意事项】

同血清总胆固醇。

【参考范围】

合适水平：< 1.7 mmol/L；边缘水平：1.7 ~ 2.25 mmol/L；增高：≥2.26 mmol/L。

【临床意义】

（1）TG 增高：冠心病、高脂血症、动脉粥样硬化、阻塞性黄疸、脂肪肝、肾病综合征、糖尿病等。

（2）TG 减低：低脂蛋白血症、严重肝疾病、甲状腺功能亢进症、肾上腺皮质功能减退症等。

（二）血清脂蛋白测定

1. 高密度脂蛋白　HDL 水平增高有利于外周组织清除胆固醇，阻止胆固醇在动脉壁和其他组织中聚积，从而防止动脉粥样硬化的形成。

【标本采集】

空腹非抗凝静脉血 2 mL。

【注意事项】

同血清总胆固醇。

【参考范围】

合适水平：≥1.04 mmol/L；增高：≥1.55 mmol/L；减低：< 1.04 mmol/L。

【临床意义】

（1）评估冠心病的危险性：HDL 与 TG、冠心病的发病呈负相关。

（2）HDL 增高：见于慢性肝炎、原发性胆汁性肝硬化等。

（3）HDL 减低：见于动脉粥样硬化、急性感染、糖尿病、肾病综合征、急性心肌梗死等。

2. 低密度脂蛋白　是动脉粥样硬化的危险性因素之一。

【标本采集】

空腹非抗凝静脉血 2 mL。

【注意事项】

同血清总胆固醇。

【参考范围】

合适水平：< 3.37 mmol/L（130 mg/dL）；边缘水平：3.37 ~ 4.12 mmol/L（130 ~ 159 mg/dL）；增高 > 4.14 mmol/L（160 mg/dL）。

【临床意义】

（1）LDL 增高：①与冠心病发病呈正相关；②Ⅱ型高脂蛋白血症、甲状腺功能减退症、肾病综合征、糖尿病、慢性肾衰竭、库欣病等。

（2）LDL 减低：见于无 β 脂蛋白血症、甲状腺功能亢进症、肝硬化、贫血、吸收不良等。

（三）血清载脂蛋白测定

载脂蛋白主要功能是构成脂蛋白、激活或抑制脂蛋白代谢有关的酶及与脂蛋白代谢有关的特异性受体结合。主要的载脂蛋白有 $ApoA_I$、A_{II}、B、C_I、C_{II}、C_{III} 和 E。

【标本采集】

空腹非抗凝静脉血 2 mL。

【注意事项】

同血清总胆固醇。

【参考范围】

ApoA$_I$：男性 1.11 ~ 1.72 g/L；女性 1.2 ~ 1.9 g/L。ApoB：男性 0.75 ~ 1.55 g/L；女性 0.8 ~ 1.55 g/L。

【临床意义】

（1）ApoA$_I$：① ApoA$_I$ 水平与冠心病发生率呈负相关，是诊断冠心病的一种较灵敏指标；② ApoA$_I$ 增高见于肝疾病、肝外胆道阻塞、人工透析；③ ApoA$_I$ 减低见于家族性 ApoA$_I$ 缺乏症、家族性 α 脂蛋白缺乏症、急性心肌梗死等。

（2）ApoB：①其水平增高与动脉粥样硬化、冠心病的发生率呈正相关；② ApoB 增高见于高 β 载脂蛋白血症、糖尿病、甲状腺功能减退症等；③ ApoB 减低见于低 β 脂蛋白血症、ApoB 缺乏症、恶性肿瘤、肝疾病等。

五、血糖及其代谢物实验室检查

（一）空腹血糖测定

空腹血糖（fasting blood glucose，FBG）是诊断糖尿病的主要临床指标，也是监测糖尿病进展和治疗效果的主要指标。

【标本采集】

晨空腹静脉血 2 mL。

【注意事项】

采血前禁食 12 ~ 14 h，禁止吸烟，停用胰岛素和降血糖药，避免精神紧张、剧烈运动等。标本采集中防止溶血，尽快送检。

【参考范围】

＜18 岁：4.4 ~ 6.1 mmol/L；18 ~ 60 岁：4.4 ~ 7.1 mmol/L；＞60 岁：7.0 ~ 9.0 mmol/L。

【临床意义】

（1）FBG 增高：超过 7.0 mmol/L 时称为高血糖症。

依据 FBG 水平将高血糖症分为 3 度：FBG 7.0 ~ 8.4 mmol/L 为轻度增高，FBG 8.4 ~ 10.1 mmol/L 为中度增高，FBG ＞ 10.1 mol/L 为重度增高。当 FBG 超过肾糖阈值（9 mmol/L）时则出现尿糖阳性。

病理性增高：①各型糖尿病；②内分泌疾病，如甲状腺功能亢进症、巨人症、肢端肥大症、皮质醇增多症、胰高血糖素瘤等；③应激性高血糖，如颅内压增高、脑卒中、颅脑损伤、中枢神经系统感染、心肌梗死等；④药物影响，如噻嗪类利尿药、口服避孕药、泼尼松等；⑤肝或胰腺疾病，如严重的肝病、坏死性胰腺炎、胰腺癌等。

（2）FBG 降低：指空腹血糖 ＜ 4.4 mmol/L；空腹血糖 ＜ 2.8 mmol/L 时称为低血糖症（hypoglycemia）。低血糖症的典型表现（Whipple 三联征）：低血糖症状，血糖 ＜ 2.8 mmol/L，补糖后低血糖症状迅速缓解。

病理性减低：①胰岛素过多，如胰岛素过量、口服降糖药过量、胰岛 B 细胞增生或肿瘤等；

②缺乏对抗胰岛素的激素，如脑垂体、肾上腺或下丘脑功能低下等导致生长激素、肾上腺皮质激素缺乏；③肝糖原储存损耗，如急性肝坏死、重症肝炎、肝硬化等；④急性酒精中毒，抑制糖异生；⑤先天性糖原代谢酶缺乏，如Ⅰ、Ⅲ型糖原贮积症（glycogen storage disease）等；⑥消耗性疾病，如尿毒症、营养不良、恶病质等；⑦非降血糖药影响，如磺胺药、水杨酸、吲哚美辛等；⑧特发性低血糖。

（二）口服葡萄糖耐量试验

病理状态下，口服或注射一定量的葡萄糖后，血糖急剧增高，短时间内不能恢复至原有水平，此为糖耐量减低或糖耐量异常。临床上主要用口服葡萄糖耐量试验（oral glucose tolerance test，OGTT）诊断症状不明显或血糖升高不明显的可疑糖尿病病人。

【标本采集】
采集清晨空腹血糖标本，然后一次饮入 200～300 mL 葡萄糖液（按葡萄糖 1.75 g/kg 体重计，最多不超过 75 g），5 min 内饮完，在服葡萄糖后 0.5 h、1 h、2 h 及 3 h，采集静脉血标本和尿标本，分别测定血糖和尿糖。

【注意事项】
①试验前 3 天应有足够的碳水化合物饮食（每天碳水化合物量≥200 g），正常活动；②病人采血前禁食 10～16 h，禁止吸烟，停用胰岛素和降血糖药，避免精神紧张、剧烈运动等；③整个试验过程中不可吸烟、喝咖啡或茶和进食。采血时取坐位姿势，防止溶血，及时送检。

【参考范围】
①空腹血糖 < 6.1 mmol/L；②服糖后 0.5～1 h 为 7.8～9.0 mmol/L，峰值应 < 11.1 mmoL；③2 h 血糖≤7.8 mmol/L；④3 h 降至空腹血糖水平。⑤各监测点尿糖均为阴性。

【临床意义】
（1）诊断糖尿病：①有糖尿病症状，FBG≥7.0 mmol/L；②OGTT 2 h 血糖≥11.1 mmol/L，OGTT 血糖峰值≥11.1 mmol/L；③随机血糖≥11.1 mmol/L，并伴有临床症状，且尿糖阳性者。临床上符合以上任何一个条件，即可诊断为糖尿病。

（2）判断糖耐量降低（impaired glucose tolerance，IGT）：糖耐量降低指 FBG < 7.0 mmol/L；OGTT 2 h 血糖为 7.8～11.1 mmol/L；血糖达峰时间可延至 1 h 后，血糖恢复正常时间延至 2～3 h 后，且有尿糖阳性。见于 2 型糖尿病、痛风、甲状腺功能亢进症等。

（3）葡萄糖耐量曲线低平（smooth OGTT curve）：指空腹血糖低，服糖后血糖水平增高不明显，服糖后 2 h 血糖仍处于低水平。见于胰岛 B 细胞瘤、甲状腺功能亢进症、腺垂体功能减退症等。

（4）鉴别低血糖：①功能性低血糖，表现为 FBG 正常，服糖后血糖高峰时间及峰值在正常范围内，但 2～3 h 后出现低血糖，见于餐后低血糖症；②肝源性低血糖，表现为 FBG 低于正常，服糖后血糖水平高峰提前并超过正常，2 h 后不能降至正常，尿糖阳性，见于暴发性病毒性肝炎、中毒性肝炎、肝肿瘤等疾病。

（三）糖化血红蛋白测定

糖化血红蛋白（glycosylated hemoglobin，GHb）是血红蛋白合成后以其 β 链末端氨基酸与葡萄糖进行缩合反应形成的 HbA1C 酮氨化合物。

【标本采集】

空腹肝素抗凝静脉血 2 mL。

【参考范围】

HbA1C：4% ~ 5.6%。

【临床意义】

（1）糖尿病诊断和长期监控的指标：GHb 的代谢周期与红细胞的寿命基本一致（120 天），故 GHb 可反映检测前 1 ~ 2 个月血糖的平均水平。糖尿病病人 GHb 浓度可比正常高 2 ~ 3 倍；控制糖尿病后，其减低要晚于血糖和尿糖 3 ~ 4 周。

（2）鉴别高血糖：糖尿病性高血糖的 GHb 水平多增高，应激性高血糖的 GHb 水平正常。

（3）预测血管并发症：GHb 与氧的亲和力强，长期 GHb 增高可引起组织缺氧而致血管并发症。

（四）血清胰岛素测定和胰岛素释放试验

胰岛素释放试验（insulin releasing test）是反映胰岛 B 细胞贮备功能的试验。

【标本采集】

①血清胰岛素测定：静脉血 2 mL；②胰岛素释放试验：于空腹及服糖后 0.5 h、1 h、2 h 及 3 h 分别采集静脉血测定胰岛素和 C 肽。

【注意事项】

同 OGTT。

【参考范围】

空腹胰岛素：10 ~ 20 mU/L；胰岛素（μU/L）/ 血糖（mg/dL）< 0.3；胰岛素释放试验：口服葡萄糖后胰岛素高峰在 30 ~ 60 min，峰值为空腹胰岛素的 5 ~ 10 倍，2 h 胰岛素 < 30 mU/L，3 h 后达到空腹水平。

【临床意义】

（1）糖尿病分型诊断：①1 型糖尿病，病人空腹或进糖后胰岛素浓度明显减低，呈低平曲线，胰岛素与血糖的比值明显降低。②2 型糖尿病，病人空腹胰岛素浓度正常、稍高或稍低，服糖后胰岛素呈延迟性释放反应，比值较低。

（2）高胰岛素血症或胰岛 B 细胞瘤：空腹血糖减低，糖耐量曲线低平，胰岛素 C 肽释放曲线相对较高。

（3）其他：胰岛素增高见于肥胖、肝肾功能不全、肢端肥大症等；胰岛素减低见于腺垂体功能低下、肾上腺功能不全或饥饿状态等。

（五）血清 C 肽测定和 C 肽释放试验

C 肽（connective peptide）是胰岛素原（proinsulin）在蛋白水解酶的作用下分裂而成的与胰岛素等分子的肽类物。

【标本采集】

血清 C 肽测定：静脉血 2 mL。C 肽释放试验：在进行 OGTT 的同时，于空腹及服糖后 0.5 h、1 h、2 h 和 3 h 分别采集静脉血测定 C 肽。

【注意事项】

同 OGTT。

【参考范围】

空腹 C 肽：0.3 ~ 1.3 nmol/L；C 肽释放试验：口服葡萄糖后 30 ~ 60 min 出现高峰，其峰值为空腹 C 肽的 5 ~ 6 倍。

【临床意义】

（1）C 肽水平增高：空腹血清 C 肽增高、C 肽释放试验呈高水平曲线，见于胰岛 B 细胞瘤；血清 C 肽增高，且 C 肽 / 胰岛素比值降低，见于肝硬化。

（2）C 肽水平降低：①空腹血清 C 肽降低见于糖尿病。②C 肽释放试验口服葡萄糖后 1 h，血清 C 肽水平降低，提示胰岛 B 细胞贮备功能不足；释放曲线低平提示 1 型糖尿病；释放延迟或呈低水平见于 2 型糖尿病。③C 肽水平不升高，胰岛素增高，提示外源性高胰岛素血症，如胰岛素用量过多等。

六、胰腺疾病实验室检查

（一）血清淀粉酶及其同工酶测定

淀粉酶（amylase，AMS）是一种能水解淀粉、糊精和糖原的水解酶，对食物中多糖类化合物的消化起重要作用。来自胰腺的是淀粉酶同工酶 P（P–AMS），来自腮腺的为淀粉酶同工酶 S（S–AMS）。

【标本采集】

非抗凝静脉血 2 mL。

【参考范围】

血清淀粉酶 < 220 U/L；同工酶：S–AMS 45% ~ 70%，P–AMS 39% ~ 55%。

【临床意义】

1. AMS 活性增高

（1）胰腺炎：AMS 增高是急性胰腺炎的重要诊断指标之一。一般于发病 2 ~ 12 h 开始增高，12 ~ 72 h 达峰值，3 ~ 4 天恢复正常。

（2）胰腺癌：早期可见 AMS 增高。

（3）非胰腺疾病：①腮腺炎，增高的 AMS 主要为 S–AMS，S–AMS/P–AMS > 3；②急性腹部疾病：如消化性溃疡穿孔、上腹部手术后、机械性肠梗阻；③肾功能不全；④服用镇痛药如吗啡等，以 S–AMS 增高为主。

2. AMS 活性减低　常见于慢性胰腺炎、胰腺癌等。

（二）血清脂肪酶测定

脂肪酶（lipase，LPS）是一种能水解长链脂肪酸三酰甘油的酶，主要由胰腺分泌，少量由胃和小肠产生。

【标本采集】

静脉血 2 mL。

【参考范围】

酶法：< 220 U/L。

【临床意义】

1. LPS 活性增高

（1）胰腺疾病：常见于急性胰腺炎，LPS 于发病后 4～8 h 开始升高，24 h 达峰值，持续 10～15 天。LPS 诊断急性胰腺炎的灵敏度可达 82%～100%，LPS 与 AMS 联合检测的灵敏度达 95%。

（2）非胰腺疾病：如消化性溃疡穿孔、肠梗阻、急性胆囊炎等。

2. LPS 活性减低　胰腺癌或胰腺结石致胰腺导管阻塞时，LPS 活性可减低。

七、血清电解质实验室检查

（一）血清钾测定

钾是细胞内液的主要阳离子，约 98% 的钾存在于细胞内。钾的主要生理功能是维持细胞代谢、细胞内渗透压、酸碱平衡、神经肌肉的应激性和心肌的节律性。

【标本采集】

静脉血 2 mL。

【注意事项】

采血时避免溶血，止血带静脉结扎时间不超过 1 min。

【参考范围】

3.5～5.5 mmol/L。

【临床意义】

1. 血钾增高　血清钾＞5.5 mmol/L 为高钾血症（hyperkalemia）。

（1）摄入过多：高钾饮食、输入大量库存血液，补钾过多过快，过度应用含钾药物等。

（2）排泄减少：急性肾衰竭少尿期或无尿期、肾上腺皮质功能减退症、长期使用潴钾利尿剂、长期低钠饮食及远端肾小管上皮细胞泌钾障碍等。

（3）细胞内钾移出：重度溶血、大面积烧伤、挤压综合征、组织破坏、运动过度等。

（4）血浆 pH 影响：血浆 pH 减低，血清钾水平增高。

2. 血钾减低　血清钾＜3.5 mmol/L 为低钾血症（hypokalemia）。

（1）摄取不足：胃肠功能紊乱、营养不良、长期低钾或无钾饮食等。

（2）丢失过多：严重呕吐、长期腹泻、瘘管引流、肾衰竭多尿期等。

（3）钾向细胞内转移：代谢性碱中毒、胰岛素治疗、肌无力等。

（二）血清钠测定

钠是细胞外液中的主要阳离子，主要功能是维持体液的正常渗透压、酸碱平衡，以及肌肉和神经的正常应激作用。

【标本采集】

静脉血 2 mL。

【注意事项】

同血清钾。

【参考范围】

135～145 mmol/L。

【临床意义】

1. 血清钠增高　血清钠 > 150 mmol/L 为高钠血症（hypernatremia）。

（1）摄入过多：进食过量钠盐或输注高渗盐水，且伴有肾功能障碍。

（2）体内水分摄入过少或丢失过多：进食困难、昏迷、大量出汗、甲状腺功能亢进症等。

（3）内分泌疾病：肾上腺皮质功能亢进、库欣病、原发性或继发性醛固酮增多症等。

（4）脑性高钠血症：脑外伤、脑血管意外、垂体肿瘤等。

（5）排尿过多：渗透性利尿，如使用甘露醇、山梨醇等脱水；大量尿素引起渗透性利尿而大量失水等。

2. 血清钠减低　血清钠 < 130 mmol/L 为低钠血症（hyponatremia）。

（1）摄取不足：长期低盐饮食、饥饿、营养不良等。

（2）胃肠道失钠：幽门梗阻、呕吐、腹泻、消化道手术后造瘘、引流等。

（3）肾失钠：严重肾盂肾炎、肾小管严重损害、肾上腺皮质功能减退等。

（4）医源性失钠：如大量引流浆膜腔积液。

（5）消耗性低钠：多见于肺结核、肿瘤、肝硬化等慢性疾病。

（6）皮肤性失钠：大量出汗、大面积烧伤、创伤，体液及钠从创口大量丢失。

（三）血清氯测定

氯是细胞外阴离子，氯的主要功能是调节体内酸碱平衡、渗透压和水、电解质平衡，以及参与胃液中胃酸的生成。

【标本采集】

静脉血 2 mL。

【参考范围】

96 ~ 106 mmol/L。

【临床意义】

1. 血清氯增高　血清氯 > 106 mmol/L 为高氯血症（hyperchloremia）。

（1）摄入过多：食入或静脉补充大量 $NaCl$、$CaCl_2$ 或 NH_4Cl 液等。

（2）排出减少：急性肾小球肾炎无尿期、肾血流量减少、尿道梗阻等。

（3）脱水：严重腹泻、频繁呕吐、大量出汗等。

（4）换气过度：见于呼吸性碱中毒。

（5）肾上腺皮质功能亢进：如库欣综合征及长期应用皮质醇激素。

2. 血清氯减低　血清氯 < 90 mmol/L 为低氯血症（hypochloremia）。

（1）摄入不足：长期饥饿、营养不良、出汗过多等。

（2）丢失过多：严重呕吐、腹泻、胃肠道引流等。

（3）转移增加：急性肾炎、肾小管疾病、酸中毒等。

（4）水摄入过多：尿崩症，为稀释性低血氯。

（5）呼吸性酸中毒：肾为了增加 HCO_3^- 的重吸收，使氯的重吸收减少。

（四）血清钙测定

钙的主要生理功能为降低神经肌肉的兴奋性、维持心肌传导系统的兴奋性和节律性、参与肌肉收缩及神经传导、激活酯酶及磷酸化酶、参与凝血过程。

【标本采集】

静脉血 2 mL。

【参考范围】

血清总钙：2.25 ~ 2.75 mmol/L。血清离子钙：1.03 ~ 1.23 mmol/L。

【临床意义】

1. 血清钙增高　血清总钙 > 2.75 mmol/L 为高钙血症（hypercalcemia）。

（1）摄入过多：静脉输入钙过量、大量饮用牛奶等。

（2）溶骨作用增强：原发性甲状旁腺功能亢进、甲状腺功能亢进症、急性骨萎缩骨折等。

（3）钙吸收作用增强：维生素 A、维生素 D 摄入过多，溃疡病长期应用碱性药物治疗。

（4）肾功能损害：急性肾衰竭时钙排出减少。

2. 血清钙减低　血清总钙 < 2.25 mmol/L 为低钙血症（hypocalcemia）。

（1）摄入不足或吸收不良：长期低钙饮食、严重乳糜泻、阻塞性黄疸等。

（2）成骨作用增强：甲状旁腺功能减退、甲状腺功能亢进症病人手术后、恶性肿瘤骨转移。

（3）钙吸收作用减弱：佝偻病、软骨病。

（4）肾疾病：急慢性肾衰竭、肾病综合征、肾小管性酸中毒。

（5）需要量增加：妊娠后期及哺乳期妇女。

（五）血清磷测定

磷的生理功能主要为调节酸碱平衡，参与多种酶促反应和糖、脂类及氨基酸代谢，构成生物膜和维持膜的功能，参与骨骼及牙齿组成。

【标本采集】

静脉血 2 mL。

【参考范围】

成人：0.97 ~ 1.61 mmol/L；儿童：1.29 ~ 1.94 mmol/L。

【临床意义】

1. 血清磷增高　血清磷 > 1.61 mmol/L 为高磷血症。

（1）内分泌疾病：甲状旁腺功能减退症、甲状腺功能减退症等。

（2）肾排泄受阻：慢性肾炎晚期、肾衰竭、尿毒症等。

（3）维生素 D 摄入过多：促进肠道吸收钙、磷，两者含量均升高。

2. 血清磷减低　血清磷 < 0.97 mmol/L 为低磷血症。

（1）摄入不足或吸收不良：佝偻病、脂肪泻引起的吸收不良、长期服用含铝的制酸剂等。

（2）丢失过多：呕吐和腹泻、血液透析、肾小管酸中毒等。

（3）磷转入细胞：静脉注射葡萄糖或胰岛素、碱中毒、过度换气综合征等。

（六）血清镁测定

镁是细胞内液中含量占第二位的阳离子。镁与钙的生理功能相似，低镁血症常伴随低钙血症。

【标本采集】

静脉血 2 mL。

【参考范围】

成人：0.8 ~ 1.2 mmol/L，男性高于女性。

【临床意义】

1. 血清镁增高　血清镁 > 1.2 mmol/L 为高镁血症。

（1）肾疾病：急性肾小球肾炎、急性或慢性肾衰竭少尿或无尿期，影响肾小球滤过率。

（2）内分泌疾病：甲状腺功能减退症或甲状旁腺功能减低症、Addison 病及未经治疗的糖尿病酮症酸中毒等。

2. 血清镁减低　血清镁 < 0.8 mmol/L 为低镁血症。

（1）摄入不足或丢失过多：长期禁食、呕吐、慢性腹泻等。

（2）尿排出过多：应用大量利尿药、急性肾衰竭多尿期、肾小管酸中毒等。

八、内分泌激素实验室检查

（一）甲状腺激素检查

甲状腺是人体最大的内分泌腺。甲状腺分泌的激素包括甲状腺素（thyroxine，T_4）和少量三碘甲腺原氨酸（triiodothyronine，T_3）。血清甲状腺激素测定包括总 T_4（TT_4）、总 T_3（TT_3）、游离 T_4（FT_4）、游离 T_3（FT_3）。血液中的 T_3 和 T_4 绝大部分与甲状腺素结合球蛋白（thyroxin binding globulin，TBG）结合而运输，少部分为有生理活性的游离形式。甲状腺激素受下丘脑 – 垂体 – 甲状腺轴调节，甲状腺激素的分泌受腺垂体分泌的促甲状腺激素（thyroid–stimulating hormone，TSH）调节，TSH 受下丘脑分泌的促甲状腺素释放激素（thyrotropin releasing hormone，TRH）调节。

1. 甲状腺素（T_4）和游离甲状腺素（FT_4）　生理情况下，99.5% 的 T_4 与 TBG 结合，而 FT_4 含量极少。

【标本采集】

静脉血 2 mL。

【参考范围】

TT_4：77 ~ 142 nmol/L；FT_4：10 ~ 23 pmol/L。

【临床意义】

（1）TT_4：TT_4 是判断甲状腺功能状态最基本的体外筛检指标。

1）TT_4 增高：见于甲状腺功能亢进症、先天性甲状腺素结合球蛋白增多症、原发性胆汁性肝硬化等。

2）TT_4 减低：见于甲状腺功能减退症、低甲状腺素结合球蛋白血症、缺碘性甲状腺肿等。

（2）FT_4：直接测定 FT_4 对了解甲状腺功能状态较 TT_4 更真实。

1）FT_4 增高：见于甲状腺功能亢进危象、甲状腺激素不敏感综合征、多结节性甲状腺肿等。

2）FT_4 减低：主要见于甲状腺功能减退症，应用抗甲状腺药物、糖皮质激素、苯妥英钠等。

2. 三碘甲腺原氨酸（T_3）和游离三碘甲腺原氨酸（FT_3）　T_3 的含量是 T_4 的 1/10，但其生理活性为 T_4 的 3 ~ 4 倍。

【标本采集】

静脉血 2 mL。

【参考范围】

TT_3：$1.4 \sim 2.2$ nmol/L，FT_3：$5.4 \sim 8.8$ pmol/L。

【临床意义】

（1）TT_3

1）TT_3 增高：①TT_3 是诊断甲状腺功能亢进症最敏感的指标；②TT_3 是诊断 T_3 型甲状腺功能亢进症的特异性指标。T_3 增高而 T_4 不增高是 T_3 型甲状腺功能亢进症的特点，见于功能亢进型甲状腺腺瘤、多发性甲状腺结节性肿大。

2）TT_3 减低：甲状腺功能减退症，T_3 减低不明显，甚至轻度增高。

（2）FT_3

1）FT_3 增高：见于甲状腺功能亢进症，是诊断甲状腺功能亢进症的灵敏指标，尤其对于早期或具有复发前兆的弥漫性毒性甲状腺肿（Graves 病）。

2）FT_3 减低：见于低 T_3 综合征、慢性淋巴细胞性甲状腺炎晚期、应用糖皮质激素等。

3. 甲状腺素结合球蛋白（TBG） 是一种由肝合成的酸性糖蛋白。

【标本采集】

静脉血 2 mL。

【参考范围】

$15 \sim 34$ mg/L。

【临床意义】

（1）TBG 增高：①甲状腺功能减退症；②肝疾病，如肝硬化、病毒性肝炎等；③其他，如 Graves 病、甲状腺癌、风湿病等。

（2）TBG 减低：甲状腺功能亢进症、遗传性 TBG 减少症、肢端肥大症等。

（二）肾上腺皮质激素检查

肾上腺皮质激素的分泌活动受下丘脑 – 垂体的调控，下丘脑分泌促肾上腺皮质激素释放激素（cortictropin–releasing hormone，CRH）、垂体分泌促肾上腺皮质激素（adrenocorticotropic hormone，ACTH）。

1. 血清皮质醇和尿液游离皮质醇 临床上常以血清皮质醇和 24 h 尿液游离皮质醇（free cortisol，FC）作为筛检肾上腺皮质功能异常的首选指标，也可作为 ACTH、CRH 兴奋试验的观察指标。

【标本采集】

于上午 8 时采空腹血，同时留取 24 h 尿液。

【注意事项】

在被测者处于正常睡眠规律时进行，标明采集时间，及时送检，防止溶血。

【参考范围】

血清皮质醇：$132 \sim 298.5$ mmol/L；尿液游离皮质醇：$55 \sim 248$ nmol/24 h（$20 \sim 90$ μg/24 h）。

【临床意义】

（1）血清皮质醇和 24 h 尿液 FC 增高：见于肾上腺皮质功能亢进症、ACTH 异位肿瘤、单纯性肥胖症、库欣病等。

（2）血清皮质醇和 24 h 尿液 FC 减低：见于肾上腺皮质功能减退症、肾上腺性综合征、Addison 病等。

2. 尿 17- 羟皮质类固醇（17-hydroxycorti-costeroids，17-OHCS） 17-OHCS 是肾上腺糖皮质激素及其代谢产物，尿液中其含量高低可反映肾上腺皮质功能。

【标本采集】

24 h 尿液。

【注意事项】

留取标本时，病人禁食水果、花、有色蔬菜及含有维生素 C 和咖啡因的食物，及时送检。

【参考范围】

成年男性：8.33 ~ 27.6 μmol/24 h；成年女性：5.5 ~ 22.1 μmol/24 h。

【临床意义】

（1）17-OHCS 增高：见于肾上腺皮质功能亢进症。

（2）17-OHCS 减低：见于原发性肾上腺皮质功能减退症、腺垂体功能减退症、甲状腺功能减退症等。

3. 尿 17- 酮皮质类固醇（17-ketosteroid，17-KS） 女性、儿童尿中 17-KS 水平反映肾上腺皮质内分泌功能，而男性尿中 17-KS 水平则反映肾上腺和睾丸的功能状态。

【标本采集】

24 h 尿液。

【注意事项】

同 17-OHCS 检测。

【参考范围】

男性：28.5 ~ 47.2 μmol/24 h；女性：20.8 ~ 34.7 μmol/24 h。

【临床意义】

（1）17-KS 增高：见于肾上腺皮质功能亢进症、睾丸癌、腺垂体功能亢进、男性睾丸间质细胞瘤等。

（2）17-KS 减低：多见于肾上腺皮质功能减退症、腺垂体功能减退、睾丸功能低下、肾病综合征。

4. 血清和尿液醛固酮（aldosterone，ALD） ALD 是肾上腺皮质球状带细胞所分泌的一种盐皮质激素，作用于肾远曲小管，具有保钠排钾、调节水和电解质平衡的作用。

【标本采集】

静脉血 2 mL，24 h 尿液。

【参考范围】

（1）血清：普通饮食，卧位（238.6 ± 104.0）pmol/L，立位（418.9 ± 245.0）pmol/L；低钠饮食，卧位（646.6 ± 333.4）pmol/L，立位（945.6 ± 491.0）pmol/L。

（2）尿液：普通饮食 9.4 ~ 35.2 nmol/24 h。

【临床意义】

（1）ALD 增高：原发性醛固酮增多症，因肾上腺皮质肿瘤或增生导致；继发性醛固酮增多症，因心力衰竭、肾病综合征导致。

（2）ALD 减低：肾上腺皮质功能减退症、垂体功能减退、高钠饮食等。

（三）性激素检查

1. 睾酮（testosterone） 测定上午 8 时的睾酮浓度对评价男性睾丸分泌功能具有重要价值。

【标本采集】

采集上午 8 时静脉血 2 mL。

【参考范围】

＜1 岁：0.12～0.21 ng/mL；1～6 岁：0.03～0.32 ng/mL；7～12 岁：0.03～0.68 ng/mL；13～17 岁：0.28～1.11 ng/mL；成年女性：0.06～0.82 ng/mL；成年男性：2.8～8.0 ng/mL。

【临床意义】

（1）睾酮增高：见于睾丸间质细胞瘤、男性性早熟、先天性肾上腺皮质增生症、肾上腺皮质功能亢进症等。

（2）睾酮减低：见于 Klinefelter 综合征（原发性小睾丸症）、睾丸不发育症、男性 Turner 综合征等。

2. 雌二醇（estradiol，E_2）　主要生理功能是促进女性生殖器官的发育和第二性征的出现。

【标本采集】

静脉血 2 mL。

【参考范围】

男性：1～10 岁 5.00～20.0 pg/mL；成人 7.63～42.6 pg/mL。女性：1～10 岁 6.00～27.0 pg/mL；卵泡期 12.5～166 pg/mL；排卵期 85.8～498 pg/mL；黄体期 43.8～211 pg/mL；停经后 5.00～54.7 pg/mL；妊娠早期 215～4 300 pg/mL；妊娠中期 810～5 760 pg/mL；妊娠晚期 1 810～13 900 pg/mL。

【临床意义】

（1）E_2 增高：见于女性性早熟、男性女性化、卵巢肿瘤及性腺母细胞瘤、垂体瘤等。

（2）E_2 减低：见于原发性性腺功能减退，如卵巢发育不全，也可见于下丘脑和垂体病变所致的继发性性腺功能减退等。

3. 黄体酮　黄体酮（progesterone）由黄体和卵巢分泌，生理功能是使已处于增殖期的子宫内膜继续发育增殖，为受精卵着床做准备，对维持正常月经周期及妊娠有重要的作用。

【标本采集】

于末次月经后或妊娠第 3 个月起，上午 8 时静脉采血 2 mL。

【参考范围】

男性：0.2～1.4 ng/mL。女性：卵泡期 0.2～1.5 ng/mL；排卵期 0.8～3.0 ng/mL；黄体期 1.7～27 ng/mL；停经后 0.1～0.8 ng/mL；妊娠早期 16.4～49 ng/mL；妊娠中期 19.7～52 ng/mL；妊娠晚期 25.3～93 ng/mL。

【临床意义】

（1）黄体酮增高：见于葡萄胎、妊娠高血压综合征、原发性高血压等。

（2）黄体酮减低：见于黄体功能不全、多囊卵巢综合征、胎儿发育迟缓等。

（四）下丘脑-垂体激素检查

1. 促甲状腺激素（thyroid stimulating hormone，TSH）　是腺垂体合成分泌的糖蛋白，其生理功能是刺激甲状腺细胞的发育、合成与分泌甲状腺激素，作为甲状腺功能首选的筛查指标。

【标本采集】

静脉血 2 mL。

【参考范围】

0.4 ~ 5.0 mIU/L。

【临床意义】

（1）TSH 增高：原发性甲状腺功能减退症、继发性甲状腺功能亢进症、异源 TSH 分泌综合征、垂体 TSH 不恰当分泌综合征等。

（2）TSH 减低：原发性甲状腺功能亢进症、继发性甲状腺功能减退症、腺垂体功能减退、皮质醇增多症等。

2. 促肾上腺皮质激素（adrenocorticotropic hormone，ACTH）　是腺垂体分泌的含有 39 个氨基酸的多肽激素，其生理作用是刺激肾上腺皮质增生、合成与分泌肾上腺皮质激素。

【标本采集】

静脉血 2 mL。

【参考范围】

上午 8 时—9 时：1.1 ~ 13.3 pmol/L；午夜：＜ 2.2 pmol/L。

【临床意义】

（1）ACTH 增高：下丘脑、垂体性皮质醇增多症，原发性肾上腺皮质功能减退症、先天性肾上腺皮质增生等。

（2）ACTH 减低：下丘脑、垂体性皮质醇功能减退症，原发性肾上腺皮质功能亢进症等。

3. 抗利尿激素（antidiuretic hormone，ADH）　是下丘脑视上核神经元产生的一种多肽激素，主要生理功能是促进肾远曲小管和集合管对水的重吸收，即具有抗利尿作用，从而调节有效血容量、渗透压及血压。

【标本采集】

静脉血 2 mL。

【参考范围】

1.4 ~ 5.6 pmol/L。

【临床意义】

（1）ADH 增高：腺垂体功能减退症、肾性尿崩症、脱水等。

（2）ADH 减低：中枢性尿崩症、肾病综合征、妊娠期尿崩症等。

4. 生长激素（growth hormon，GH）　生理功能是刺激长骨和各种软组织生长，促进蛋白质合成、糖原异生、脂肪分解和钙磷吸收。

【标本采集】

于午夜或清晨起床前安静平卧时采集静脉血 2 mL。

【参考范围】

婴幼儿：15 ~ 40 μg/L；4 岁以上及成人：0 ~ 5 μg/L。

【临床意义】

（1）GH 增高：巨人症、肢端肥大症、异源性生长激素释放激素等。

（2）GH 减低：垂体性侏儒症、垂体功能减退症、遗传性 GH 缺乏症等。

第六节　临床常用免疫学检查

临床免疫学检查是运用免疫学的理论与技术，检测机体免疫功能状态，研究疾病的起因、发展和转归，从而明确疾病的诊断和防治。主要包括体液免疫检查、细胞免疫检查、病毒性肝炎标志物检测、肿瘤标志物检测等。常用于感染性疾病、自身免疫病、变态反应性疾病、免疫缺陷病、肿瘤等疾病的诊断与疗效监测。

一、血清免疫球蛋白检测

免疫球蛋白（immunoglobulin，Ig）是一组具有抗体活性和抗体样结构的球蛋白，由浆细胞合成与分泌，分布于血液、体液、外分泌液及部分细胞的表面。根据理化性质和功能的不同，可将 Ig 分为 IgG、IgA、IgM、IgD 和 IgE 五类。

（一）IgG、IgA、IgM、IgD 测定

IgG 是人体中最主要的免疫球蛋白，约占血清中总 Ig 的 75%，主要由脾和淋巴结中的浆细胞合成，是机体重要的抗细菌、抗病毒、抗毒素抗体。IgG 是唯一能通过胎盘的 Ig，通过自然被动免疫使新生儿获得免疫抗体。

IgA 主要由肠系膜淋巴组织中的浆细胞产生，约占血清中总 Ig 的 10%，又可分为血清型与分泌型 2 种。分泌型 IgA（SIgA）在抗呼吸道、消化道和泌尿生殖道的感染中起重要作用，是机体抗感染、抗过敏的重要免疫屏障。

IgM 又名巨球蛋白，是 Ig 中分子量最大者，占血清中总 Ig 的 5% ~ 10%。当机体受到抗原刺激后，IgM 在机体早期的免疫防御中占有重要地位，其杀菌、溶菌、溶血、促吞噬及凝集作用显著高于 IgG。

IgD 在血清中以单体形式存在，含量极低，占血清中总 Ig 的 1%，其结构与功能有待进一步临床研究。

【标本采集】

静脉血 2 mL。

【注意事项】

防止溶血，及时送检。

【参考范围】

IgG：5.65 ~ 17.65 g/L；IgA：0.4 ~ 3.5 g/L；IgM：0.5 ~ 3.0 g/L；IgD：0.001 ~ 0.004 g/L。

【临床意义】

1. 高免疫球蛋白血症　见于各种慢性感染、慢性肝病、淋巴瘤和自身免疫病、恶性肿瘤、系统性红斑狼疮、类风湿关节炎等。

2. 单克隆性增高　仅有某一种 Ig 增高而其他种类不增高，主要见于多发性骨髓瘤（IgG）、原发性巨球蛋白血症（IgM）等免疫增殖性疾病。

3. 低免疫球蛋白血症　见于先天性低免疫球蛋白血症、获得性低免疫球蛋白血症、联合免疫缺陷病及长期使用免疫抑制剂的病人，反复呼吸道感染者常见 IgA 单一降低。

（二）IgE 测定

IgE 主要由鼻咽部、扁桃体、支气管、胃肠道等黏膜固有层的浆细胞分泌，血清含量极低，占血清中 Ig 的 0.002%。IgE 可与肥大细胞、嗜碱性粒细胞结合，在 I 型变态反应中发挥重要作用。

【标本采集】

非抗凝静脉血 2 mL。

【注意事项】

防止标本溶血。

【参考范围】

ELISA 法：0.1 ~ 0.9 mg/L。

【临床意义】

1. IgE 增高　见于过敏性支气管哮喘、异位性皮炎、过敏性鼻炎、荨麻疹、IgE 型骨髓瘤、寄生虫感染、急慢性肝炎、系统性红斑狼疮、类风湿关节炎等。

2. IgE 减低　见于 IgE 型以外的骨髓瘤、慢性淋巴细胞白血病、先天性或获得性免疫缺陷综合征、恶性肿瘤及长期使用免疫抑制剂等。

二、肿瘤标志物检测

肿瘤标志物（tumor marker，TM）指存在于肿瘤细胞内或肿瘤细胞本身合成并释放或者是由宿主对肿瘤反应而产生的物质，可存在于细胞质、细胞核、细胞表面、血液、体液或组织中。临床上，常通过监测体液肿瘤标志物及细胞肿瘤标志物的浓度变化，进行肿瘤的筛查、辅助诊断、疗效及预后判断。

（一）血清甲胎蛋白测定

甲胎蛋白（alpha-fetoprotein，AFP）是胎儿发育早期由胚胎肝和卵黄囊合成的一种糖蛋白。胎儿出生后，AFP 的合成受抑制，6 个月至 1 岁时，血中 AFP 逐渐降至正常成人水平。当肝细胞或生殖腺胚组织发生恶变时，有关基因被重新激活，使原已丧失合成 AFP 能力的细胞开始重新合成 AFP，因此血中 AFP 浓度显著升高。检测血 AFP 浓度是诊断原发性肝癌最灵敏、最特异的肿瘤标志物。

【标本采集】

非抗凝静脉血 2 mL。

【参考范围】

< 20 μg/L。

【临床意义】

1. 原发性肝细胞癌　病人血清中 AFP 明显升高，AFP > 300 μg/L 为诊断阈值。

2. 病毒性肝炎及肝硬化　病人 AFP 轻度升高，当受损肝细胞得到修复，AFP 可降至正常水平。

3. 部分肿瘤　睾丸癌、畸胎瘤、卵巢癌、胰腺癌、胃癌等病人，AFP 也可升高。

4. 妊娠期　妊娠 3 个月后，血清 AFP 开始升高，7 ~ 8 个月时达到高峰，通常 < 400 μg/L，分娩后 3 周恢复正常。

拓展阅读 6-2
AFP 成为众多抗肝癌
治疗的新靶点

（二）血清癌胚抗原测定

癌胚抗原（carcinoembryonic antigen，CEA）是一种结构复杂的多糖蛋白复合物，由胎儿胃肠道上皮组织、胰和肝的细胞合成。妊娠 6 个月后含量逐渐减低，出生后组织内含量极低。CEA 是一种广谱肿瘤标志物，胃肠道恶性肿瘤、乳腺癌、肺癌及其他恶性肿瘤病人均可见血清 CEA 升高。因此，CEA 在恶性肿瘤的病情判断、疗效观察等方面具有重要的临床参考价值。

【标本采集】

非抗凝静脉血 2 mL。

【参考范围】

< 5 μg/L。

【临床意义】

1. 恶性肿瘤的诊断　血清 CEA 升高主要见于结肠癌、直肠癌、乳腺癌、胃癌、肺癌、胰腺癌、卵巢癌及子宫癌等。

2. 恶性肿瘤的治疗与随访　血清 CEA 浓度与肿瘤的大小、有无转移具有相关性，连续随访检测，可用于恶性肿瘤治疗效果及预后的判断。

3. 其他疾病　如肠道憩室炎、直肠息肉、结肠炎、肝硬化、肝炎和肺部疾病等，CEA 可轻度升高。

（三）血清前列腺特异性抗原测定

前列腺特异性抗原（prostate specific antigen，PSA）是一种由前列腺上皮细胞分泌的单链糖蛋白，正常人血清内含量极低。血清总 PSA（t-PSA）以两种形式存在，约 20% 为游离 PSA（f-PSA），约 80% 为复合 PSA（c-PSA）。当 t-PSA、f-PSA 增高，而 f-PSA/t-PSA 比值减低时，则可考虑诊断前列腺癌。

【标本采集】

非抗凝静脉血 2 mL。

【注意事项】

2~8℃保存，应于 24 h 内测定，否则 -20℃冻存。应于肛诊前取血检查，避免使用溶血或脂血标本。

【参考范围】

t-PSA < 4 μg/L；f-PSA < 0.8 μg/L；f-PSA/t-PSA > 0.25。

【临床意义】

1. 前列腺癌　病人血清 t-PSA 升高，若治疗后 t-PSA 浓度不降或降低后再次增高，应考虑肿瘤转移或复发。

2. 前列腺肥大、前列腺炎、肾和泌尿生殖系统的疾病　血清 t-PSA 和 f-PSA 水平轻度升高。

3. 鉴别诊断　当 f-PSA/t-PSA < 0.15 时为前列腺癌的可能性大，f-PSA/t-PSA > 0.25 时为良性病变的可能性大。

（四）血清糖类抗原 125 测定

糖类抗原 125（carbohydrate antigen125，CA125）是一种大分子多聚糖蛋白，存在于卵巢肿瘤的上皮细胞内和病人的血清中，是重要的卵巢癌相关抗原，主要用于辅助诊断浆液性卵巢癌、上皮性卵巢癌等。

【标本采集】

非抗凝静脉血 2 mL。

【参考范围】

< 35 U/mL。

【临床意义】

1. 上皮性卵巢癌和子宫内膜癌　CA125 是上皮性卵巢癌和子宫内膜癌的首选标志物。

2. 浆液性子宫内膜癌　病人血清 CA125 明显升高，阳性率可达 90% 以上。

3. 黏液性卵巢腺癌　病人血清 CA125 升高幅度稍低。

4. 其他疾病　如乳腺癌、胰腺癌、胃癌、肺癌、结肠癌、直肠癌、子宫内膜异位症、盆腔炎、卵巢囊肿、肝炎、肝硬化等 CA125 也可升高。

（五）血清糖类抗原 15-3 测定

糖类抗原 15-3（carbohydrate antigen 15-3，CA15-3）是一种高分子糖蛋白，存在于多种腺癌中，如乳腺、肺、卵巢、胰腺等腺癌，其中，检测乳腺癌特异性达 90% 以上，但灵敏度不高。

【标本采集】

非抗凝静脉血 2 mL。

【参考范围】

< 25 U/mL。

【临床意义】

1. 乳腺癌　CA15-3 是乳腺癌的辅助诊断指标，30%~50% 乳腺癌病人可见 CA15-3 升高。早期乳腺癌时，阳性率为 20%~30%，转移时乳腺癌阳性率可达 80%，其含量的变化与治疗效果相关。

2. 其他　肺癌、结肠癌、宫颈癌、转移性卵巢癌等病人血清 CA15-3 也升高，少数良性乳腺疾病、肝硬化病人也可轻度升高。

（六）血清糖类抗原 19-9 测定

糖类抗原 19-9（carbohydrate antigen 19-9，CA19-9）是胰腺癌和消化道肿瘤的主要辅助诊断标志物，对胰腺癌具有较高的特异性和敏感性。

【标本采集】

非抗凝静脉血 2 mL。

【参考范围】

< 37 U/mL（不同方法参考范围不同）。

【临床意义】

1. 用于胰腺癌的鉴别诊断和病情监测。

2. 胃癌、结直肠癌、胆囊癌、胆管癌、肝癌病人，CA19-9 也可升高。

（七）糖类抗原 72-4 测定

糖类抗原 72-4（carbohydrate antigen 72-4，CA72-4）是胃肠道肿瘤和卵巢癌的标志物。

【标本采集】

非抗凝静脉血 2 mL。

【参考范围】

CLIA/ELISA：血清 < 4 000 U/L。

【临床意义】

1. 恶性肿瘤　CA72-4 是胃癌的首选肿瘤标志物。卵巢癌、结肠癌、胰腺癌和非小细胞性肺癌时，CA72-4 含量也明显增加。

2. 联合检测　为提高检测的灵敏度，推荐胃癌术后病人使用 CA72-4 和 CA19-9 联合检测，大肠癌病人使用 CA72-4 和 CEA 联合检测，卵巢癌使用 CA125 和 CA72-4 联合检测。

三、病毒性肝炎标志物检测

病毒性肝炎是由多种肝炎病毒引起的以肝病变为主的一种传染病。临床上以食欲减退、恶心、上腹部不适、肝区痛、乏力为主要表现。常见的病毒性肝炎标志物检测主要包括甲、乙和丙三种类型肝炎病毒标志物的检测。

（一）甲型肝炎病毒标志物检测

甲型肝炎病毒（hepatitis A virus，HAV）属于微小 RNA 病毒科嗜肝 RNA 病毒属，主要传播途径为粪 – 口传播，在肝细胞内复制，通过胆汁经由粪便排出。感染 HAV 后，机体在急性期或恢复期早期可见抗 –HAV IgM 抗体，在恢复后期可见抗 –HAV IgG 抗体，可持续终身，具有对 HAV 的免疫防御功能。

【标本采集】

非抗凝静脉血 2 mL。

【参考范围】

阴性。

【临床意义】

1. 抗 –HAV IgM 抗体　是急性甲型肝炎的早期诊断指标，于发病后 1～2 周出现，3 个月后滴度减低，6 个月后不易检出。

2. 抗 –HAV IgG 抗体　是一种保护性抗体，阳性提示曾感染过 HAV，体内已无 HAV，用于甲型肝炎的流行病学调查。

拓展阅读 6-3
甲肝疫苗与抗病毒药物有机结合提高 HAV 的防治

（二）乙型肝炎病毒标志物检测

乙型肝炎病毒（hepatitis B virus，HBV）为嗜肝 DNA 病毒科，分为包膜与核心两部分，包膜上含有乙型肝炎表面抗原（hepatitis B surface antigen，HBsAg），本身无传染性。核心部分含有环状双股 DNA、DNA 聚合酶（DNAP）、乙型肝炎核心抗原（hepatitis B core antigen，HBcAg）和乙型肝炎 e 抗原（hepatitis B e antigen，HBeAg）等，是病毒复制的主体。

HBV 的主要传播途径为血液传播、性接触传播及母婴垂直传播。机体感染 HBV 后产生相应的免疫反应，形成 3 种不同的抗原抗体系统，即乙型肝炎表面抗原（HBsAg）与乙型肝炎表面抗体（抗 –HBs）、乙型肝炎 e 抗原（HBeAg）与乙型肝炎 e 抗体（抗 –HBe）、乙型肝炎核心抗原（HBcAg）与乙型肝炎核心抗体（抗 –HBc）。

【标本采集】

非抗凝静脉血 2 mL。

【参考范围】

均为阴性。

【临床意义】

1. HBsAg 在感染 HBV 后 1~2 个月可在病人血清中检测到，可持续数周、数月乃至数年。HBsAg 本身不具传染性，但因其常与 HBV 同时存在，常作为传染性的标志之一。HBsAg 阳性见于：①乙型肝炎潜伏期和急性期；②慢性迁延性肝炎、慢性活动性肝炎、肝硬化、肝癌；③慢性 HBsAg 携带者。许多乙肝病人体液和分泌物如唾液、精液、乳汁、阴道分泌物中也含有 HBsAg。

2. 抗 –HBs 一般于 HBsAg 转阴后出现，可持续多年，属于一种防御性抗体，其滴度与保护作用呈正相关。抗 –HBs 阳性见于：①曾感染 HBV，现已恢复，具有一定的免疫力；②接种乙肝疫苗后，一般只出现抗 –HBs 单项阳性；③被动性获得抗 –HBs，如接受免疫球蛋白或输血治疗的病人。

3. HBeAg HBeAg 阳性见于 HBsAg 阳性的病人，是病毒复制活跃、传染性强的指标，HBeAg 持续阳性的乙型肝炎易转变为慢性肝炎；HBeAg 和 HBsAg 阳性的孕妇可将乙肝病毒垂直传播给胎儿，其阳性率达 70%~90%。

4. 抗 –HBe 见于急性感染的恢复期，持续较长。通常，抗 –HBe 和 HBeAg 不会同时阳性。抗 –HBe 阳性见于：① HBeAg 转阴的病人，病毒部分被清除或抑制，复制减少，传染性减低；②部分慢性乙型肝炎、肝硬化、肝癌病人。

5. HBcAg 和抗 –HBc HBcAg 主要存在于受感染的肝细胞核内，不游离于血清中，检测困难，故临床上不做常规检查。抗 –HBc 是反映肝细胞受到 HBV 侵害的指标，主要包括 IgM、IgG 及 IgA 三型。抗 –HBc IgM 是感染 HBV 后血液中最早出现的特异性抗体，急性期滴度高，是诊断急性乙型肝炎和判断病毒复制、传染性强的重要指标，阳性还见于慢性活动性肝炎。抗 –HBc IgG 在感染 HBV 后 1 个月左右开始增高，滴度高表明病人正在感染；滴度低表示既往感染过 HBV，在体内持续时间长，具有流行病学意义。

6. HBV 血清标志物的临床意义 临床常选用 HBsAg、抗 –HBs、HBeAg、抗 –HBe 和抗 –HBc 作为检查指标，其临床意义见表 6–14。

表 6–14 HBV 血清标志物联合检测的临床意义

HBsAg	抗 –HBs	HBeAg	抗 –HBe	抗 –HBc	临床意义
+	–	+	–	+	急性或慢性乙型肝炎，强传染性
+	–	–	–	+	急、慢性乙型肝炎或慢性 HBsAg 携带者
+	–	–	+	+	急性乙肝趋向恢复或慢性乙肝，弱传染性
–	+	–	–	+	急性 HBV 感染康复期或有既往感染史，目前保持免疫力
–	–	–	+	+	乙肝恢复期，弱传染性
–	–	–	–	+	急性 HBV 感染"窗口期"或既往曾感染过乙肝，有流行病学意义

续表

HBsAg	抗 –HBs	HBeAg	抗 –HBe	抗 –HBc	临床意义
–	+	–	–	–	疫苗接种后或 HBV 感染后康复
–	+	–	+	+	急性乙肝康复期，开始产生免疫力
–	–	–	–	–	非乙肝感染

（三）丙型肝炎病毒标志物检测

丙型肝炎病毒（hepatitis C virus，HCV）属于黄病毒科的丙型肝炎病毒属，含有单链正股 RNA，主要传播途径为血液传播，是引起输血后肝炎的病原体之一。丙型肝炎病毒易发生变异，病情较乙型肝炎轻，易转为慢性。临床上，常通过测定抗 –HCV IgM、IgG 和 HCV-RNA 作为诊断 HCV 感染的主要依据。

1. 丙型肝炎病毒抗体测定

【标本采集】

静脉血 2 mL。

【参考范围】

阴性。

【临床意义】

（1）抗 –HCV 阳性：是诊断 HCV 感染的重要临床依据。

（2）抗 –HCV IgM 阳性：见于急性 HCV 感染，是诊断丙型肝炎的早期敏感指标，也是判断 HCV 活动和传染性的指标。

（3）抗 HCV IgG 阳性：表明体内有 HCV 感染，但不是 HCV 感染的早期诊断指标，阴性不能完全排除 HCV 感染。

2. 丙型肝炎病毒 RNA 测定　HCV-RNA 是 HCV 感染最直接、最灵敏和最特异的检测指标。

【标本采集】

静脉血 3 mL，置于经 RNA 酶灭活的无菌试管内送检。

【参考范围】

阴性。

【临床意义】

（1）HCV-RNA 阳性：表明 HCV- 复制活跃，传染性强。

（2）HCV-RNA 和抗 –HCV 同时阳性：表明感染处于活动期。

（3）HCV-RNA 阴性而抗 –HCV IgG 阳性：提示既往感染可能性比较大。

（4）HCV-RNA 定量检测：可连续观察 HCV-RNA 的动态变化，对判断病情、监测治疗效果及血制品安全有重要意义。

四、自身抗体检测

自身免疫病（autoimmune disease，AID）指免疫系统对自身成分的免疫耐受性减低或破坏，致使自身抗体和（或）致敏淋巴细胞损伤自身器官组织而引起的疾病，表现为相应组织器官的功能障碍。诊断自身免疫病的重要指标是自身抗体，对于自身免疫病病人，应同时做抗核抗体和器官特异性自身抗体检测，自身抗体阳性者，应继续做滴度或定量检测，有助于对疾病进程和疗效的观察。

（一）类风湿因子检测

类风湿因子（rheumatoid factor，RF）是变性 IgG 刺激机体产生的一种自身抗体，主要存在于类风湿关节炎（rheumatoid arthritis，RA）病人的血清及关节腔液中。RF 包括 IgM、IgG、IgA、IgD 和 IgE 5 种类型。

【标本采集】

非抗凝静脉血 2 mL。

【参考范围】

免疫比浊法：< 20 U/mL。

【临床意义】

1. RF 阳性　主要见于类风湿关节炎，约 90% 类风湿关节炎病人 RF 阳性，动态观察 RF 可用于监测病情进展及治疗疗效。早期 IgA-RF 增高常提示病情严重，RA 病人血清中出现 IgE-RF 升高时，提示病情晚期。

2. 其他结缔组织病　如系统性红斑狼疮的阳性率约 60%，硬皮病、多发性肌炎等也可检出 RF，但滴度较低。

（二）抗核抗体检测

抗核抗体（antinuclear antibody，ANA）是以细胞的核成分为靶抗原的自身抗体的总称，分为抗双链 DNA（double stranded DNA antibody，dsDNA）抗体、抗单链 DNA（single stranded DNA antibody，ssDNA）抗体、抗 Z-DNA 抗体，抗 Sm 抗体和抗组蛋白抗体（anti-histonic antibody，AHA）。抗核抗体主要存在于血清中，也可存在于滑膜液、胸腔积液和尿液等其他体液中。

【标本采集】

静脉血 2 mL。

【参考范围】

阴性。

【临床意义】

1. 抗 dsDNA 抗体　对系统性红斑狼疮（SLE）有较高的特异性，阳性率 70%～90%，是 SLE 的诊断标准之一。

2. 抗 Sm 抗体　对 SLE 的诊断具有 99% 的特异性，能反映疾病活动程度，但阳性率偏低，若与抗 dsDNA 抗体同时检测，可提高 SLE 的诊断率。该抗体与中枢神经系统累及、肾病、肺纤维化及心膜炎有一定关系。

3. AHA　见于系统性红斑狼疮、药物诱导性狼疮、类风湿关节炎及原发性胆汁性肝硬化等。

（三）抗组织细胞抗体检测

1. 血清抗线粒体抗体测定　抗线粒体抗体（antimitochondrial antibody，AMA）是一组以线粒体内膜和外膜蛋白为靶抗原，具有非器官特异性和非种属特异性特点的自身抗体。

【标本采集】

静脉血 2 mL。

【参考范围】

阴性。

【临床意义】

AMA 阳性主要见于肝疾病，如原发性胆汁性肝硬化。

2. 血清抗中性粒细胞胞质抗体测定　抗中性粒细胞胞质抗体（antineutrophil cytoplasm antibodies，ANCA）是一组针对中性粒细胞胞质抗原所产生的自身抗体。ANCA 与临床多种小血管炎性疾病的发生密切相关。

【标本采集】

静脉血 2 mL。

【参考范围】

阴性。

【临床意义】

ANCA 阳性见于 ANCA 相关性血管炎，如韦格纳肉芽肿、显微镜下多血管炎、变应性肉芽肿性血管炎。

3. 血清抗甲状腺球蛋白抗体（TGAb）测定　甲状腺球蛋白是由甲状腺滤泡细胞合成的一种糖蛋白。

【标本采集】

静脉血 2 mL。

【参考范围】

< 60 IU/mL。

【临床意义】

血清 TGAb 升高多见于甲状腺功能亢进症、桥本甲状腺炎等。

五、感染性疾病免疫学检查

感染是人体与病原体在一定条件下相互作用的病理过程。感染的病原体包括各种细菌、病毒、寄生虫、真菌、支原体、衣原体、螺旋体等。病原体的来源可分为外源性和内源性两种，外源性感染指外界的病原体如志贺菌、结核分枝杆菌、人类获得性免疫缺陷病毒等侵入人体引起的感染，内源性感染指人体内寄生的微生物如大肠埃希菌、肠球菌、某些真菌等在一定条件下引起的感染。

（一）人获得性免疫缺陷病毒感染检查

人获得性免疫缺陷病毒（human immunodeficiency virus，HIV）又称艾滋病病毒，为单链 RNA 病毒，主要攻击和破坏具有免疫功能的辅助性 T 细胞，导致机体免疫功能受损，从而发生机会感染和恶性肿瘤等。HIV 主要传播途径为性接触、血液和母婴垂直传播，机体感染 HIV 数周至半年后，多数病人体内可出现抗 HIV 抗体，可持续终身。

【标本采集】

静脉血 2 mL。

【注意事项】

防止标本溶血，RNA 检测标本须置于经 RNA 酶灭活的无菌试管送检。

【参考范围】

阴性。

【临床意义】

HIV 检查主要用于 HIV 感染的诊断，为防止出现假阳性，初筛为阳性时须用不同试剂做第 2次试验或做免疫印迹试验，以准确诊断疾病。

（二）梅毒血清学检查

梅毒是由梅毒螺旋体引起的危害较为严重的一种慢性性传播疾病（STD）。梅毒的主要传播途径是性接触传播，也可通过哺乳、手术、胎盘、输血、接触污染物等途径传播。感染梅毒的早期胎儿可出现流产、早产，晚期感染成活的胎儿可患先天梅毒。早期梅毒感染的特征性表现为皮肤、黏膜和淋巴结的典型性损害（硬性下疳、梅毒疹）。随着疾病的进展，可累及心血管和中枢神经系统的脏器，如梅毒性心脏病、梅毒性骨膜炎、脊结核等。

【标本采集】

静脉血 2 mL。

【参考范围】

阴性。

【临床意义】

快速血浆反应素试验（rapid plasma regain card test，RPR）是诊断梅毒感染的筛选试验，为非特异性的定性试验。因此，结果阳性者需做确诊试验——荧光密螺旋体抗体吸附试验（fluorescent treponemal antibody absorption，FTA-ABS），若阳性即可确诊梅毒。

（三）TORCH 血清学检查

TORCH 是指一组广泛传播的可引起先天性宫内感染及围产期感染而导致围产儿畸形的病原微生物，其中 TO 指弓形虫（toxoplasma gondii，TOX）、R 指风疹病毒（rubella virus，RUV）、C指巨细胞病毒（cytomegalovirus，CMV）、H 指单纯疱疹病毒（herpes simplex virus，HSV）。孕妇是 TORCH 病原体的易感人群，感染后病原体可以通过胎盘及产道传给胎儿，从而导致宫内胎儿流产、死胎、胎儿宫内发育迟缓、先天畸形、新生儿中枢神经损害等不良后果，临床上统称为TORCH 综合征。

【标本采集】

静脉血 2 mL。

【参考范围】

阴性。

【临床意义】

1. 风疹病毒　RUV 属披膜病毒科风疹病毒属，孕妇若在早孕时感染风疹病毒约 50% 可致流产或死胎。若胎儿感染风疹病毒，新生儿致畸致残率可达 80%，故风疹病毒为早孕必查项目。风疹病毒主要损害五官、神经系统和智力，表现为先天性白内障、神经性耳聋、先天性心脏病、智力迟钝及小头畸形等。风疹病毒 IgM 抗体阳性提示近期感染，IgG 抗体阳性表明已感染风疹病毒，具有免疫力。

2. 单纯疱疹病毒　HSV 是一种双链 DNA 病毒，分为 HSV-1 和 HSV-2 两个亚型，均有一定致畸性。先天感染后影响新生儿神经系统发育，孕早期感染影响胎儿发育，故为早孕临床筛查项目。HSV 主要引起疱疹性口腔炎、疱疹性角膜炎、疱疹性脑膜炎、新生儿疱疹等。IgM 抗体阳性提示近期感染，IgG 抗体阳性提示既往感染。

3. 巨细胞病毒　CMV 属疱疹类病毒，其先天感染的致畸性仅次于风疹病毒，还可引起早产、胎儿宫内发育迟缓等。IgM 抗体阳性提示近期感染，IgG 抗体检测可以用于流行病学调查。

4. 弓形虫　弓形虫病是由于弓形虫寄生于人体引起的一种人畜共患的寄生原虫病，主要传染源为猫等宠物。孕妇感染后，可通过胎盘传给胎儿，引起流产、死胎、胚胎发育障碍。IgM 抗体阳性提示现症感染，IgG 抗体阳性提示既往感染。

（钟　起　吕复莉）

数字课程学习

📠 情境导入解析　　📥 教学 PPT　　💬 小结　　📝 自测题

▶▶▶ 第七章

心电图检查

【学习目标】

知识：

1. 掌握正常心电图各波段、波形特点及常见异常心电图的图形特征。

2. 熟悉心电图导联体系和心电图测量。

3. 了解心电图描记的注意事项。

技能：

1. 能够熟练进行心电图操作，为病人进行准确的心电图检查。

2. 能够准确测量心电图各波段，进行基本的心电图阅读与分析。

3. 学会根据心电图图形特点进行疾病的判别及病情变化的判断。

素质：

1. 具有尊重病人、爱护病人及保护病人隐私的意识。

2. 心电图检查时善于沟通与观察、动作轻柔，体现人文关怀意识。

3. 具有良好的沟通能力、高度的责任感、敬业精神和伦理道德行为。

情境导入

病人，男，45岁，因"心前区疼痛 2 h"来院就诊。责任护士通过问诊详细了解了病人的健康史。病人近 1 年来间断发作胸闷、气促，2 h 前因情绪激动出现心前区疼痛，服用硝酸甘油无效，伴恶心、呕吐，出冷汗。既往有冠心病史。身体评估：T 37.2℃，P 110 次/min，R 24 次/min，BP 150/90 mmHg。已抽血化验检测心肌酶、肌钙蛋白、电解质、肝肾功能等项目，等待结果中。

请思考：

1. 针对该病人病情，目前应先做哪项检查来快速辅助诊断？

2. 应该如何进行心电图的测量、识别和分析？

3. 结合临床和心电图表现，分析该病人可能存在哪些护理诊断/问题？

心电图（electrocardiogram，ECG）是利用心电图机自体表记录心脏每一个心动周期所产生的电活动的曲线图形。心电图检查是临床广泛应用的一种无创性检查技术，是心血管疾病病情观察和诊断的重要方法之一，也是健康体检时必要的检查项目之一。

第一节　心电图学基本知识

一、心电图导联与导联轴

在人体体表不同部位的任意两点放置正、负电极，通过导联线与心电图机连接形成电路，即可描记出一系列心电波形，这种连接和记录的方法称为心电图导联。电极位置和连接方法不同组成不同的导联，可从不同角度记录心脏电活动的变化。目前，临床上广泛应用的是由威廉·艾因特霍芬（Willem Einthoven）创设的国际通用导联体系（lead system），称为常规 12 导联体系，包括肢体导联和胸导联。

拓展阅读 7-1
心电图之父——威廉·艾因特霍芬

（一）肢体导联

肢体导联（limb leads）包括标准肢体导联 Ⅰ、Ⅱ、Ⅲ（也称为加压双极肢体导联）和加压单极肢体导联 aVR、aVL、aVF。肢体导联的电极主要放置于右上肢（R）、左上肢（L）和左下肢（F），可设想为以心脏为核心的等边三角形的三个顶点，连接此三点即形成所谓 Einthoven 三角，其中心点相当于中心电端（表 7-1）。

1. 标准肢体导联（standard limb lead）反映两个肢体之间的电位差变化（图 7-1）。标准 Ⅰ 导联是心电图机的正极与左上肢电极相连，负极与右上肢电极相连，反映左上肢与右上肢的电位差。标准 Ⅱ 导联是心电图机的正极与左下肢电极

表 7-1　肢体导联的电极位置

导联	正极（探查电极）	负极
Ⅰ	左上肢	右上肢
Ⅱ	左下肢	右上肢
Ⅲ	左下肢	左上肢
aVR	右上肢	左上肢 + 左下肢
aVL	左上肢	右上肢 + 左下肢
aVF	左下肢	右上肢 + 左上肢

相连，负极与右上肢电极相连，反映左下肢与右上肢的电位差。标准Ⅲ导联是心电图机的正极与左下肢电极相连，负极与左上肢电极相连，反映左下肢与左上肢的电位差。

2. 加压单极肢体导联（augmented unipolar limb lead） 基本上代表的是正极（探查电极）所置部位的电位变化。临床上将探查电极连接在人体的左上肢、右上肢和左下肢，心电图机的无关电极与中心电端连接，分别称为左上肢单极导联（VL）、右上肢单极导联（VR）和左下肢单极导联（VF）。这种将心电图机的负极接在零电位点上，将探查电极接在人体任一点上来测得该点的电位变化的导联方式，称为单极肢体导联（图7-2）。

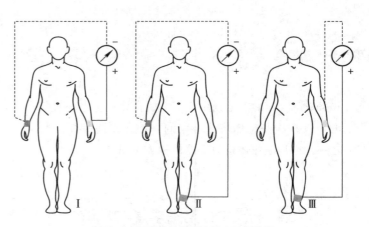

图 7-1 标准肢体导联连接方法示意图

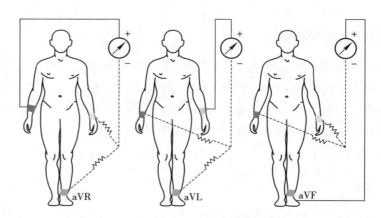

图 7-2 加压单极肢体导联连接方法示意图

（1）加压单极右上肢导联（aVR）：心电图机正极接右上肢，负极通过中心电端与左上肢和左下肢相连。

（2）加压单极左上肢导联（aVL）：心电图机正极接左上肢，负极通过中心电端与右上肢和左下肢相连。

（3）加压单极左下肢导联（aVF）：心电图机正极接左下肢，负极通过中心电端与右上肢和左上肢相连。

3. 导联轴 在导联的正负两极之间做一假想的连线，就形成了该导联的导联轴，方向由负极指向正极。6个肢体导联有6个不同方向的导联轴，Ⅰ、Ⅱ、Ⅲ导联的导联轴分别是 Einthoven 三角的3条边，aVR、aVL、aVF 的导联轴分别是自 Einthoven 三角的中心点（中心电端）指向

3个顶点的3条线。为了更清晰地表明6个导联轴之间的方向关系，将Ⅰ、Ⅱ、Ⅲ导联的导联轴平行移动到三角形的中心，使之与aVR、aVL、aVF的导联轴均通过Einthoven的中心电端0点，便构成了额面六轴系统（hexaxial system）（图7-3）。

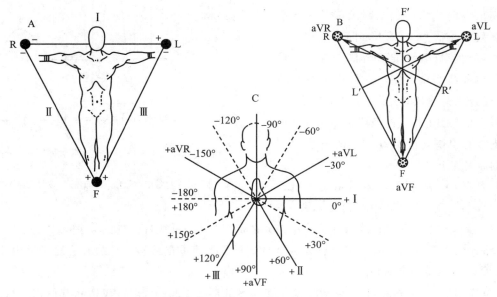

图7-3 肢体导联的导联轴和额面六轴系统示意图

此坐标系统采用±180°的角度标志，以左侧为0°，顺钟向的角度为正，逆钟向的角度为负。每个导联轴从中心0点被分成正、负两半，每个相邻导联轴之间的夹角均为30°。额面六轴系统反映心脏电位在额面上、下、左、右的变化，可以帮助测定额面心电轴及判断肢体导联心电图波形。

（二）胸导联

胸导联（chest leads）也称心前区导联，属于单极导联，常规胸导联有6个，即V_1、V_2、V_3、V_4、V_5、V_6，其连接方式是将正极置于胸前的一定部位，负极与中心电端相连（表7-2）。这种导联方式探查电极离心脏很近，直接反映心室壁的电位变化，其中V_1、V_2反映面对右心室壁的电位变化，V_5、V_6反映面对左心室壁的电位变化，V_3、V_4反映左、右心室移行处（过渡区）的电位变化。

表7-2 胸导联的电极位置

导联名称	正极（探查电极）	负极
V_1	胸骨右缘第4肋间	中心电端
V_2	胸骨左缘第4肋间	中心电端
V_3	V_2与V_4连线中点	中心电端
V_4	左锁骨中线平第5肋间	中心电端
V_5	左腋前线与V_4同一水平	中心电端
V_6	左腋中线与V_4同一水平	中心电端

二、心电图的组成和命名

心脏的特殊心肌细胞构成了心脏的传导系统，正常心脏电活动源于窦房结，心房兴奋的同时，激动经结间束传导至房室结，然后沿希氏束（His bundle）至左、右束支，再到浦肯野纤维（Purkinje fiber）顺序传导，最后兴奋心室。这种先后有序的电兴奋的传播，引起心脏一系列电位变化，从而形成心电图上相应的波段（图 7-4）。

正常心电图每一心动周期的一系列波段分别命名如下。

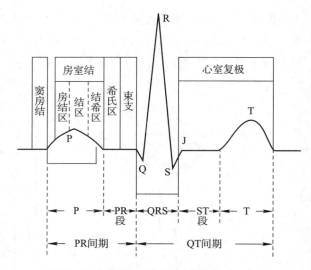

图 7-4 心脏传导系统和心电图各波段示意图

1. P 波（P wave） 心动周期最早出现的振幅较小的波，反映心房的除极过程。P 波起始部反映右心房除极，终末部反映左心房除极，中间部反映右、左心房除极。

2. PR 段（PR segment） 自 P 波终点至 QRS 波群起点间的线段，反映心房复极过程及房室结、希氏束、束支的电活动。

3. PR 间期（PR interval） 自 P 波起点至 QRS 波群起点间的线段，包括 P 波和 PR 段，反映自心房开始除极至心室开始除极的时间。

4. QRS 波群（QRS wave） 为振幅最大的波，反映心室除极的全过程。QRS 波群因探查电极放置位置的不同而呈现多种形态，其命名如下。

（1）R 波：为在参考水平线以上首先出现的正向波。

（2）Q 波：为 R 波前的负向波。

（3）S 波：为 R 波后的第一个负向波。

（4）R′波：为 S 波后的正向波。

（5）S′波：为 R′波后再出现的负向波。

（6）QS 波：QRS 波群只有负向波称为 QS 波。

（7）顿挫或切迹：位于等电位线同侧的一个波有 2 个或以上的转折点。

（8）书写表示法：一般用英文字母的大小写来区分各波波幅的大小。若波幅≥0.5 mV，常用 Q、R、S 表示；若波幅<0.5 mV，常用 q、r、s 表示；在同一导联中，若波幅小于最高波幅的 1/2，也应用小写英文字母表示（图 7-5）。

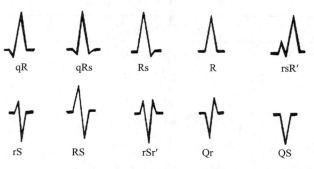

图 7-5 QRS 波群命名示意图

5. J 点　QRS 波与 ST 段的交点，用于 ST 段偏移的测量。

6. ST 段（ST segment）　自 QRS 波群终点至 T 波起点间的波形，反映心室缓慢复极过程的电位变化。

7. T 波（T wave）　为 ST 段后一个圆钝而较大的波，反映心室快速复极过程的电位变化。

8. QT 间期（QT interval）　自 QRS 波群起点至 T 波终点的水平距离，反映心室开始除极至心室复极完毕全过程的时间。

9. U 波（U wave）　为 T 波之后 0.02 ~ 0.04 s 出现的一个振幅很小的波，反映心室后继电位，其产生机制尚不清楚。

三、心电图的描记

（一）常规心电图描记的操作步骤

1. 描记前准备

（1）环境准备：①室内温度适宜，避免寒冷刺激引起肌电干扰；②病人躺卧位舒适，避免肢体紧张产生肌电干扰；③床旁不宜摆放其他电器，避免交流电干扰；④心电图机的电源线远离检查床和导联电线。

（2）病人准备：核对病人的床号和姓名，嘱病人仰卧于床，平静呼吸、四肢平放、肌肉放松，休息片刻。除急症外一般应避免于饱餐或吸烟后检查。

（3）用物准备：心电图机、地线、电源线、导联线、心电图纸、盐水棉球或导电胶、污物盘。检查心电图机性能是否完好。

（4）护士准备：洗手，戴口罩。

2. 描记心电图

（1）连接心电图机：携用物至病人床旁，再次核对病人的床号和姓名。连接心电图机电源线，接好地线，接通电源。

（2）安置电极：在安置电极部位皮肤用盐水棉球或导电胶涂抹，以消除皮肤阻力，减少伪差。

1）肢体导联：肢体导联线末端接电极板处分别有红、黄、绿、黑标志，将红色电极接右上肢，黄色电极接左上肢，绿色电极接左下肢，黑色电极接右下肢，上肢置于病人手腕曲侧腕关节上方约 3 cm 处，下肢置于内踝上方约 7 cm 处。

2）胸导联：胸导联线末端接电极处也有颜色标志，红、黄、绿、褐、黑、紫分别连接 V_1、V_2、V_3、V_4、V_5、V_6 导联。胸导联电极安置方法见图 7-6。

（3）描记各导联心电图：打开电源开关，启动机器，调整有关参数，设定走纸速度 25 mm/s、定标电压 10 mm/mV，选择手动或自动程序。如设定自动程序，按下记录 / 停止键，机器即开始自动进行心电记录。如设定手动程序，可按导联选择键选择所需导联，再按下记录 / 停止键开始进行心电记录。疑有心律失常者，可适当延长 Ⅱ 导联或 V_1 导联的描记时间。准确记录描记结束时间。

如应用其他类型心电图机，则按不同操作方法进行心电图描记。

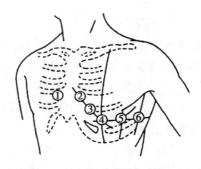

图 7-6　胸导联电极安置部位示意图

（4）整理用物：去除、归置电极板与导联线，并安置好病人。关闭心电图机，拔下电源及地线，离开病室。

3. 标记心电图记录纸　心电图记录纸标记有病人的住院号或门诊号、病区及床号、姓名、年龄、性别、记录时间（包括年、月、日、小时、分钟）及各导联名称。

（二）心电图描记的注意事项

1. 解释说明　向病人做好解释工作（无创、无痛苦的检查），取得配合。如果病人紧张会造成基线不稳。

2. 设置参数　设置心电图机参数时，以标准走纸速度（25 mm/s）、标准电压（1 mV = 10 小格）为主。描记过程中电压减半或增倍者必须在相应导联处注明，以便于测量分析。

3. 电极位置　电极安置位置要准确，不要放置于骨骼突起或肌肉发达和皮肤皱褶处，以免产生肌电干扰波。

4. 祛除干扰　连接电极前要用盐水棉球或导电胶涂抹，增加导电性。皮肤污垢或毛发过多会影响电传导，易引起基线漂浮或伪差。

微课 7-1
心电图描记

5. 基线平稳　描记心电图时，嘱病人不要移动四肢和躯干，观察心电图基线平稳后再进入描记状态，并注意观察病人的反应。

6. 记录　心电图描记完成后及时在记录纸上标记病人信息、时间信息等。

第二节　正常心电图

一、心电图的测量

心电图波形曲线直接描记在心电图记录纸上。心电图记录纸是一种由间距各为 1 mm 的纵线和横线组成的特殊条状纸。纵线代表电压，用以计算各波振幅的大小；横线代表时间，用以计算各波和各间期所占的时间。记录纸上细线的间距为 1 mm，粗线的间距为 5 mm。

通常情况下，心电图的走纸速度为 25 mm/s，定标电压为 1 mV，此时横线上每小格代表 0.04 s，每大格代表 0.2 s，纵线上每小格代表 0.1 mV，每大格为 0.5 mV。若改变走纸速度或定标电压，则一个小方格代表的时间或电压值也随之改变。

（一）心率的测量

1. 规则心律时的测量　测量一个 RR 或 PP 间期的秒数，然后被 60 除。即按公式可求得：心率 = 60/RR 或 PP 间期，例如，RR 间期为 0.8 s，则心率为 60/0.8 = 75 次 /min。还可以采用心率测量尺或查表法直接读出相应的心率数。

2. 不规则心律时的测量

（1）数 30 大格（共 6 s）内的 QRS 波群或 P 波数（压线不算）乘以 10，即得到每分钟的心室率或心房率。

（2）测量 5 个心动周期的 RR 或 PP 间期的秒数，求出平均值，然后被 60 除。即按公式可求得：心率 = 60/RR 或 PP 平均值（s），可较准确地求得每分钟心室率或心房率。

（二）各波段时间的测量

测量各波的时间要选择波形清晰的导联，应自波形起始部的内缘水平地测量至该波形终末部位的内缘（图 7-7）。

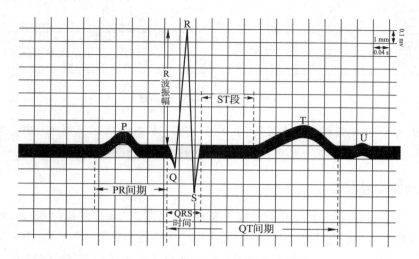

图 7-7　心电图各波段时距和振幅的测量

1. 采用 12 导联同步心电图仪描记的心电图

（1）P 波和 QRS 波时间：分别从 12 导联同步记录中最早的 P 波起点测量至最晚的 P 波终点，以及从最早 QRS 波起点测量至最晚的 QRS 波终点。

（2）PR 间期：从 12 导联同步心电图中最早的 P 波起点至最早的 QRS 波起点。

（3）QT 间期：从 12 导联同步心电图中最早的 QRS 波起点至最晚的 T 波终点。

2. 采用单导联心电图仪描记的心电图

（1）P 波及 QRS 波时间：选择 12 个导联中最宽的 P 波及 QRS 波进行测量。

（2）PR 间期：选择 12 个导联中 P 波宽大且有 Q 波的导联进行测量。

（3）QT 间期：选择 12 个导联中最长的 QT 间期测量。

（三）各波段振幅的测量

测量正向波的高度，应自参考水平线的上缘垂直地测量至该波的顶点；测量负向波的深度，应自参考水平线的下缘垂直地测量至该波的底端（图 7-7）。

1. P 波振幅的测量　参考水平线以 P 波起始前的水平线为准。

2. QRS 波群、J 点、ST 段、T 波和 U 波振幅的测量　统一采用 QRS 起始部水平线作为参考水平。如 QRS 起始部为斜段（如受心房复极波影响、预激综合征等情况），则以 QRS 波群起点作为测量参考点。

（四）ST 段移位的测量

ST 段指 J 点（QRS 波群终点与 ST 段起始的交接点）到 T 波起点之间的距离。测量时取 QRS 起始部为参考水平线，常取 J 点后 40、60 或 80 ms 处作为测量点。ST 段上移时，应测量该点 ST 段上缘距参考水平线上缘的垂直距离；ST 段下移时，应测量该点 ST 段下缘距参考水平线下缘的

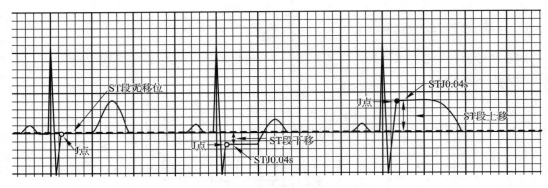

图 7-8 ST 段移位的测量和记录图

垂直距离。记录 ST 段测量结果时，最好用 ST40、ST60 或 ST80 表示测量点，并注明 ST 段移位的幅度和形态。ST 段移位的常见形态有水平型、下垂型和上斜型（图 7-8）。

（五）心电轴的测量

心电轴（cardiac electric axis）也称平均心电轴，代表左、右心室除极过程这一总时间内的平均向量的方向与大小。心电轴是空间性的，心电图学中所指的心电轴是平均 QRS 电轴在额面上的投影。通常用平均心电轴与 I 导联正侧段之间的角度来表示平均心电轴的偏移方向。最简单的测量方法是目测 I 导联和 III 导联 QRS 波群的主波方向，估计心电轴是否偏移。

1. 目测法　若 I 、III 导联的 QRS 波群主波均为正向波，提示电轴不偏；若 I 导联出现较深的负向波，III 导联主波为正向波，提示电轴右偏；若 III 导联出现较深的负向波，I 导联主波为正向波，则提示电轴左偏（表 7-3）。

表 7-3　目测法判断心电轴的方法

I 导联 QRS 波群的主波方向	III 导联 QRS 波群的主波方向	心电轴
向上	向上	不偏
向上	向下	左偏
向下	向上	右偏
向下	向下	不确定

2. 临床意义　正常心电轴的方向指向左下，范围在 −30° ~ +90° 之间。根据心电轴偏移的方向与程度可分为电轴右偏、电轴左偏和不确定电轴。电轴 +90° ~ +180° 为电轴右偏；−30° ~ −90° 为电轴左偏；−90° ~ −180° 为不确定电轴。心电轴左偏常见于左心室肥厚、左束支传导阻滞、左前分支传导阻滞、高血压等；心电轴右偏常见于右心室肥厚、右束支传导阻滞、左后分支传导阻滞和肺源性心脏病等；不确定电轴可见于正常人，也可见于肺源性心脏病、高血压、冠心病等某些病理情况。

（六）钟向转位

钟向转位指心脏沿其长轴（从心尖部向心底部观察）发生顺钟向或逆钟向方向的转动，可通过胸导联中过渡区波形（指 V_3 或 V_4 导联的正向波 R 与负向波 S 之比约等于 1，即 R/S≈1 的波形）出现的位置来判断。

1. 顺钟向转位（clockwise rotation） 当右心室向左、前移动，左心室向后推移时，过渡区波形出现在 V_5、V_6 导联，常见于右心室肥大。

2. 逆钟向转位（counter clockwise rotation） 当左心室向右、前移动，右心室向后推移时，过渡区波形出现在 V_1 或 V_2 导联，常见于左心室肥大。

拓展阅读 7-2
钟向转位

二、正常心电图波形

正常 12 导联心电图波形的特点和正常值如下（图 7-9）。

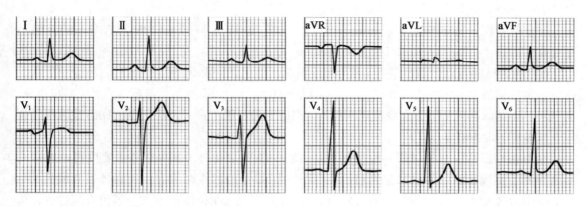

图 7-9 正常 12 导联心电图波形

（一）P 波

1. 形态 P 波一般呈钝圆形，有时会有轻度切迹，但峰间距 < 0.04 s。

2. 方向 P 波在 Ⅰ、Ⅱ、aVF、V_4 ~ V_6 导联中均直立，aVR 导联倒置，称为窦性 P 波，其余 Ⅲ、aVL、V_1 ~ V_3 导联可直立、倒置、双向或低平。

3. 时间 正常人 P 波时间一般小于 0.12 s。

4. 振幅 P 波振幅肢体导联一般小于 0.25 mV，胸导联一般小于 0.20 mV。

5. 临床意义 P 波时间超过正常范围，见于左心房肥大或不完全性房内传导阻滞；P 波电压超过正常范围，见于右心房肥大或右心房内压力增高。P 波在 aVR 导联直立，Ⅱ、aVF 导联倒置，称为逆行 P 波，表示激动起源于房室交界区。

（二）PR 间期

心率在正常范围时，PR 间期为 0.12 ~ 0.20 s。PR 间期与年龄和心率快慢有关，老年人及心动过缓者 PR 间期可略延长，但不超过 0.22 s；幼儿或心动过速者 PR 间期可相应缩短。

临床意义：PR 间期延长，提示有房室传导阻滞；PR 间期缩短，多见于预激综合征。

（三）QRS 波群

1. 形态与方向

（1）肢体导联：一般 Ⅰ、Ⅱ、aVF 导联的 QRS 波群主波向上，aVR 导联的 QRS 波群主波向下。

（2）胸导联：V_1 ~ V_5 导联应有 R 波逐渐增高与 S 波逐渐变浅的移行规律，V_5 的 R 波一般高于 V_6 的 R 波。其中，V_1、V_2 导联多呈 rS 型，R/S < 1；V_5、V_6 导联可呈 qR、qRs、Rs 或 R 型，

R/S > 1；V_3、V_4 导联多呈过渡区波形，R/S≈1。

2. 时间 正常成人 QRS 波群时间多为 0.06 ~ 0.10 s，最宽不超过 0.11 s。QRS 波群时间超过 0.12 s，表示室内传导阻滞。

3. R 峰时间 即室壁激动时间（VAT），反映心室激动自心内膜到达心外膜所经过的时间。正常人 V_1、V_2 导联的 R 峰时间不超过 0.03 s，V_5、V_6 导联不超过 0.05 s。

4. 振幅

（1）肢体导联：R 波在 Ⅰ 导联一般不超过 1.5 mV，aVL 导联不超过 1.2 mV，aVF 导联不超过 2.0 mV，aVR 导联不超过 0.5 mV，$R_I + R_{III}$ ≤ 2.5 mV。

（2）胸导联：V_1 导联的 R 波一般不超过 1.0 mV，$R_{V_1} + S_{V_5}$ ≤1.2 mV，V_5、V_6 导联的 R 波不超过 2.5 mV，$R_{V_5} + S_{V_1}$ ≤4.0 mV（男性）或 3.5 mV（女性）。

6 个肢体导联的 QRS 波群其正向波与负向波绝对值相加一般不应低于 0.5 mV，6 个胸导联的 QRS 波群正向波与负向波绝对值相加一般不应低于 0.8 mV，否则称为低电压，常见于心包积液、肺气肿、甲状腺功能低下、胸腔积液或积气、高度水肿和肥胖病人。若胸导联 QRS 波群振幅超过正常范围，即为高电压。

5. Q 波 正常人 Q 波时间不超过 0.03 s。Ⅲ、aVR 导联除外，Ⅲ 导联 Q 波宽度可达 0.04 s，aVR 导联可出现较宽的 Q 波或呈 QS 波。正常情况下，Q 波的振幅均应小于同导联 R 波的 1/4。V_1、V_2 导联不应有 Q 波，偶可呈 QS 波，V_5、V_6 导联可见正常范围的 Q 波。若出现超过正常范围的 Q 波，则称为异常 Q 波，常见于心肌梗死、心肌病等。

（四）ST 段

正常 ST 段大多为一等电位线，有时也可有轻微偏移。但 ST 段下移在任一导联一般不应超过 0.05 mV；ST 段上移在肢体导联和 V_4 ~ V_6 导联不应超过 0.1 mV，V_1 ~ V_2 导联不超过 0.3 mV，V_3 导联不超过 0.5 mV。

临床意义：ST 段下移超过 0.05 mV，提示心肌缺血或心肌损伤；ST 段异常上移多见于急性心肌梗死、变异型心绞痛、急性心包炎等。

（五）T 波

1. 形态 T 波圆钝而宽大，双支不对称，升支斜度缓慢而降支陡峭。

2. 方向 正常 T 波方向多与 QRS 波群的主波方向一致，在 Ⅰ、Ⅱ、V_4 ~ V_6 导联直立，aVR 导联倒置，其他导联可直立、倒置或双向。但若 V_1 导联的 T 波直立，则 V_2 ~ V_6 导联的 T 波就不应倒置。

3. 振幅 在以 R 波为主的导联中，T 波振幅不应低于同导联 R 波的 1/10。胸导联中 T 波有时可高达 1.2 ~ 1.5 mV，仍属正常。

4. 临床意义 T 波显著增高（尤其是双肢对称），可见于心肌梗死早期、高血钾；T 波低平或倒置，见于心肌缺血、心肌损伤、低血钾。

（六）QT 间期

心率为正常范围时，QT 间期为 0.32 ~ 0.44 s。QT 间期的长短与心率的快慢密切相关，心率越快，QT 间期越短；反之则越长。为纠正心率对 QT 间期的影响，临床上常用校正后的 QT 间期，即 QTc。通常采用 Bazett 公式计算：QTc = QT/$\sqrt{RR}$。正常 QTc 的上限值为 0.44 s，超过此时限即为延长。

临床意义：QT 间期延长伴 T 波异常可出现极为严重的心律失常。QT 间期延长，见于先天性长 QT 间期综合征、低血钾、低血钙、心肌缺血、心肌损害、胺碘酮等药物影响或中毒；QT 间期缩短，见于洋地黄效应、高血钙等。

（七）U 波

正常 U 波的形态与 T 波相反，方向一般与 T 波一致。U 波在胸导联较易发现，尤以 $V_2 \sim V_4$ 导联较明显，其振幅可达 0.2 ~ 0.3 mV。

临床意义：U 波明显增高，常见于低血钾；U 波倒置可见于高血钾、高血压、心肌缺血、心肌梗死等。

三、心电图分析方法与临床应用

为了充分发挥心电图检查在临床工作中的作用，不仅要牢记心电图的诊断标准和指标数值，还要熟练掌握心电图的分析方法和步骤。只有将心电图的各种变化与临床病例实际情况密切结合起来，才能对心电图做出正确的分析和判断。

（一）心电图的分析方法和步骤

拓展阅读 7-3
产生伪差的常见原因

1. 检查心电图描记的质量　快速浏览各导联，确认定标电压和走纸速度，检查是否正确描记、有无标记错误，判断和排除有无伪差。

2. 确定主导心律　首先判断 P 波形态和出现的规律，确定主导心律是否为窦性心律。若为异位心律要进一步分析其为房性、房室交界性或室性。一般 P 波在 Ⅱ、V_1 导联最清楚。

3. 测量和计算心率　规则心律测量 PP 间期和（或）RR 间期，按公式计算出心房率和（或）心室率。

4. 判断心电轴及有无钟向转位　目测 Ⅰ、Ⅲ 导联，判断心电轴有无偏移；分析过渡区波形在胸导联出现的位置，判断心脏有无钟向转位。

5. 分析各导联波形的特点　观察和测量各导联的 P 波、QRS 波群、ST 段、T 波和 U 波的形态、方向、振幅和时间，分析各波之间的相互关系，尤其注意 P 波与 QRS 波群的相互关系。

6. 测量间期　测量 PR 间期及 QT 间期，判定是否有心律失常。

7. 得出结论　综合分析测量结果，结合病人的年龄、性别、病史、临床表现、用药情况及其他临床检查资料等，判定心电图是否正常，做出心电图诊断。

（二）心电图的临床应用

1. 对各种心律失常具有鉴别诊断的价值。

2. 对判断有无心肌缺血，特别是明确心肌梗死的性质、部位和分期，具有重要价值。

3. 了解心房、心室肥大的情况，有助于各类心脏疾病的诊断。

4. 客观评价某些药物对心脏的影响程度及心律失常的防治效果，为临床用药决策提供依据。

5. 为其他疾病（心包炎等）和电解质紊乱（血钾和血钙的过高或过低等）的诊断提供辅助依据。

6. 心电图和心电监护还广泛应用于手术麻醉及各种急危重症病人的病情监测。

第三节 异常心电图

一、心房与心室肥大

心房、心室肥大是由心房、心室容量负荷、压力负荷过重导致的，是器质性心脏病常见的表现。当心房、心室肥大达到一定程度时会引起心电图的相应改变。

（一）左心房肥大（left atrial enlargement）

1. 心电图特征（图 7-10）

（1）P 波增宽，其时间≥0.12 s，常呈双峰型，后峰大于前峰，峰间距离≥0.04 s，以 I、II、aVL 导联明显，又称"二尖瓣 P 波"。

（2）V₁ 导联 P 波常呈正负双向，其负向部分加深加宽。将 V₁ 导联负向 P 波的时间乘以负向 P 波振幅，称为 P 波终末电势（P-wave terminal force，Ptf）。左心房肥大时，$PtfV_1$ 的绝对值≥0.04 mm·s。

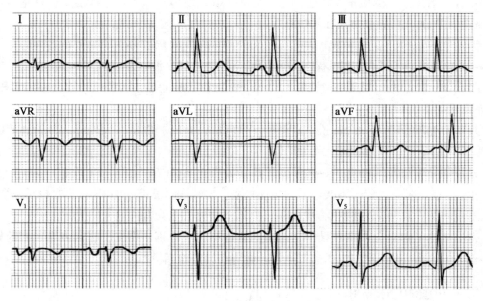

图 7-10 左心房肥大心电图

2. 临床意义 多见于风湿性心脏病尤其是二尖瓣狭窄，原发性高血压、肥厚型心肌病等亦较常见。

（二）右心房肥大（right atrial enlargement）

1. 心电图特征（图 7-11）

（1）P 波高尖，振幅≥0.25 mV，以 II、III、aVF 导联表现最为明显，又称"肺型 P 波"。

（2）V₁ 导联 P 波直立时，振幅≥0.15 mV；若 P 波呈双向，其振幅的算术和≥0.20 mV。

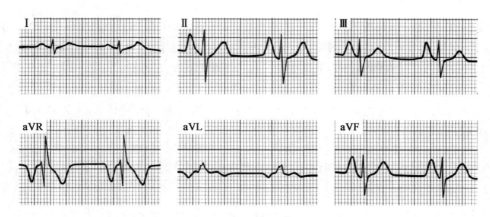

图 7-11 右心房肥大心电图

（3）P 波时间正常，＜0.12 s。

2. 临床意义 右心房肥大最多见于各种原因引起的肺源性心脏病，也可见于肺动脉高压及肺动脉瓣狭窄等疾病。

（三）双心房肥大（biatrial enlargement）

1. 心电图特征

（1）P 波高大、增宽，呈双峰型，振幅≥0.25 mV，时间≥0.12 s，峰间距离≥0.04 s。

（2）V_1 导联 P 波高大双向，上下振幅均超过正常范围。

2. 临床意义 双心房肥大多见于较严重的先天性心脏病。

（四）左心室肥大（left ventricular hypertrophy，LVH）

1. 心电图特征（图 7-12）

（1）QRS 波群电压增高：①肢体导联 $R_I > 1.5$ mV，$R_{aVL} > 1.2$ mV，$R_{aVF} > 2.0$ mV 或 $R_I + S_{III} > 2.5$ mV；②胸导联 R_{V_5} 或 $R_{V_6} > 2.5$ mV，$R_{V_5} + S_{V_1} > 4.0$ mV（男）或 3.5 mV（女）。

（2）心电轴左偏。

（3）QRS 波群时间延长至 0.10~0.11 s，但一般＜0.12 s。V_5、V_6 的室壁激动时间 ＞0.05 s。

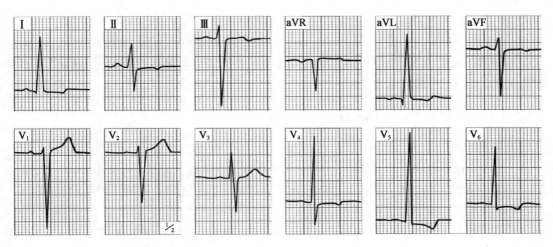

图 7-12 左心室肥大心电图

（4）ST-T 改变：在 R 波为主的导联（如 V_5、V_6 导联），ST 段可呈下斜型压低达 0.05 mV 以上，同时伴有 T 波低平、双向或倒置。在以 S 波为主的导联（如 V_1 导联），则反而可见直立的 T 波。当 QRS 波群电压增高伴有 ST-T 改变者，称为左心室肥大伴劳损。此类 ST-T 变化多为继发性改变，也可能同时伴有心肌缺血。

2. 临床意义　左心室肥大多见于高血压心脏病、冠状动脉粥样硬化性心脏病、风湿性心脏病及某些先天性心脏病。

（五）右心室肥大（right ventricular hypertrophy，RVH）

1. 心电图特征（图 7-13）

（1）QRS 波群形态与振幅改变：V_1 导联呈 R 型或 Rs 型，即 R/S≥1；V_5、V_6 导联 S 波较正常加深，即 R/S≤1；$R_{V_1} > 1.0$ mV 或 $R_{V_1} + S_{V_5} > 1.05$ mV（重症 > 1.2 mV）；aVR 导联以 R 波为主，R/q 或 R/S≥1，$R_{aVR} > 0.5$ mV。

（2）心电轴右偏≥ + 90°（重症 > +110°）。

（3）QRS 波群时限多正常，$VAT_{V_1} > 0.03$ s。

（4）ST-T 改变：右胸导联（V_1、V_2）ST 段压低，伴 T 波倒置，为继发性 ST-T 改变。当以上心电图改变同时伴有 ST-T 改变者，称为右心室肥厚伴劳损。

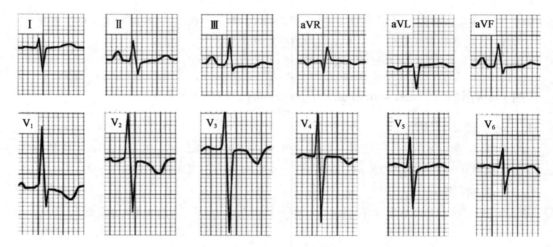

图 7-13　右心室肥大心电图

2. 临床意义　右心室肥大多见于肺源性心脏病、风湿性心脏病二尖瓣狭窄、先天性心脏病房间隔缺损、原发性肺动脉高压等。

（六）双心室肥大（biventricular hypertrophy）

1. 心电图特征

（1）正常心电图表现：由于双侧心室电压同时增高，增大的向量互相抵消所致。

（2）单心室肥大心电图表现：只反映一侧心室肥大，而另一侧心室肥大的图形被掩盖。一般左心室肥大较右心室肥大多见。

（3）双心室肥大心电图：既有右心室肥大的心电图特征，如 V_1 导联 R 波为主，电轴右偏等，又存在左心室肥大的某些特征，如 R 波振幅增高、V_5 导联 R/S > 1 等（图 7-14）。

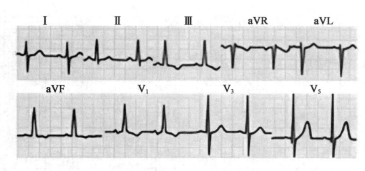

图 7-14 双心室肥大心电图

2. 临床意义 多见于各种心脏病晚期。

二、心肌缺血

(一)心肌缺血(myocardial ischemia)的心电图类型

1. 缺血型心电图改变 正常情况下心室肌复极过程从心外膜开始向心内膜方向推进,当心肌缺血时,复极过程发生改变,心电图出现 T 波振幅与方向的改变。

(1)T 波高大直立:当心内膜下心肌缺血时,缺血部分心肌复极时间较正常延长,可心室复极方向仍正常,使原来存在的与心外膜复极向量相抗衡的心内膜复极向量减小或消失,T 波向量增加,因此面向缺血区的导联出现直立高大的 T 波。

(2)T 波倒置:当心外膜下心肌缺血时(包括透壁性心肌缺血),心室壁复极顺序发生逆转,即心内膜开始先复极,膜外电位为正,而缺血的心外膜心肌尚未复极,膜外电位仍呈相对的负性,于是出现与正常方向相反的 T 波向量,因此面向缺血区的导联出现倒置的 T 波。

2. 损伤型心电图改变 心肌缺血除可以出现 T 波改变外,还可以出现损伤型 ST 段改变。心肌损伤(myocardial injury)时,ST 段向量从正常心肌指向损伤心肌,心电图相应导联表现为 ST 段压低和 ST 段抬高两种类型。

(1)ST 段压低:当心内膜下心肌损伤时,ST 向量背离心外膜面指向心内膜,使位于心外膜面的导联出现 ST 段压低。

拓展阅读 7-4
透壁性心肌缺血

(2)ST 段抬高:当心外膜下心肌损伤时(包括透壁性心肌缺血),ST 向量指向心外膜面导联,引起 ST 段抬高。发生损伤型 ST 段改变时,对侧部位的导联常可记录到相反的 ST 段改变。

(二)心肌缺血心电图图形的临床意义

心肌缺血发作时,心电图表现不一,可以仅表现为 ST 段改变或者 T 波改变,也可同时出现 ST-T 改变。临床上约 50% 的冠心病病人在心绞痛未发作时,心电图表现是正常的,而仅于心绞痛发作时记录到 ST-T 动态改变(图 7-15)。

1. 急性冠状动脉供血不足

(1)典型心绞痛的心电图表现:面向缺血部位的导联呈缺血型 ST 段压低(水平型或下斜型下移振幅≥0.1 mV)和(或)T 波倒置。

(2)变异型心绞痛(冠状动脉痉挛为主要因素)的心电图表现:面向缺血部位的导联呈暂时性 ST 段抬高并常伴有高大 T 波;对应部位出现 ST 段压低,这是急性严重心肌缺血的表现。

2. 慢性冠状动脉供血不足 心电图表现为长期持续且较恒定的 ST 改变,水平型或下斜型下

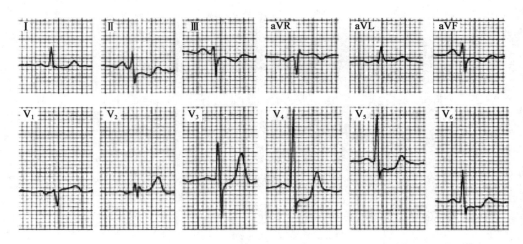

图 7-15　心肌缺血心电图

拓展阅读 7-5
心电图的 ST-T 改变

移振幅≥0.05 mV 和（或）T 波低平、负正双向和倒置，当心绞痛发作时可以出现 ST-T 加重或伪性改善。

三、心肌梗死

（一）心肌梗死（myocardial infarction，MI）的病理改变

冠状动脉发生急性闭塞，使心肌缺乏有效血液灌注，从而发生一系列病理变化，在心电图上可先后出现缺血、损伤和坏死 3 种类型的图形改变。

1. 缺血型改变　冠状动脉血流急剧减少或中断后，最早出现的是 T 波的缺血性改变。通常缺血首先发生在心内膜下肌层，使面向缺血区的导联出现高而直立的 T 波。若缺血发生在心外膜下肌层，则面向缺血区的导联出现 T 波对称性倒置，呈"冠状 T 波"。

2. 损伤型改变　随着心肌缺血程度进一步加重，则会出现损伤型图形，心电图主要表现为面向损伤心肌的导联出现 ST 段抬高（图 7-16）。由于心肌除极过程没有明显变化，抬高 ST 段与 T 波融合，形成弓背向上高于基线的单向曲线。

3. 坏死型改变　心肌长时间严重缺血导致细胞变性、坏死，丧失电活动，不再产生心电向量，而其他健康心肌可以正常除极，因此产生一个与梗死部位相反的综合向量。心电图主要表现为面向坏死区的导联出现异常 Q 波，时间≥0.04 s，振幅≥1/4 R 波，或者呈 QS 波。

临床上心肌梗死的病人，体表心电图导联往往同时记录到心肌缺血、损伤和坏死 3 种变化的混合图形，即异常 Q 波、ST 段抬高和 T 波倒置。若 3 种改变同时存在，则急性心肌梗死的诊断基本确立。

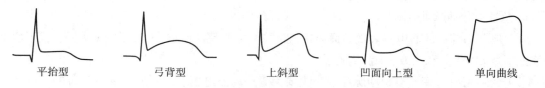

| 平抬型 | 弓背型 | 上斜型 | 凹面向上型 | 单向曲线 |

图 7-16　常见"损伤型"ST 段抬高形态示意图

（二）心肌梗死的图形演变及分期

急性心肌梗死心电图的变化随着心肌缺血、损伤、坏死的发展和恢复呈现一系列动态演变过程（图7-17）。临床根据心肌梗死发生的时间和心电图特征将心肌梗死分为超急性期、急性期、亚急性期和陈旧期（表7-4）。

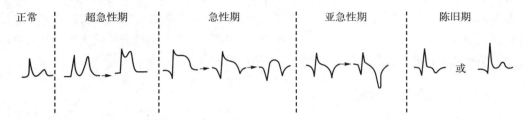

图7-17 典型的急性心肌梗死的图形演变过程及分期

表7-4 急性心肌梗死分期与心电图特点

分期	出现与持续时间	T波改变	ST段改变	异常Q波
超急性期	数分钟至数小时	直立高耸，两支对称	上斜型抬高	无
急性期	数小时至数日或数周	逐渐降低并倒置	弓背向上抬高，可呈单向曲线，继而下降	出现
亚急性期	数周至数月	倒置变浅正	基本恢复至基线	持续存在
陈旧期	3~6个月之后	正常或倒置，低平不变	基本正常	残留部分，可缩小或消失

1. 超急性期（早期） 急性心肌梗死发生数分钟后，首先出现短暂的心内膜下心肌缺血，心电图最主要的改变如下。

（1）T波直立高耸。

（2）迅速出现ST段上斜型或弓背向上型抬高。

（3）无异常Q波出现。

（4）由于急性损伤性阻滞，可见QRS振幅增高并轻度增宽。

上述改变一般仅持续数小时，此期心肌仍处于可逆性损伤阶段，若治疗及时而有效，有可能避免发展为心肌梗死或使已发生梗死的范围趋于缩小。

2. 急性期（充分发展期） 始于梗死后数小时或数日，可持续数周。此期坏死型Q波、损伤型ST段抬高和缺血型T波倒置可同时并存，心电图呈现一个动态演变过程。

（1）ST段呈弓背向上抬高，抬高显著者可形成单向曲线，该改变是梗死早期心电图最突出的表现，继而逐渐下降。

（2）心肌坏死导致面向坏死区导联的R波振幅降低或消失，出现异常Q波或QS波。

（3）T波由直立转变为倒置，并逐渐加深。

3. 亚急性期（近期） 出现于梗死后数周至数月，一般持续3~6个月。此期以坏死及缺血图形为主要特征。心电图表现如下。

（1）坏死型Q波持续存在。

（2）抬高的ST段恢复至基线。

（3）缺血型 T 波由倒置较深逐渐变浅。

4. 陈旧期（愈合期）　常出现在急性心肌梗死 3~6 个月之后或更久，心电图表现如下。

（1）ST 段和 T 波恢复正常或 T 波持续倒置、低平，趋于恒定不变。

（2）残留下坏死型 Q 波。

理论上异常 Q 波将持续存在，但随着瘢痕组织的缩小和周围心肌的代偿性肥大，其范围在数年后有可能明显缩小。小范围梗死的图形改变有可能变得很不典型，异常 Q 波甚至可能消失。

近年来，急性心肌梗死的检测水平、诊断手段及治疗技术取得突破性进展。通过对急性心肌梗死病人早期实施有效治疗（溶栓、抗栓或介入性治疗等），已经显著缩短病程，并且可以改变急性心肌梗死的心电图表现，不再呈现典型的演变过程。

（三）心肌梗死的定位诊断

心肌梗死部位的判断主要依据心电图坏死型图形（异常 Q 波或 QS 波）所出现的导联（图 7-18、图 7-19），发生的部位则多与冠状动脉分支的供血区域相关（表 7-5）。

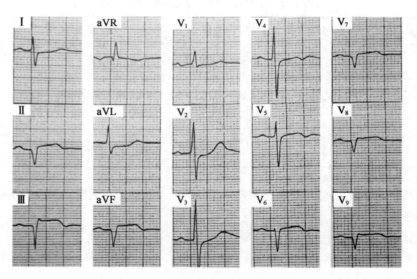

图 7-18　急性下壁及后壁心肌梗死

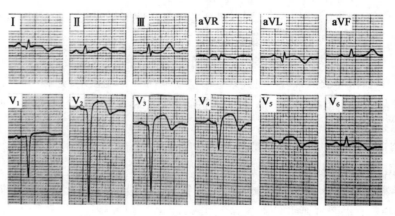

图 7-19　急性广泛前壁心肌梗死

表 7-5　心电图导联与心室部位及冠状动脉供血区域的关系

导联	心室部位	供血的冠状动脉
Ⅱ、Ⅲ、aVF	下壁	右冠状动脉或左回旋支
Ⅰ、aVL、V$_5$、V$_6$	侧壁	左前降支的对角支或左回旋支
V$_1$ ~ V$_3$	前间壁	左前降支
V$_3$ ~ V$_5$	前壁	左前降支
V$_1$ ~ V$_5$	广泛前壁	左前降支
V$_7$ ~ V$_9$	正后壁	左回旋支或右冠状动脉
V$_{3R}$ ~ V$_{4R}$	右心室	右冠状动脉

拓展阅读 7-6
心电图在诊断急性心肌
梗死中应注意的问题

四、心律失常

（一）概述

正常人的心脏起搏点位于窦房结，并按正常传导系统顺序激动心房和心室。心脏激动的起源异常和（或）传导异常引起心脏节律的改变，称为心律失常（arrhythmias）。心律失常按发生机制可分为激动起源异常、激动传导异常及激动起源和激动传导双重异常 3 类。

1. 激动起源异常

（1）窦性心律失常：窦房结起搏点本身激动的程序与规律异常。如窦性心动过速、窦性心动过缓、窦性心律不齐、窦性停搏等。

（2）异位心律失常：心脏激动全部或部分起源于窦房结以外的部位。异位心律又分为主动性和被动性两种。

2. 激动传导异常

（1）传导阻滞：以传导延缓或传导中断最多见。

（2）传导途径异常：即激动传导通过房室之间的附加异常旁路，使心肌某一部分提前激动。

3. 双重异常　激动起源异常和激动传导异常可同时存在、相互作用，引起复杂的心律失常表现。

（二）窦性心律与窦性心律失常

1. 窦性心律（sinus rhythm）　起源于窦房结的心律，称为窦性心律。一般心电图机描记不出窦房结激动电位，临床上都是依据 P 波特点来推测激动是否来源于窦房结。

成人正常窦性心律的心电图特征如下。

（1）P 波呈钝圆形，Ⅰ、Ⅱ、aVF、V$_4$ ~ V$_6$ 导联直立，aVR 导联倒置。

（2）P 波规律出现，频率为 60 ~ 100 次 /min。

（3）PR 间期为 0.12 ~ 0.20 s。

（4）PP 间距固定，同一导联间距相差 < 0.12 s。

2. 窦性心动过速（sinus tachycardia）

（1）心电图特征：成人窦性心律的频率超过 100 次 /min。频率多在 100 ~ 150 次 /min，偶有高达 200 次 /min 者（图 7-20）。

（2）临床意义：常见于运动、精神紧张、发热、甲状腺功能亢进症、贫血、失血、心肌炎

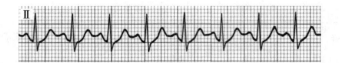

图 7-20 窦性心动过速心电图

和拟肾上腺素类药物作用等。

3. 窦性心动过缓（sinus bradycardia）

（1）心电图特征：成人窦性心律的频率低于 60 次 /min。

（2）临床意义：近年，国内大样本健康人群的调查发现，男性静息心率的正常范围为 50～95 次 /min，女性为 55～95 次 /min。常见于老年人、运动员、睡眠等生理情况，窦房结功能障碍、颅内压增高、甲状腺功能低下、服用某些药物（如 β 受体阻滞药）等病理状态。

4. 窦性心律不齐（sinus arrhythmia）

（1）心电图特征：窦性心律的节律不整，在同一导联上 PP 间期差异 > 0.12 s，窦性心律不齐常与窦性心动过缓同时存在（图 7–21）。

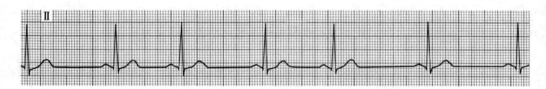

图 7-21 窦性心动过缓和窦性心律不齐心电图

临床意义：多见于青少年或自主神经功能不稳定者。较常见的一类窦性心律不齐与呼吸周期有关，称呼吸性窦性心律不齐，表现为吸气时心率较快，呼气时变慢；深呼吸时更明显，屏气时消失，一般无临床意义。

5. 窦性停搏（sinus arrest） 指窦房结不能产生冲动。

（1）心电图特征：在规律的窦性心律中，规则的 PP 间距中突然出现 P 波脱落，且长的 PP 间距与正常 PP 间距无倍数关系。

（2）临床意义：可见于迷走神经张力增高、颈动脉窦过敏等生理情况，病理情况多见于急性心肌梗死、急性心肌炎、心肌病等器质性心脏病。此外，高钾血症及药物使用过量（如洋地黄）也可引起窦性停搏。

6. 病态窦房结综合征（sick sinus syndrome，SSS） 由于窦房结或周围组织病变和功能减退而导致的一系列心律失常的综合征，简称病窦综合征，可以引起头昏、黑矇、晕厥等临床表现。

（1）心电图特征：①持续而显著的窦性心动过缓，心率 < 50 次 /min，非药物引起，且不易用阿托品等药物纠正。②窦性停搏或窦房阻滞。③慢 - 快综合征，显著窦性心动过缓与房性快速心律失常（房性心动过速、心房扑动、心房颤动）交替发作。④双结病变，病变同时累及房室交界区，可出现房室传导障碍，或发生窦性停搏时长时间不出现交界性逸搏。

（2）临床意义：常见于起搏传导系统退行性病变及冠心病、心肌炎、心肌病等。

（三）异位心律

异位心律包括主动性异位心律和被动性异位心律。主动性异位心律包括期前收缩（房性、房室交界性、室性）、心动过速（房性、房室交界性、室性）、扑动和颤动（房性、室性）。

1. 期前收缩 又称过早搏动，简称早搏，是指起源于窦房结以外的异位起搏点提前发出的激动引起的心脏搏动，为临床上最常见的心律失常。产生机制包括异位起搏点自律性增高、折返激动及触发活动。

按异位起搏点位置分为房性、交界性和室性期前收缩，其中以室性期前收缩最为常见，房性次之，交界性比较少见。

（1）室性期前收缩（premature ventricular contraction）

1）心电图特征：①QRS波提前出现，其前无P波或相关的P波；②QRS波群宽大畸形，时间>0.12 s，T波方向常与QRS的主波方向相反；③多为完全性代偿间歇（图7-22）。

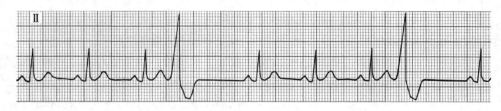

图7-22 室性期前收缩心电图

2）临床意义：正常成人24 h动态心电图检测，约50%的人可发生室性期前收缩，常在精神不安、情绪激动、运动及过量烟、酒、咖啡时易于出现，并随年龄增长而增加。病理性室性期前收缩多见于各种类型的器质性心脏病，如冠心病、急性心肌梗死、高血压、心肌炎、心肌病、风湿性心脏病及二尖瓣脱垂等。此外，麻醉、手术、电解质紊乱（低钾、低镁等）和药物中毒（洋地黄、奎尼丁等）也能诱发室性期前收缩。

临床上具有潜在危险的室性期前收缩有：频发性期前收缩、成联律、成对室性期前收缩、多源（形）性室性期前收缩、RonT性室性期前收缩，出现在器质性心脏病中多为病理性，且多为引发更严重心律失常的先兆。

（2）房性期前收缩（premature atrial contraction）

1）心电图特征：①期前出现的异位P'波，其形态与窦性P波不同；②P'R间期>0.12 s；③大多为不完全性代偿间歇，即期前收缩前后两个窦性P波之间的间距小于正常PP间距的2倍（图7-23）。

2）临床意义：多为功能性，正常成人24 h动态心电图检测，约有60%的人可发生房性期前收缩，疲劳、焦虑、吸烟、饮酒、喝咖啡均可诱发。在各种器质性心脏病如冠心病、肺心病、心肌病等病人，房性期前收缩的发生率明显增加，并常可引发其他快速性房性心律失常。

（3）交界性期前收缩（premature junctional contraction）

1）心电图特征：①期前出现的QRS-T波，形态多为正常，其前无窦性P波；②出现逆行P'

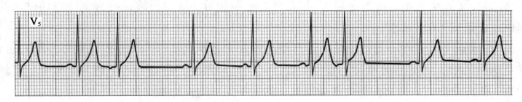

图7-23 房性期前收缩心电图

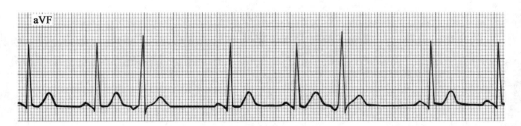

图 7-24 交界性期前收缩心电图

波在 Ⅱ、Ⅲ、aVF 导联倒置，aVR 导联直立，可发生于 QRS 波群之前（P'R 间期 < 0.12 s）、QRS 波群之后（RP' 间期 < 0.20 s），或与 QRS 波群相重叠；③大多为完全性代偿间歇（图 7-24）。

2）临床意义：偶发的交界性期前收缩多见于健康人，频发、连发的交界性期前收缩多发生于器质性心脏病的病人，如冠心病、心肌炎、心肌病、风湿性心脏病等。

2. 心动过速　指异位节律点兴奋性增高或折返激动引起的快速异位心律（期前收缩连续出现 3 次或 3 次以上）。根据异位节律点发生的部位，可分为房性、交界性及室性心动过速。

（1）阵发性室上性心动过速（paroxysmal supraventricular tachycardia）：包括房性心动过速与交界性心动过速，常因心率过快，P' 波不易辨别，因此统称为室上性心动过速。

1）心电图特征：①出现连续 3 次或以上快速均齐的 QRS 波群，形态和时间正常，伴有束支阻滞或室内差异性传导时，QRS 波群可畸形、增宽；②频率一般在 160 ~ 250 次 /min，节律绝对规则；③P' 波不易辨别；④可出现继发性 ST–T 改变（图 7–25）。

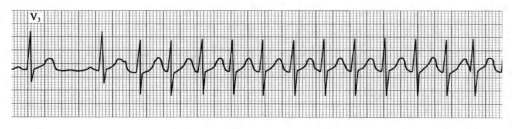

图 7-25　阵发性室上性心动过速心电图

2）临床意义：常见于正常人和预激综合征患者，少数可见于风湿性心脏病、心肌梗死、甲状腺功能亢进症等。无器质性心脏病者发生阵发性室上性心动过速，一般不会引起严重后果；但发作持久、频率过快或原有心脏病者，可出现血压下降、眩晕、心绞痛、晕厥、心力衰竭等。

（2）室性心动过速（ventricular tachycardia）：简称室速，是起源于希氏束分支以下的特殊传导系统或心室肌的连续 3 个或 3 个以上的异位心搏。

1）心电图特征：①出现连续 3 次或以上快速、宽大畸形的 QRS 波群，时间 > 0.12 s；②心室率多在 140 ~ 200 次 /min，节律可稍不齐；③多无 P 波，若发现 P 波，则 P 波频率慢于 QRS 波频率，PR 无固定关系（房室分离）；④偶有心室夺获与室性融合波，可为室性心动过速的诊断提供重要依据（图 7-26）。

拓展阅读 7-7
心室夺获与室性融合波

2）临床意义：室性心动过速是一种严重心律失常，绝大部分并发于严重的器质性心脏病，最常见为冠心病，尤其是曾患过心肌梗死者，其次是风湿性心脏病和心肌病等。也可见于洋地黄中毒、低钾血症或高钾血症等电解质紊乱，偶见于无器质性心脏病者。

（3）扭转型室性心动过速（torsade de pointes）：是多形性室速的一个特殊类型，为严重的

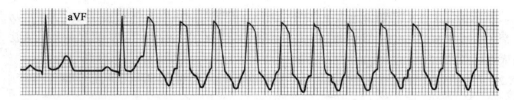

图 7-26　室性心动过速心电图

室性心律失常。每次发作持续数秒到数十秒而自行终止，但极易复发或转为心室颤动。临床上表现为反复发作心源性晕厥或称为阿 - 斯综合征。心电图表现为宽大变形的 QRS 波群，以每 3 ~ 10 个心搏围绕基线不断扭转其主波的正负方向。

3. 扑动与颤动　扑动与颤动是一种频率比阵发性心动过速更快的异位心律，可出现于心房或心室。主要的发生机制为异位起搏点兴奋性增高，不应期缩短，同时伴有一定的传导障碍，形成环形激动及多发微折返。

（1）心房扑动（atrial flutter）与心房颤动（atrial fibrillation）

1）心房扑动：是介于房性心动过速与心房颤动之间的快速性心律失常。心房扑动不如心房颤动稳定，常可转为心房颤动或窦性心律。心电图特征：①正常 P 波消失，代之连续的大锯齿状扑动波（F 波），多数在 Ⅱ、Ⅲ、aVF 导联中清晰可见；F 波间无等电位线，波幅大小一致，间隔规则，频率为 250 ~ 350 次 /min。②常以固定房室比例（2∶1 或 4∶1）下传，心室律规则；也可不固定比例下传，则心室律不规则。③ QRS 波形态、时间正常，伴室内差异传导时 QRS 波可增宽（图 7-27）。

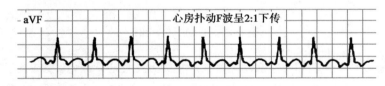

图 7-27　心房扑动心电图

2）心房颤动：是临床上很常见的心律失常，发生机制比较复杂，至今仍未完全清楚，多数认为可能是多个小折返激动所致。心电图特征：①正常 P 波消失，代替为形态、振幅、间距不一致的心房颤动波（f 波），多以 V_1 导联最明显；②频率为 350 ~ 600 次 /min；③ RR 间距绝对不规则，QRS 波群形态、时间多正常（图 7-28）。

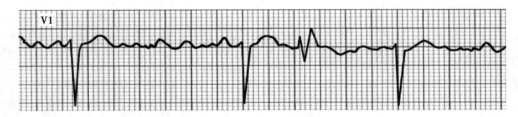

图 7-28　心房颤动心电图

3）临床意义：多见于器质性心脏病，如风湿性心脏病、冠心病、高血压心脏病、心肌病、肺心病等；也可见于低钾血症、洋地黄中毒、甲状腺功能亢进等；偶见于无器质性心脏病者，多在情绪激动、手术后、运动及大量饮酒时发生。心房颤动可以是阵发性或持续性，心房颤动时，整个心房无法协调一致的收缩，对心排血量的影响较心房扑动严重，且长时间的心房颤动易形成附壁血栓。

（2）心室扑动（ventricular flutter）与心室颤动（ventricular fibrillation）：往往是心脏停搏前的短暂征象，由于心脏出现多灶性局部兴奋，以致完全失去排血功能。

1）心室扑动心电图特征：①P-QRS-T波完全消失，代之以连续快速而相对规则的大振幅波动；②频率达200～250次/min（图7-29）。

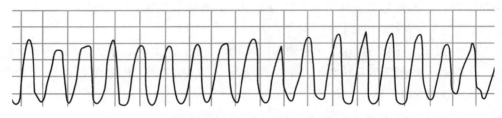

图7-29　心室扑动心电图

2）心室颤动心电图特征：①P-QRS-T波完全消失，出现形状不一、大小不等、节律不整的基线摆动波形；②频率达200～500次/min（图7-30）。

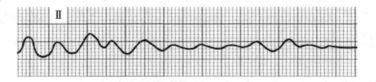

图7-30　心室颤动心电图

3）临床意义：心室扑动和心室颤动均是极严重的致死性心律失常。多见于严重器质性心脏病、电解质紊乱、严重药物中毒及各种疾病的终末期等。心室扑动若不能及时恢复，则转为心室颤动而导致死亡。

4. 逸搏（escape）与逸搏心律（escape rhythm）　当心脏高位起搏点出现停搏或节律明显减慢时（如病态窦房结综合征），或激动因传导障碍不能下传时（如窦房或房室传导阻滞），或其他原因造成长的间歇时（如期前收缩后的代偿间歇），作为一种保护性措施，心脏低位起搏点被动发出冲动，继而激动心房或心室。这种被动异位搏动仅发生1～2个称为逸搏，连续3个或以上的逸搏称为逸搏心律。

逸搏与期前收缩的差别在于期前收缩属提前发生，为主动节律，而逸搏则于长间歇后出现，属被动节律。逸搏和逸搏心律按发生的部位分为房性、房室交界性和室性逸搏。临床上以交界性逸搏最为多见，室性逸搏次之，房性逸搏较少见。

（1）心电图特征

1）房性逸搏与逸搏心律：长间歇后出现P′-QRS-T波群，形态符合房性期前收缩的特点。心房逸搏心律的频率多为50～60次/min。

2）交界性逸搏与逸搏心律：长间歇后出现P′-QRS-T波群，形态符合交界性期前收缩的特点。交界性逸搏心律的频率为40～60次/min，慢而规则。

3）室性逸搏与逸搏心律：长间歇后出现QRS-T波群，形态符合室性期前收缩的特点。室性逸搏心律的频率一般为 20 ～ 40 次 /min。

（2）临床意义：交界性逸搏见于窦性停搏及三度房室传导阻滞等。室性逸搏多见于双结病变或发生于束支水平的三度房室传导阻滞。若节律过慢，可出现头晕、心悸等供血不足表现。

（四）传导阻滞

心脏传导阻滞（heart block）按发生的部位可分为窦房传导阻滞、房内传导阻滞、房室传导阻滞和室内传导阻滞，其中以房室传导阻滞最常见，其次为室内传导阻滞。按阻滞程度可分为一度（传导延缓）、二度（部分激动传导发生中断）和三度（传导完全中断）。

1. 房室传导阻滞（atrioventricular block，AVB）　是由于房室交界区不应期延长，使心房冲动传导延迟或不能传导至心室，是临床上常见的一种心脏传导阻滞。房室传导阻滞可以发生在房室结、希氏束及束支等不同部位。

（1）心电图特征

1）一度房室传导阻滞：①成人 PR 间期延长 ＞ 0.20 s；②对比两次检测结果，心率没有明显改变而 PR 间期延长超过 0.04 s；③每个 P 波之后均有相关 QRS 波群。

2）二度房室传导阻滞：主要表现为部分 P 波后出现 QRS 波脱漏，临床分为两种类型。①二度 Ⅰ 型房室传导阻滞（称为 Mobitz Ⅰ 型）：表现为 P 波规律出现，PR 间期逐渐延长，直到 P 波后 QRS 波群脱漏，PR 间期又趋缩短，以后又逐渐延长，直到 P 波后又有 QRS 波群脱漏，如此周而复始，称为文氏现象（图 7-31）。②二度 Ⅱ 型房室传导阻滞（称为 Mobitz Ⅱ 型）：表现为 PR 间期恒定（正常或延长），部分 P 波后无 QRS 波群（图 7-32）。凡连续出现 2 次或 2 次以上的 QRS 波群脱漏，称高度房室传导阻滞，如 3：1、4：1 传导的房室传导阻滞等，易发展为完全性房室传导阻滞。

3）三度房室传导阻滞：又称为完全性房室传导阻滞。由于来自房室交界区以上的激动完全不能通过阻滞部位，表现为 P 波与 QRS 波毫无关系，各保持自身的节律，心房率快于心室率。阻滞部位以下的潜在起搏点发放激动，若阻滞部位在希氏束以上，潜在起搏点多在房室交界区内，形成交界性逸搏心律，表现为 QRS 波形态正常，频率一般为 40 ～ 60 次 /min（图 7-33）；若阻滞部位在希氏束以下，潜在起搏点位于心室，形成室性逸搏心律，QRS 形态宽大畸形，频率一般为 20 ～ 40 次 /min。

（2）临床意义：一度或二度 Ⅰ 型房室传导阻滞多与迷走神经张力增高有关。二度 Ⅱ 型或三

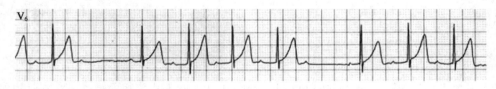

图 7-31　二度 Ⅰ 型房室传导阻滞心电图

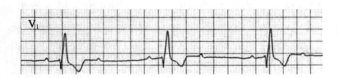

图 7-32　二度 Ⅱ 型房室传导阻滞心电图

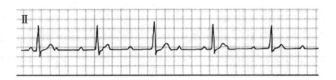

图 7-33 三度房室传导阻滞伴交界性逸搏心律心电图

度房室传导阻滞多见于器质性心脏病，如冠心病、心肌炎、心肌病、严重电解质紊乱、药物中毒（如洋地黄、奎尼丁等）及传导系统退行性变等。

2. 室内束支传导阻滞　指发生在房室束以下的各种阻滞。根据阻滞部位不同分为右束支、左束支、左束支分支（左前分支和左后分支）传导阻滞。

（1）右束支传导阻滞（right bundle branch block，RBBB）：右束支细长，由单侧冠状动脉分支供血，其不应期比左束支长，所以传导阻滞比较多见。

1）心电图特征：① QRS 波群时间延长≥0.12 s。② QRS 波群形态改变：V_1、V_2 导联呈 rsR′ 型或 M 形，此为最具特征性的改变；Ⅰ、V_5、V_6 导联 S 波增宽而有切迹，其时限≥0.04 s；aVR 导联呈 QR 型，其 R 波宽而有切迹。③继发性 ST-T 改变：V_1、V_2 导联 ST 段压低，T 波倒置；Ⅰ、V_5、V_6 导联 T 波方向一般与终末 S 波方向相反，仍为直立（图 7-34）。不完全性右束支传导阻滞图形特征与上述相符，但 QRS 时间 < 0.12 s，一般在 0.10 ~ 0.11 s。

2）临床意义：右束支传导阻滞可以发生在各种器质性心脏病，多见于风湿性心脏病、冠心病、高血压心脏病、先天性心脏病及心肌病等，少数健康人也可出现。

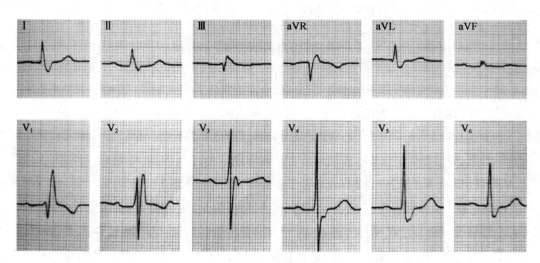

图 7-34　完全性右束支传导阻滞心电图

（2）左束支传导阻滞（left bundle branch block，LBBB）：左束支粗而短，由双侧冠状动脉分支供血，不易发生传导阻滞，如若发生，多为器质性病变。

1）心电图特征：① QRS 波群时间延长≥0.12 s。② QRS 波群形态改变。V_1、V_2 导联呈宽而深的 QS 或 rS 波；Ⅰ、aVL、V_5、V_6 导联 R 波宽大，顶部有切迹或粗钝，前方无 q 波。③ ST-T 方向与 QRS 波群主波方向相反（图 7-35）。不完全性左束支传导阻滞图形特征与上述相符，但 QRS 波群时间 < 0.12 s。

2）临床意义：最常见于冠心病、急性心肌梗死、充血性心力衰竭、高血压心脏病、风湿性心脏病等器质性心脏病。此外，也可见于急性感染、药物中毒（奎尼丁、普鲁卡因胺）等。单纯性完全性左束支传导阻滞多与传导系统原发性退行性病变有关。

（3）左前分支传导阻滞（left anterior fascicular block，LAFB）：左前分支细长，主要由左前降支供血，支配左心室左前上方，容易发生传导阻滞。

1）心电图特征：① QRS 波群心电轴左偏在 −45° ～ −90°。② Ⅱ、Ⅲ、aVF 导联 QRS 波呈 rS 型，Ⅰ、aVL 导联呈 qR 型。③ QRS 时间轻度延长，但 < 0.12 s（图 7-36）。

2）临床意义：左前分支传导阻滞较常见，最常见于冠心病，其他可见于心肌

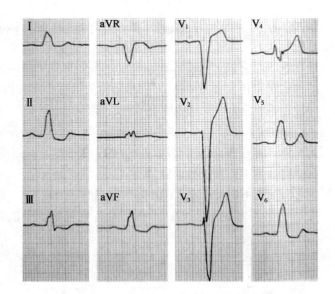

图 7-35　完全性左束支传导阻滞心电图

病、心肌炎、先天性心脏病、传导系统退行性变等；也可见于高钾血症、冠状动脉造影、肺梗死、休克等引起暂时性左前分支传导阻滞。

（4）左后分支传导阻滞（left posterior fascicular block，LPFB）：左后分支粗，具有双重血液供应，向下向后散开分布于左心室的隔面。左后分支传导阻滞比较少见。

1）心电图特征：①心电轴右偏在 +90° ～ +180°；② QRS 波群Ⅰ、aVL 导联呈 rS 型，Ⅲ、aVF 导联呈 qR 型；③ QRS 时间轻度延长，但 < 0.12 s。

2）临床意义：确立诊断前应首先排除引起电轴右偏的病变，如右心室肥大、肺气肿、侧壁心肌梗死与正常变异等。单纯左后分支传导阻滞发生率很低，一旦出现，常提示弥漫性心肌损伤，病变严重。左后分支传导阻滞最常见于冠心病，其他可见于高血压心脏病、心肌病等。急性心肌梗死时出现左后分支传导阻滞，预后较差。

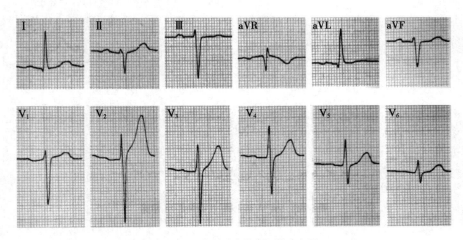

图 7-36　左前分支传导阻滞心电图

（五）预激综合征

预激综合征（preexcitation syndrome）指在正常的房室传导途径之外，沿房室环周围还存在附加的房室传导束（旁路），使激动抢先抵达心室并提前激动一部分心室肌的一类心律失常，属传导途径异常，多见于没有器质性心脏病的健康人。

1. WPW 综合征（Wolff-Parkinson-While syndrome） 称为经典型预激综合征，其解剖学基础为房室环存在直接连接心房与心室的一束纤维（Kent 束）。窦房结激动或心房激动可经传导很快的旁路纤维下传预先激动部分心室肌，同时经正常房室结途径下传激动其他部分心室肌。

（1）心电图特征：① QRS 波群起始部粗钝，有预激波（delta 波）；② PR 间期缩短 < 0.12 s；③ QRS 波群增宽≥0.12 s；④ PJ 间期一般正常。⑤继发性 ST-T 改变（图 7-37）。

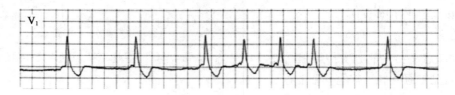

图 7-37　经典型预激综合征心电图

（2）临床意义：WPW 综合征如合并心房颤动，还可引起快速的心室率，甚至发生心室颤动，属一种严重心律失常类型。根据 V_1 导联预激波和 QRS 主波方向可对旁路进行初步定位，若 V_1 导联预激波正向且以 R 波为主，一般为左侧旁路，称 A 型预激；若 V_1 导联预激波负向或 QRS 主波以负向波为主，则为右侧旁路，称 B 型预激。

2. LGL 综合征（Lown-Ganong-Levine syndrome） 又称短 PR 综合征。目前就其解剖学基础存在两种观点：一是存在绕过房室结传导的旁路纤维 James 束；二是房室结较小发育不全或房室结内存在一条传导异常快的通道引起房室结加速传导。心电图特征为：PR 间期 < 0.12 s，QRS 波群时限正常，QRS 起始部无预激波。

3. Mahaim 型预激综合征　该类型少见，其解剖学基础为 Mahaim 纤维，传导缓慢，呈递减性传导，是一种特殊的房室旁路。此类旁路只有前传功能，没有逆传功能。心电图特征为：PR 间期正常或延长，QRS 波起始部可见预激波。

（李　敏）

数字课程学习

 情境导入解析　　　教学 PPT　　　 小结　　　自测题

▶▶▶ 第八章

影像学检查

【学习目标】

知识：

1. 掌握 X 线、CT、MRI、超声及核医学检查前的准备要点。

2. 熟悉 X 线、CT、MRI、超声及核医学检查的临床应用与意义。

3. 熟悉放射防护的原则和方法。

4. 了解 X 线、CT、MRI、超声及核医学检查的基本原理。

技能：

1. 能正确指导病人做好 X 线、CT、MRI、超声及核医学检查的准备工作。

2. 能熟练开展影像检查检查前后病人的健康教育。

3. 能正确落实 X 线、CT 及核医学检查的放射防护措施。

4. 能根据影像检查结果进行初步的病情判别。

素质：

1. 具有尊重病人、爱护病人及保护病人隐私的职业素养。

2. 进行影像检查前及检查时善于沟通与观察病情变化，体现人文关怀意识。

3. 具有良好的沟通能力、高度的责任感、敬业精神和伦理道德行为。

情境导入

病人，男，58岁，工程师。因"咳嗽2周伴痰中带血4天"入院。护士采集健康史：病人间断咳嗽、咳痰10余年，2周前受凉后出现咳嗽、咳痰，近4天痰中带血，无发热、盗汗等症状。既往有吸烟史40余年，平均20支/天。查体：T 37℃，P 78次/min，R 20次/min，BP 126/82 mmHg；胸廓对称，浅表淋巴结未及肿大；听诊右上肺呼吸音稍低，两肺未闻及干、湿啰音。血常规报告正常范围，其余未查。

第一节 X 线 检 查

情境一：

病人入院后，医嘱给予抗炎、对症治疗，完善相关检查。入院后第一天，护士遵医嘱为其预约了胸部X线摄影检查。

请思考：

1. 针对病人的情况，分析其咳嗽和痰中带血的病因可能是什么？

2. X线胸片检查的目的是什么？对病人身体有无损害？

3. X线摄片前需做哪些准备？

一、概述

拓展阅读 8-1
X 线的发现

1895年德国物理学家伦琴发现X线以后，X线很快就被用于人体疾病诊断，形成了X线诊断学这一新学科，并为医学影像学奠定了基础。随着医学影像学的飞速发展，相继出现超声成像、计算机体层成像、磁共振成像、发射体层成像和介入放射学等。目前，X线诊断学仍是医学影像学的主要内容，临床应用十分广泛。

（一）X线检查原理

1. X线的产生 X线是由X线管阴极丝发射出的高速电子束向阳极行进，轰击阳极靶面而发生能量转换产生的。

2. X线的特性 X线的本质是一种电磁波，比可见光的波长短，肉眼看不到，具有如下特性：①穿透性：X线波长短，穿透力强，能穿透一般可见光不能穿透的物质（包括人体），是X线成像的基础；②荧光效应：X线能激发荧光物质，使波长短的X线转换成波长长的肉眼可见的荧光，是X线透视检查的基础；③摄影效应：X线照射涂有溴化银的胶片后，可使其感光产生潜影，经显影、定影处理便形成了从黑至白不同灰度的影像，是X线摄片的基础；④电离与生物效应：X线进入任何物质都能使其发生电离，进入人体可导致细胞损伤甚至坏死等生物学方面的改变，是放射治疗的基础，也是进行X线检查需进行必要防护的原因。

3. X线成像的基本原理

（1）X线成像的基本条件：X线能使人体组织结构形成影像，主要是基于X线具有穿透性、荧光效应和摄影效应，同时人体的组织结构间存在密度和厚度的差别。

（2）人体不同组织结构的特点：人体组织结构依据密度高低可分为 3 类：①高密度，骨骼和钙化；②中等密度，肌肉、实质器官、液体和软骨等；③低密度，脂肪和存在于呼吸道、胃肠道、鼻旁窦、乳突内的气体。组织密度不同，对 X 线吸收程度不同，密度从高到低对 X 线的衰减逐渐减弱，这种 X 线衰减的差异就形成 X 线影像的对比度，骨骼吸收 X 线最多，在 X 线影像上呈白影，而气体吸收 X 线最少，在 X 线影像上呈黑影。

（3）不同厚度组织与 X 线成像的关系：同一种密度的组织结构，较厚的部分，吸收 X 线总量多，透过的 X 线量少，较薄的部分则相反，于是在 X 线影像上显示出灰度的差别。

（二）X 线检查设备

1. 传统的 X 线设备　主要是以胶片为载体，对透过人体被检查部位的 X 线信息进行采集、显影和储存。包括通用型 X 线机、胃肠 X 线机、心血管造影 X 线机、乳腺 X 线机和床旁 X 线机等。

2. 数字化 X 线设备　随着计算机和数字化技术的发展，近年来又增加了数字化 X 线成像设备，依技术原理不同，分为计算机 X 线摄影（computed radiography，CR）和数字 X 线摄影（digital radiography，DR）设备。CR 设备可与传统 X 线设备进行组合，而 DR 设备则不能与原有的 X 线设备兼容。DR 设备包括 DR 通用型机、DR 胃肠机、DR 乳腺机和 DR 床旁机等。

3. 数字减影血管造影（digital subtraction angiography，DSA）设备　是计算机技术与传统 X 线血管造影设备相结合的产物，可以有效避免血管影与邻近骨骼和软组织影像重叠，清晰显示血管影像，是一种安装在介入手术室（导管室），专用于心血管造影和介入诊疗的特殊数字化 X 线设备。

（三）X 线检查技术

由于人体组织结构自然存在的密度差别，在荧光屏或 X 线胶片上形成黑白或明暗对比影像，称为自然对比。对于缺乏自然对比的组织或器官，人为地引入一定量的物质（如硫酸钡、碘剂等），使其密度高于或低于周围正常的组织或器官，使之产生人工密度差，称为人工对比。

1. 普通检查

（1）荧光透视（fluoroscopy）：目前多采用平板探测器（flat panel detector，FPD）和影像增强电视系统。主要用于胃肠道钡剂造影检查、介入治疗和骨折复位等。

（2）X 线摄影（radiography）：简称为摄片，常需要两个或以上方位进行摄片。目前数字 X 线摄影临床应用较为广泛，可用于人体各部位的检查。数字化图像提高了图像质量，可使不同密度的组织结构同时达到清晰显示的效果，优于传统的 X 线图像，同时图像的数字化信息还可光盘存储或远程传输。

2. 特殊检查

（1）软线摄影：用金属钼作 X 线管靶面，管电压在 40 kV 以下，这样产生的 X 线波长较长、能量较低，密度相近的软组织对射线的吸收系数差别大，容易形成软组织的密度对比，用以检查软组织。主要用于乳腺 X 线检查。

（2）X 线减影技术：应用 CR 或 DR 的减影功能，可获得单纯软组织或骨骼组织图像，提高疾病的检出率。但目前临床应用较少。

（3）体层容积成像：应用 DR 技术可以获取任意深度和厚度的多层面图像，从而提供更丰富的影像诊断信息。目前，临床多在乳腺 X 线检查中应用，而人体的更多部位检查已基本被应用广泛的 CT 等更先进的检查方法替代。

3. 造影检查（contrast radiography） 是将造影剂（也称对比剂）引入缺乏自然对比影像的器官内或其周围间隙，使之产生人工密度差，形成黑白对比影像，以显示器官形态结构和功能的方法。

（1）对比剂：现临床常用的有医用硫酸钡和碘剂。

1）医用硫酸钡：多用于食管、胃肠造影检查，但疑有胃肠道穿孔者禁用。

2）碘剂：分为两大类：①碘化油，用于子宫输卵管造影检查。②水溶性有机碘化合物，又分为离子型（泛影葡胺）和非离子型（碘普罗胺、碘海醇等）。主要用于心血管造影、尿路造影和 CT 增强扫描，其中非离子型造影剂的毒副作用发生率低，临床应用较广泛。

（2）对比剂引入方式：分为以下两种。

1）直接引入法：①口服法，如食管、胃肠钡餐造影等；②灌注法，如结肠钡剂灌注造影、子宫输卵管造影等；③穿刺注入或经导管直接注入器官或组织内，如心血管造影等。

2）间接引入法：是将对比剂引入体内，经吸收或聚集而使脏器显影，如静脉尿路造影等。

（3）对比剂的不良反应及处理：任何一种造影剂都有其毒副反应，尤其是含碘的注射剂。可分为：①轻度反应，如发痒、恶心、皮疹。②中度反应，如寒战、发热、头疼、眩晕、胸闷、呕吐。③重度反应，如呼吸困难、心悸、冷汗、面色苍白、意识丧失、血压下降等。对于轻度反应者可给予对症处理，对中重度反应者在给予对症处理的同时必须立即终止检查，并及时给予抗过敏、扩容和吸氧等抗休克处理。

（四）X 线图像特点

1. 灰阶图像　X 线图像是由从黑到白不同灰度的影像组成的，这些不同灰度的影像以密度来反映人体组织结构的解剖及病理状态。临床上，通常用密度来表达黑白灰度，诊断描述时称之的低密度在胶片上为黑影，中等密度为灰影，高密度为白影。

2. 重叠图像　X 线图像为 X 线束穿透人体某一部位不同密度和厚度的组织结构后的综合投影，是这些组织结构的重叠影像。这种重叠可使某些位置的病变较难或不能显示。应用数字化 X 线成像的减影技术和多层面容积成像技术，可在一定程度上减少影像重叠的影响，提高病变的检出率。

（五）放射防护

X 线是一种电离辐射，对组织器官的作用非常广泛，可以影响到全身所有组织系统，造血系统、生殖系统的辐射损伤要高于其他组织。

医疗照射已经成为公众所受电离辐射中最大的且不断增加的人工电离辐射来源。因此要重视 X 线放射防护，采取时间防护、距离防护和物质屏蔽 3 种方法来减少射线的照射。X 线检查要有明确的医疗目的，避免为病人安排不必要的 X 线检查，有可能时应该先考虑由超声或 MRI 等检查替代。

二、X 线检查前准备

（一）X 线摄影检查前准备

1. 胸部 X 线普通检查前的准备　①检查前向病人说明 X 线检查的目的、方法和注意事项，消除其紧张和恐惧心理；②指导病人充分暴露检查部位，并采取正确的体位与姿势，摄片时需要屏气等；③协助病人去除身上的金属饰品、敷料、膏药、发卡等物品，以免影响检查结果而影响诊断和治疗；④对创伤病人尽量减少搬动，搬动时要小心谨慎，防止意外伤害或院内二次损伤。

2. 腹部平片检查前的准备　①检查前 2 ~ 3 天内禁服吸收 X 线的药物，如铋剂、碘剂和钡剂等；②检查前 1 天不进食产气和多渣食物；③检查前 1 天晚口服轻泻剂，如番泻叶、蓖麻油等；④检查当日早晨禁食、禁水，检查前排尿或导尿。

3. 乳腺摄影前的准备　①摄影应在月经来潮后的 7 ~ 14 天进行；②检查前应去除胸前的金属异物，如项链等；③不要在胸前涂抹外用的药液及护肤品；④向病人说明须配合的内容；⑤对于有心脏起搏器、假体置入物、化疗泵者要事先说明，以便于技师拍摄附加辅助特殊体位。

（二）X 线造影检查前准备

1. 上消化道钡餐造影前准备　①检查前 3 天禁服影响胃肠道功能的药物和含砷、铁、钙等重金属的药物；②检查前 1 天进食少渣易消化的食物，需禁食、水 12 h，胃内有大量滞留液者，应先抽出再行检查；③近期有上消化道大出血的病人，在出血停止 10 ~ 15 天后方可进行钡剂造影检查；④怀疑有胃肠道穿孔、肠梗阻的病人，禁行口服钡剂造影检查，可用泛影葡胺检查。

2. 结肠钡剂灌肠造影前肠道准备　①检查前 3 天进食低脂、少渣食物；②检查前 1 天进流食，遵医嘱口服缓泻剂，如硫酸镁或甘露醇等清洁肠道；③检查当天早晨禁食，并排净大便。

3. 碘剂造影检查前准备　①造影前做好宣教（包括注意事项、检查后留观 30 min 及充分水化等），解答病人疑问，做好适当的心理支持与护理；②病人或其监护人应签署"碘对比剂使用知情同意书"；③尽量选用非离子型碘对比剂，一般无须进行碘过敏试验，除非产品说明书特别要求；④询问药物过敏史及有无不能使用碘剂的疾病；⑤检查过程中密切观察有无碘剂不良反应并及时处理；⑥常规配备抢救物品和药物，并建立相应的应急急救快速响应机制。

三、X 线检查的临床应用

（一）呼吸系统

1. 检查方法

（1）普通检查：胸部 X 线摄片是检查胸部疾病的首选方法。常用摄片位置有后前位（即正位）、侧位和前后位，其中前后位适用于不能站立的病人。胸部透视目前临床很少应用。

（2）支气管造影：将高密度造影剂注入气管、支气管内，可直接观察支气管内病变。

2. 呼吸系统基本病变的 X 线表现

（1）支气管阻塞性改变：支气管部分性阻塞引起阻塞性肺气肿，完全性阻塞则可引起阻塞性肺不张。

1）阻塞性肺气肿：X 线检查表现为局部透亮度增高。慢性弥漫性肺气肿 X 线表现：两肺透亮度增加；肺纹理纤细、稀疏，可见肺大疱；桶状胸，肋间隙增宽；横膈低平，膈肌运动减弱；心影狭长。

2）阻塞性肺不张：肺不张范围不同，X线表现也不同。直接征象为：病变肺叶体积缩小且密度增高，叶间裂移位，向病变肺叶靠拢。间接征象为：患侧肋间隙变窄，横膈抬高，纵隔向患侧移位，肺门移位，向病变肺叶靠拢；邻近肺叶和（或）健侧肺野出现代偿性肺气肿。

（2）肺部基本病变

1）渗出与实变影：急性炎症在肺实质内表现为渗出；肺泡内被渗出的液体、蛋白、纤维素及炎性细胞所填充，形成肺实变。X线表现：①片状密度增高影，边缘模糊，密度较均匀，病变可相互融合；②肺段或大叶性阴影，其边界至叶间胸膜，则边缘锐利，实变中心区密度较高，边缘较淡；③在大片实变阴影中常可见含气支气管的透亮影，称为"空气支气管征"。

2）增殖性病变：是肺内慢性炎症在肺组织内形成肉芽组织增生所致。其X线表现为：①斑点状、结节状阴影，密度较高，边缘清楚；②多个结节堆积组合（聚集），但无明显融合趋势，界限也较清楚；③腺泡结节状影呈边缘清楚的梅花瓣状；④粟粒状结节影，常见于肺结核、各种慢性肺炎和肉芽肿等。

3）结节与肿块：多为肿瘤或肿瘤样病变。X线表现为圆形、类圆形或团块状影像，直径<3 cm为结节，直径≥3 cm为肿块。①良性肿块：生长缓慢，边缘多光滑锐利；②恶性肿块：浸润性生长，边缘多不锐利，有细短毛刺，可见分叶状或脐样切迹；③结核瘤：可见颗粒状钙化，炎性假瘤密度可不均匀，多有长毛刺影。

4）空洞与空腔：空洞为肺组织部分坏死、液化，经引流支气管排出坏死组织而形成。X线表现为局限性透亮区。空洞分为虫蚀样空洞、薄壁空洞和厚壁空洞。空腔为肺内生理性腔隙的病理性扩大，如肺大疱、肺囊肿及囊状支气管扩张等。

5）钙化：肺组织退行性变或坏死后钙盐沉积所致，是病变愈合的一种表现。X线表现为大小不等、形态不一的斑点状、块状或球状高密度阴影，边缘清晰。

（3）胸膜病变

1）胸腔积液：①游离性胸腔积液：少量积液胸片难以发现，液体量在300 mL以上时，X线表现为肋膈角变钝、变平，液体随呼吸和体位改变而移动；中等量积液时，X线表现为肋膈角消失，膈面不清，下肺野均匀致密，上缘呈外高内低的弧形（图8-1）；大量积液X线表现为纵隔向健侧移位，同侧肋间隙增宽，横膈下降，患侧肺野均匀致密影。②局限性胸腔积液：胸腔积液位于胸腔某一个局部，如包裹性积液、叶间积液、肺下积液等。

2）气胸与液气胸：气胸是气体通过胸膜的裂口进入胸膜腔而形成。X线表现为肺被压缩体积缩小，向肺门处萎缩，被压缩的肺边缘呈纤细的线状致密影，肺与胸壁间出现无肺纹理的透亮带；少量气胸不易被发现，大量气胸导致纵隔向健侧移位，膈肌下降（图8-2）。液气胸是指胸膜腔内同时有液体与气体，X线立位胸片可见气液平面，液面上方为气体和压缩的肺组织。

3）胸膜肥厚、粘连、钙化：轻度胸膜肥厚、粘连，X线表现为患侧肋膈角变钝、变平，呼吸时膈肌活动受限。广泛胸膜肥厚、粘连，X线表现为沿胸廓内缘分布的带状致密

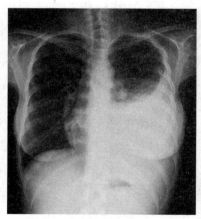

图8-1 左侧胸腔积液

影，患侧胸廓塌陷，肋间隙变窄，膈肌升高，纵隔向患侧移位。胸膜钙化表现为肺野边缘呈片状、不规则点状或条索状高密度影。

3. 呼吸系统常见疾病的 X 线表现

（1）大叶性肺炎 X 线表现：①充血期，可无阳性发现或局限性纹理增强、透明度略低、云雾状阴影。②实变期（包括红色及灰色肝变期），呈叶段分布的致密影，边缘模糊，有时可见透明的支气管影，为支气管气像。③消散期，实变区致密影范围逐渐缩小，边缘密度逐渐减低，呈散在分布、大小不等、密度不均的斑片状致密影。

（2）支气管肺炎 X 线表现：病变多见于两肺中下野的内、中带，肺纹理增多、增粗且模糊，可见沿肺纹理分布的斑片状模糊致密影，密度不均，病灶可融合成大片模糊阴影，并可见肺门影增大、模糊。

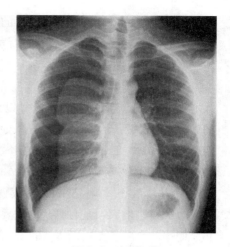

图 8-2　右侧气胸

（3）肺结核 X 线表现：①原发性肺结核（Ⅰ型），表现为原发复合征，即原发病灶、淋巴管炎和淋巴结炎同时出现。②血行播散型肺结核（Ⅱ型），可见两肺密集的分布、大小和密度"三均匀"的粟粒样结节阴影，大小为 1~2 mm，边缘清楚。③继发性肺结核（Ⅲ型），表现为多形性，包括渗出、增殖、结节、空洞及条索影。结核球和干酪性肺炎为其特殊类型，前者为 2~3 cm 的轮廓光滑较高密度影，其内可见钙化及空洞，周围见斑点及条索状的卫星灶；后者为肺段或肺叶实变阴影，其内多个不规则虫蚀样空洞，在同侧或对侧肺内常可见支气管播散病灶。④结核性胸膜炎（Ⅳ型），分为干性、渗出性。结核性干性胸膜炎，仅表现为患侧膈肌活动受限，患侧肋膈角略钝。结核性渗出性胸膜炎，为不同程度的胸腔积液表现，临床多见。慢性者可见胸膜增厚、粘连和钙化。⑤其他肺外结核（Ⅴ型）。

（4）支气管肺癌：即肺癌，按肿瘤发生部位分为以下 3 型。

1）中央型肺癌：肿瘤发生在肺段和肺段以上的较大支气管。X 线表现为肺门区肿块影为直接征象，但早期主要表现为肿瘤引起支气管不同程度狭窄而致的继发性改变，称为间接征象，包括局部阻塞性肺气肿、阻塞性肺炎和阻塞性肺不张。右上肺中央型肺癌时，可见右上叶肺不张影的下缘与肺门肿块影的下缘连在一起形成典型的反 S 征（图 8-3）。

2）周围型肺癌：肿瘤发生在肺段以下支气管。X 线表现：①早期表现为密度较淡、不均匀，边缘不清的结节状影，有时呈小片状炎症浸润阴影；②当瘤体直径 > 3 cm 时，表现为孤立的分叶状肿块影，边缘毛糙，可见短细毛刺及与邻近胸膜形成线状或幕状的胸膜凹陷征（图 8-4）。

3）弥漫型肺癌：肿瘤发生在细支气管或肺泡，此型少见。X 线表现：两肺多发小结节状或斑片状阴影，密度相似，可融合成大片癌性实变。

（二）循环系统

1. 检查方法

（1）普通检查：普通 X 线检查不仅能显示心脏、大血管

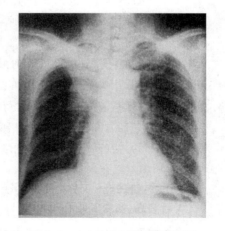

图 8-3　右上肺中央型肺癌反 S 征

的外形轮廓，还可同时显示肺循环的情况，以判断病人心功能状况。常采用心脏三位片，即后前位、右前斜位、左前斜位投照。

（2）心血管造影：是将造影剂经导管快速注入心脏和大血管腔内，使其显影以观察其内部的解剖结构、运动及血流动力学改变的一种影像学检查方法。目前临床多用数字减影血管造影（DSA），使血管和病变显示更清晰。

2. 循环系统基本病变的 X 线表现

（1）心脏增大：是心脏病的重要征象，包括心肌肥厚、心腔扩张或两者并存。可为一个或多

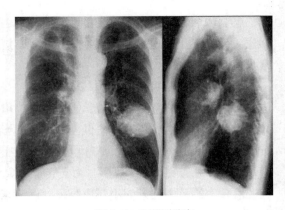

图 8-4　周围型肺癌

个房室增大，也可为全心的增大。判断心影有无增大的最简单的方法是心胸比率法（心影最大横径与胸廓内壁最大横径之比），心胸比率 > 0.5 为心脏增大。

（2）心脏形态异常：心脏、大血管疾病致心脏房室增大时，心脏可失去正常形态，在后前位片上心影表现为以下 3 种。

1）二尖瓣型心脏：又称梨形心，主动脉结变小，肺动脉段凸出，右心室增大，心尖部圆钝上翘。常见于二尖瓣病变、肺源性心脏病和先天性心脏病间隔缺损及肺动脉狭窄。

2）主动脉型心脏：心脏如靴形，主动脉结凸出，肺动脉段凹陷，左心室增大，心尖向左下延伸。常见于主动脉瓣病变和高血压心脏病。

3）普大型心脏：心脏轮廓均匀向两侧增大，肺动脉段平直，主动脉结多正常。常见于心肌炎和全心衰竭。心包积液时心脏可为普大型，但并非心脏本身增大。

（3）肺循环异常

1）肺充血：指肺动脉血流量异常增多。X 线表现：①肺血管纹理增粗、增多；②肺动脉段凸出，两肺门动脉扩张；③扩张的血管边缘清楚；④肺野透明度正常。常见于左向右分流的先天性心脏病、甲状腺功能亢进症和贫血等。

2）肺缺血：为肺动脉血流量异常减少。X 线表现：①肺血管纹理变细而疏；②肺门动脉影缩小，搏动减弱；③肺野透明度增加；④肺动脉段平直或凹陷；⑤严重者侧支循环建立，显示为扭曲而紊乱的血管影。常见于右心排血受阻、肺动脉阻力增高等。

3）肺动脉高压：指肺动脉收缩压 > 30 mmHg 或平均压 > 20 mmHg，由肺血流量增加或肺循环阻力增高所致。X 线表现：①肺动脉段明显凸出；②肺门动脉扩张、增粗，搏动增强，肺动脉外围分支纤细，两者之间有一突然分界，称为肺门截断现象；③右心室增大。

4）肺淤血：指肺静脉高压血液回流受阻而导致血液淤滞于肺内。X 线表现：①上肺静脉增粗，下肺静脉正常或变细；②肺门影增大，肺野透明度降低；③肺血管纹理普遍增多、轻度增粗，边缘模糊；④肺淤血严重时可出现间质性肺水肿：在肋膈角处可见到与外侧胸壁垂直的长 2 ~ 3 cm、宽 1 ~ 3 mm 的水平线状影（Kerley B 线）；⑤肺泡性肺水肿：一侧或两侧肺广泛分布的斑片状阴影，边缘模糊，融合成片，以肺门为中心的蝴蝶状阴影，短期内变化较大。常见于二尖瓣狭窄和左心衰竭等。

3. 循环系统常见疾病的 X 线表现

（1）风湿性心脏病的 X 线表现

1）二尖瓣狭窄：心影呈二尖瓣型；左心房增大和右心室增大；左心室及主动脉结缩小；可

出现肺淤血和间质性肺水肿，在肺野内有 Kerley B 线出现。

2）二尖瓣关闭不全：急性者心影正常或左心房轻度增大；慢性者左心房和左心室增大明显；右心室亦可增大，但不如左心室增大明显；重者可出现肺淤血和间质性肺水肿。

3）主动脉瓣关闭不全：心影为主动脉瓣型；左心衰竭者可出现肺淤血和间质性肺水肿。

（2）慢性肺源性心脏病的 X 线表现：肺动脉高压影像特征；右心室增大，心影呈二尖瓣型；肺血量增多，可见"肺门舞蹈征"；慢性原发病变，有慢性支气管炎、阻塞性肺气肿等表现。

（3）高血压心脏病的 X 线表现：早期左心室呈向心性肥厚，心影外形可无明显改变；持续血压增高可使心影呈主动脉型（如靴形，主动脉结凸出，肺动脉段凹陷，左心室增大，心尖向左下延伸）；左心衰竭时心影可明显增大。

（三）消化系统

1. 检查方法

（1）普通检查：腹部透视和平片，主要用于急腹症的诊断和不透 X 线的异物检查。

（2）胃肠道造影检查：是首选且最常用的 X 线检查方法。常用的造影剂为医用硫酸钡，其次为空气和水溶性有机碘化物，临床常用气钡双重对比造影法（简称双重造影）。口服钡餐造影主要检查食管、胃和小肠的病变，结肠气钡双重造影主要检查大肠和回盲瓣的病变。

（3）血管造影：主要用于胃肠道血管性病变、胃肠道出血的定位检查和介入治疗。

2. 消化系统基本病变的 X 线表现

（1）轮廓的改变：可分为突向腔外、伸向腔内两种情况。

1）充盈缺损：胃肠道内占位性病变形成局限性的肿块向腔内生长，占据一定的空间，不能被硫酸钡充填，切线位上表现为胃肠轮廓某局部向腔内突入的密度减低区，称充盈缺损。多见于消化道肿瘤。

2）龛影：胃肠道壁溃疡性病变形成局限性缺损被硫酸钡充填，切线位 X 线表现为胃肠轮廓某局部向腔外突出的含钡影像，称龛影。正位 X 线表现为中心密度高的小圆点，周围有带状透明区环绕。龛影是溃疡性病变的 X 线表现。

（2）黏膜皱襞的改变：①黏膜皱襞破坏、中断或消失，常见于恶性肿瘤；②黏膜皱襞纠集，常见于慢性溃疡性病变；③黏膜皱襞平坦，见于恶性肿瘤破坏区周围或溃疡龛影周围；④黏膜皱襞迂曲和增宽，常见于慢性胃炎和黏膜下静脉曲张。

（3）管腔大小的改变：①管腔狭窄，常见于胃肠道炎症、肿瘤、粘连、痉挛、外在压迫或先天发育不良等；②管腔扩张，常见于管腔狭窄或梗阻的近侧，并伴有近段管腔内积气、积液和蠕动增强，肠梗阻时可见阶梯状半圆形气液平面。

（4）功能性改变：常见有张力、蠕动、运动力及分泌功能的改变。

3. 消化系统常见疾病的 X 线表现

（1）食管静脉曲张 X 线表现：食管中、下段黏膜皱襞增宽、迂曲，呈蚯蚓状或串珠状充盈缺损，食管边缘不规则，呈锯齿状，并可出现食管壁张力降低、管腔扩张、蠕动减弱及排空延迟等典型表现。常见于肝硬化病人。

（2）胃溃疡 X 线表现：多见于小弯侧角切迹附近，直接征象为龛影。切线位龛影位于胃轮廓外，呈边缘光整、密度均匀的乳头状、锥状或其他形状（图 8-5）；溃疡口部可见由黏膜炎性水肿所致的透亮带影，切线位观为带状透亮影，犹如一个项圈，称"项圈征"；龛影口部明显狭窄犹如狭长的颈状，称"狭颈征"。溃疡慢性愈合形成瘢痕收缩造成周围的黏膜皱襞呈放射状向龛影口部集中。其间接征象主要有痉挛性改变、分泌增加、胃运动及张力的改变、瘢痕收缩所致胃腔的变形和狭窄。

（3）十二指肠溃疡X线表现：90%以上发生在球部，龛影是其直接征象。表现为类圆形的边缘光整的斑影，周围可见黏膜炎性水肿形成的"月晕征"，周围黏膜因瘢痕收缩而呈放射状向龛影部位集中。间接征象有：球部变形，激惹征，幽门痉挛、排空延迟，胃分泌液增多，局部压痛。

（4）消化道肿瘤X线表现：①早期黏膜皱襞平坦、迂曲或僵直；中晚期黏膜皱襞破坏、中断或消失。②腔内形状不规则的充盈缺损，形态不整。③管腔狭窄。④管壁僵硬，蠕动消失或结肠袋消失。⑤龛影位于管腔轮廓之内且形态不规则，是溃疡型肿瘤的典型表现（图8-6）。多见于食管癌、胃癌、结肠癌等。

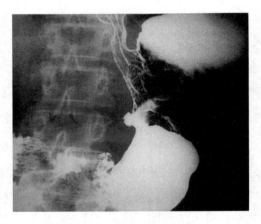

图8-5　胃小弯溃疡

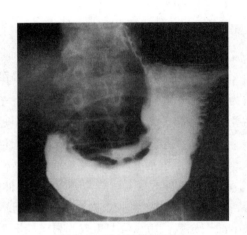

图8-6　胃小弯溃疡性胃癌

（四）骨骼与关节系统

1. 检查方法

（1）X线摄片：是骨、关节疾病首选的检查方法。摄片位置除了常规的正位、侧位两个投照位置外，某些部位，如脊柱、头颅、手和足等还应加摄斜位、切线位和轴位等投照位置。数字化成像技术（DR）的广泛应用，改善了X线照片的质量，有效提高了骨关节疾病诊断的准确性。

（2）X线透视：主要用于外伤性骨折、关节脱位的诊断与复位，不透X线异物的定位与摘除。

（3）造影检查：目前多被关节镜、CT或MRI检查取代。

2. 骨骼与关节基本病变的X线表现

（1）骨骼的基本病变

1）骨质疏松：指一定单位体积内骨组织减少，即骨组织的有机成分和钙盐含量都减少，但两者比例正常。X线表现为骨密度减低，骨小梁细少，骨髓腔增宽，骨皮质变薄。多见于老年人、代谢或内分泌障碍、骨折后、感染和恶性肿瘤病人等。

2）骨质软化：指单位体积内骨组织有机成分正常，而矿物质减少。X线表现为骨密度减低，骨小梁细少，骨皮质变薄，骨小梁和骨皮质粗糙模糊。多见于维生素D缺乏性佝偻病和骨质软化症。

3）骨质破坏：指局部正常骨质结构被病理组织（炎症、肉芽肿、结核、肿瘤或肿瘤样病变）所代替，形成局部骨组织缺失。X 线表现为片状或斑片状局限性密度减低区，边界可清楚光整、模糊或毛糙。

4）骨质增生硬化：指单位体积内骨量增多。X 线表现为骨质密度增高，骨小梁增粗、密集，骨皮质增厚、致密，骨髓腔变窄或消失，或骨骼粗大、变形。可见于慢性炎症、外伤、骨折和骨肿瘤、甲状旁腺功能低下等。

5）骨膜增生：又称骨膜反应，是因骨膜受炎症、外伤、肿瘤等病理因素刺激，骨膜内层成骨细胞活动增加引起。X 线表现为与骨皮质平行、长短不一的细线状致密影。由于新生骨小梁排列形式不同而呈线状、层状、葱皮状、花边状、垂直状和放射状等多种增生方式。

6）骨质坏死：指骨组织局部血液供应中断，代谢停止。坏死的骨质称为死骨。X 线表现为骨质局限性密度增高影，可为砂粒状、碎片状、长条状等，其周围呈低密度影。多见于化脓性骨髓炎、骨结核、骨缺血性坏死等。

（2）关节的基本病变

1）关节肿胀：由关节积液或关节囊及其周围软组织肿胀所致。X 线表现为关节周围软组织肿胀征象，大量关节积液可见关节间隙增宽。常见于关节炎症、外伤和出血性疾病。

2）关节破坏：是关节软骨及骨性关节面骨质被病理组织侵犯、代替所致。X 线表现为关节破坏累及关节软骨时，仅见关节间隙变窄；累及骨性关节面骨质时，则出现局部骨质破坏缺损，关节面不规整。严重时可引起病理性关节脱位和关节变形等。

3）关节退行性变：病变早期关节软骨变性、坏死和溶解，继而出现骨性关节面骨质增生硬化，在其边缘形成骨赘。早期 X 线表现为骨性关节面模糊、中断、消失，中晚期 X 线表现为关节间隙变窄或消失，软骨下骨质囊样变，骨性关节面不规整，边缘见骨赘形成。多见于老年人，以承重的脊柱、髋、膝关节明显。

4）关节强直：多种疾病造成关节破坏后，组成关节的骨端由骨组织或纤维组织连接，导致关节运动功能丧失，前者称骨性关节强直，后者称纤维性关节强直。骨性关节强直 X 线表现为关节间隙明显变窄或消失，并有骨小梁通过关节连接两侧的骨端，多见于急性化脓性关节炎愈合后。纤维性关节强直 X 线见狭窄的关节间隙，但无骨小梁通过，常见于关节结核。

5）关节脱位：是指组成关节的骨端脱离、错位，而失去正常的解剖对应关系。X 线表现为构成关节的骨端间隙加大、分离或错位。外伤、炎症、肿瘤均可致关节脱位。

3. 骨骼与关节常见疾病的 X 线表现

（1）骨折 X 线表现：局部不规则的骨折线。有些骨折可看不到骨折线，如儿童青枝骨折、骨髓分离、嵌入性或压缩性骨折等。脊椎骨折表现为椎体压缩成前窄后宽楔形变，椎体中央可见横行不规则致密带影，病变处上、下椎间隙多正常。严重时常并发脊椎后突畸形和向侧方移位，甚至发生椎体错位。

（2）关节脱位 X 线表现：以肩、肘关节脱位最常见。肩关节脱位多为前脱位，表现为肱骨头前脱位时常向内下方移位，可伴有肱骨撕脱骨折。肘关节脱位以后脱位多见，表现为尺、桡骨向肱骨下端的后上方移位，严重者常伴有骨折、血管和神经的损伤。

（3）骨肿瘤 X 线表现

1）骨软骨瘤：又称外生骨疣，是最常见的良性骨肿瘤。多见于青少年，好发于长骨的干骺端。X 线表现为长骨干骺端骨性突起，背向关节方向生长，带蒂或宽基底与局部骨相连，瘤体内松质骨与正常骨小梁相连续；其外缘骨皮质顶部覆盖一层软骨，软骨钙化时，则为点状或斑片状不规则致密影。

2）骨巨细胞瘤：是一种破坏性较大、生长活跃的肿瘤，为常见的骨肿瘤，多为良性。多见于青壮年，好发于长骨的骨端。X线表现为偏侧性、膨胀性骨质破坏，边界清楚，骨皮质变薄，可呈一薄层骨壳，其内见纤细骨嵴，呈大小不等分房状或皂泡状影。肿瘤周围多无骨膜增生，因骨皮质变薄，易发生病理性骨折。

3）骨肉瘤：是常见的原发性恶性骨肿瘤。多见于青少年，好发于长骨干骺端，以股骨下端、胫骨上端和肱骨上端多见。X线表现为干骺端骨髓腔内不规则骨质破坏；不同形式（平行、层状或放射针状）骨膜增生及骨膜新生骨的再破坏；肿瘤侵蚀周围软组织形成边界不清的软组织肿块影；肿瘤破坏区有肿瘤新生骨形成，可呈象牙质样、棉絮样、针状和磨砂玻璃样瘤骨影像。根据瘤骨形成和骨质破坏的程度不同大致分为成骨型、溶骨型和混合型骨肉瘤，其X线表现也各有不同。

第二节 计算机体层成像检查

情境二：

病人入院第 3 天，X 线胸片报告示：右上肺门占位伴右肺上叶不张。实验室检查痰找脱落细胞 3 次均为阴性。护士遵医嘱为病人预约了胸部增强 CT 检查。

请思考：

1. 针对病人目前的情况，作为责任护士应该对病人进行哪些健康教育？

2. 病人行胸部增强 CT 检查前需做哪些准备？

一、概述

计算机体层成像（computed tomography，CT）是用 X 线束对人体层面进行扫描，取得信息后经计算机处理获得该层面的重建图像。CT 由 Hounsfield 于 1969 年设计成功，1972 年问世。与普通 X 线成像相比，CT 图像清晰、密度分辨率高、无断层以外组织结构干扰，可使普通 X 线照片无法显示的解剖结构和病变得以显影，显著提高病变的检出率和诊断的准确率。CT 的应用极大地促进了医学影像学的发展，由于这一贡献，1979 年 Hounsfield 获得了诺贝尔生理学或医学奖。

拓展阅读 8-2
CT 的发明

（一）CT 成像的基本原理

CT 是以 X 线束对人体某部位一定厚度的层面进行扫描，由对侧的探测器接收透过该层组织的衰减的 X 线，将其转变为可见光后，由光电转换器转变为电信号，再经模拟 / 数字转换器转为数字信号，输入计算机进行数据处理，然后进行图像重建，得出人体某个组织结构的断层图像，由荧光屏显示或拍成照片保存，也可录入光盘保存。

（二）CT 成像的设备

1. **基本组成** 主要由扫描系统、计算机系统、图像显示和存储系统三大系统组成。

（1）扫描系统：由 X 线管、探测器及扫描架组成，用以对检查部位进行扫描。

（2）计算机系统：是将扫描收集到的信息数据进行储存、运算，用以重建图像。

（3）图像显示和存储系统：是把计算机处理、重建的图像显示在显示器上，并用照相机将图片摄于照片上或存储于光盘或磁盘中。

2. 单层螺旋 CT　指 X 线球管 – 探测器围绕检查部位连续单向快速旋转和扫描床匀速直线运动同时进行，使扫描轨迹呈螺旋状，因而得名。于 1989 年设计成功，是 CT 发展史上一个重要的里程碑。螺旋扫描可以在较短的时间内完成身体较长范围的不间断数据采集，可在扫描区间的任意位置重建图像。

3. 多层螺旋 CT　1998 年，四排螺旋 CT 问世，球管围绕人体旋转一圈可同时获得 4 幅断面图像。设计上采用锥形 X 线束和多排探测器，随后相继出现 16 层、64 层、128 层、256 层及 320/640 层多层螺旋 CT，其发展进程较快，临床应用普遍。多层螺旋 CT 的优势：①扫描速度快，缩短扫描时间；②可大范围扫描；③扫描层薄，有利于后期重组及处理。多层螺旋 CT 获得的连续层面图像可避免层面扫描所致小病灶的漏查，提高了 CT 的成像性能和临床应用价值。

4. 双源 CT　在 64 层 CT 结构基础上，有 2 个 X 线球管和 2 组探测器呈 90° 排列。使 CT 检查无论从扫描的速度和扫描仪的功能定位都有了很大的进展。双源 CT 的主要优势：①快速扫描；②每个球管发射不同的能量，进行双能量成像。

（三）CT 基本概念

1. CT 值　用以说明组织密度高低的程度，以水的衰减系数作为参考的相对吸收值。CT 值的单位为 HU（Hounsfield unit），具有量的概念。水的吸收系数为 1.0，其 CT 值定为 0 HU；人体中密度最高的骨皮质吸收系数最高，CT 值定为 +1 000 HU；而空气密度最低，定为 –1 000 HU。人体中密度不同的各种组织 CT 值则在 –1 000 ~ +1 000 HU 之间。如软组织的 CT 值多与水接近，一般在 20 ~ 50 HU，脂肪的 CT 值为 –90 ~ –70 HU。

2. 窗宽和窗位　临床上观察不同的组织或病变，需要选择适当的窗宽和窗位。显示灰阶的范围称为窗宽（WW），窗宽中心位置称为窗位（WL）。

3. 部分容积效应　在同一扫描层面内含有两种以上不同密度的物质时，所测的 CT 值是根据这几种物质平均计算的，称为部分容积效应。

（四）CT 检查技术

1. 普通 CT 扫描

（1）常规扫描：也称平扫，是指不用对比增强或造影，以组织器官或病变自然存在的密度差别进行扫描的方法。一般检查都是先进行 CT 平扫。

（2）对比增强扫描：是经静脉注入水溶性有机碘对比剂后再进行扫描的方法，较常使用。血管内注入对比剂后，器官与病变组织内的碘浓度可形成密度差，显示平扫上未被显示或显示不清的病变。常用方法为团注法，即在若干秒内迅速将全部对比剂注入血管内，然后进行扫描。

（3）多期增强扫描：多层螺旋 CT 对某些部位在注射对比剂后进行不同增强期相的多期扫描，如肝的动脉期、静脉期和平衡期 3 期的扫描检查，可准确显示病灶的血供特点。

2. 图像后处理技术　螺旋 CT 所获得的容积数据，经过计算机处理后，除常规横断位显示外，还可重组冠状、矢状乃至任意方位的断层图像，可获得被检查器官的三维立体图像，通过旋转可在不同方位上观察。

（1）CT 血管造影（computed tomography angiography，CTA）：采用静脉团注的方法注入含碘对比剂，利用多层螺旋 CT 对靶区血管进行快速连续扫描，再行多平面及三维 CT 重组获得血管成像的一种方法。此方法操作简单易行，一定程度上可取代有创的血管造影，目前临床上 CTA 的诊断效果已类似 DSA，可作为筛查动脉狭窄与闭塞、动脉瘤、血管畸形等血管病变的首选方法。

（2）仿真内镜显示：可模拟内镜检查的过程，逐步显示管腔器官的内腔，无痛苦，病人容易接受。仿真结肠镜可发现直径仅为 5 mm 的息肉，尤其是带蒂息肉，其不足之处是不能进行活检。

3. CT 灌注成像　是经静脉团注水溶性有机碘对比剂后，对脑或心脏等器官的选定层面进行连续 CT 扫描，通过不同时间影像密度的变化来获得毛细血管血流动力学，利用不同的数学模型计算出各种灌注参数值，能更有效并量化反映感兴趣部位组织血流灌注状态的改变。目前主要用于急性脑局部缺血的诊断，也用于急性心肌缺血和各脏器肿瘤的研究。

（五）CT 图像特点

1. 灰阶图像　CT 图像是由一定数目从黑到白不同灰度的像素按矩阵排列所构成的灰阶图像，黑影即低密度区，白影即高密度区，并可以用 CT 值代表密度。

2. 密度分辨率高　由于 CT 图像的密度分辨率较高，可以较好地显示由软组织构成的器官，如脑、脊髓、纵隔、肺、肝、胆、脾、肾及盆腔组织等。

3. 断层图像　CT 图像是断层图像，常用的是多帧连续的横断面（轴面），多层螺旋 CT 可通过图像后处理获得冠状面、矢状面断层图像及三维重建图像，无结构重叠，解剖关系清晰。

二、CT 检查前的准备

1. 心理护理　检查前应对病人做好耐心的解释说明工作，做好心理护理，消除恐惧，告知相关注意事项。

2. 去除异物　检查前去除扫描范围内的金属物品，如头部检查时去除耳环、发夹、饰物等，胸部检查时去除项链、含有金属的纽扣、拉链等，腹部检查时去除钥匙、钱币、腰带扣等。

3. 局部制动　对于胸、腹部检查的病人，指导其做平静呼吸及屏气训练。喉部扫描时嘱病人不要做吞咽动作。眼眶扫描时嘱病人两眼制动。

4. 腹部扫描　除急腹症外应禁食 4~6 h，检查前 30 min 口服 1.5%~3% 泛影葡胺溶液 500~800 mL，检查前再追加 200 mL，使对比剂充盈胃、十二指肠及近端小肠。检查前 1 周内，不服用含金属药物，不做钡餐和钡剂灌肠造影。小肠 CT 检查前一天应低渣饮食，口服缓泻剂清洁肠道，禁食 12 h。

5. 盆腔扫描　检查前 12 h 口服缓泻剂，检查前 2~3 h 分多次口服 1.5% 泛影葡胺 800~1 000 mL，以充盈和识别盆腔肠管。检查应在膀胱充盈状态下进行。

6. 增强扫描　同本章第一节碘剂造影检查前的准备。

7. 特殊病人　对于不能合作的病人，如婴幼儿、昏迷的患者，检查前给予镇静剂制动，危重者需采取监护措施，由临床医生陪同。

三、CT 检查的临床应用

1. 中枢神经系统疾病诊断　CT 是中枢神经系统疾病应用最早、首选的影像学检查方法。适用于脑血管疾病、脑肿瘤、外伤、感染及大部分先天性畸形的诊断。CT 检查对脑出血敏感，诊断率几乎为 100%。CT 检查对脑梗死的早期诊断有限，但通过 CT 灌注成像可早期诊断。脑血管畸形、颅内动脉瘤和颅内动脉狭窄闭塞等病变通过 CT 增强检查及血管造影（CTA）诊断，可以取代部分数字减影血管造影（DSA）检查。CT 检查是颅脑损伤的首选检查方法，可快速准确显示损伤部位、程度及病情演变。CT 检查可显示颅内肿瘤及毗邻解剖关系，通过了解肿瘤血供及血脑屏障破坏情况有利于定位和定性。

（1）脑出血：急性期呈边界清楚的肾形、类圆形、不规则形均匀高密度影，周围可见脑组织受压形成的低密度水肿带，宽窄不一，邻近脑室受压变形移位，血液破入脑室可见脑室内高密度影（图 8-7），吸收期开始于出血后 3～7 天，水肿带可增宽，血肿周围逐渐变模糊，血肿缩小并密度降低，囊变期始于 2 个月之后，血肿吸收后常遗留下大小不等的囊腔，多伴有邻近脑组织的萎缩性改变。

（2）脑梗死：缺血性梗死于发病 24 h 内，平扫 CT 常难以显示病灶，灌注成像则能发现异常。其后表现为低密度灶，部位与范围与闭塞血管供血区一致，可有轻度占位效应（图 8-8）。2～3 周时病灶变为等密度而不可见，增强 CT 扫描可见脑回状强化，1～2 个月后形成边界清楚的低密度囊腔。

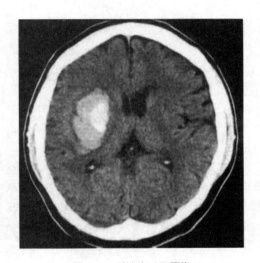

图 8-7　脑出血 CT 图像

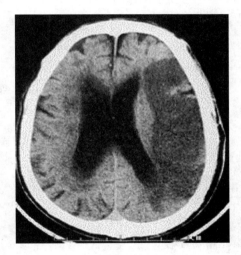

图 8-8　脑梗死 CT 图像

（3）出血性梗死：一般发生在缺血性梗死 1 周后，在低密度脑梗死灶内，出现不规则斑点状、片状高密度出血灶，占位效应较明显。

2. 对胸部疾病的诊断　胸部 CT 检查易发现肺内炎症、结核及良恶性肿瘤等。CT 可显示纵隔肿瘤的性质、大小、范围及与周围结构的关系，了解胸部外伤后有无气胸、胸腔积液、肋骨及胸骨骨折等情况。通常采用造影剂增强扫描以明确纵隔和肺门有无肿块或淋巴结增大、支气管有无狭窄或阻塞，对原发和转移性纵隔肿瘤、淋巴结结核、中央型肺癌等诊断均很有帮助，对肺间质、实质病变及胸膜、膈、胸壁的病变也可以很好地显示。对与心脏、大血管重叠病变的显示更具有优越性，可以明确纵隔病变与心脏大血管的关系。

低剂量肺部 CT 扫描对肺癌的普查具有较高的敏感性和特异性，肺动脉 CT 成像可早期检出肺动脉栓子。多层螺旋 CT、双源 CT 可以显示心腔、心壁及心包的形态学改变，冠状动脉 CT 血管造影检查可发现冠状动脉变异、钙化、狭窄及斑块的存在。

3. 对腹部及盆腔脏器疾病的诊断　在急腹症的影像学检查中，CT 检查是腹部 X 线平片的重要补充手段，如急性阑尾炎、肠梗阻、胃肠穿孔所致腹膜炎等疾病，CT 能提供更多的诊断信息，已经成为首选的检查方法。对肝、胆、胰、脾、腹膜腔、腹膜后间隙及泌尿生殖系统的疾病诊断，尤其是占位性病变的诊断有较大帮助；主动脉 CT 血管造影检查对主动脉瘤和主动脉夹层的诊断有着重要的意义；肾动脉 CT 血管造影可显示肾动脉的畸形、狭窄或闭塞等血管病变。怀疑泌尿系结石时，也首选 CT 检查。

4. 脊柱相关疾病诊断　CT 检查对椎体及附件先天性变异、骨折脱位、结核、良恶性肿瘤、椎间盘突出和椎管狭窄等疾病，有较高的诊断价值。

5. 对骨、关节疾病的诊断　骨骼与周围的软组织有鲜明的对比，骨骼本身的骨皮质、骨松质和骨髓腔也有鲜明的对比，因此 X 线平片是骨关节系统最基本的检查方法，当临床和 X 线诊断有疑难时，常选用 CT 做进一步检查。对骨骼解剖较复杂的部位如盆腔和脊柱，可首选 CT 检查。CT 对软组织的分辨力也明显高于 X 线平片。

（1）平扫检查：CT 平扫检查时尽量将病变及对侧对称部位同时扫描，以便做两侧对照观察。

（2）增强检查：对于骨骼病变的软组织肿块和软组织病变常需进行增强扫描以进一步了解病变是否强化、强化程度及有无坏死等。增强扫描对确定病变的范围和性质有较大的帮助。

6. 对五官疾病的诊断　CT 对五官疾病的诊断也很有价值，如用以诊断眶内占位性病变、早期鼻窦癌、中耳小胆脂瘤、听骨破坏与脱位、内耳骨迷路的轻微破坏、耳先天性发育异常等。

第三节　磁共振成像检查

情境三：

病人入院第 5 天，胸部增强 CT 检查结果提示：右上肺门肿块伴右肺上叶不张，右肺门及纵隔淋巴结肿大，邻近肺血管及上腔静脉受侵犯。初步诊断：右上中央型肺癌。临床为进一步明确诊断及确定治疗方案，护士遵医嘱为病人预约了纤维支气管镜检查和颅脑 MRI 增强检查。

请思考：

1. 该病人进行 MRI 增强检查的目的是什么？
2. 病人行颅脑 MRI 增强检查前需做哪些准备？

一、概述

磁共振成像（magnetic resonance imaging，MRI）是利用人体中的氢原子核（质子）在磁场中受射频脉冲的激发产生磁共振信号，经信号采集和计算机处理而获得重建断层图像的成像技术。1946 年 Block 和 Purcell 发现了磁共振现象，1973 年 Lauterbur 等应用该物理现象获得了人体 MRI 图像，将其应用于临床医学领域，使某些 CT 影像难于发现的病变得以显示，还可进行功能成像和分子成像等，在一定程度上反映了组织的病理及生化改变甚至功能的改变，在疾病诊断中发挥了重大作用。2003 年 Lauterbur 获得了诺贝尔生理学或医学奖。

（一）磁共振成像基本原理

人体内的每一个氢质子可被视为一个小磁体，单一质子的氢原子核最易受外来磁场的影响，且氢质子在人体内分布最广。因此，医用 MRI 多选用氢质子为靶原子核。正常情况下，人体内氢质子自旋轴的分布和排列是杂乱无章的，如将人体置于一个强大磁场中，这些小磁体的自旋轴将按磁场磁力线的方向重新排列，若再施加特定的射频脉冲，则将发生一系列的物理学现象，并产生磁共振信号。磁共振信号有纵向弛豫时间（T_1）、横向弛豫时间（T_2）和质子密度（proton density，PD）等参数，并由这些参数构成 MRI 图像。主要依赖 T_1 参数重建的图像即为 T_1 加权像（T_1 weighted imaging，T_1WI），T_1WI 有助于观察解剖结构；主要依赖 T_2 参数重建的图像称为 T_2 加权像（T_2 weighted imaging，T_2WI），T_2WI 对显示病变组织较好；主要由组织内质子密度构成的图像称为质子密度加权像（proton density weighted imaging，PDWI），PDWI 主要反映组织间质子密度的差别。

（二）磁共振成像设备

MRI 设备包括主磁体系统、梯度系统、射频系统、计算机和数据处理系统及其他辅助设备等。

（三）MRI 检查方法

1. MRI 平扫

（1）普通平扫：全身各部位 MRI 检查时，若无特殊要求，通常先行普通平扫检查。常规为横断层 T_1WI 和 T_2WI 检查，必要时辅以其他方位检查。肝囊肿、胆囊结石、子宫肌瘤等病变普通平扫检查即可明确诊断。

（2）特殊平扫：①脂肪抑制 T_1WI 和 T_2WI，应用特定的脂肪抑制序列和技术，能够明确病变内有无脂肪组织，有利于含脂肪病变的诊断。②水抑制 T_2WI，能够抑制自由水信号，利于脑室、脑沟旁长 T_2 高信号病灶的检出。

2. MRI 增强　是经静脉注射磁共振对比剂后再进行扫描的方法。目前，临床普遍采用的对比剂是钆二乙烯三胺五乙酸（gadolinium diethylene triamine penta acetic acid，Gd–DTPA），主要作用是缩短 T_1 值，可使 T_1WI 图像上组织与病变的信号强度发生不同程度的增高，称之为强化，从而改变其间的信号对比，有利于病变的检出和诊断。

3. 磁共振血管成像（magnetic resonance angiography，MRA）　是利用流空效应使血管内腔成像的技术，主要用于诊断血管疾病。常用的技术有时间飞跃（TOF）法、相位对比（PC）法和增强 MRA（CE–MRA）。

4. 磁共振水成像（MR hydrography）　主要包括磁共振胰胆管造影（magnetic resonance cholangiopancreatography，MRCP）、磁共振尿路造影（magnetic resonance urography，MRU）、磁共振脊髓造影（magnetic resonance myelography，MRM）、磁共振内耳迷路成像等。

5. 磁共振波谱检查（MRS）　可无创观察活体组织代谢及生化变化。

6. 磁共振功能成像（functional MR imaging，fMRI）　是以组织结构的生理功能为基础，以图像形式显示其状态的成像技术。包括扩散加权成像（diffusion weighted imaging，DWI）和灌注加权成像（perfusion–weighted imaging，PWI）等。

（四）MRI 图像特点

1. 多参数灰阶成像　具有一定 T_1、T_2 或质子差别的各种组织器官和病变组织，可获得同一解剖部位、同一层面的 T_1WI、T_2WI 和 PDWI，图像呈不同灰度的灰阶影像，解剖结构清晰，病变显示明确，无论哪种加权像，白影都表述为高信号，黑影表述为低信号，同一组织的信号在不同加权像上其信号强度可以不同。

2. 多方位断层图像　MRI 可获得人体横断面、冠状面、矢状面等任何方向断面的图像，有利于病变的三维空间定位。

3. 流空效应　流动的液体如心血管内快速流动的血液，在成像过程中，血液中被激发的质子已离开该层面而采集不到信号，故呈无信号黑影，即流空效应。这一效应可使心腔和血管不使用对比剂即可显影。

4. 对比增强效应　顺磁性物质作为对比剂可缩短弛豫时间，因此可利用此效应进行对比增强检查。常用对比剂为钆的螯合物。

二、MRI 检查前的准备

1. 排除禁忌证　检查前详细询问病史，排除各类禁忌证。① MRI 检查绝对禁忌证：装有心脏起搏器者、铁磁性或电子耳蜗者、中枢神经系统的金属止血夹、眼球内金属异物及高热病人。②相对禁忌证：体内有金属置入物（如心脏金属瓣膜、人工关节、固定钢板、术后金属夹、金属义齿、避孕环等位于扫描范围内）、带呼吸机及心电监护设备的危重病人、体内有胰岛素泵等神经刺激器病人，以及妊娠 3 个月以内的孕妇。幽闭症或不能有效配合的病人禁行 MRI 检查。

2. 心理护理　向病人解释检查的目的、意义、检查过程和时间；在检查前告知病人检查时间会较长，所处环境较为幽暗，噪声较大，检查过程中注意听从医师的语言提示，全身放松，平静呼吸，保持体位制动等，使检查顺利完成。

3. 清洁卫生　嘱病人自备纯棉睡衣或更换磁共振室检查专用衣服，检查头颈部者应在检查前 1 天洗头，勿使用头油、摩丝等护发品。

4. 禁食禁饮　腹部 MRI 检查前 4 h 禁食禁水，胰、胆管成像检查前需禁饮 6 h 以上；盆腔检查需中度充盈膀胱。

5. 注意事项　铁磁性轮椅、推床、担架及氧气瓶等严禁进入磁共振检查室。进入检查室的所有人员均应去除一切金属及磁性物品（如手机、手表、刀具、硬币、钥匙、发卡、别针、磁卡、活动义齿、助听器等）。病人应戴耳塞，以防听力损伤。

6. 特殊病人　婴幼儿、烦躁不安及幽闭恐惧症者，可给予适量的镇静剂或麻醉药物。昏迷、神志不清、精神异常、急危重病人应慎重检查，必须做 MRI 检查时，应由临床医生陪同观察，并必须在扫描室外备齐所有抢救器械、药品。

7. 增强检查　增强扫描病人应建立静脉通道，询问病人有无钆对比剂的过敏史；告知对比剂注射部位可出现短暂温热或疼痛，注射过程中也可能出现药液渗漏现象，检查前签署《钆对比剂使用病人知情同意书》，严重心、肝、肾衰竭病人禁用对比剂。检查后应留观 30 min 后再离开，同时密切观察有无钆对比剂的不良反应，如头痛、恶心、发热等，重者可出现寒战、惊厥、血压降低、喉头水肿、休克等。

三、MRI 的临床应用

1. 神经系统　MRI 在神经系统疾病诊断的应用中较为成熟，对脑部疾病和脑转移性病灶具有重要诊断价值。同时无须注射对比剂即可显示颅内大血管，可观察病变与血管的关系。对于脑结构形态变化或病变，增强 MRI 表现如下。

（1）肿块：多为 T_1WI 低信号、T_2WI 高信号；含有脂肪成分则表现为 T_1WI 高信号、T_2WI 稍高信号；含有顺磁性物质如黑色素瘤，T_1WI 高信号、T_2WI 低信号；钙化或骨化，则多为无信号区。

（2）含液囊肿：多为水样信号，即 T_1WI 低信号、T_2WI 高信号；含有黏液蛋白和类脂性囊肿，则 T_1WI 和 T_2WI 均为高信号。

（3）水肿：在 MRI 上表现为 T_1WI 低信号、T_2WI 高信号。

（4）出血：与血肿时期相关，急性期血肿 MRI 不易发现，T_1WI 和 T_2WI 呈中等或稍低信号；亚急性血肿周围在 T_1WI 和 T_2WI 信号增高且向血肿中心部推进；慢性血肿则 T_1WI 和 T_2WI 均为高信号，周围可出现含铁血黄素低信号环；囊变期内部为水样信号，周围低信号环更加明显。

（5）梗死：超急性期梗死在扩散成像上为高信号，T_1WI 和 T_2WI 多正常；急性期多为 T_1WI 低信号、T_2WI 高信号，其内信号可不均匀；纤维修复期呈 T_1WI 低信号、T_2WI 高信号或低信号改变。

2. 五官和头颈部　可显示眼、鼻窦、咽、喉、甲状腺及颈部病变，明确病变与周围组织结构关系。

3. 胸部　对于纵隔病变，MRI 比 CT 优势明显，对纵隔及肺门淋巴结肿大和占位性病变的诊断具有较高的价值，但对肺内病变（如钙化及小病灶）的检出不如 CT。

（1）乳腺：可确定乳腺癌的范围，确定有无单乳多发或双乳多发的多灶、多中心乳腺癌，用于致密型乳腺的检测，以及检测乳腺癌保乳术后的残留与复发。

（2）心脏及大血管：无须对比剂即可清晰显示心肌、心腔、心包、血管等解剖及病变组织成分，并可评价血流、心功能及心肌活性。可显示主动脉瘤、主动脉夹层等疾病。

4. 腹部　MRI 是实质脏器、胆管、胰管、腹膜和腹膜后疾病的首选影像学检查技术，比 CT 敏感、定性准确。

5. 盆腔　MRI 可多方位清晰地显示盆腔的解剖结构，对子宫、卵巢、膀胱和前列腺疾病具有重要诊断价值，是最佳影像学检查手段。

6. 骨关节与软组织　MRI 显示骨髓、软骨、半月板、关节囊、关节韧带及软组织，较 X 线、CT 有明显优势；清楚显示半月板、韧带、肌腱和骨髓等组织的变化，能较好地显示软骨形态的变化，更敏感地发现隐匿性骨折。

7. 脊椎和脊髓　MRI 在脊椎椎体及骨髓、脊髓、马尾、神经根、椎间盘、硬膜内或外神经、韧带等结构及病理情况显示出明显优势。对脊髓病变可以进行准确定位、定量和大部分定性，是诊断脊髓疾病的最准确方法。

8. 局限性　MRI 在临床应用上也有其限制，对钙化的显示不如 CT，对肺的显示不佳，胃肠道检查也很少用 MRI，带有心脏起搏器或体内有铁磁性物质时不能进行检查。

第四节 超声检查

情境四：

病人入院后第 8 天，在无明显诱因下出现右上腹疼痛，为持续性钝痛，程度中等，能忍受，位置较固定，无腰背部放射痛，无恶心、呕吐，无寒战、发热。病人既往有胆囊炎、胆囊结石病史。入院前体检行腹部 B 超检查未报告异常。责任护士报告主管医生后，为病人开具了肝、胆、胰腺、脾的超声检查申请单。

请思考：

1. 病人行超声检查前应做哪些准备？
2. 护士应如何向病人解释医生再次开具超声检查申请的原因？
3. 胆囊结石的超声表现体现了超声波的哪些物理学特性？

一、概述

超声波（ultrasound）指振动频率 > 20 000 赫兹（Hz），超过人耳听觉阈值的机械波。

超声检查（ultrasound examination）是依据超声波的物理特性和人体器官组织声学特性，将两者相互作用后产生的声学信息接收、放大、处理，形成图形、曲线，从而对人体组织器官的物理特性、形态结构与功能状态及病变作出诊断的非创伤性检查方法。超声检查具有操作简便、无创伤、无痛苦，可多次重复检查，能及时获得结论，无特殊禁忌证及无放射性损伤等优点，是现代医学影像诊断中重要的检查方法之一。

（一）超声成像原理

1. 超声波的物理特性

（1）指向性：超声波与一般声波不同，由于频率极高，而波长很短，在介质中呈直线传播，具有良好的指向性。这是超声对人体组织进行定向探测的基础。

（2）反射、折射和散射：超声在介质中传播与介质的声阻抗密切相关。遇到两种不同声阻抗物体的接触界面时，发生反射、折射与散射，因此可以显示不同组织的界面轮廓。

（3）吸收与衰减：超声在介质中传播时，由于介质的吸收、界面反射和散射、声束的远场扩散，其声能逐渐减少。在人体组织中，衰减程度依次递减为骨质与钙质、肝组织、脂肪组织和液体。超声经过液体时几乎无衰减，通过骨质或钙质，则明显衰减，其后方回声消失而出现声影（acoustic shadow）。

（4）多普勒效应（Doppler effect）：超声在传播中遇到运动的反射界面时，其反射波的频率将发生改变，这种现象称超声波多普勒效应。利用这一效应可探测血流速度和血流方向。

2. 成像原理 探头发射一定频率的超声波，超声波在人体组织中传播，可穿透由于人体组织密度不同所形成的多层界面，在每一层界面上均可发生反射、折射、散射等，传播途径中的组织信息回传到探头并被接收，这些信息经过主机的一系列处理后，在显示器上以不同的形式显示为波形或图像，形成声像图。二维图像的回声强度由亮到暗，代表接收的信号由多到少。在一般肉眼辨别能力下，将不同人体组织（包括病变）所产生的超声图像的回声强度分为 5 个等级，由强至弱依次如下。

（1）强回声：回声最明亮（极亮的白色），后方常伴声影，如结石、钙化灶、骨骼表面、气体、金属等。

（2）高回声：回声较明亮（灰白色），后方不伴声影，如肝、脾等脏器的包膜，肾窦、血管壁、纤维组织等，也可见于高回声型的肝血管瘤等病变。

（3）中等回声：回声呈中等水平（一般灰色），如正常肝、脾和甲状腺等实质性脏器。

（4）低回声：灰度水平较暗（深灰色），如正常肾皮质、皮下脂肪组织等，也可见于低回声型的肝癌等病变。

（5）无回声：灰度水平最暗（黑色），表示无反射，常见于均匀的液体，如正常充盈的膀胱、胆汁、血液等纯液体物质。

（二）超声成像设备

超声成像设备一般包括换能器、信号处理系统和显示器。换能器即探头，是发射超声波和接收声波的结构；信号处理系统即主机，是分析和处理探头接收的声波信号的装置；显示器是把处理后的信息展示出来的部分，即显示屏。

（三）超声检查技术

1. 二维超声检查　即 B 超，也称辉度调制型，将回收信息以光点形式组成切面图像，能直观地显示脏器的形态、结构并测量大小。B 超是基本的，也是目前临床应用最为广泛的超声检查方法，能清晰、直观地实时显示各脏器的形态结构、空间位置、连续关系等，并可区分实质性、液性或含气性组织。可用于胸部心脏大血管，腹盆腔的肝、脾、肾、胆囊、子宫、膀胱等，能够实时的观察心脏的运动功能、胎心搏动及胃肠蠕动等。

2. 频谱型多普勒超声检查　包括脉冲波多普勒超声和连续波多普勒超声两种。脉冲波多普勒超声能对心血管内某一点处的血流方向、速度及性质进行细致的定量分析，具有很高的距离分辨力。连续波多普勒血流检查能对心血管内声束一条线上的血流方向、速度及性质进行细致的定量分析，具有很高的速度分辨力，可检测到高速的血流。

3. 彩色多普勒血流成像（color doppler flow imaging，CDFI）　能显示心血管内某一断面的血流信号，属于实时二维血流成像技术。对血流多普勒信号进行彩色编码，血流方向朝向探头的用红色显示，血流方向背离探头的用蓝色显示，湍流方向复杂，以绿色或多彩表示。CDFI 不仅能清楚地显示心脏大血管的形态结构，而且能直观形象地显示血流方向、速度、性质、分布范围、有无反流及异常分流等。目前的彩色多普勒成像仪上均附有频谱型脉冲波多普勒与连续波多普勒，结合 B 型超声或 M 型超声所得资料，可以定量估测血流量、流率，对心功能做出较为准确的评估，在心血管疾病检查中具有重要的临床应用价值。

彩色多普勒成像实现了解剖结构和血流状态两种图像的相互叠合，被誉为"无创的心血管造影术"，是超声检查的一大革命性进步。

4. 组织多普勒成像（tissue doppler imaging，TDI）　是以多普勒成像原理为基础，通过滤去低幅高频血流信息，显示心肌组织的运动情况。利用 TDI 可评估心室壁运动异常，分析心肌的收缩、舒张功能的变化，对增加心肌声学造影回声的强度有很大帮助。

拓展阅读 8-3
超声造影

5. 三维成像 是近年来发展起来的新技术，能显示直观的立体图像，可提供比二维超声更为丰富的信息。主要用于心脏疾病的研究与临床诊治，在妇产科、眼科、腹部及周围血管成像等都有一定的应用。

（四）超声图像特点

超声图像是根据探头所扫查的部位构成的断层图像，改变探头位置可获得任意方位的图像。主要包括回声强弱、回声分布、回声形态和后方回声等方面，对病变诊断具有重要的临床意义。是以解剖形态为基础，依据各种组织结构间的声阻抗差的大小以明（白）暗（黑）之间不同的灰度来反映回声的有无和强弱，动态显示脏器组织和病变的大小、形态、内部结构、血流分布、活动情况和空腔脏器（胆囊、膀胱）的充盈、排空情况，并可以定量测值。

二、超声检查前的准备

1. 体位 超声探测时常规采取仰卧位，也可根据需要取侧卧位、俯卧位、半卧位或站立位。膀胱超声检查经腹途径时取仰卧位或侧卧位扫查，经直肠途径时取膀胱截石位或侧卧位扫查。充分暴露检查部位皮肤，涂抹耦合剂、探头紧贴皮肤进行扫查。

2. 腹部检查 一般应禁食 8 h 以上，检查前 2 天不食豆制品、牛奶、糖类等易产气食品，以减少胃内气体。避免进行胃肠道造影和胆道造影，以免干扰超声检查。必要时饮水 500 ~ 800 mL，充盈胃腔后进行胃后方的胰腺及腹内深部病变的检查。胆囊检查时要深吸气后在屏气状态下进行扫查。胃检查前需饮水及服胃造影剂，以显示胃黏膜和胃腔。

3. 经腹妇产科和盆腔部位的检查 子宫、附件、早孕、妇科肿瘤、膀胱等检查应适度充盈膀胱，以避免气体的干扰。需行腔内超声检查者，应选择不同的腔内探头并做好消毒等准备工作；经阴道妇产科超声检查前病人应排空尿液，经直肠超声检查前需进行清洁灌肠。

4. 心血管系统超声检查 心脏、大血管及外周血管检查一般不需要特殊准备。经食管超声心动图检查时，检查前禁饮 8 h 以上，检查后禁饮 2 h。

5. 介入超声 穿刺或介入超声检查应常规做凝血功能检查及相应的心、肝、肾功能的测定。术前需征得病人或家属的同意，禁饮 8 ~ 12 h。

6. 对婴幼儿及检查不合作者 可用水合氯醛灌肠，安静或入睡后再行检查。

三、超声检查的临床应用

1. 肝超声检查

（1）正常肝声像图：肝切面轮廓清晰规则，被膜呈线状，光滑完整。肝实质呈均匀弥漫细小的点状中等度回声。肝血管表现为血管壁回声较强，血管腔无回声。门静脉及左右分支、肝静脉可显示，门静脉管壁较厚，回声较强，肝静脉壁较薄，回声较低（图 8-9）。

（2）原发性肝癌声像图：肝实质内多发或单发的圆形或类圆形团块，多呈膨胀性生长；肿块内部可显示均匀或不均匀的弱回声、强回声和混杂回声（图 8-10），生长迅速；肿瘤周围可见完整或不完整

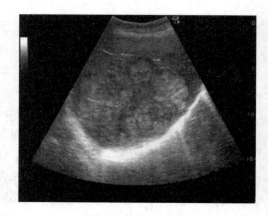

图 8-9 肝正常声像图

的低回声包膜，在侧后方形成声影；形成静脉或胆管内癌栓时，则在扩张的血管或胆管内见到高回声的转移灶，还可显示肝门、腹主动脉旁腹腔淋巴结增大。

（3）继发性肝癌声像图：肝内多发、大小及图像特征相似的强回声或低回声结节。乳腺癌、肺癌转移瘤常呈"牛眼征"或"声晕样"声像图；结肠癌转移常伴有钙化，可见强回声结节，后方有清晰声影；胰腺癌转移可见均匀低回声结节；肺腺癌、卵巢癌等转移可见囊变或囊实性结节声像图；淋巴瘤、肉瘤的肝转移瘤为低回声肿块；胃肠道肿瘤和肾肿瘤肝转移灶多为高回声结节。

（4）肝硬化声像图：肝大小、形态、回声异常，出现脾大、门静脉高压等改变，典型者肝萎缩，边缘角变钝，回声弥漫性增高，并可见肝内门静脉变细、僵直并显示模糊，肝血流量明显减少。

（5）肝囊肿声像图：病灶表现为圆形均匀无回声暗区，囊壁清晰，前后壁均呈弧形、光滑高回声，囊肿后方因囊液透声良好而显示回声增强（图8-11）。囊肿较小时肝形态无改变，较大或位于边缘时，会出现肝增大或局限性隆起现象。

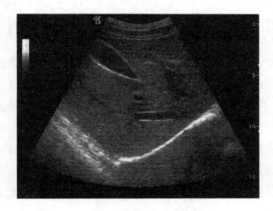

图8-10 原发性肝癌声像图

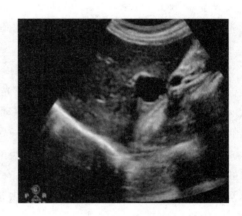

图8-11 肝囊肿声像图

2. 胆囊超声检查

（1）正常胆囊声像图：正常胆囊（GB）切面呈圆形、类圆形或长圆形，胆囊长径为7～9 cm，前后径3～4 cm，内径0.4～0.6 cm，轮廓清晰，胆囊壁为边缘光滑的强回声，厚度为0.2～0.3 cm。胆囊腔内为无回声液性暗区，胆囊后方回声增强（图8-12）。

（2）胆囊炎声像图：急性胆囊炎时胆囊增大，轮廓模糊，胆囊壁弥漫性增厚，其间出现弱回声暗带，呈"双边征"；胆囊透声不良，出现细小或粗大的斑点状回声或黏稠的沉积物，提示胆囊内有脓液存在（图8-13）。慢性胆囊炎胆囊多缩小，胆囊壁增厚、钙化，边缘毛糙，回声增强，多数胆囊失去收缩功能。

（3）胆石症声像图：①胆囊或胆管内形态稳定的强回声团，后方伴声影；②强回声团随体位改变而移动；③合并急性胆囊炎时胆囊可增大，慢性胆囊炎胆囊多缩小，胆囊壁增厚，边缘毛糙，回声增强（图8-14）。

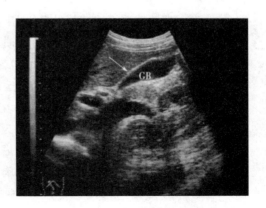

图8-12 正常胆囊声像图

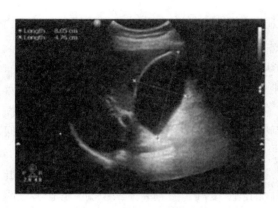

图 8-13 急性胆囊炎声像图

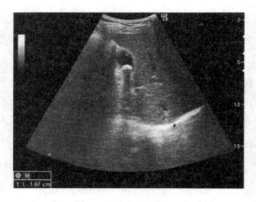

图 8-14 胆石症声像图

（4）胆囊癌声像图：①小结节型，表现为突入胆囊腔内的乳头状等回声肿块，表面不光滑；②蕈伞型，表现为基底宽、边缘不整的肿块突入胆囊腔；③厚壁型，表现为胆囊壁不均匀增厚；④实块型，表现为胆囊增大，胆囊腔内呈低回声实性肿块，系肿瘤闭塞胆囊腔所致；⑤混合型，较为多见，表现为蕈伞型和厚壁型的声像图。

3. 胰腺超声检查

（1）正常胰腺声像图：长轴切面呈蝌蚪形、哑铃形或腊肠形，边界光滑整齐，胰头稍膨大，呈椭圆形。胰腺实质呈均匀细小的回声光点，比肝回声稍强。胰头、体、尾前后径分别小于 2.5 cm、2.0 cm、2.0 cm。胰腺后方的腹主动脉、下腔静脉、肠系膜上动静脉及脾静脉等为识别胰腺的标志。

（2）急性胰腺炎声像图：急性胰腺炎时常伴有邻近肠曲的充气、扩张，有时会影响超声检查的效果。水肿型胰腺炎胰腺增大增厚，多呈弥漫性，也可为局限性肿大，内部回声减弱，边界常不清楚，随病情好转上述改变可迅速消失。出血性坏死性胰腺炎者胰腺明显肿大，外形不规则，边缘模糊不清，回声强弱不均呈无回声暗区，夹杂有稀疏散在的斑点。

（3）胰腺癌声像图：超声检查常是胰腺癌诊断的首选方法。胰腺多呈局限性肿大，内见异常回声肿块，以不均匀低回声为主，轮廓不规则，边界模糊，肿瘤可向周围组织呈蟹足样或花瓣样浸润。癌肿坏死液化、出血及胰管阻塞时，可伴有小的无回声暗区，出现胆管和主胰管扩张。晚期胰腺癌在胰腺周围可以看到椭圆形低回声的肿大淋巴结。

4. 肾、膀胱、前列腺超声检查

（1）正常声像图

1）肾：肾包膜光滑连续，呈带状高回声；肾实质位于肾窦与肾包膜之间，呈低回声，包含肾皮质和肾髓质（肾锥体）回声，肾髓质较肾皮质回声更低；肾窦位于肾的中央，通常呈长椭圆形高回声区，宽度占肾的 1/3 ~ 1/2，包含肾盂、肾盏、血管、脂肪等。大量饮水或膀胱过度充盈时，肾盂内可无回声，但前后径应小于 1.0 cm。彩色多普勒检查可清晰显示肾动脉及其各级分支，以及伴行静脉。肾长径 10 ~ 12 cm，宽径 5 ~ 6 cm，厚径 4 ~ 5 cm。女性测值略小于男性。

2）膀胱：正常膀胱充盈时，膀胱壁为光滑带状回声，厚 1 ~ 3 mm。膀胱内尿液为无回声区，正常膀胱容量 400 mL 左右，膀胱形态依尿液充盈情况而变化。

3）前列腺：横切面呈栗子形，包膜清晰，左右对称，内腺位于前方，呈低回声，外腺回声略高，包绕其后方及两侧。前列腺纵切面呈倒三角形，尖端位于后下方。经直肠探测的声像图更为清晰。正常前列腺测值为：长径 3.0 cm，宽径 4.0 cm，厚径 2.0 cm 左右，内腺

< 2.0 cm × 2.0 cm。

（2）泌尿系结石声像图：肾结石表现为肾窦区点状或团状强回声，后方伴有声影，直径 < 0.3 cm 的结石后方可无声影。膀胱结石表现为膀胱内高回声团，后方伴声影，并多随体位改变而移动。

（3）肾癌声像图：肾表面常有隆起，并可见边缘不整齐的肿块，呈强弱不等回声或混合性回声，可有坏死、囊性变所致的局灶性无回声区。发生淋巴结转移时，于肾动脉和主动脉周围可见低回声结节；血管内有癌栓时，腔内有散在或稀疏回声团块。

（4）前列腺增生声像图：前列腺均匀对称性增大，以前后径为主。前列腺断面呈圆形或近圆形，外观规整，包膜回声增厚，但光滑连续。增生的内部常回声减弱，少数回声增强或等回声，有时内部可见高回声钙化影。

5. 妇产科超声检查

（1）正常子宫声像图：纵切面前倾或水平位子宫一般呈倒置梨形，子宫体为实质均质结构，轮廓线光滑清晰，内部呈均匀的中等强度回声，宫腔呈线状高回声，其周围有弱回声的内膜包绕，宫颈回声较宫体稍高且致密。横切面子宫近宫底角部呈三角形，体部呈椭圆形。后倾子宫纵切面呈球形，且多呈弱回声，子宫内膜回声常难以显示。经产妇子宫各径线稍大，绝经后子宫萎缩各径线偏小。子宫肌层可显示散在血流信号，内膜多无血流信号显示。成年妇女正常子宫长 5.0 ~ 7.5 cm，横径 4.5 ~ 6 cm，前后径 3.0 ~ 4.5 cm，内膜厚度≤1.2 cm。

（2）输卵管及卵巢声像图：输卵管自子宫底部蜿蜒伸展，呈高回声边缘的管状结构，其内径 < 5 mm，一般不易显示。卵巢呈扁椭圆形，边界稍有凹凸，中央部回声略高，周围为低回声皮质，内见大小不等、边界清、壁薄的圆形无回声区，为卵泡回声。成年妇女的卵巢大小为 4 cm × 3 cm × 1 cm。

（3）子宫肌瘤声像图：子宫增大，形态不规则；肌瘤结节呈圆形低回声或等回声，周边有假性包膜形成的低回声晕；壁间肌瘤子宫内膜移向对侧且发生变形，黏膜下肌瘤内膜显示增宽、增强或显示出瘤体。肌瘤钙化时，其内出现点状、团状或带状强回声，后方伴声影。

（4）卵巢囊腺瘤声像图：单房囊腺瘤，呈圆形或椭圆形无回声区，壁薄光滑，边界清；多房囊腺瘤，囊内见分隔回声，分隔光滑而均匀；浆液性囊腺瘤，囊内无回声。浆液性乳头状囊腺瘤内壁上可见较强回声的乳头状突起，乳头状突起较小时仅表现为囊壁局部增厚。黏液性囊腺瘤囊内为云雾样点状回声。

6. 其他

（1）心血管疾病：超声可准确地诊断瓣膜病、先天性心脏病、冠心病、心肌病、主动脉夹层、外周血管硬化与血栓形成等多种心血管疾病。

（2）眼：眼球位置表浅，结构精细，高频超声检查可对内膜性（视网膜、脉络膜）病变、眼内或眶内肿瘤性病变及眼外伤等多种疾病进行诊断。

（3）甲状腺与乳腺：高频超声可探查其病灶并判断物理特性，初步鉴别病灶的良、恶性。

（4）介入性超声：是现代超声医学的一门新技术。其主要特点是在实时超声引导或监视下，完成各种穿刺活检、抽吸引流、X 线造影及注药治疗等操作，以满足临床诊断及治疗的需要。如实性肿物穿刺活检、肝肾囊肿的抽吸硬化治疗、肿瘤的局部药物治疗等。

第五节 核医学检查

情境五：

病人在住院期间经过一系列治疗，咳嗽、咳痰症状无明显减轻，电子支气管镜检查报告示：肺右上叶支气管开口处新生物，周边黏膜红肿、隆起，部分阻塞管腔；病理活检报告：肺鳞状上皮癌。颅脑 MRI 增强检查结果显示未见异常。结合胸部 CT 检查报告，临床诊断肺癌成立。临床分期倾向Ⅲa，具备手术指征，拟行手术治疗。为进一步明确治疗方案，护士遵医嘱为其预约了放射性核素骨显像检查。

请思考：

1. 给病人做放射性核素骨显像检查的目的是什么？
2. 行放射性核素骨显像检查病人需要做哪些准备？

一、概述

核医学（nuclear medicine）是研究核技术在医学中应用的专门学科，分为基础核医学（实验核医学）和临床核医学。基础核医学是应用核素进行生物医学基础研究和探索生命本质的学科；临床核医学则是应用放射性核素及其标记的化合物或生物制品进行疾病的诊断和治疗，分为诊断核医学与治疗核医学。诊断核医学临床使用更多见，又可分为体内诊断法和体外诊断法，体内诊断包括脏器结构核素显像和脏器功能测定，体外诊断即体外放射分析。本节以介绍体内诊断法为主，是一种无创性检查，毒副作用的发生概率很低。

（一）核医学显像的基本原理

核医学显像是利用放射性核素示踪原理，将放射性药物通过静脉或消化道口服等途径引入体内，利用其在体内代谢分布的规律，参与体内正常或异常的代谢过程，药物将选择性地聚集在特定的脏器、组织或病变部位。借助核医学成像设备，在体外探测显像放射性示踪剂在脏器间或脏器内正常组织与病变组织间显示的浓度差，获得反映脏器或病变组织的位置形态、大小、功能和代谢等情况的核医学影像。

放射性药物进入体内不同的脏器、组织或病变部位，其途径与原理各不相同，主要包括以下几种：细胞选择性摄取，合成代谢，细胞吞噬，暂时性微血管嵌顿，通透弥散，离子交换和化学吸附，特异性结合，选择性排泄等。

（二）核医学显像的仪器设备与药物

1. 核医学显像仪器 用于探测引入体内的放射性核素所发射出的射线，通过仪器的能量转换、信号放大、计算机处理等一系列程序，得到脏器的显像图像。核医学显像常用的仪器包括用于成像的伽玛照相机（γ camera）、单光子发射型计算机断层仪（single photon emission computed tomography，SPECT）和正电子发射型计算机断层仪（positron emission computed tomography，

PET）等。

2. 放射性药物　核医学显像所用的放射性药物一般由两部分组成：放射性核素和被标记的非放射性化合物。

（1）放射性核素：起着示踪作用，γ相机和SPECT显像最常用的放射性核素为 ^{99m}Tc，由 ^{99}钼 – ^{99m}锝（^{99}Mo–^{99m}Tc）发生器制得，^{99m}Tc 发射纯 γ 射线，物理半衰期为 6.02 h，能量为 140 KeV，其化学性质活泼，能够标记到多种化合物上，几乎可以用于所有器官的显像。PET 显像常用的放射性核素是由加速器生产的发射正电子的放射性药物，如 ^{18}F、^{15}O。

（2）被标记的化合物：根据其生物学特性可以特异地到达靶器官，起着载体和定位作用。

放射性药物的制备需要借助一定的标记方法，将放射性核素标记到被标志物上，并且要对其进行质量控制和检验合格后才能使用。

（三）核医学显像的优势

1. 具有较高的特异性　由于放射性核素具有向脏器或病变特异性聚集的特点，可特异性显示如炎症、异位、肿瘤及转移性病变等的组织影像，而这些影像单靠形态学的检查常常难以确定。

2. 可进行功能性显像，有助于早期诊断　核医学显像不仅可显示脏器和病变的位置、形态、大小等解剖信息，更重要的是可提供相关脏器、组织或病变的血流、功能和代谢等方面的信息，故可在疾病早期尚未出现形态结构改变而已有功能异常时就可被发现。

3. 可用于定量分析　核素显像不仅从目测脏器或病变的放射性变化来诊断疾病，还可以通过计算机的局部数据处理，计算出多种功能参数数据进行定量分析。

4. 细胞和分子水平显像　随着核医学仪器和显像剂的发展，核医学显像已经进入细胞和分子水平，在活体内以分子或生物大分子为目标的分子成像技术在分子影像学的研究中占据极其重要的位置。

5. 无创安全　核素显像多采用静脉注射显像剂，体外显像，单次核医学检查的辐射剂量仅相当于一次 X 线平片辐射剂量的 1/10，被标记化合物的化学量甚微，过敏及毒副反应的发生概率极低。

（四）核医学检查的辐射生物效应与卫生防护

1. 辐射生物效应　放射性核素在用于医学检查的同时，对病人和工作人员存在一定的电离辐射影响。在相同的条件下，不同个体和不同器官、组织和细胞对辐射的反应是有差异的。受照射后，个体本身所发生的各种效应称为躯体效应，包括辐射所致的骨髓造血功能障碍、白内障、癌症等；受照个体生殖细胞突变，而在子代表现出的遗传效应，可导致后代先天畸形、流产、死胎和某些遗传性疾病等。

2. 卫生防护　在核医学检查实践中应遵循实践正当性、防护最优化及个人剂量危险限值的放射防护原则。由于儿童对辐射较为敏感，所以一般情况下，放射性检查不作为首选。对于育龄期妇女性，原则上在妊娠期不用放射性药物，未妊娠的育龄妇女在需要进行放射性检查时，应将时间安排在妊娠可能性不大的月经开始后 10 天内进行。

二、核医学检查前的准备

（一）常规准备

1. 取得配合　向病人说明检查的目的、意义，以取得理解与配合。

2. 心理护理　向病人解释核素检查的必要性、安全性和优缺点，以消除病人紧张恐惧的心理。

3. 核对信息　在应用放射性药物前仔细核对病人的姓名、检查内容、放射性药物的名称等。

4. 减少接触　对血管条件欠佳的病人预先留置静脉留置针，以减少工作人员与放射线接触的时间。

（二）常用检查项目检查前准备

1. 脑血流灌注显像

（1）器官封闭：病人于注射显像剂前 30 min 至 1 h 口服过氯酸钾 400 mg，以抑制脉络丛分泌，减少对脑灌注图像的干扰。

（2）视听封闭：注射显像剂前 5 min 嘱病人处于安静环境中，戴眼罩和耳塞封闭视听 5 min，保持检查室安静并调暗光线，以减少声音、光线等对脑血流灌注和功能的影响。

（3）保持体位不变和安静：对于不能配合检查的病人使用适量的镇静剂。

2. 心肌灌注显像

（1）检查前：检查前 48 h 停服 β 受体阻滞药及血管扩张药物，检查当日空腹 4 h 以上。

（2）检查中：显像时带脂餐（油煎鸡蛋、全脂奶粉、巧克力等），于注射显像剂后 30 min 服用，以促进胆汁的排空，减少肝胆对心肌影像的干扰。

3. 心肌灌注负荷试验

（1）检查前：当日空腹或进素食 3 h 后检查为宜。

（2）运动负荷：病人在运动负荷试验前 48 h 需尽量停用扩张血管药物和抑制心率药物；运动负荷过程中应全程进行心电图监测，达到极量、次级量心率或其他运动试验的终止指标时予静脉注射显像剂，之后病人以同样或较低的运动量继续运动 2 min。

（3）药物负荷：药物负荷试验前 48 h 内停用双嘧达莫及茶碱类药物，检查当天禁服咖啡类饮料；药物负荷试验前需建立静脉通道，并配合使用氨茶碱类药物，以备出现严重不良反应时抢救用，全程监测、记录血压和心电图等指标。

4. 甲状腺摄 ^{131}I 率测定

（1）检查前：停用含碘的食物和药物及影响甲状腺功能的药物 2~6 周，并注意排除其他影响甲状腺摄碘的因素；检查当日空腹，保证 ^{131}I 的充分吸收；用药后继续禁食 1~2 h。

（2）特殊人群：因 ^{131}I 能通过胎盘屏障和通过乳汁分泌，故妊娠期妇女禁用本试验，哺乳期妇女要停止哺乳 2 周以上。

5. 呼吸系统显像

（1）检查前：常规吸氧 10 min，询问病人过敏史，必要时做过敏试验。

（2）肺灌注显像：有严重肺动脉高压、肺血管床极度受损的病人应慎用或禁用。注射显像剂时禁止回抽血液后再注入，以免形成血凝块。

（3）肺通气显像：向病人解释检查流程，训练病人雾化吸入的方式，鼓励病人深呼吸，使药物充分均匀地分布于肺内各个部位。

6. 消化系统显像

（1）肝胆动态显像：检查前禁食 4 ~ 12 h，停用对 Oddi 括约肌有影响的麻醉药物 6 ~ 12 h。病人取仰卧位，静脉注入放射性药物。

（2）肝血流灌注和肝血池现象：病人无须特殊准备。

（3）胃肠道出血显像：检查前 1 h 口服高氯酸钾，封闭胃黏膜，减少其摄取、分泌和排泄，避免干扰出血灶的识别而造成假阳性；检查前停用止血药，以免造成假阴性。

7. 骨骼显像

（1）检查前：显像前 24 h 内不做消化道造影；检查前排空小便，多饮水；去除身体上的金属物品、义乳等，以免影响检查结果判断；对排尿困难的病人可予导尿后再行显像。

（2）注射骨显像剂后：嘱病人饮水 500 ~ 1 000 mL，多次排尿，以促进显像剂的摄取及排出，避免发生放射性膀胱炎及对骨盆显像的影响。排尿时注意不要污染衣裤及皮肤；若发现污染，及时更换衣裤和擦净皮肤，以免造成放射性伪影。

8. 肾图与肾动态显像

（1）检查前：显像前 2 天不进行静脉肾盂造影并尽量停用利尿药。正常饮食，检查前 30 min 饮水 300 ~ 500 mL，检查前排尿，以减少因肾血流量减少及憋尿对结果的判断。

（2）体位：病人采取仰卧位或坐位，经肘部静脉注射显像剂进行检查。

三、核医学检查的临床应用

1. 脑血流灌注显像　主要用于脑功能活动的研究，脑缺血性疾病早期诊断，癫痫病灶的定位诊断，阿尔茨海默病、精神疾病、帕金森病、小儿缺血缺氧性脑病等的诊断。

2. 心肌灌注显像　分为负荷和静息心肌显像。

（1）心肌缺血的诊断：负荷影像表现为室壁局灶性放射性分布缺损，静息影像可见原缺损区有放射性填充，即"可逆性放射性缺损"，是心肌缺血的典型表现（图 8-15）。

（2）心肌梗死的诊断：负荷影像表现为室壁局灶性放射性分布缺损，静息影像上原缺损区无明显变化，即"不可逆性放射性缺损"（图 8-16）。急性心肌梗死病人不宜做负荷显像。

（3）其他：冠心病介入治疗中的应用，观察介入治疗后血运重建情况，以了解病变冠状动脉有无再狭窄；用于溶栓治疗后疗效判断，以及心肌病的鉴别诊断，扩张型心肌病表现为心室腔扩大，室壁变薄，放射性分布不均匀，呈"花斑样"改变；缺血性心肌病表现为节段性放射

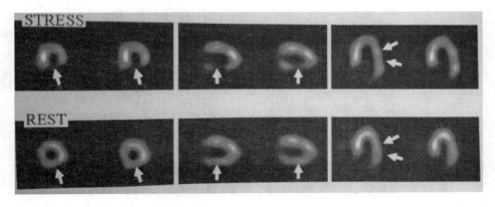

图 8-15　典型心肌缺血核素显像图（左心室下后壁、后侧壁缺血）

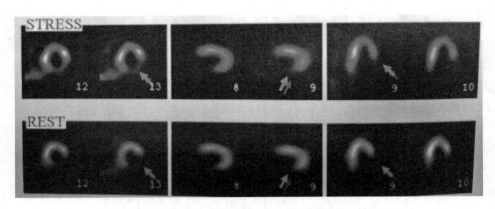

图 8-16　典型心肌梗死核素显像图（左心室下后壁心肌梗死）

性分布稀疏或缺损；肥厚型心肌病表现为心腔变小，心肌呈普遍性肥厚。

3. 甲状腺摄 ^{131}I 率测定与甲状腺显像

（1）甲状腺摄 ^{131}I 率测定：主要用于 ^{131}I 治疗甲状腺疾病的剂量计算，甲状腺功能亢进症、亚急性甲状腺炎、甲状腺功能减退症和甲状腺肿等疾病的诊断。

（2）甲状腺显像：主要用于异位甲状腺的诊断，甲状腺结节的功能判断及良、恶性鉴别，功能性甲状腺癌及其转移灶的定位诊断等。

4. 肺灌注显像和肺通气显像　主要用于肺栓塞的诊断与疗效评价，肺减容手术前后功能评价与预测，对慢性阻塞性肺疾病（COPD）病人肺血管床损害的部位、范围、程度及药物疗效的判断有一定的价值。

5. 消化系统显像　肝胆动态显像主要用于婴儿持续性黄疸的鉴别诊断，对非结石性慢性胆囊炎的诊断有一定意义。胃肠道出血显像主要是针对内镜检查的盲区，即空回肠出血的定位诊断具有重要的临床实用价值。肝血流灌注和肝血池显像主要用于诊断 2 cm 以上的肝海绵状血管瘤。其特异性近于 100%。

6. 骨骼显像

（1）转移性骨肿瘤的早期诊断：恶性肿瘤骨转移骨显像的典型表现为随机的多发的异常放射性浓集灶（图 8-17），临床上以肺癌、乳腺癌和前列腺癌最容易发生骨转移。骨显像可较 X 线检查提前 3～6 个月发现转移病灶，目前已成为恶性肿瘤病人术前筛选、转移灶定位和治疗过程监测的常规检查方法。

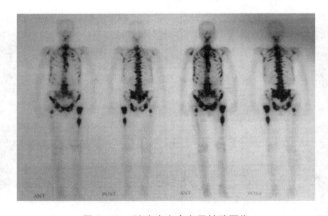

图 8-17　肺癌病人全身骨转移图像

（2）原发性骨肿瘤的诊断：多表现为局灶性异常放射性浓聚影。

（3）股骨头缺血性坏死的早期诊断：早期患侧股骨头区呈局部放射性分布异常减低，当病情进展伴滑膜炎时，表现为股骨头中心放射性减低而髓臼处放射性异常浓聚，即"炸面圈征"。

（4）骨创伤的诊断：有些特殊部位的骨折，如股骨颈、指骨、趾骨、腕骨、附骨等处的隐性骨折和疲劳性骨折，X线平片检查常为阴性，而骨显像的灵敏度较高，可发现局部呈异常放射性浓聚。

（5）骨移植术后的监测：若移植骨血运通畅、存活良好，其放射性浓聚程度应不低于周围正常骨组织及对侧相应的部位，骨床连接处放射性增浓。若血流相显示移植骨处放射性减低，则表示血运欠佳。

7. 肾图与肾动态显像

（1）肾图：根据异常肾图不同形状可了解尿路梗阻的性质、肾功能情况、肾结石、肾动脉狭窄及先天性小肾等。

（2）肾动态显像

1）肾功能的评价：肾动态显像可提供评价肾功能的影像和相关定量参数，如肾小球滤过率（glomerular filtration rate，GFR），在评价分肾功能方面优于其他检查，亦可提供分肾 GFR。

2）上尿路梗阻的诊断与鉴别诊断：上尿路梗阻时肾动态显像呈现肾影持续不退，肾盏、肾盂和梗阻部位以上输尿管显影并扩张，显像剂滞留且消退延迟。在鉴别机械性尿路梗阻与功能性尿路梗阻时，需行利尿试验。注射利尿药后，若滞留在肾区的显像剂浓聚影快速消退，为功能性尿路梗阻；若影像无明显变化为机械性尿路梗阻。

3）肾血管性高血压的诊断：应用巯甲丙脯酸介入试验，能有效诊断单侧肾动脉狭窄引起的高血压。

4）移植肾的监测：移植成功的肾动态显像，肾血流灌注影清晰，功能相形态完整，显像剂分布均匀，显像剂从肾皮质清除迅速，功能参数正常。

（李育梅）

数字课程学习

🖨 情境导入解析　　⬇ 教学 PPT　　💬 小结　　✒ 自测题

▶▶▶ 第九章

特殊人群的评估

【学习目标】

知识：

1. 掌握特殊人群（孕产妇、儿童、老年人及临终病人）评估要点。

2. 熟悉特殊人群（孕产妇、儿童、老年人及临终病人）身心变化特点。

3. 了解临终病人的界定标准，安宁疗护的定义及目标。

技能：

1. 能够正确运用评估技能和工具对特殊人群进行全面系统的健康评估，正确提出护理诊断 / 问题。

2. 能够熟练进行产科腹部评估、胎心听诊等操作。

3. 能够正确进行儿童体格测量并记录。

4. 具备与老年病人沟通的能力和技巧。

素质：

1. 具有以家庭为中心的产科护理理念，开展安全、高质量的人性化服务。

2. 具有保护和尊重患儿及家庭的职业情感，为其提供高质量的护理服务。

3. 能够理解安宁疗护的理念、树立正确的生死观。

4. 能够与特殊人群或其家属进行有效沟通，增强人文关怀意识。

第一节 孕产妇评估

情境导入

孕妇，28 岁，G_2P_0，妊娠 28 周，主诉"自觉胎动减少 1 天"。现病史：平素月经规则，妊娠 12 周正常规律产检，早孕反应轻微，妊娠 20 周自觉有胎动，12 次 /d 左右；昨日发现胎动减少，为 6 次。产科检查：宫高 / 腹围：28/88 cm，胎位：LOA，胎心：128 次 /min，胎膜未破。孕妇担心胎儿在宫内缺氧。孕产史：2-0-0-1-0，1 年前妊娠 4 个月自然流产。

请思考：

1. 还需要做哪些检查以完善评估资料？
2. 该孕妇可能存在哪些护理诊断 / 问题？

孕产妇依次会经历妊娠期、分娩期和产褥期三个重要阶段。妊娠是指胚胎和胎儿在母体发育成熟的过程，从末次月经第 1 日算起，妊娠期约 40 周（280 天），可分为 3 期，即早期妊娠（妊娠 13 周末以前）、中期妊娠（妊娠 14~27 周末）和晚期妊娠（妊娠≥28 周）。分娩是指妊娠满 28 周及以上，胎儿及其附属物从临产开始到全部从母体娩出的过程，可分为 3 个阶段，即第一产程为宫颈扩张期（从规律宫缩到宫口开大至 10 cm）、第二产程为胎儿娩出期（从宫口开全至胎儿娩出）、第三产程为胎盘娩出期（从胎儿娩出至胎盘娩出）。产褥期指从胎盘娩出至产妇全身各器官除乳腺外恢复至正常未孕状态所需的一段时期，一般为 6 周。

一、孕产妇的身心特点

（一）孕妇的身心特点

1. 生理变化　妊娠是一个变化复杂而又协调的生理过程。为满足胎儿生长发育、分娩及产后哺乳的需要，孕妇的生殖系统、循环系统、呼吸系统、消化系统等都会发生一系列适应性变化。

（1）生殖系统

1）子宫：妊娠后子宫体增大变软，妊娠 12 周后在耻骨联合上方可触及宫底；妊娠晚期，子宫多呈不同程度的右旋。妊娠子宫可由孕前的 7 cm×5 cm×3 cm 增大至足月时的 35 cm×22 cm×25 cm，容量由 5~10 mL 增大到 5 000 mL 左右，质量从 50 g 增至 1 000 g。随着子宫增大、胎儿和胎盘发育的需求，子宫循环血量逐渐增加，足月时可达 450~600 mL/min。妊娠后子宫峡部由孕前的 1 cm 延展拉长为 7~10 cm，成为软产道的一部分。子宫颈增生、肥大、质软并呈紫蓝色，黏液分泌增多形成稠厚的黏液栓。

2）卵巢和输卵管：卵巢增大但是停止排卵，输卵管伸长。

3）阴道及外阴：伸展性增强利于分娩时胎儿的娩出。其中，阴道内 pH 降低（3.5~6.0），不利于细菌生长；外阴皮肤增厚、色素沉着，可有静脉曲张。

（2）乳房：乳房增大，乳头变硬，乳头及乳晕变大并着色，出现蒙氏结节。

（3）血液及循环系统：妊娠 6～8 周血容量开始增加，整个孕期增加 40%～45%，平均增加约 1 500 mL，因血浆增加多于红细胞，导致血液呈稀释状态，出现生理性贫血。妊娠期心率增快 10～15 次 /min，妊娠后期由于子宫增大压迫下腔静脉导致静脉压明显增大。若孕妇长时间采取仰卧位，还可以引起回心血量减少、心搏出量下降和血压下降而出现一系列临床表现，即仰卧位低血压综合征（supine hypotensive syndrome）。

（4）呼吸系统：以胸式呼吸为主，频率一般为 20 次 /min，深度增大，有过度通气现象。上呼吸道黏膜充血水肿，容易发生上呼吸道感染。妊娠后期因膈肌上升，平卧位后可有呼吸困难感。

（5）消化系统：妊娠早期，约半数孕妇可出现晨起恶心、呕吐等早孕反应，症状轻重因人而异，一般于妊娠 12 周左右自行消失。由于激素的影响，胃肠道平滑肌张力下降使其蠕动减慢，可出现相应的症状，如上腹部饱胀感、便秘等。

（6）泌尿系统：妊娠期肾负担加重，肾血流量和肾小球滤过率增加 30%～50%，而肾小管对糖的吸收不能相应增加，故约 15% 的孕妇餐后可出现糖尿。妊娠早期由于增大的子宫压迫膀胱，可出现尿频；妊娠 12 周后子宫体高出盆腔，尿频消失；妊娠晚期，由于胎先露进入盆腔压迫膀胱，导致尿频再次出现。

（7）内分泌系统：内分泌腺体如脑垂体、甲状腺、肾上腺等均有不同程度增大和功能加强，可出现相应症状。

（8）骨骼、关节和韧带：可出现关节、韧带松弛，严重者有关节疼痛和耻骨联合分离症状。

（9）皮肤：可在乳头、乳晕、腹中线、外阴等处出现色素沉着。面部可有棕褐色蝴蝶斑（妊娠斑），产后逐渐消失。腹壁因局部皮肤弹力纤维断裂，出现不规则的紫色或淡红色条纹（妊娠纹），多见于初产妇，产后颜色逐渐变浅呈银白色。

拓展阅读 9-1
不同孕前 BMI 孕期体重增长适宜范围

（10）体重：妊娠早期体重无明显变化。因受饮食和运动等因素的影响，整个孕期体重增加幅度有所差异，一般约 12.5 kg。

2. 心理社会状况　随着妊娠的进展，孕妇会出现一系列心理变化或不同程度的压力，如不能及时调适和积极应对，可能会导致焦虑甚至抑郁，影响母子的身心健康。

（1）矛盾心理：无论是否为计划内怀孕，孕妇都可能会出现矛盾心理，其原因可能有工作、学习、生活等各方面因素或者是孕妇尚未做好当母亲的准备，或者是社会支持系统不足等，在情绪上表现为焦虑、情绪低落等。

（2）接受心理：随着妊娠进展，一般在 18～20 周时出现胎动后，孕妇感受到胎儿的存在，并逐渐接受妊娠，出现"筑巢反应"。

（3）情绪波动：大多数孕妇情绪不稳定，变得比较敏感、易激动，常常因为一些家庭琐事发生分歧和争吵，这可能会导致家庭关系不和谐。

（4）自省：孕妇常表现为以自我为中心，喜欢独处和安静休养，专注于自己的衣食住行。

（5）焦虑或恐惧心理：临近预产期时，孕妇常因担心分娩疼痛、能否顺利分娩、分娩过程中母儿安危及孩子有无畸形等出现不同程度的担心和害怕。

（6）支持系统：尤其是配偶对妊娠的态度和行为，一般有 3 种类型：①支持恰当，表现为能给予恰当照顾，孕妇可从事力所能及的事情并能保持良好的情绪状态；②支持不足，表现在情感、经济、日常生活照顾等方面缺乏应有的支持；③支持过分，孕妇是家庭的中心，受到"过分照顾"，造成孕妇活动过少、营养过剩等，可导致不良妊娠和分娩结局。

（二）产妇的身心特点

分娩之后，产妇全身各器官系统（除乳腺外）逐渐恢复或接近非孕状态，同时也经历着心理和社会的适应过程。

1. 生理变化

（1）生殖系统

1）子宫：随着子宫体肌纤维的缩复作用，子宫逐渐缩小，产后 10 日降至骨盆腔内，产后 6 周恢复至非孕状态。残存的蜕膜逐渐变性、坏死，随恶露自阴道排出，3 周时形成新的子宫内膜，胎盘附着部位的子宫内膜修复约需要 6 周；产后 4 周，子宫颈完全恢复至正常形态，宫颈外口由产前的圆形（未产型）变为产后的"一"字形横裂（已产型）。

2）阴道及外阴：分娩后，阴道壁松弛，肌张力低下，黏膜皱襞减少甚至消失，约在产后 3 周重新出现，张力逐渐恢复，但是不能完全恢复至未孕时的紧张度。外阴可有不同程度的水肿，产后 2~3 日自行消退。会阴部伤口一般于产后 3~4 日可愈合。

3）盆底组织：盆底肌及其筋膜过度扩张导致弹性减弱，常伴有肌纤维部分断裂。合理休养如坚持做产后健身操和盆底肌锻炼，有助于盆底功能恢复接近未孕状态。

（2）乳房：主要变化是泌乳，婴儿吸吮，保持乳房处于排空状态是保持持续泌乳的关键。乳汁的分泌还与产妇的营养、睡眠、情绪及健康状况等密切相关。

（3）血液及循环系统：由于子宫血流量涌入血液循环及组织间液的回吸收，产后 72 h 心脏负担加重，极易发生心力衰竭。产后 2~3 周循环血量恢复至未孕状态。产褥早期血液仍处于高凝状态，有利于胎盘剥离面形成血栓减少出血量。

（4）呼吸系统：产后腹压降低、膈肌下降，呼吸由胸式呼吸变为腹式呼吸为主，频率一般为 14~16 次 /min，呼吸深而慢。

（5）消化系统：因分娩能量消耗及体液大量流失，产后 1~2 日产妇喜进流食或半流食。因卧床时间长，缺少运动，腹肌及盆底肌肉松弛加之肠蠕动减弱，产妇容易发生便秘和肠胀气。

（6）泌尿系统：妊娠期体内潴留的大量水分在产褥早期主要由肾排出，产后最初 1 周尿量增多。由于分娩过程中胎头压迫膀胱导致黏膜水肿、充血及肌张力降低，会阴伤口疼痛、不习惯卧床排尿等原因，产妇容易发生尿潴留。

（7）内分泌系统：雌激素、孕激素水平至产后 1 周降至未孕水平。不哺乳产妇一般在产后 6~10 周月经复潮，哺乳产妇平均在产后 4~6 个月恢复排卵。首次月经复潮前多有排卵，因此哺乳期产妇月经未来潮前仍有受孕的可能。

（8）腹壁：产后腹壁明显松弛，其紧张度需 6~8 周恢复，色素沉着逐渐消退，初产妇妊娠纹可由紫红色转变为银白色。

2. 心理社会状况　根据美国心理学家 Rubin 研究，产褥期妇女的心理调适过程一般会经历 3 个时期。

（1）依赖期：一般为产后最初 3 日。产妇以卧床休息为主，自身的需要依靠他人来满足，对孩子的关注大多体现在语言上，喜欢向他人谈论自己妊娠及分娩的经历和感受。

（2）依赖 – 独立期：产后 3~14 日。产妇体力恢复后，主动学习和承担自身、孩子的日常护理活动，如哺乳、乳房护理、更换尿布等。但这一时期容易产生压抑，表现为情绪低落、哭泣、主动活动减少等。

（3）独立期：产后 14 日至 1 个月，产妇、家人和婴儿已经成为一个新的生活形态的完整系统。夫妇两人共同承担责任、分享欢乐，逐步恢复正常家庭生活，也承受着较大的心理压力。

二、评估要点和注意事项

（一）孕妇评估要点

1. 健康史评估

（1）一般资料：包括年龄、职业、受教育程度、经济状况、婚姻状况等，既往健康状况、月经史、家族史、休息与睡眠情况、活动与运动情况、排泄情况、有无不良嗜好及配偶健康状况等。

（2）孕产史：①既往孕产史及分娩经过，有无流产、早产、难产等。②本次妊娠情况，有无早孕反应、用药情况，胎动开始时间及胎动次数，妊娠期间有无头晕、眼花、阴道流血等症状。

（3）预产期推算：通过末次月经推算预产期，方法：末次月经第 1 日起，月份加 9 或减 3，日期加 7；若为农历，月份仍加 9 或减 3，日期则加 15。实际分娩日期与推算的预产期可以相差 1~2 周。若末次月经不清楚，可根据早孕反应、胎动出现的时间、宫底高度及 B 超检查结果进行估算。

2. 身体评估

（1）全身状态评估：包括步态、精神状况、发育、营养、身高及体重等。测量血压、体重，检查乳房发育，乳头有无平坦或凹陷等。

（2）产科评估：①腹部评估：视诊（腹部外形、大小，有无瘢痕、水肿、妊娠纹等）。②宫高/腹围测量：软尺零点置于耻骨联合上缘中点，经脐至宫底的长度为宫底高度，简称宫高；软尺经脐绕腹一周测得的周径为腹围。不同孕周宫高和腹围见表 9-1。③四步触诊：前 3 步面朝孕妇头部，第 4 步面朝孕妇足部，了解腹部紧张度、宫底高度、胎产式、胎方位和胎先露及是否入盆等。④听诊胎心：正常为 110~160 次/min，听诊部位依据胎位而定。⑤阴道检查或肛门指诊：可了解骨盆腔大小、胎先露等，必要时进行。⑥绘制妊娠图：将各项检查结果如血压、宫高及腹围等绘制于妊娠图中，判断有无异常。

视频 9-1
产科腹部评估

表 9-1 不同孕周宫底高度及腹围

单位：cm

妊娠周数	宫底高度	腹围
20	18（15.3~21.4）	82（76~89）
24	24（22.0~25.1）	85（80~91）
28	26（22.4~29.0）	87（82~94）
32	29（25.3~32.0）	89（84~95）
36	32（29.8~34.5）	92（86~98）
40	33（30.0~35.3）	94（89~100）

拓展阅读 9-2
分娩恐惧评估

3. 心理社会状况　早期主要评估孕妇对妊娠的接受程度、家庭支持程度，有无因早孕反应等不适导致的情绪低落；中、晚期主要评估遵医行为和能力，能否规律产检，对妊娠和分娩的认知及应对方式，家庭尤其是配偶在情感、经济等方面的支持力度；孕妇有无因惧怕分娩疼痛、担心母子安危而出现的焦虑、恐惧等。

4. 实验室及其他检查

（1）实验室检查：血常规、尿常规、血型、肝肾功能、空腹血糖、糖耐量筛查、HIV 筛查、血液生化检查等。

（2）其他检查：超声检查、胎心监护等。

（二）产妇评估要点

1. 健康史评估　主要评估分娩方式、分娩过程是否顺利、产后出血量、会阴有无撕裂及撕裂程度，新生儿 Apgar 评分、体重及有无畸形等。同时还要了解有无合并症和并发症等。

2. 身体评估

（1）一般情况：①体温变化：产后 24 h 内体温可达 38.0℃，可能与分娩过程中体力消耗过度有关，属于正常分娩反应；产后 3~4 日，因乳房血管、淋巴充盈导致体温可升高至 37.8~39.0℃，一般持续 4~16 h 恢复正常，称泌乳热。②呼吸：呼吸变深变慢，频率为 14~16 次/min。③脉搏：一般略慢，为 60~70 次/min，产后 1 周后恢复正常。④血压：平稳，如为妊娠期高血压产妇，产后血压明显下降。

（2）生殖系统评估：①子宫：产妇排尿后，通过触诊了解宫底高度、子宫轮廓、质地，有无压痛，有无宫缩痛及其程度。②会阴及阴道：会阴部有无水肿、撕裂伤或切口，切口部位有无红肿、硬结及脓性分泌物；观察恶露量、颜色及气味，必要时按压宫底。

（3）排泄情况：①产后 4~6 h 能否排尿，有无残余尿；留置导尿管者是否通畅，尿量、颜色及性状等。②产后由于多进食流食或半流食，肠蠕动减弱，产后活动相对较少，可能会引起便秘。

（4）乳房评估：①有无乳头平坦、凹陷及乳头皲裂。②乳房是否充盈、肿胀，局部有无红、肿、热、痛等炎性表现。③乳汁质和量：初乳呈淡黄色，质稠；过渡乳和成熟乳为白色。如喂奶后婴儿安静睡眠，小便 >6 次/d，大便 3~5 次/d，体重增长理想则提示乳汁量充足。

（5）影响母乳喂养的因素：①生理因素：如患有严重的疾病、使用某些药物、分娩及产后过度疲劳等。②心理因素：如焦虑、抑郁，不良的分娩体验等。③社会因素：婚姻问题、青少年母亲或单身产妇，缺乏相关知识和技能等。

3. 心理社会评估　有无产后焦虑、抑郁等不良情绪；家庭关系是否良好，家庭情感支持和经济支持是否足够；医务人员是否给予健康宣教和技能指导等。

4. 实验室及其他检查　必要时可行血常规、尿常规及 B 超检查等。

（三）注意事项

1. 整体评估　要充分尊重孕产妇，保护其隐私，评估要全面、系统，包括生理、心理和社会支持三方面内容，缺一不可。

2. 动态评估　评估时要充分考虑孕产妇及家庭对护理服务需求的个体差异，并注意随着时间的变化进行动态地评估。

3. 家庭评估　评估孕产妇及家庭成员对妊娠、分娩的态度，相关知识水平，寻求健康指导的态度、接受能力及健康管理能力。

4. 动作规范　产科检查时操作动作要规范、轻柔，手脑并用，及时识别异常情况。

（李金芝）

第二节 儿 童 评 估

情境导入

患儿，男，10个月。因"腹泻、呕吐2天，伴发热1天"就诊。现病史：患儿于2天前无明显诱因出现腹泻，由黄色软便转为黄色稀水样便，5~6次/d，量中等；伴有呕吐，2~3次/d，为胃内容物，量少。昨日出现发热，自测体温为37.8℃，排便次数多达10次，量少，呈水样，呕吐频繁，为胃内容物。发病后患儿食欲减退，精神稍萎靡，尿量稍少。混合喂养，6个月添加辅食至今。既往史：既往健康，按时进行预防接种，无食物及药物过敏史。

请思考：

1. 还需要补充哪些评估资料？

2. 目前存在哪些护理诊断/问题？

儿童（child）的生长发育是一个连续渐进且有规律的动态过程。根据儿童解剖、生理和心理行为特点，将儿童年龄划分为7个时期：①胎儿期（fetal period）：从受精卵形成至胎儿娩出，约40周。②新生儿期（neonatal period）：自胎儿娩出脐带结扎至出生后28天。③婴儿期（infant period）：出生后到满1周岁，包括新生儿期在内。④幼儿期（toddler age）：自满1周岁到3周岁之前。⑤学龄前期（preschool age）：自满3周岁到6~7岁。⑥学龄期（school age）：自6~7岁到进入青春期前。⑦青春期（adolescence）：以性发育为标志，一般为10~20岁。各期之间既有区别，又有联系。评估时应充分考虑儿童生长发育的特点和个体差异，运用多方面知识和技能，结合心理、社会等内容全面进行。

一、儿童的身心特点

（一）体格生长规律

1. **体重** 是反映儿童生长和营养状况的最易获得的敏感指标。新生儿出生体重与其胎次、胎龄、性别和宫内营养状况有关，我国男、女婴平均体重为（3.33±0.38）kg、（3.24±0.39）kg。由于摄入不足、胎粪及水分的排出，部分新生儿可出现体重暂时性下降（为出生体重的5%~10%），至出生后第7~10日逐步恢复。体重增长为非匀速增长，年龄越小、增长速率越快。正常足月新生儿1个月时体重可增长1~1.7 kg，3~4个月时体重约为出生时的2倍（约6 kg），1岁时体重约为出生时的3倍（9 kg）。出生后第1年是体重增长速度最快的时期，为"第一个生长高峰"。出生第2年体重增加2.5~3.5 kg，2岁后到青春前期体重增长值为2~3 kg/年。进入青春期后体格生长再次加快，呈现"第二个生长高峰"。

2. **身高** 3岁以内儿童宜采取仰卧位测量，称身长；3岁以后立位测量，称身高。身高（长）增长与种族、遗传、内分泌、营养、运动和疾病等因素有关。新生儿出生时身长平均为50 cm，第1年平均增长约25 cm（为第一个增长加速期），第2年增长速度减慢，平均增长

10~12 cm。2 岁以后身高（长）稳步增长，平均每年增加 5~7 cm，至青春期出现第二个增长加速期。2~12 岁身高（长）的估算公式为：身高（cm）＝年龄（岁）×7+77。

3. **头围** 是指自眉弓上缘经枕骨结节绕骨一周测得的周径，是反映脑发育和颅骨生长的一个重要指标，出生时平均为 33~34 cm。1 岁以内头围增长较快，前 3 个月和后 9 个月都增长 6~7 cm，1 岁时头围约 46 cm。1 岁以后头围增长明显减慢，2 岁时约 48 cm。15 岁时 54~58 cm，基本同成人。3 岁以内常规测量头围。

4. **胸围** 反映肺和胸廓的发育。出生时胸围约 32 cm；1 岁时胸围约等于头围，出现头围、胸围生长曲线交叉。营养不良、佝偻病等儿童头围和胸围生长曲线交叉可延迟至 1.5 岁；1 岁以后胸围发育开始超过头围，1 岁至青春前期胸围超过头围的厘米数约等于儿童年龄（岁）减 1。

5. **上臂围** 指沿肩峰与尺骨鹰嘴连线中点绕上臂一周的长度，反映上臂骨骼、肌肉、皮下脂肪的发育水平，生后第 1 年内上臂围增长迅速，1~5 岁期间增长缓慢。常用于评估 5 岁以下儿童营养状况：＞13.5 cm 为营养良好，12.5~13.5 cm 为营养中等，＜12.5 cm 为营养不良。

6. **坐高** 指头顶至坐骨结节的垂直距离，反映头颅与脊柱的发育。3 岁以下取仰卧位测量，称顶臀长。出生时坐高占身高的 67%，由于下肢增长速度随年龄增长而加快，14 岁时坐高仅占身高的 53%。此百分数显示了身体上、下部比例的改变，反映了身材的匀称性，比坐高绝对值更有意义。

7. **牙齿** 人一生有乳牙（共 20 个）和恒牙（共 32 个）两副牙齿，出生时在颌骨中已有骨化的乳牙芽孢，被牙龈覆盖，出生后 4~10 个月乳牙开始萌出，3 岁前出齐。乳牙的萌出时间、顺序和出齐时间存在较大个体差异。2 岁以内乳牙的数目为月龄减 4~6，13 个月龄后仍未萌牙者称萌牙延迟。儿童 6 岁左右开始出第一颗恒牙即第一磨牙，长于第二乳磨牙之后，又称为 6 龄齿。6~12 岁乳牙按萌出先后逐个被同位恒牙代替，其中第一、二前磨牙代替第一、二乳磨牙。12 岁左右出现第二磨牙，17~18 岁出第三磨牙（亦称智齿）。

（二）心理社会状况

1. **婴儿期** 此期感觉发育速度很快，而知觉发育较慢。6 个月能辨认陌生人，明显表现出对母亲的依恋及分离性焦虑情绪；7 个月时能无意识发出爸爸、妈妈等语音，8 个月时能注意观察大人的行为。1 岁时对人和事物表现出喜憎心理，能逐渐理解一些日常用品的名称，如电灯、碗、奶瓶，并逐渐发展从讲单个词语到简单的句子。语言、动作及心理发育有明显进步。

2. **幼儿期** 开始独立行走，活动范围渐广，接触周围事物增多，故智力发育较快，语言、思维和社会适应能力增强，自主性和独立性不断发展，由于缺乏社会规范意识，任性行为达到高峰，喜欢以"不"来满足自我独立的需要。但对各种危险的识别能力和自我保护能力不足。

3. **学龄前期** 身体活动能力和语言发展较快，智力发育日趋完善，对周围事物产生强烈兴趣，好奇、多问、模仿性强，语言和思维能力进一步发展，自理能力增强，个性开始形成，能有意识地控制自己的情感。

4. **学龄期** 智能发育较前更成熟，理解、分析、综合能力逐步增强，迫切学习文化知识、各种技能，学会遵守社会规则，从原来以游戏为主导活动的生活过渡到以学习为主导的校园学生生活，完成任务后有成就感。

5. **青春期** 接触社会增多，开始关注自我和探究自我，容易受到外界环境的影响，心理适应能力加强但情绪容易波动，自控能力较差，在情感问题、同学关系或伙伴问题、职业选择、道德评价等问题上处理不当时对良好个性的发展会造成不同程度的影响。

二、评估要点和注意事项

（一）评估要点

1. 健康史评估

（1）一般情况：包括姓名、年龄、性别及患儿父母、监护人或抚养人的姓名、年龄、职业及受教育程度等。年龄记录要准确，采用实际年龄如几个小时、几个月、几岁几个月等。记录健康史叙述者与患儿的关系。

（2）主诉及现病史：本次就诊的主要原因、发病情况、主要症状的发展情况、伴随症状及接受过的处理过程等。

（3）个人史

1）出生史：胎次、胎龄，母亲怀孕经过，分娩方式，出生体重、身长，Apgar 评分情况、有无窒息及抢救经过等。

2）喂养史：出生后何时开始喂养，喂养方式（母乳、人工喂养、混合喂养），喂养量、次数，断奶时间，辅食添加的月龄，饮食习惯，有无挑食、偏食等。

3）生长发育史：了解身高、体重、头围等增长情况，前囟门闭合时间，乳牙萌出时间及数量，会抬头、翻身、坐、爬、站、走的时间，语言发展等。

4）生活史：包括生活环境、卫生习惯、排泄习惯，是否有咬指甲、吸吮手指等不良行为。

（4）既往史：既往健康状况及患病史，预防接种史（种类、次数、年龄，有无不良反应等）及食物和药物过敏史等。

（5）家族史：有无遗传性疾病史，父母是否近亲结婚等。

2. 身体评估

（1）一般状况：注意观察患儿的精神状态，表情、哭声，发育与营养情况，皮肤颜色，对事物的反应，语言表达能力，体位或行走姿势，亲子关系等。

（2）生命体征：包括体温、脉搏、呼吸、血压测量。

1）体温：可根据患儿的年龄和病情选择测温方法。口腔测温法适用于神志清楚能配合的 6 岁以上患儿，测试 3 min，＜37.5℃为正常。肛门测温法适用于 1 岁以内，不合作或昏迷、休克患儿，测温 2 min，正常范围为 36.5 ~ 37.5℃。耳温计在外耳道测温，数秒可显示体温，正常范围为 36.0 ~ 37.0℃。

2）脉搏、呼吸：在安静状态时测量，注意脉搏的速率、节律、强弱及紧张度；通过听诊或观察胸腹部起伏评估患儿呼吸情况；必要时可用少量棉花纤维置于患儿鼻孔边缘，观察棉花纤维摆动次数，并注意呼吸频率、节律及深浅。各年龄段儿童呼吸、脉搏情况见表 9-2。

表 9-2　各年龄段儿童呼吸、脉搏情况

年龄	脉搏（次 /min）	呼吸（次 /min）	呼吸 / 脉搏
新生儿	120 ~ 140	40 ~ 45	1 : 3
＜1 岁	110 ~ 130	30 ~ 40	1 : 3 ~ 1 : 4
2 ~ 3 岁	100 ~ 120	25 ~ 30	1 : 3 ~ 1 : 4
4 ~ 7 岁	80 ~ 100	20 ~ 25	1 : 4
8 ~ 14 岁	70 ~ 90	18 ~ 20	1 : 4

3）血压：应根据患儿年龄选择不同宽度的袖带。青少年常规测量坐位右上臂肱动脉血压。年幼儿可用多功能心电监护仪测定血压。儿童血压随年龄增长而逐渐升高，公式推算：收缩压（mmHg）=（年龄 ×2）+80，收缩压的 2/3 为舒张压。一般而言，1 岁以上儿童的下肢收缩压比上肢血压高 10~40 mmHg，舒张压一般无明显差异。

（3）体格生长：包括体重、身长、头围、胸围、腹围等。

1）体重：晨起空腹及排尿后测量体重，应脱鞋、着单衣。可根据患儿年龄选择盘式、坐式和站式杠杆秤测量，测量前必须校正调零。临床上可按以下公式估计体重：1~6 个月：体重（kg）= 出生体重 + 月龄 ×0.7；7~12 个月：体重（kg）=6+ 月龄 ×0.25；2 岁至青春前期：体重（kg）= 年龄 +7（或 8）。或用公式：3~12 个月：体重（kg）=（月龄 +9）/2；1~6 岁：体重（kg）= 年龄（岁）×2+8；7~12 岁：体重（kg）=［年龄（岁）×7-5］/2。

2）身长及身体各部生长：详见"体格生长规律"部分。

（4）皮肤和皮下组织：观察皮肤色泽，有无苍白、潮红、发绀、黄染、皮疹、瘀点（斑）、脱屑、色素沉着，有无脱发；触摸皮肤温度、湿度、弹性，有无水肿等。皮下脂肪厚度一般采用腹部皮褶厚度作为观察指标，测量方法：在腹部脐旁乳头线上，以拇指和示指相距 3 cm 处，将皮脂层垂直捏起，然后测量其上下缘的厚度并判断营养情况：① Ⅰ 度营养不良，皮褶厚度多为 0.4~0.8 cm；② Ⅱ 度营养不良，皮褶厚度 <0.4 cm；③ Ⅲ 度营养不良，皮下脂肪几乎消失。

（5）浅表淋巴结：评估时注意数目、大小、质地、活动度、有无粘连、压痛等，特别是枕后、颈部、耳后、腋窝及腹股沟处。

（6）头颈部

1）头颅：观察形状、大小，必要时测量头围；注意前囟大小和紧张度，有无凹陷或隆起；新生儿有无产瘤、血肿，婴儿有无枕秃、颅骨软化等。

2）面部：有无特殊面容，如唐氏综合征患儿有眼距宽、鼻梁低平、眼裂小、眼外侧上斜等特殊面容。

3）眼、耳、鼻：有无眼睑水肿、上睑下垂、眼球突出、斜视、结膜充血，以及瞳孔大小、形状、对光反应；检查外耳道有无分泌物、局部红肿及外耳牵拉痛；注意鼻部外形、有无鼻腔分泌物及鼻翼扇动。

4）口腔：口唇颜色、是否干燥，有无口角糜烂及疱疹；颊黏膜、牙龈及硬腭有无充血、溃疡、黏膜斑、鹅口疮，腮腺开口处有无红肿及分泌物；牙齿数目及龋齿数；舌质、舌苔颜色。最后观察扁桃体是否肿大，有无充血、分泌物及咽部有无溃疡、充血、滤泡增生、咽后壁肿胀等情况。

5）颈部：观察外形及活动情况，甲状腺有无肿大，气管有无移位，颈静脉充盈、血管搏动情况，有无颈项强直等。

（7）胸部

1）胸廓和肺：观察胸廓是否对称，有无鸡胸、肋串珠等佝偻病的体征；有无桶状胸、肋间隙增宽或变窄及"三凹征"等。肺部：注意呼吸频率、节律和深度是否正常，有无呼吸困难；触诊了解语音震颤情况；叩诊可用直接叩诊法了解有无浊音、鼓音等；听诊呼吸音是否正常、有无啰音等。

2）心脏：观察心前区有无隆起，心尖冲动位置、强弱和搏动范围；触诊心尖冲动位置及有无震颤；叩诊心浊音界的大小；听诊心音、心率、心律，了解有无心脏杂音及部位、性质和时期等。

（8）腹部：视诊腹部有无肠型或蠕动波，有无脐疝，脐部有无分泌物、出血。听诊有无肠鸣音异常、血管杂音。触诊腹部紧张度，有无压痛及反跳痛，有无肿块等，叩诊有无移动性浊音。必要时定时测量腹围，即经脐绕腹一周测得的周径。

（9）脊柱和四肢：脊柱是否对称，有无脊柱侧弯、脊柱裂及脊膜膨出。观察四肢有无畸形如 O 形或 X 形腿，佝偻病体征如手镯、脚镯样变等。有无杵状指（趾）、多指（趾）畸形等。

（10）会阴、肛门和外生殖器：观察有无畸形、肛裂等，女孩有无阴道分泌物及性状，男孩有无隐睾、包皮过长、鞘膜积液和腹股沟疝等。

（11）神经系统：观察神志、精神状态、面部表情、动作语言能力、反应灵敏度、有无行为异常等，了解神经反射（如脑膜刺激征）、生理反射（如吸吮反射及握持反射）等情况。

3. 心理社会评估　由于患病及住院改变了患儿的日常生活和健康状况，可引发各种心理反应如焦虑、恐惧和负罪感，表现为沉默、沮丧、哭泣，甚至剧烈反抗，拒绝配合治疗和护理。部分患儿对游戏缺乏兴趣，出现退化现象，如尿床、吸吮奶嘴等。家庭评估包括家庭结构，如父母婚姻情况、职业、受教育程度、家庭育儿观念和家庭及社区环境等，患儿与父母的关系如何，家庭能否满足患儿身体、情感需要；家庭成员对疾病的认知、护理患儿的能力及父母对患儿住院的心理反应等；父母与患儿的交流方式等。

4. 实验室及其他检查

（1）实验室检查：血常规、尿常规和粪便常规，血培养，肝肾功能，血生化检查等。

（2）其他检查：心电图、X 线检查、腹部 B 超、超声心动图、钡剂灌肠、骨髓穿刺等。

（二）注意事项

1. 建立良好的护患关系　首先，向家长及年长患儿说明检查的目的，以取得配合。检查前与患儿交谈，态度和蔼，用鼓励表扬的语言或用手轻轻抚摸患儿，或用玩具逗引，消除患儿紧张心理。若患儿哭闹不止，护士应耐心安抚患儿，待其安静后再进行评估。其次，要耐心倾听家长的观点和想法，理解家长的心情，针对家长提出的问题给予耐心、细致的解答，以赢得家长的信任。

2. 保持环境舒适　保持环境安静，光线充足，温、湿度适宜，室内环境布置可以卡通化，并可根据需要提供玩具、书籍安抚患儿。检查时应让父母陪在身边，患儿可以坐或躺在家长的怀里或由父母抱着检查，这样患儿可有安全感。

3. 恰当使用沟通技巧　根据实际情况采取适宜的沟通技巧，巧妙引导家长或患儿本人叙述。尽量使用开放性问题鼓励家长围绕病情详细、客观地描述，注意倾听和观察语言和非语言信息，必要时给予澄清和核查。对于患儿，护士可采用微笑、表扬、鼓励或抚摸等方式，或运用游戏式交流方法与患儿进行沟通，消除患儿恐惧感，取得信任与合作，并可借此观察患儿精神状态、智力及对外界的反应情况。

4. 评估方法规范，顺序灵活　评估前护士要清洁和温暖双手。评估时尽可能动作迅速、手法轻柔，既要系统全面，又要注意保暖及保护患儿的隐私，照顾其害羞心理和自尊心。评估顺序可以根据患儿当时的情况灵活掌握：患儿安静时，可先进行心肺听诊、呼吸次数和腹部触诊等易受哭闹影响的项目；然后进行皮肤、四肢躯干、骨骼、全身浅表淋巴结等评估；最后进行评估口腔、咽部等不易接受的部位。如果是疼痛评估，也要放在后面进行。如为急诊患儿，首先评估生命体征及与疾病有关的部位。

5. 注意患儿的个体差异性　评估患儿生长发育时，应充分考虑患儿的个体差异，如语言、运动能力的差异。由于患儿语言表达能力有限，临床观察和客观检查特别重要。

（李金芝）

第三节 老年人评估

情境导入

病人，女，70 岁。急性起病，因"言语不清伴进食呛咳 1 天"入院。病人 1 天前无明显诱因出现言语不清、进食呛咳、口角歪斜流涎症状，既往因脑梗死遗留左侧肢体活动受限症状较前加重。身体评估：T 36.5℃，P 76 次 /min，R 18 次 /min，BP 140/90 mmHg。双瞳孔等大等圆，直径 3.0 mm，对光反射灵敏，左侧鼻唇沟浅，示齿口角不偏，伸舌左偏。左上肢肌力 3 级 +，左下肢肌力 4 级，右侧肢体肌力 5 级。实验室检查：WBC 10.0×10^9/L，RBC 4.31×10^{12}/L，PLT 198×10^9/L。

请思考：

1. 护士对该病人进行健康评估的要点有哪些？

2. 其主要护理诊断 / 问题有哪些？

老年是生命过程中器官老化、退化和生理功能衰退的时期。世界卫生组织根据现代人生理、心理结构上的变化，将人的年龄界限做了新的划分：44 岁以下为青年人，45～59 岁为中年人，60～74 岁为年轻老人，75～89 岁为老年人，90 岁以上为长寿老年人。一般发展中国家 60 岁及以上为老年人，欧美发达国家则以 65 岁及以上为老年人。2021 年 5 月 11 日，第七次全国人口普查结果显示，中国 60 岁及以上人口为 26 402 万人，占 18.70%，其中，65 岁及以上人口为 19 064 万人，占 13.50%。我国人口老龄化程度进一步加重，掌握老年人的健康评估内容至关重要。

一、老年人的身心特点

（一）身体特点

1. 体型 随着年龄的增长，身高下降，女性常比男性更明显；体重减轻或由于活动过少，体重可能增加；随着衰老进展，出现驼背等体型变化。

2. 皮肤 头发变白，稀少；皮肤松弛，出现皱纹，尤其以面部最明显；面部、颈、手背、前臂等暴露部位出现老年斑等。

3. 头面部器官 老年人视力下降，听力下降，甚至听力丧失；鼻黏膜萎缩、干燥易出血，嗅觉减退。唾液腺分泌减少，口腔黏膜干燥，味觉减退。牙龈萎缩，牙根外露，牙齿松动，易脱落，唇部及颊部凹陷，颧骨和下颌骨下缘突出而呈典型的老年貌。

4. 呼吸系统 老年人由于肺组织僵硬、弹性回缩力衰退、肋软骨钙化、运动减弱、脊柱萎缩、驼背、胸廓硬化变形呈桶状胸及生理性肺气肿等，导致肺活量减少，残气量增加，换气效能减弱，通气功能降低，尤其患慢性支气管炎时，痰液分泌增加，气道阻塞，排痰困难。

5. 循环系统　老年人心肌收缩力降低，心排血量和每搏输出量均减少，致使全身各脏器供血不足。动脉因退行性变和粥样硬化而弹性下降，管腔狭窄，使血压增高，冠状动脉粥样硬化可引起心绞痛、心肌梗死。老年人由于颈动脉窦和主动脉弓压力感受器敏感性下降，反射性调节血压降低，易发生直立性低血压。

6. 消化系统　老年人胃黏膜和胃腺萎缩，胃酸分泌下降，消化能力减弱，胃排空速度减慢，肠蠕动减慢，均会影响食物的摄入和消化，常发生便秘、营养不良。

7. 泌尿生殖系统　老年人肾功能逐渐减退，常有尿急、尿频、尿失禁、夜尿增多。男性常有前列腺增生，阴毛变稀、变灰，阴茎、睾丸变小。女性生殖器官和乳房逐渐萎缩，阴毛稀疏，呈灰色；阴唇皱褶增多，阴蒂变小；阴道变窄，阴道壁干燥苍白，皱褶不明显；子宫及卵巢缩小。

8. 神经系统　脑组织萎缩，神经细胞数量减少，脑血流量减少，神经传导速度变慢，对刺激反应时间延长，脑血管硬化等改变，使老年人反应迟钝，记忆力减退，注意力不集中，动作不协调，生理睡眠缩短。

9. 内分泌系统　主要表现在甲状腺功能降低，肾上腺皮质功能下降，对胰岛素敏感性降低和葡萄糖耐量减少，性激素分泌减少，性功能失调等。

10. 免疫系统　老年人免疫功能下降，抵抗力降低，疾病增加、感染发生率高，与年龄相关的许多慢性病，如慢性阻塞性肺疾病、糖尿病、肿瘤等均可增加对感染性疾病的易感性。

（二）心理社会状况

随着年龄增长，老年人会在不同程度上出现感知觉能力衰退、记忆力变化、情绪不稳定等不良心理过程。

1. 焦虑、恐惧　老年人患病后由于原有生活方式的改变、自理能力的变化，容易出现易激惹、焦虑及对死亡的畏惧心理，另外随着病症加重，部分老年病人不能获知自己病情的真实状况，或长期忍受疾病、治疗带来的痛苦，易表现出排斥、挑剔，甚至发怒。

2. 依赖性增强　多数老年病人需要他人的照顾，通常会寻求帮助，表现为对家庭、子女、医务人员的依赖感增强，在心理上也会产生病人角色强化，长期以病人角色生存，部分老年人会逐渐转变为以自我为中心的人格特质。

3. 孤独、抑郁、敏感　随着疾病进程的延长和对疾病的被迫接受，使部分老年病人变得抑郁。行动不便使其与外界接触机会减少，获取信息量更加有限。这些负性体验均会增加老年病人的孤独感，家人、护理人员若在照料过程中出现言语或行为上的不满，使原本脆弱的老年人更加敏感、抑郁。

4. 疑病心理　患病后的老年人，社交活动减少，注意力过多集中在自身，日常躯体出现的轻微不适就会认为是大的病症，这种疑病心理的老年人对自身感受的程度常与躯体改变的程度不相符。

5. 回避　部分老年病人在患病后，为避免精神上的惊恐体验，持续性地回避与疾病有关的事件或话题，深藏自己的内心感受、不肯外露，这些心理反应可在一些已经确诊肿瘤而又深觉疾病不可挽救的老年病人中出现。

二、评估要点和注意事项

（一）评估要点

1. 健康史　了解病人一般资料，包括婚姻家庭情况、文化程度、民族、宗教信仰、社会活动、经济支持等；仔细询问老年人目前健康情况、饮食与营养情况、休息与睡眠情况、排泄情况、日常的活动及自理能力等；曾患过何种疾病，治疗及恢复情况；了解老年人有无手术史、外伤史、食物及药物过敏史；有无急慢性疾病及其对日常活动、心理状况和社会活动的影响等。

2. 身体评估

（1）一般状况：测量生命体征，老年人基础体温较成人低，易发生直立性低血压，呼吸次数比正常成人稍增多。测量身高、体重、腰围，计算体重指数（BMI），评估体位，危重老年病人还要注意评估神志、尿量、皮肤黏膜、瞳孔变化等。

（2）皮肤及淋巴结：包括皮肤的颜色、温度、弹性、皮疹等。老年人皮肤干燥、弹性减低，可见色素斑（老年斑），毛发稀疏无光泽，并有脱发。还需评估浅表淋巴结的大小、质地等，是否移动、有无压痛等。

（3）头面部及颈部：评估头发、头皮和头颅；眼睑是否内翻、水肿，眼球是否突出，巩膜有无黄染；口腔与牙齿情况；耳郭有无痛风石，耳道是否有液体流出；颈部有无颈强直及血管杂音、颈静脉充盈及程度、甲状腺有无异常。

（4）胸部：包括乳房评估，评估胸廓形状，对肺部及心脏按视、触、叩、听进行评估，胸部听诊是胸部评估最重要的评估方法，包括听诊肺部有无异常呼吸音和啰音；听诊心率、心律，第一心音有无增强或减弱，有无杂音。

（5）腹部：评估腹部外形，是否有膨隆或者凹陷，消瘦的老年人腹壁变薄松弛；有无移动性浊音，肠鸣音情况，有无腹肌紧张，腹部有无压痛、反跳痛及包块，肝脾有无肿大。

（6）脊柱四肢：注意有无脊柱后弯、肌萎缩、骨关节疼痛；了解关节及其活动范围；观察足、踝和下肢是否有水肿；触摸足背动脉，动脉搏动可分为正常、减弱、可疑和消失，注意比较双侧是否对称。

（7）泌尿生殖系统：评估老年男性有无前列腺增生，老年女性需进行相关妇科检查，是否存在外阴瘙痒、阴道炎等。

（8）神经系统：评估应包括运动功能、感觉功能、神经反射及精神状态。

3. 躯体功能评估

（1）日常生活活动能力评估：通过评估日常生活能力，及时发现功能缺陷，采取有效护理措施以维护老年人正常生活。评估日常生活活动，如穿衣、进食、沐浴、如厕、大小便控制等，老年人生活自理能力可通过老年人生活自理能力评估表进行评估（表9-3）。该表为自评表，对5项内容进行评估，将各项内容判断评分汇总后，0~3分者为可自理，4~8分者为轻度依赖，9~18分者为中度依赖，≥19分者为不能自理。

（2）平衡与步态功能评估：老年人随着年龄增长及机体器官退行性变化，出现平衡力下降及步态改变。平衡功能和步态功能障碍可表现为：①姿势和步态的异常，如站立不稳、步态蹒跚，走路偏向一侧；②体位视线调节和空间定位感觉下降，共济失调；③辨距不良和意向性震颤，主要出现在上肢，动作愈接近目标时愈明显；④肌痉挛步态及慌张步态。常用Berg平衡量表（Berg balance scale，BBS）来评定老年人平衡功能。

表 9-3　老年人生活自理能力评估表

评估事项、内容与评分	程度等级				
	可自理	轻度依赖	中度依赖	不能自理	判断评分
（1）进餐：使用餐具将饭菜送入口、咀嚼、吞咽等活动	独立完成		需要协助如切碎、搅拌食物等	完全需要帮助	
评分	0	0	3	5	
（2）梳洗：梳头、洗脸、刷牙、剃须、洗澡等活动	独立完成	能独立地洗头、梳头、洗脸、刷牙、剃须等；洗澡需要协助	在协助下和适当的时间内，能完成部分梳洗活动	完全需要帮助	
评分	0	1	3	7	
（3）穿衣：穿衣裤、袜子、鞋子等活动	独立完成		需要协助，在适当的时间内完成部分穿衣	完全需要帮助	
评分	0	0	3	5	
（4）如厕：小便、大便等活动及自控	不需协助，可自控	偶尔失禁，但基本上能如厕或使用便具	经常失禁，在很多提示和协助下尚能如厕或使用便具	完全失禁，完全需要帮助	
评分	0	1	5	10	
（5）活动：站立、室内行走、上下楼梯、户外活动	独立完成所有活动	借助较小的外力或辅助装置能完成站立、行走、上下楼梯等	借助较大的外力才能完成站立、行走、不能上下楼梯	卧床不起，活动完全需要帮助	
评分	0	1	5	10	
总评分					

（3）吞咽功能评估：老年人吞咽困难的一些临床表现不典型，一般严重时才考虑到是否存在吞咽困难。评估老年人在吞咽时是否存在饮水呛咳，吞咽时或吞咽后出现咳嗽、呼吸困难，有无流涎或胃反流等情况，有的老年人还表现为食欲减退、营养不良。吞咽困难评估常用洼田饮水试验，病人取半卧位，水杯盛 30 mL 温水，让病人按平时习惯饮下，观察饮水的时间和呛咳的情况（饮水过程中出现呛咳则停止试验）（表 9-4），其判断标准为：①正常，Ⅰ级，5 s 之内。②可疑，Ⅰ级，5 s 以上或Ⅱ级。③异常，Ⅲ、Ⅳ、Ⅴ级。根据评估结果确定病人饮食方式。

表 9-4　洼田饮水试验

分级	评定标准
Ⅰ级（优）	能顺利地 1 次将水咽下
Ⅱ级（良）	分 2 次以上，能不呛咳地咽下
Ⅲ级（中）	能 1 次咽下，但有呛咳
Ⅳ级（可）	分 2 次以上咽下，但有呛咳
Ⅴ级（差）	频繁呛咳，不能全部咽下

（4）营养不良和营养不良风险评估：评估有无进食困难、体重下降、不良饮食习惯和嗜好等影响营养状态的因素。常用老年人微型营养评定简表（MNA-SF）进行评估（表 9-5）。结果评估：总分为 14 分，12~14 分表示营养状态良好，8~11 分表示有一定的营养不良风

表 9-5　老年人微型营养评定简表（MNA-SF）

指标	分值				得分
	0	1	2	3	
近 3 个月体重下降情况	> 3 kg	不详	1 ~ 3 kg	未降	
体重指数 BMI（kg/m²）	BMI < 19	19≤BMI < 21	21≤BMI < 23	BMI≥23	
在过去 3 个月内，有过一场大病或遭受过心灵重创	是		否		
活动能力	一直卧床在床	仅可下床活动	可以外出		
神经心理问题	严重痴呆或抑郁	轻度痴呆或精神紊乱	无神经心理问题		
在近 3 个月内食欲情况	严重减退	轻度减退	无食欲减退		
合计得分					

险，0 ~ 7 分表示存在营养不良状况。

（5）运动功能评估：老年人运动系统随着年龄的增长，退行性改变逐渐加重，加之疾病因素，严重影响运动功能。主要表现为关节疼痛、关节活动受限、肌力下降，平衡失调、步态不稳等。容易发生跌倒、坠床、骨折等并发症。关节活动度的评估工具最常用的是普通量角器法。徒手肌力检查是临床上检查肌力的最常用方法，根据接受助力或克服阻力的能力，按 6 级分级标准进行判定（具体详见第四章第八节神经系统评估相关内容）。

4. 老年人安全评估

（1）跌倒风险评估：老年人发生跌倒率高，是老年人伤残和死亡的重要原因之一。跌倒的诱发因素包括内在因素与外在因素。内在因素包括身体衰弱、神经肌肉和关节疾病、步态紊乱及平衡功能下降、视力障碍、认知功能异常等；外在因素包括多重用药、照明、地面环境等。临床应用广泛的是 Morse 跌倒风险评估量表进行跌倒风险的预测。

（2）压力性损伤的评估：活动受限、高龄是压力性损伤发生的两个最主要的原因，老年人皮下脂肪减少，皮肤松弛、干燥，修复能力差，再加上疾病、精神心理等诸多因素的影响，极易发生压力性损伤。要评估压力性损伤的好发部位、高危因素、好发人群，正确评估压力性损伤的分期，予以有效的预防及护理措施。临床常用 Braden 量表、Norton 量表进行压力性损伤危险因素评估。

5. 精神心理评估

（1）认知功能评估：老年人认知、感知能力处于衰退阶段，语言能力、记忆力、判断力、定向力、计算力和推理力有不同程度下降，甚至出现老年痴呆、思维混乱等。老年人认知的评估主要包括思维能力、语言能力及定向力 3 个方面。开始筛查时告知被检查老年人："我现在想检查一下您的记忆力，请您注意听"，再告知被检查老年人"我将要说 3 件物品的名称（如铅笔、卡车、书），请您立刻重复"，1 min 后再次重复。如被检查老年人无法立即重复或 1 min 后无法完整回忆 3 件物品名称为初筛阳性。对于认知功能初筛阳性的老年人，在知情同意后，可利用简易精神状态量表（mini-mental state examination，MMSE）对其进行评估。

（2）老年抑郁症的评估：多种因素可以导致老年抑郁症的发生，主要包括病理生理因素、社会心理因素、人格因素等。主要表现为情绪低落、兴趣丧失、言语减少、反应迟钝、出现谵妄或幻觉，常见的躯体症状有睡眠障碍、食欲缺乏。自杀是抑郁症最危险的发展趋势。老年抑

拓展阅读 9-3
中国健康老人标准

郁评估量表（GDS）是老年人专用的筛查量表。

（二）注意事项

1. 适宜的评估环境　环境温度要适宜，一般 22～24℃，环境安静舒适，注意保护老年人的隐私。

2. 评估时间充分　老年人反应较慢，理解力和记忆力也出现下降，评估时间会较长，另外长时间评估容易引起老年人疲惫，可以根据老年人的具体情况，分次进行采集。

3. 恰当运用沟通技巧　老年人行动和思维反应比较迟缓，容易产生沟通障碍，所以在评估过程中，要使用耐心倾听、触摸等技巧，通俗易懂的语言，注意语速适中，适时停顿和重复，表达对病人的尊重和关心。

4. 获取客观资料　老年人往往过高估计自己的能力，评估身体功能状况时，应细心观察，如通过直接观察老人进食、穿衣、如厕等进行综合判断，以避免主观判断中的偏差。

5. 合适的评估方法和工具　为了较全面地收集评估资料，需要选择针对性的评估量表及工具进行评估。

6. 及时准确记录评估结果　老年人入院后的首次评估应及时进行，评估记录在 24 h 内完成。其次，护理评估和及时记录要贯穿于老年人住院全过程，以及技术操作前、中、后，随时反映病情的动态变化。

（孙向红）

第四节　临终病人评估

情境导入

病人，女，40 岁，离异，没有工作。肺癌术后半年，现已出现肋骨转移，伴随重度疼痛症状，呼吸困难，不能平卧，极度消瘦，由其母亲照顾。女儿为高三在读学生，即将高考。在住院期间，病人神情淡漠，时常落泪，能够积极配合治疗，经常与医护人员商讨治疗方案，希望通过安宁疗护延长生存时间以看到女儿高考。病人对女儿隐瞒病情，怕影响其学习。经过安宁疗护，女儿高考后 10 天，病人安静离世。

请思考：

1. 该病人的评估要点有哪些？
2. 主要护理诊断／问题有哪些？

一、临终病人的界定标准

目前，国际上对于临终期的确定并无十分明确的标准，现有的医学手段无法准确预测生存期。临终病人（terminal patient）一般是指患有在当前医学技术水平条件下治愈无望的疾病，估计在 6 个月内将要去世的人。包括恶性肿瘤晚期病人、并发危及生命疾病者、衰老并伴有多种慢性疾病极度衰竭行将死亡者、严重心肺疾病失代偿病人、多器官功能衰竭病情危重者、其他处于濒死状态者等。

二、安宁疗护

2017 年国家卫生健康委员会颁布《安宁疗护实践指南（试行）》，其对安宁疗护定义为：安宁疗护以终末期病人和家属为中心，以多学科协作模式进行实践，主要内容包括症状控制、舒适照护及心理、精神和社会支持等。安宁疗护的目标是减少病人痛苦、维护病人尊严、协助病人平静离世、减轻丧亲者的负担。

拓展阅读 9-4
安宁疗护在老年临终
患者中开展的必要性

三、临终病人的身心特点

（一）生理状况

临终病人常出现疼痛、呼吸功能减弱、循环功能减退、胃肠道蠕动逐渐减弱、肌肉张力丧失、感知觉和意识改变等生理变化。

（二）心理状况

临终关怀学的先驱 Elisabeth Kubler-Ross 将临终病人的心理反应过程分为 5 个阶段，即否认期、愤怒期、协议期、抑郁期和接受期。

1. 否认期　"这一定不是我！"当病人得知自己病重、即将走到生命终点时，常常没有思想准备，其心理反应为"不，不可能，一定不会是我！这不是真的！"以此来极力否认，拒绝接受事实。继而会四处求医，并怀着侥幸的心理，希望是误诊，此期的持续时间因人而异。然而，比起病人自己的否认，家属的否认更加需要纠正。

2. 愤怒期　"为什么偏偏是我！"当四处求证之后，残酷的现实推翻了保护性的否认，病人通常会生气、愤怒、怨恨、嫉妒，产生"这不公平，为什么是我！"的心理反应。这会使病人和他周遭的人群形成一种隔阂："我是悲惨的将死之人，你们是快乐的健康人。"这种瞬时的内心失衡，使病人常常迁怒于周围的人，向家属、朋友或医护人员等发泄愤懑。

3. 协议期　"如果能让我好起来，我一定……。"病人希望尽可能延长生命，以完成未了心愿，并期望奇迹出现，常常表示"如果能让我好起来，我一定……"。此期病人大多会终止发怒，转而变得和善宽容，能积极配合治疗，表现出前所未有的求生欲望。

4. 抑郁期　"我是一个晦气的临终者吗？"积极配合治疗无果，病情进一步恶化，这时的病人往往会产生很强烈的失落感，表现为情绪低落、消沉、退缩、悲伤、沉默、哭泣等，甚至产生轻生的念头。这时的病人常要求会见亲朋好友，希望有喜爱的人陪伴，并开始交代后事。

5. 接受期　"我准备好了！"此期，病人对死亡已有所准备，一切未完事宜均已处理好，因而变得平静、安详。由于精神和肉体的极度疲劳和衰弱，病人常常处于嗜睡状态，情感减退，好像在静候死亡的来临。

四、评估要点与注意事项

（一）评估要点

1. 生存期评估　对临终病人进行生存期评估有助于临终护理计划的制订、实施及适时调整，提高其生活质量。生存期评估有其不确定性，可告知一个大致的时间范围，其评估需要护理人员结合自身经验，密切观察，了解临终病人的生活功能状况，及时控制或缓解病人的疼痛和其他症状，减轻病人的痛苦，发现临终病人心理、社会状况及精神方面的问题，同时熟练运用相关工具进行评估。临终病人常用的生存期预测评估工具有以下几种。

（1）姑息功能评估量表（palliative performance scale，PPS）：反映整体的功能情况，评定结果分为 0 ~ 100%，共 11 个等级，等级越高，说明病人功能状态越好，生存期越长（表 9-6）。PPS≤50% 的病人，只有大约 10% 生存期超过 6 个月。

表 9-6　姑息功能评估量表（PPS）

PPS	行走能力	活动能力和疾病情况	自理能力	进食情况	意识水平
100%	正常	正常活动，无疾病征象	完全自理	正常	清醒
90%	正常	正常活动，有一些疾病	完全自理	正常	清醒
80%	正常	勉强进行正常活动，有一些疾病	完全自理	正常或减少	清醒
70%	减低	不能维持正常工作，有一些疾病	完全自理	正常或减少	清醒
60%	减低	不能维持日常生活活动，有明确的疾病	大部分自理，但偶尔需要别人帮助	正常或减少	清醒或意识模糊
50%	大部分时间呈坐位或卧位	不能从事任何工作，有多种疾病	需要适当的帮助，常需要人照料	正常或减少	清醒或意识模糊
40%	大部分时间卧床	不能从事任何工作，有多种疾病	需要特别照顾和帮助	正常或减少	清醒或嗜睡或意识模糊
30%	完全卧床	不能从事任何工作，有多种疾病	需要完全照料	正常或减少	清醒或嗜睡或意识模糊
20%	完全卧床	不能从事任何工作，有多种疾病	需要完全照料	少量啜饮	清醒或嗜睡或意识模糊
10%	完全卧床	不能从事任何工作，有多种疾病	需要完全照料	不能进食	嗜睡或昏迷
0	死亡	×	×	×	×

（2）姑息预后指数（palliative prognostic index，PPI）：根据病人的整体功能状态（PPS）、进食量、水肿、静息时呼吸困难和谵妄 5 个指标评估临终病人生存期（表 9-7）。评价标准：PPI 总分 > 6.0，预计生存期 < 3 周（有研究表明，灵敏度为 80%，特异度为 85%）；PPI 总分 > 4 分，预计生存期 < 6 周；PPI 总分 ≤ 4 分，预计生存期 > 6 周。

2. 常见症状评估

（1）疼痛：是病人的主观感受，要尊重病人对于疼痛的表述，疼痛评估是合理、有效进行止痛治疗的前提，应遵循"全面、量化、常规、动态、谨慎"的评估原则。重点评估疼痛部位、强度、性质和疼痛发生的时间特点，以及加重或减轻疼痛的因素，既往疼痛治疗史，药物作用及副作用，疼痛发生时的伴随症状和情绪改变，疼痛对日常生活的影响等。身体评估与相应的实验室检查对全面疼痛评估也很重要。应观察病人皮肤颜色、温度、反应情况、完整性及其他

表 9-7　姑息预后指数（PPI）

序号	评价指标	评价标准	评分	得分
1	PPS 评定结果	10% ~ 20%	4	
		30% ~ 50%	2.5	
		≥60%	0	
2	进食量	几口的进食量	2.5	
		进食量减少	1	
		进食量正常	0	
3	水肿	有	1	
		无	0	
4	静息时呼吸困难	有	3.5	
		无	0	
5	谵妄	有	4	
		无	0	
	总分		0 ~ 15	

异常情况，从而确定疼痛位置。根据神经系统检查可判定疼痛的特定区域，引起疼痛的神经分布，亦可判断肿瘤的位置及压迫程度，以确定诊断和可能的原因。根据病人的认知能力和疼痛评估的目的，选择合适的疼痛评估工具，常用的疼痛评估工具有数字等级评分法（NRS）、视觉模拟评分表（VAS）等（详见第十章第二节疼痛相关内容），对病人进行动态的连续评估并记录疼痛控制情况。

（2）呼吸困难：评估病人病史、发生时间、起病缓急、诱因、伴随症状、活动情况、心理反应和用药情况等；评估病人神志、面容与表情、口唇、指（趾）端皮肤颜色，呼吸的频率、节律、深浅度，体位、胸部体征、心率、心律等；评估血氧饱和度、动脉血气分析、胸部 X 线检查、CT、肺功能检查等。

（3）咳嗽、咳痰：评估咳嗽的发生时间、诱因、性质、节律、与体位的关系、伴随症状、睡眠等；评估咳痰的难易程度，观察痰液的颜色、性质、量、气味和有无肉眼可见的异常物质等；必要时评估生命体征、意识状态、心理状态等，评估有无发绀。

（4）咯血：评估病人咯血的颜色、性状及量，伴随症状，治疗情况，心理反应，既往史及个人史；评估病人生命体征、意识状态、面容与表情等；了解血常规、出凝血时间等检查结果。

（5）口干：评估病人病史、既往史、目前用药等，观察口腔黏膜颜色、湿度、完整性等；有无味觉改变、吞咽困难、疼痛等症状，评估有无引起病人口干的药物及治疗因素；准确评估口干情况和严重程度。

（6）恶心、呕吐：评估病人恶心与呕吐发生的时间、频率、原因或诱因，呕吐的特点及呕吐物的颜色、性质、量、气味，伴随的症状等；生命体征、神志、营养状况，有无脱水表现，腹部体征；了解病人呕吐物或细菌培养等检查结果；注意有无水电解质紊乱、酸碱平衡失调。

（7）呕血、便血：评估病人呕血、便血的原因、诱因，出血的颜色、量、性状及伴随症状，治疗情况，心理反应，既往史及个人史；生命体征、精神和意识状态、周围循环状况、腹部体征等；了解病人血常规、凝血功能、便隐血等检查结果。

（8）便秘、腹泻：评估病人排便次数、排便方式、排便时间、药物使用情况、饮食习惯等，观察病人大便的颜色、形状、数量及肛周皮肤的完整性。

（9）压力性损伤：通过对皮肤的色泽和完整性进行观察，同时结合 Braden 量表、Norton 量表进行综合评估。

（10）睡眠障碍：评估睡眠节律、是否存在入睡困难、入睡后多梦、易醒、醒后难以入睡、醒后疲乏、头痛等，目前身体不适症状、用药情况、应激因素、环境因素、个人认知、社会支持等，可以结合病人睡眠日记、睡眠量表结果、多导睡眠监测等结果综合评估病人睡眠状况。常用睡眠评估量表有匹兹堡睡眠质量量表（Pittsburgh sleep quality index，PSQI）、失眠严重指数（insomnia severity index，ISI）等。

（11）谵妄：评估病人的意识水平、注意力、思维、认知、记忆、精神行为、情感和觉醒规律的改变，谵妄发生的药物及环境因素，并结合辅助检查结果综合评估。可以使用谵妄评估量表（CAM-ICU）辅助评估。

（12）恶病质：评估病人的病史，有无疼痛、恶心呕吐等不适症状；是否存在厌食、胃排空延迟等，是否存在抑郁等不良情绪反应；评估病人的体重变化，肌萎缩、皮下脂肪消耗程度等。

（13）发热：评估病人发热的时间、程度及诱因、伴随症状等，评估病人意识状态、生命体征的变化，了解病人相关检查结果。

（14）水肿：评估水肿的临床病史、性质及特征，包括水肿发生的初始部位、时间、诱因及进展情况；根据临床表现确定水肿类型；评估水肿伴随症状，如有无尿量减少、体重改变、营养状况、头晕、乏力、呼吸困难、心率增快、腹胀等症状。评估诊断治疗及护理的经过，包括用药及效果监测。

3. 心理社会评估　当病人在死亡的边缘徘徊挣扎时，不同病人所处的疾病状态，具有的个性、人生观、价值观不同，所呈现出来的情绪反应、死亡态度及心理状态也不同。因此需要全面评估病人的心理社会需求。

（1）疾病程度：病人病情的严重程度会影响患者的心理状态，病情恶化时病人会感受到死亡的迫近，会产生恐惧、焦虑、无助等心理，护士要评估病人对于病情的知晓程度、了解真实病情的意愿，为病情告知做好准备。

（2）认知水平：根据病人的文化程度和谈吐表现对其认知水平进行判断，认知水平较高者护患沟通较容易。

（3）人格特征：运用观察访谈、心理测验等方法对临终病人的人格特征进行判断，性格外倾型的病人应对危机的能力较强，相对容易接受现实。同时注意了解病人既往危机处理模式及挫折承受能力。

（4）文化信仰及价值观：评估病人是否由于种族、文化和信仰的差异而存在特殊的习俗。了解病人的人生观、价值观及对待死亡的态度。

（5）情绪反应：临终病人会有对死亡无知的恐惧，有未知和情感失落带来的恐惧，对人生过程的悔恨来不及弥补的恐惧，害怕成为家人的负担，孤独感、恐惧感、失落感等情绪反应。护士要通过观察、沟通交流评估病人的情绪反应，病人的焦虑、抑郁程度及有无自杀倾向，从而提供针对性的干预措施，使病人能够缓解不良情绪，正确面对死亡。

（6）未竟心愿：病人在临终阶段，除了对死亡的恐惧，更多的是对生的眷恋和对家人的不舍，病人会为未完成的事焦虑，也不可能全然放下。护士需要通过观察、沟通交流，敏锐地发现病人的未竟心愿，进而帮助病人达成所愿，死而无憾。

（7）照顾者的需求：临终不仅给病人带来痛苦，同时也会引起家属的一系列痛苦心理反应，家属往往比病人更难以接受死亡的事实。护士要评估家属的心理反应、哀伤程度、对死亡的态度等，帮助家属舒缓情绪、调整心态，与病人做好道爱、道别，做好死亡准备，顺利地度过悲伤期，真正达到生死两相安——"生者心慰，逝者魂安"的状态。

（8）社会支持：临终病人最希望家人的陪伴和照顾，社会及家庭支持对病人的生活质量及生命状态起着非常重要的作用。护士要评估病人的家庭结构、情感支持、信息支持、陪伴支持、经济支持、信仰支持等情况。

（二）注意事项

1. 护理伦理的基本原则　对临终病人进行评估时，需要遵守护理伦理的基本原则：尊重与自主原则、知情同意原则、人道主义原则、行善或有益原则、有利与无伤害原则、公正公平原则。其宗旨为不以延长生命为目的，而以减轻痛苦为目的；以病人为中心而不是以疾病为中心；不以治疗疾病为主，而以支持病人、理解病人、体贴病人、控制症状，全面照护为主；使病人至死保持人的尊严。

2. 实施评估的环境　为病人实施评估时，应注意进行评估的病房环境，最好为独立、偏离治疗区域的安静环境。墙面颜色以具有放松病人心情的浅绿色为主调，墙上设置照片墙，体现病人的生命历程，为使用平车进入病房的病人在天花板上描绘蓝天、白云等美景。通过这些措施，可以使病人放松心情，得到更好的评估效果。

3. 注意语言的艺术　言语沟通时，语速缓慢清晰，用词简单易理解，信息告知清晰简短，注意交流时机得当。寻求病人容易理解和接受的人性化和艺术性的语言，不要盲目给予病人不切实际的安慰和承诺，更不要说无能为力、无法医治、再也治不好了等对病人造成伤害的语言。始终要让病人坚信他没有被遗弃，一直有医护人员和家属在支持和关爱他。

4. 有效运用非言语沟通技术　非言语沟通时，表情亲切、态度诚恳，使病人感到舒适。保持适当的个人距离，一般为 1 m 左右，采取低于病人视平面的高度，认真倾听病人的谈话，并适当给予回应；倾听并注视对方眼睛，身体微微前倾，适当给予语言回应，必要时可重复病人语言；适时使用共情技术，尽量理解病人情绪和感受，并用语言和行为表达对病人情感的理解和愿意帮助病人；陪伴时，对病人运用耐心、鼓励性和指导性的话语，适时使用治疗性抚触。不要总问为什么，不要过于着急地安慰，也不要急于给病人建议或赞同和批评的观点。

5. 敏感度　护士要全面了解临终病人的各项需求，及时捕捉病人的情绪变化，努力提高识别出病人需求的高度敏感度。尤其是在语言信息与非语言信息矛盾时，要更能敏感地察觉到病人的真实意愿、情绪，察其色，观其颜。

（孙向红）

数字课程学习

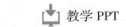 情境导入解析　　 教学 PPT　　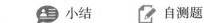 小结　　自测题

▶▶▶ 第十章

常见症状评估

【学习目标】

知识：

1. 掌握常见症状的基本概念和评估要点。

2. 熟悉常见症状的病因。

3. 了解常见症状的发病机制。

技能：

1. 能够正确运用问诊相关知识和评估技能，系统地进行常见症状的评估，收集完整的
健康资料。

2. 具有根据常见症状的评估资料，准确提出护理诊断／问题的能力。

3. 能够正确运用所学的知识，总结常见症状的特点。

素质：

1. 具有尊重病人、爱护病人和保护病人隐私的职业情感。

2. 具有高度的责任感、敬业精神和伦理道德行为。

　　症状（symptom）是个体患病时主观感受到的不适、痛苦的异常感觉或某些客观病态改变，如发热、疼痛、呼吸困难、乏力、食欲减退等，常是病人就诊的主要原因。症状是健康史的重要组成部分，研究症状的发生、发展和演变及由此而发生的病人的身心反应，对形成护理诊断、制定护理措施起着主导作用。同时症状评估也为体格检查、辅助检查提供线索。因此，掌握常见症状的基本知识是进行全面、客观、准确评估的前提和基础。

第一节 发 热

情境导入

　　病人，男，32岁，职员。主诉"发热3天"入院。3天前因运动时淋雨后出现畏寒和发热，自测体温为39.0～39.5℃，口服感冒冲剂和布洛芬后好转，但是效果不佳。昨晚出现左侧胸痛，呼吸、咳嗽时加重；咳嗽时有少量痰液，呈铁锈色。身体评估：T 39.5℃，P 98次/min，R 22次/min，BP 100/80 mmHg，神志清醒，急性面容，自主体位，双肺呼吸音粗，可闻及少量湿啰音；HR 98次/min，律齐，未闻及杂音；腹部软，肝脾肋下未触及；无皮疹和发绀，浅表淋巴结未触及。

请思考：

1. 该病人的主要症状是什么？有何特点？

2. 问诊过程中，还应该补充哪些内容？

3. 目前存在哪些护理问题？

　　发热（fever）指体温调节中枢在致热原或其他原因作用下功能紊乱，使产热增多、散热减少，体温升高超出正常范围，是临床最常见的症状之一。

（一）发病机制和病因

　　1. 发病机制　分为致热原性和非致热原性两种，前者多见。

　　（1）致热原性发热：致热原包括外源性和内源性两大类。外源性致热原包括病原微生物及其产物、炎症渗出物、抗原-抗体复合物、无菌坏死组织等，其可激活白细胞，使之形成并释放内源性致热原如白介素、肿瘤坏死因子、干扰素等，并可通过血-脑脊液屏障直接作用于体温调节中枢，使体温调定点上移。体温调节中枢对体温重新调节：一方面通过运动神经使骨骼肌紧张性增高或阵挛（表现为寒战），产热增多；另一方面，通过交感神经使皮肤血管及竖毛肌收缩，排汗减少或停止，散热减少。产热大于散热，最终导致体温升高。

　　（2）非致热原性发热：体温调节中枢直接受损，如颅脑损伤、出血、炎症等，或机体存在引起产热过多（如癫痫持续状态、甲状腺功能亢进症）、散热减少（如广泛性皮肤病）的疾病，体温调节功能发生障碍导致产热大于散热，引起发热。

　　2. 常见病因　根据致热原的来源和性质不同，分为感染性和非感染性两大类，以前者多见。

　　（1）感染性发热（infective fever）：最常见，占发热病因的50%～60%。各种病原体包括细菌、病毒、立克次体、支原体、衣原体、螺旋体、真菌、寄生虫等引起的急性、亚急性或慢性感染，局部或全身性感染均可引起发热。其中细菌感染更为多见。

（2）非感染性发热（non-infective fever）：临床常见病因及特点见表 10-1。

表 10-1　非感染性发热常见病因及其特点

病因	常见疾病及特点
体温调节中枢功能障碍	常见于中暑、镇静催眠药中毒、脑出血、颅脑外伤等；高热无汗是其特点，其产生与体温调节中枢直接受损有关
无菌性坏死物质吸收	常见于大面积烧伤、创伤、大手术后内出血（物理、化学或机械性损伤），心、肺、脾等内脏梗死及肢体坏死，恶性肿瘤、溶血反应；可表现为低热、中等度热或高热
皮肤散热障碍	常见于广泛性皮炎、鱼鳞病、慢性心力衰竭，多为低热
内分泌与代谢障碍	常见于甲状腺功能亢进症（产热增多），多为低热，甲亢危象时可伴有高热；严重脱水时（散热减少），多为低热
抗原-抗体反应	常见于风湿热、血清病、药物热、结缔组织疾病等（其发热与变态反应时抗原-抗体复合物形成有关），多为长期低热、中等度热
自主神经功能紊乱	功能性发热，包括夏季低热、生理性低热、感染后低热、原发性低热；多表现为低热

（二）护理评估要点

1. 健康史评估

（1）发热的临床特点：询问病人起病时间、起病缓急、发热程度及持续时间、有无特征性热型等。

1）发热的热程及分度

① 发热的热程：根据发热期的长短分为：a. 急性发热，起病急，发热病程 < 2 周，常见于急性感染；b. 长期发热，发热持续 2 周以上，常见于伤寒、结核、淋巴瘤等。

② 发热的分度：以口腔温度为标准，按发热的高低可分为：a. 低热，37.3~38.0℃；b. 中等度热，38.1~39.0℃；c. 高热，39.1~41.0℃；d. 超高热：＞41.0℃。

2）发热的临床过程：一般分为 3 个阶段。

① 体温上升期：其特点为产热大于散热，病人可表现为肌肉酸痛、疲乏无力、皮肤苍白、无汗、畏寒或寒战。体温上升有两种方式：a. 骤升型，体温于数小时达到 39.0~40.0℃或以上，常伴有寒战，常见于疟疾、肺炎球菌性肺炎、败血症、输液反应等，小儿常伴有惊厥；b. 缓升型：体温缓慢上升，数日内才达到高峰，多不伴有寒战，常见于伤寒、结核病。

② 高热期：其特点为产热和散热过程在较高水平上保持相对平衡，此期体温达到高峰。高热持续时间可因病因不同而异，如疟疾可维持数小时、肺炎球菌性肺炎可持续数天、伤寒可持续数月。病人常表现为皮肤潮红、灼热、呼吸加快，开始出汗并逐渐增多。

③ 体温下降期：其特点为散热大于产热，体温随病因消除而降至正常水平：a. 渐降，体温于数日内逐渐降至正常。常见于伤寒、风湿热等。病人常表现为多汗、皮肤潮湿。b. 骤降，体温于数小时内迅速降至正常，常伴有大汗。多见于肺炎球菌性肺炎、疟疾、急性肾盂肾炎、输液反应等。

3）热型及临床意义：热型（fever type）是指将不同时间测得的体温数值分别记录在体温单

上形成的体温曲线。不同的病因可致不同热型，常见热型及特点见表10-2，图10-1至图10-6。

（2）伴随症状：有无寒战、乏力、头痛、肌肉酸痛，是否伴有咳嗽、咳痰、咯血、胸痛、呕吐、腹泻、腹痛、尿频、尿急、尿痛等相关系统疾病的表现。发热伴有昏迷者多为中枢神经系统感染或急性脑血管病变，伴有寒战多见于败血症、急性胆囊炎、急性肾盂肾炎、疟疾等。

表10-2 临床常见热型及其特点

热型	常见疾病及临床特点
稽留热	体温持续在39.0~40.0℃或以上，达数天或数周，24 h内波动范围 <1℃，常见于肺炎球菌性肺炎高热期，伤寒极期
弛张热	体温 >39.0℃，24 h内波动范围 >2℃，但体温最低时仍高于正常，常见于败血症、严重化脓性感染、重症肺结核等
间歇热	体温骤升达39.0℃以上，持续数小时又骤降至正常，可持续一天或数天后，体温又突然升高，高热期与无热期反复交替出现，常见于疟疾、急性肾盂肾炎等
回归热	体温骤升至39.0℃或以上，持续数天后又骤降至正常水平，数天后又骤升至高热，如此规律地交替出现，常见于回归热、霍奇金淋巴瘤等
波状热	体温逐渐升高到39.0℃或以上，数天后又逐渐降至正常水平，持续数天后又逐渐升高，如此反复多次，又称"反复发热"，常见于布鲁氏菌病
不规则热	发热的体温曲线没有一定规律，常见于支气管肺炎、结核病、肿瘤

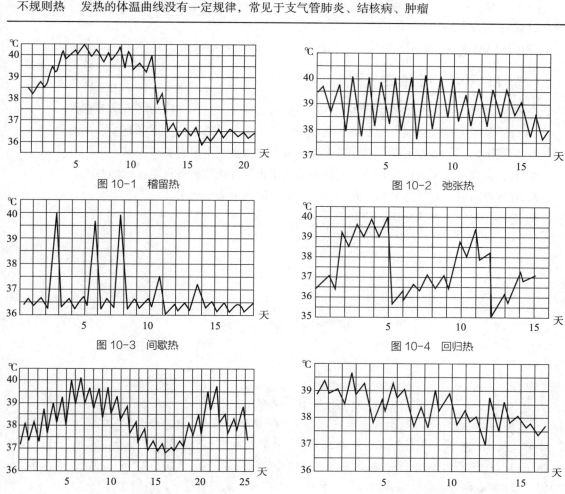

图10-1 稽留热　　　　　　　　　　图10-2 弛张热

图10-3 间歇热　　　　　　　　　　图10-4 回归热

图10-5 波状热　　　　　　　　　　图10-6 不规则热

（3）相关的既往病史与个人史：询问病人有无各种感染，接触高温环境、手术史等病史；有无淋雨、受凉、过度劳累、饮食不洁、损伤、精神刺激等相关因素。

（4）发热对病人的身心影响：高热期，病人有无生命体征及意识状态的改变，小儿有无高热惊厥，口腔黏膜有无溃疡。体温下降期，服用解热药或年老体弱者有无出汗过多导致脱水、休克发生；长期发热者，有无明显体重下降及营养不良等。心理方面，病人有无紧张、焦虑、沮丧等心理反应。

（5）处理情况：发热后有无就诊经过，包括诊断、治疗经过及相关的辅助检查结果等；有无自行用药，药物种类、剂量及效果；有无采取降温措施及其效果等。

2. 身体评估

（1）一般状态：生命体征、精神及意识状态、营养状况、皮肤颜色及弹性、有无皮疹及脱水等。口腔评估：有无口腔黏膜干燥、溃疡及异常气味等。

（2）胸部评估：呼吸活动度，触觉语颤有无增强或减弱，叩诊音和呼吸音有无异常变化，有无干、湿啰音等。

（3）腹部评估：有无压痛及反跳痛，有无腹肌紧张度改变，有无包块及脏器肿大等。

（4）神经系统评估：有无脑膜刺激征、病理反射等。

3. 实验室及其他检查

（1）实验室检查：血常规、尿常规、便常规、电解质检查，必要时做血、尿、痰培养，骨髓、脑脊液、浆膜腔积液生化检查及培养。

（2）其他检查：结核菌素试验，X线胸片检查、腹部B超检查。

（三）相关护理诊断/问题

1. 体温过高　与病原体感染、体温调节中枢功能障碍、自主神经功能紊乱等有关。
2. 口腔黏膜完整性受损　与发热导致口腔黏膜干燥、局部抵抗力下降有关。
3. 体液不足　与体温下降期出汗过多和（或）液体摄入不足有关。
4. 营养失调：低于机体需要量　与营养摄入不足及发热使机体代谢率增加有关。
5. 舒适度减弱　与体温升高导致出汗、头痛及肌肉酸痛等有关。
6. 潜在并发症：意识障碍、惊厥。

（李金芝）

第二节　疼　痛

情境导入

病人，男，40岁，公务员。主诉"胸骨后压榨样疼痛1 h"入院。病人于1 h前饭后突感胸骨后剧烈疼痛，呈压榨样，自行服用硝酸甘油后疼痛无明显缓解，呕吐2次均为胃内容物。病人自觉有濒死感，内心极度害怕。身体评估：T 37.2℃，P 102次/min，R 22次/min，BP 102/78 mmHg，急性痛苦面容，双肺呼吸音正常，未闻及干、湿啰音；HR 102次/min，律齐，心尖部可闻及 S_3，心音遥远；腹部软，肝脾肋下未触及；无皮疹和发绀，浅表淋巴结未触及。心电图检查：$V_1 \sim V_5$ ST 段抬高，T 波倒置。

请思考：

1. 该病人胸痛的病因可能是什么？

2. 为进一步明确病人的护理问题，还需要补充哪些内容？

3. 该病人可能存在哪些护理诊断/问题？

疼痛（pain）是机体受到伤害性刺激所引起的不愉快的主观感觉和情感体验。疼痛是人体正常的防御功能，对机体的正常活动具有保护作用。但是强烈、持久的疼痛可导致负性情绪和生理功能紊乱，甚至发生休克。

（一）发病机制和病因

1. 发病机制　皮肤、躯体（肌肉、肌腱、关节、骨膜）、小血管和毛细血管旁结缔组织及内脏神经末梢是痛觉的外周伤害感受器。当各种物理、化学刺激作用于机体达到一定程度时，受损部位的组织释放致痛物质，如乙酰胆碱、5-羟色胺、组胺、缓激肽、P 物质、酸性代谢产物、K^+、H^+ 等，刺激痛觉感受器发出冲动，冲动经上行传导系统传导至大脑皮质痛觉感受区域，从而引起痛觉；或在脊髓内弥散性上升引起不良情绪反应。

2. 疼痛的分类

（1）按照疼痛的部位分类

1）头痛（headache）：是指发生于额、顶、颞部及枕部的疼痛。

2）胸痛（chest pain）：发生于胸廓与胸腔部位的疼痛。

3）腹痛（abdominal pain）：由于腹腔脏器或腹腔外疾病及全身性疾病引起的发生于腹部的疼痛。

4）腰背痛：是指腰部、背部、肩部、腿部的放射性疼痛、酸痛、挤压痛、咳嗽痛、牵拉痛等。

5）关节痛：是指由于关节炎或关节病引起的局部疼痛，可分为急性和慢性。

（2）按照疼痛的起始部位及传导途径分类：分类及特点见表 10-3。

表 10-3　疼痛的起始部位及传导途径分类

分类	特点
皮肤痛	疼痛来自体表，多因皮肤黏膜受损而引起；特点为"双重痛觉"：刺激后立即出现尖锐的刺痛（快痛），定位明确，之后出现烧灼样疼痛（慢痛），定位不明确
躯体痛	多由肌肉、肌腱、筋膜和关节等组织受到机械性与化学性刺激引起，其中以骨膜的痛觉最为敏感
内脏痛	主要由内脏器官受到机械性牵拉、扩张或痉挛、炎症、化学刺激所引起。特点为定位不明确，发生持久而缓慢，可为钝痛、绞痛或烧灼样痛，常伴有恶心、呕吐
神经痛	为神经受损而引起的疼痛，表现为剧烈灼痛或酸痛
假性痛	为去除病灶后仍感到相应部位疼痛，如截肢病人仍感到肢体疼痛。可能与病变部位的疼痛刺激在大脑皮质形成强兴奋灶的后遗影响有关
牵涉痛	内脏器官疾病引起疼痛的同时在体表某些部位亦发生痛觉或痛觉过敏。是由于牵涉痛部位和内脏病变器官均受同一脊髓节段的后根神经支配有关

（3）按照疼痛的程度分类

1）微痛：似痛非痛，常与其他感觉复合出现，如痒、酸麻、沉重、不适感等。

2）轻度疼痛：范围局限，痛反应出现，程度较轻。

3）中度疼痛：疼痛较重，伴有心率增快、血压上升、出汗等生理反应。

4）剧烈疼痛：疼痛难忍，痛反应强烈。

（4）按照疼痛的病程分类

1）急性疼痛：常发生突然，起止时间明确，疼痛较为剧烈，可持续数分钟、数小时或数天，常规镇痛后很快缓解或消除。

2）慢性疼痛：持续时间 > 3 个月称为慢性疼痛，起病缓慢，病程长，具有持续性、顽固性和反复发作的特点。如病程 > 2 年为永久性疼痛，可反复发作，严重影响病人的生活质量。

（5）按照疼痛的性质分类：可分为钝痛如胀痛、酸痛、闷痛，锐痛如刺痛、切割样痛、绞痛、撕裂样痛、灼痛。另外还包括压榨样痛、牵拉样痛、跳痛等。

（6）按照疼痛的发病经过分类：可表现为周期性、间歇性、阵发性、进行性、持续性、持续性伴阵发性加剧。

3. 常见病因

（1）头痛：常见病因如下。

1）颅脑病变：①颅内感染，如脑炎、脑膜炎、脑脓肿等；②血管病变，如脑栓塞、脑出血、高血压脑病等；③占位性病变，如脑肿瘤、颅内囊虫病等；④颅脑外伤，如脑震荡、脑挫伤、颅内血肿等；⑤其他，如偏头痛、丛集性头痛等。

2）颅外病变：包括颅骨疾病、颈椎病及其他颈部疾病、神经痛如三叉神经痛及眼、耳、鼻和齿疾病所致牵涉性头痛。

3）全身性疾病：①急性感染，如流感、肺炎、细菌性痢疾等发热性疾病；②心血管疾病，如原发性高血压、心力衰竭等；③中毒，如有机磷、一氧化碳、酒精及药物等中毒；④其他，如中暑、肺性脑病等。

4）神经症：如癔症性及神经衰弱性头痛。

（2）胸痛：常见病因如下。

1）胸壁疾病：如带状疱疹、肋骨骨折、肋间神经炎等。

2）呼吸系统疾病：如肺炎、支气管肺癌、胸膜炎、自发性气胸等。

3）循环系统疾病：如心绞痛、急性心肌梗死、急性心包炎等。

4）纵隔及食管疾病：如纵隔炎、纵隔肿瘤、反流性食管炎、食管癌等。

5）横膈或膈下疾病：如膈疝、膈下脓肿、肝脓肿、脾梗死等。

（3）腹痛：常见病因如下。

1）急性腹痛：①脏器急性炎症、扭转或破裂，如急性胃炎、急性肠炎、急性胰腺炎、急性胆囊炎、肠扭转、卵巢囊肿扭转、肝或脾破裂等；②腹膜炎症，多见于胃肠急性穿孔、腹腔脏器炎症波及腹膜引起；③腹内空腔脏器阻塞或扩张，如肠梗阻、胆道结石、急性胃扩张等；④腹腔血管病变，如门静脉血栓形成、脾栓塞、缺血性肠炎等；⑤腹壁疾病，如挫伤、脓肿等；⑥全身性疾病，如腹型过敏性紫癜、尿毒症等。

2）慢性腹痛：①脏器慢性炎症，如慢性阑尾炎、慢性胃炎、慢性胆囊炎等；②胃、十二指肠溃疡；③腹内肿瘤压迫与浸润，多见于恶性肿瘤，如肝癌、胰腺癌；④腹腔空腔脏器的张力变化，如胃、肠痉挛等；⑤腹膜及脏器包膜的牵张，如肝炎、肝脓肿、肝癌等；⑥肠寄生虫病，如蛔虫病、钩虫病等；⑦中毒与代谢障碍，如铅中毒、尿毒症等；⑧胃肠神经功能紊乱，如胃肠神经官能症、肠易激综合征等。

（4）腰背痛：常见病因如下。

1）外伤性：腰椎骨折、腰椎间盘突出、脊柱脱位等。

2）炎症性：纤维组织炎、慢性筋膜炎、椎体结核等。

3）肿瘤：脊柱原发性和继发性肿瘤。

4）畸形：包括脊柱畸形如脊柱侧凸症等，下肢畸形如先天性马蹄内翻足、膝内翻和膝外翻等。

5）代谢性疾病：骨质疏松、骨质软化、增生性脊椎病等。

6）牵涉痛：内脏性疾病引起的牵涉痛，如心绞痛引起的左肩部疼痛，胆囊炎、胰腺炎引起的腰背痛等。

（5）关节痛：常见病因如下。

1）关节疾病：关节炎和关节病。

2）骨关节肿瘤：良性肿瘤如骨样肉瘤，恶性骨肿瘤如骨肉瘤、骨纤维瘤和转移性骨肿瘤。

3）关节周围病变：腱鞘炎、肩关节周围炎等。

（二）护理评估要点

1. 健康史评估

（1）疼痛的临床特点

1）头痛临床特点

① 部位：全头部痛多为全身性或颅内感染性疾病所致的头痛，颅内病变的头痛多为深在性且较弥散，并可向病灶同侧的外表放射；蛛网膜下腔出血或脑脊髓膜炎的头痛常伴有颈痛；高血压所致头痛常集中于额部或整个头部；眼源性、鼻源性头痛多为浅在性且局限于前额、颞部、眼眶等部位。

② 严重程度与性质：高血压性、血管性及发热性疾病所致头痛多为搏动性头痛；脑肿瘤所致头痛多为轻度或中度疼痛，呈慢性进行性加重，且伴有颅内压增高的症状，如呕吐、缓脉、视神经盘水肿等；神经痛多为电击样痛或刺痛，三叉神经痛、偏头痛及脑膜刺激的疼痛最为剧烈；紧张性头痛多为重压感、紧束感或呈钳夹样痛；眼源性、鼻源性头痛多为隐痛或钝痛。

③ 出现与持续时间：头痛突然发生，呈持续性，伴有呕吐、不同程度的意识障碍而无发热者，提示颅内血管性疾病；颅内占位性病变所致头痛多于清晨剧烈；鼻窦炎所致头痛常发生于清晨或上午；丛集性头痛为最严重的一种原发性疼痛，起病急骤，常于晚上发生，持续时间长短不一；长期反复发生的一侧头痛，多为偏头痛；女性偏头痛常与月经周期有关。

④ 诱发、加重及缓解因素：咳嗽、打喷嚏、俯身、摇头时可使颅内高压性头痛、颅内感染性头痛及脑肿瘤性头痛程度加剧。疲劳、睡眠不足可诱发偏头痛，紧张性头痛可因活动或按摩头颈部肌肉而有所缓解，应用麦角新碱可使偏头痛程度有所减轻。

2）胸痛临床特点

① 部位：大部分疾病引起的胸痛常有一定部位及特点（表10-4）。

② 严重程度与性质：程度可呈隐痛、轻微和剧烈疼痛。胸痛性质呈现多种多样，如心绞痛呈绞榨样并有重压窒息感，心肌梗死则疼痛更为剧烈伴有极度恐惧、濒死感；气胸发病初期呈撕裂样疼痛；干性胸膜炎常呈隐痛、钝痛或刺痛；肺癌和纵隔肿瘤胸痛多为闷痛；带状疱疹呈

表 10-4　胸痛部位及特点

疾病	部位及特点
胸壁疾病	常固定于病变部位，局部多有明显压痛，且在深呼吸、咳嗽、举臂等动作时加剧
带状疱疹	可见呈簇状水疱沿着一侧肋间神经分布，但不超过体表中线，疼痛剧烈
肋软骨炎	常见于第 1、2 肋软骨处，可见单个或多个隆起，局部有压痛，但无红肿表现
急性胸膜炎	一般为单侧，胸壁局部无压痛，常因深呼吸、咳嗽而使胸痛加重，多伴咳嗽、咳痰、呼吸困难等症状
自发性气胸	一侧胸部尖锐刺痛，因呼吸、咳嗽而加重
肺尖部肺癌	疼痛部位多以肩部、腋下为主，可放射至上肢内侧
肺梗死	疼痛位于胸骨后，可向颈部、肩部放射
心绞痛及心肌梗死	疼痛常位于心前区与胸骨后或剑突下，呈压榨样痛，伴有窒息感；心肌梗死可向左肩、左前臂内侧、环指与小指放射
食管及纵隔疾病	疼痛位于胸骨后，常在吞咽时加剧
夹层动脉瘤	疼痛多位于胸背部，向下放射至下腹部、腰部与两侧腹股沟和下肢
肝胆疾病及膈下脓肿	多在右下胸，侵犯膈肌中心时疼痛可放射至右肩部

刀割样或烧灼样剧痛；食管炎呈烧灼样疼痛；肺梗死可突然发生剧痛或绞痛，随呼吸运动加剧，并伴有呼吸困难与发绀；肋间神经痛为阵发性灼痛或刺痛；夹层动脉瘤常呈突然发生胸部撕裂样剧痛或锥样刺痛。

③ 持续时间：平滑肌痉挛或血管狭窄缺血所致的疼痛为阵发性，炎症、肿瘤、栓塞或梗死所致疼痛呈持续性。如心绞痛发作时持续时间较短，为 1~5 min，而心肌梗死时疼痛持续时间则很长（数小时或更长），且不易缓解。

④ 诱发、加重及缓解因素：劳累、精神紧张可诱发心绞痛，休息、含服硝酸甘油或硝酸异山梨醇后 1~2 min 缓解，而对心肌梗死所致胸痛则无效。呼吸、咳嗽时可导致胸壁炎症性胸痛、胸膜炎、气胸及心包炎所致胸痛加重；食管疾病多在进食时发作或加剧，服用抗酸剂和促动力药物后可缓解或消除。

3）腹痛临床特点

① 部位：腹痛部位多为病变所在部位。如肝胆疾病的疼痛为右上腹部，胃、十二指肠病变为中上腹痛或右上腹部，胰腺疾病疼痛多位于上腹部和左上腹部，小肠病变的疼痛位于脐部或脐周，结肠及盆腔病变的疼痛位于下腹部或左下腹部，回盲部病变的疼痛位于右下腹。某些疾病所致腹痛多呈弥漫性，部位多不明确，如急性出血性坏死性肠炎、弥漫性腹膜炎、腹型过敏性紫癜等。

② 严重程度与性质：消化性溃疡常呈慢性、周期性、节律性中上腹痛，一旦胃肠穿孔，疼痛突然加剧，呈刀割样、烧灼痛，迅速出现弥漫性全腹广泛而持久的剧痛，伴明显压痛、反跳痛、腹肌紧张或板样强直；胆石症或泌尿系统结石常为阵发性绞痛，疼痛剧烈；急性胰腺炎的病人突然发生中上腹剧烈而持续性钝痛、钻痛、绞痛或刀割痛，呈阵发性加剧，可向腰背部呈带状放射；小肠及结肠病变的疼痛多为间歇性、痉挛性绞痛，结肠病变的疼痛可在排便后减轻，直肠病变者常伴有里急后重感。

③ 出现时间：周期性、节律性疼痛见于胃、十二指肠溃疡；餐后疼痛可能是胆囊、胰腺疾

病，胃部肿瘤或消化不良所致；子宫内膜异位症腹痛与月经周期有关。

④ 诱发、加重及缓解因素：暴饮暴食、酗酒是急性胃扩张、急性胰腺炎的诱发因素，胆绞痛可因进食脂肪餐而诱发，腹部受到暴力外伤可导致肝、脾破裂，急性出血性坏死性肠炎多与饮食不洁有关，部分机械性肠梗阻多与腹部手术有关。胃、十二指肠病变在呕吐后可以缓解；急性腹膜炎腹痛在静卧时减轻，腹壁加压或改变体位时加重。

4）腰背痛临床特点：腰背痛主要见于脊椎性腰痛，亦称器质性腰痛，指脊柱的骨、关节或其他软组织的疾患所引起的腰痛，都有不同程度的腰部活动障碍和固定压痛点（表 10-5）。

表 10-5　脊椎性腰痛的临床特点

疾病	临床特点
脊椎骨折	有明显外伤史，骨折部位压痛和叩击痛明显，可有侧凸或后凸畸形，活动受限
脊椎肿瘤	疼痛持久、剧烈，可有放射性神经痛，休息或药物均难以缓解
椎间盘突出	腰痛和坐骨神经痛，疼痛剧烈，可伴有下肢麻木、冷感或间歇性跛行；咳嗽、打喷嚏时疼痛加重，卧床休息时可缓解
化脓性脊椎炎	剧烈腰背痛，压痛和叩击痛明显；可伴有畏寒、高热等全身中毒症状
结核性脊椎炎	疼痛呈隐痛、钝痛或酸痛，夜间明显，活动后加剧，可伴有低热、乏力、盗汗、食欲缺乏等；晚期可出现脊柱畸形、冷脓肿及脊髓压迫症状
增生性脊椎炎	晨起时感腰痛、酸胀、僵直而活动受限，但活动腰部后疼痛有所好转，剧烈活动时腰痛加重；傍晚时疼痛最为明显，平卧休息时可缓解，腰椎无明显压痛
腰肌劳损	部位多为腰骶部，疼痛多为酸痛、钝痛，疼痛部位呈弥漫性，休息时缓解，劳累后加重，特别是弯腰工作时疼痛明显，伸腰或叩击腰部可使疼痛缓解

5）关节痛临床特点：不同病因所致关节痛的临床表现有所不同（表 10-6）。

表 10-6　关节痛的临床特点

疾病	临床特点
外伤性关节痛	急性损伤后立即出现关节疼痛、局部肿胀和功能障碍。慢性外伤性关节可反复出现疼痛，过度活动、负重及气候寒冷可加重疼痛
化脓性关节痛	关节明显红肿热痛，疼痛持续，活动时疼痛加剧，功能严重障碍
风湿性关节痛	以肩关节、髋关节、膝关节和踝关节多见，关节红肿热痛呈游走性，多于 1~6 周自然消肿，不遗留关节僵直和畸形
类风湿性关节痛	以手指中指指间关节首发疼痛，常为对称性，可累及髋关节、膝关节和踝关节。关节活动受限，有晨僵感，关节周围肌肉萎缩，关节软骨增生出现畸形表现
结核性关节痛	活动期病变关节肿胀疼痛，程度较轻，活动后加重；晚期可出现关节畸形和功能障碍
退行性关节痛	早期表现为久站、步行和气候变化时关节疼痛，休息后缓解；晚期疼痛加重，持续时间长，关节有摩擦感，活动时有响声。关节周围组织肌肉挛缩常导致屈曲畸形，行走受限呈跛行
痛风	常在饮酒、劳累或进食高嘌呤食物后出现关节剧痛，伴有局部皮肤红肿灼热；夜间疼痛加剧，以第一跖趾关节、拇指关节多见；病变有自限性，1~2 周自行消退，易复发

（2）伴随症状：不同病因所致不同部位的疼痛伴随症状有异同之处。

1）头痛伴随症状：①可伴有发热，常见于感染性疾病，包括颅内和全身感染；②伴恶心、呕吐，常见于脑血肿、脑肿瘤和血管性头痛等；③伴脑膜刺激征，常见于脑膜炎、脑炎和蛛网膜下腔出血等；④伴视力障碍，见于青光眼、脑肿瘤等。

2）胸痛伴随症状：①可伴随发热、咳嗽、咳痰或咯血，常见于肺炎、肺结核、肺癌等；②伴呼吸困难，见于气胸、渗出性胸膜炎等；③伴苍白、大汗、血压下降或休克，多见于心肌梗死、大面积肺栓塞等；④伴吞咽困难，多见于食管疾病；⑤伴左肩、左前臂疼痛，见于心绞痛、心肌梗死。

3）腹痛伴随症状：①可伴恶心、呕吐，常见于急性胰腺炎、急性阑尾炎、胃肠道梗阻等，同时伴腹泻，见于急性胃肠炎。②伴发热，常见于急性胆道感染、急性胆囊炎、肝脓肿、腹腔脓肿等。③伴休克，同时有贫血者，可能是腹腔脏器破裂；无贫血者则见于胃肠穿孔、绞窄性肠梗阻、肠扭转、急性出血坏死性胰腺炎等。④伴反酸、嗳气，常见于胃、十二指肠溃疡或胃炎等。⑤伴膀胱刺激征、血尿，常见于泌尿系感染或结石等。⑥伴右肩背部疼痛，见于胆囊炎、胆结石等。

4）腰背痛伴随症状：①伴脊柱畸形，先天性畸形见于先天性脊柱病变，外伤后畸形见于脊柱骨折；②伴有活动受限，多见于脊柱外伤、强直性脊椎炎、腰背部软组织急性扭挫伤等；③伴发热，高热者见于化脓性脊椎炎和椎旁脓肿，伴长期低热见于脊椎结核；④伴血尿，见于肾或输尿管结石。

5）关节痛伴随症状：①伴高热、局部皮肤红肿灼热，见于化脓性关节炎；②伴低热、盗汗、乏力，见于结核性关节炎；③伴血尿酸升高，局部皮肤红肿灼热，见于痛风；④全身小关节对称性疼痛伴晨僵和畸形，见于类风湿关节炎。

（3）疼痛对病人的身心影响

1）生理方面：病人的生命体征有无变化，有无恶心、呕吐、食欲缺乏或睡眠不佳、强迫体位、呻吟或哭叫等；有无因剧烈疼痛导致休克者。

2）心理方面：有无因疼痛而产生的焦虑、愤怒、恐惧等情绪反应。

3）药物方面：有无对止痛药产生依赖或滥用止痛药等。

（4）相关的既往病史与个人史：重点询问病人有无疼痛相关的疾病史，有无类似发作病史，有无外伤、手术史、感染、药物及食物中毒等，有无剧烈运动、劳累、受寒、情绪波动、暴饮暴食、不洁食物、酗酒等。

（5）处理情况：疼痛发生后有无采取相应的处理措施及其效果等，包括诊断、治疗的经过、相关的辅助检查结果等。重点询问止痛措施及其效果；慢性疼痛病人应注意用药情况，有无药物滥用或依赖。

2. 疼痛评估工具　临床上多采用病人自述式的疼痛评估工具，常用的有以下几种。

（1）视觉模拟评分表（visual analogue scale，VAS）：画一长10 cm的线段，两端分别代表"无疼痛"和"难以忍受的剧烈疼痛"。指导病人根据自己的主观感受在线段上选择某一点代表当时感受到的疼痛程度；然后用直尺测量，其数字表示疼痛的强度，为最常用的疼痛评估方法。

（2）语言等级评分法（verbal rating scales，VRS）：是一种评价疼痛程度和变化的方法，目前临床常用的有5级和6级评分法：无痛、轻度痛、中度痛、重度痛和剧烈痛为5级，无痛、轻度痛、中度痛、重度痛、剧烈痛和难以忍受的痛为6级。指导病人选择符合自身疼痛的关键词，其优点是易于被病人和护士接受，缺点是受病人的主观因素的影响较大。

（3）数字等级评分法（numerical rating scale，NRS）：画一长10 cm的直线，等分为10点，

"0"表示无痛，"10"表示难以忍受的疼痛。病人根据自己感受到的疼痛程度用"0"至"10"这11个数字描述，数字越大，表示疼痛程度越严重。NRS具有较高信度与效度，易于记录。其优点是较视觉模拟评分更为直观，缺点是病人容易受到数字和描述字的干扰，降低其灵敏度和准确性。

（4）Wong-Banker疼痛面部表情评估法（Wong-Banker pain faces scale）：是用6种（0~10）面部表情从微笑、悲伤至痛苦哭泣的图画来表达疼痛程度，其中0为无痛、2为有点痛、4为轻微疼痛、6为明显疼痛、8为严重疼痛、10为剧烈疼痛（图10-7）。指导病人选择一张最能表达其当时疼痛的脸谱。此法简单、直观、形象，易于掌握，适合于任何年龄，特别适用于急性疼痛者、老年人、小儿、文化程度较低者、表达能力丧失者及认知功能障碍者。

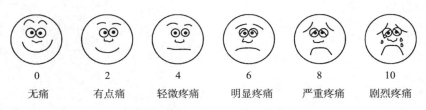

图 10-7　Wong-Banker 疼痛面部表情评估法

（5）简版McGill疼痛问卷（Short-form McGill pain questionnaire，SF-MPQ）：为多因素疼痛测评工具，包括对疼痛的性质及程度、疼痛情绪特征及程度、现时疼痛程度等方面进行综合评估，具体如下。

1）疼痛评级指数：由描述疼痛的11个感觉项（跳痛、刺痛、刀割痛、锐痛、痉挛痛、绞痛、热灼痛、持续固定痛、胀痛、触痛和撕裂痛）和4个情感项（软弱无力、厌烦、害怕和受罪惩罚感）词组组成，每个描绘词句由病人进行自评，"无、轻度、中度和重度"分别记为"0~3分"。

2）视觉模拟评分表（VAS）：病人根据自己的感受标记相对应的数值"0（无疼痛）~10（难以忍受的剧烈疼痛）"。

3）即时疼痛强度评分：采用6级评分法，"无痛、轻度痛、中度痛、重度痛、剧烈痛和难以忍受的痛或极度疼痛"分别记为"0（无痛）~5（极度疼痛）"，病人根据自己的主观感受选择相应的分值。

最后对3个部分进行总评，分数越高表明疼痛越重。SF-MPQ对慢性疼痛、癌症疼痛及各种疼痛治疗时所产生的临床变化较为敏感，是一种敏感、有效、可靠的疼痛测评工具。

3. 身体评估

（1）一般状态：精神状态、生命体征、面容与表情、体位、营养状况等。

（2）胸部评估：呼吸频率、节律及深度有无改变，呼吸音有无异常变化，有无咳嗽及咳痰等。

（3）腹部评估：有无腹肌紧张、压痛及反跳痛，有无包块及脏器肿大，有无肠鸣音减弱、消失或亢进等。

（4）脊柱与四肢评估：观察脊柱有无侧凸、活动是否受限；触诊脊椎棘突及椎旁肌肉有无触痛等；观察四肢与关节形态有无异常，如畸形、红肿热痛等，关节活动是否受限等。

（5）神经系统评估：有无脑膜刺激征、病理反射等。

拓展阅读 10-1
疼痛评估循证护理
实践

4. 实验室及其他检查

（1）实验室检查：血常规、尿常规、便常规，血培养及血生化检查等。

（2）其他检查：B 超、CT 及 X 线检查等。

（三）相关护理诊断/问题

1. 急性/慢性疼痛　与各种伤害性刺激作用于机体引起的不适有关。

2. 焦虑/恐惧　与疼痛长期不能有效缓解、反复发作或剧烈疼痛有关。

3. 睡眠型态紊乱　与疼痛影响睡眠有关。

4. 知识缺乏　缺乏疼痛相关信息或获取信息的途径。

5. 潜在并发症：休克。

（李金芝）

第三节　咳嗽与咳痰

情境导入

　　病人，男，35 岁。主诉"发热、咳嗽、咳痰伴胸痛 2 天"入院。2 天前因淋雨受凉后出现发热，体温为 38.9～39.5℃，伴寒战，咳嗽、咳大量铁锈色痰，呼吸急促，左侧胸部刺痛，剧烈咳嗽时加剧。门诊以"左下肺炎"收住院。身体评估：T 39℃，P 98 次/min，R 24 次/min，BP 120/80 mmHg，自主体位，急性病容，皮肤黏膜无瘀点、瘀斑，咽部无充血肿大，未触及浅表淋巴结肿大。双肺呼吸音粗，左下肺可闻及细湿啰音。腹软，未触及包块及索条状物，肝脾不大。血常规检查：白细胞 $10.8×10^9$/L，中性粒细胞 74.6%。胸部 X 线检查：左下肺大片状密度增高影，边缘模糊。

　　请思考：

　　1. 该病人的主要症状是什么？

　　2. 该病人主要症状有哪些特点？

　　3. 该病人可能的护理诊断有哪些？

　　咳嗽（cough）是呼吸道受刺激后引发的紧跟在短暂吸气后的一种保护性反射动作。通过咳嗽可以有效清除呼吸道分泌物及气道内异物。但咳嗽可使呼吸道内感染扩散，若长期频繁剧烈咳嗽影响工作、休息及舒适度，则属病理现象，剧烈咳嗽可导致呼吸道出血，甚至诱发自发性气胸。

　　咳痰（expectoration）是借助咳嗽动作将气道内的病理性分泌物排出口腔外的动作，也是机体的一种保护性反射。正常人支气管黏膜的黏液腺和杯状细胞分泌少量黏液，使呼吸道黏膜表面保持湿润，并有防护作用。呼吸道因各种原因导致感染时，黏膜和肺泡组织充血、水肿，毛细血管渗出增强，漏出物及黏液分泌增多，加上组织破坏产物，混合成为痰。

（一）发生机制与病因

1. 发生机制

（1）咳嗽：是由于延髓咳嗽中枢受到主要来自呼吸道黏膜、肺泡与胸膜的刺激，经迷走神经、舌咽神经和三叉神经的感觉神经纤维传入，再沿喉下神经、膈神经与脊神经等传出神经，分别把冲动传到咽肌、声门、膈与其他呼吸肌，引起咳嗽动作。咳嗽过程：首先是快速短促吸气，膈肌下降，声门迅速关闭，随即呼吸肌、膈肌与腹肌快速收缩，使肺内压短时间迅速升高，接着声门突然开放，肺内高压气流喷射而出，冲击声门裂隙而发生咳嗽动作和特殊声响，同时呼吸道内分泌物与异物随之被排出。

（2）咳痰：是一种病态现象。正常支气管黏膜腺体和杯状细胞只分泌少量黏液，使呼吸道保持湿润。产生的黏液一般是通过呼吸道黏液－纤毛转运机制从下呼吸道向咽部运送，并不断地不自觉咽下。当咽、喉、气管、支气管和肺受到生物性、物理性、化学性、过敏性等因素刺激时，黏膜充血、水肿，黏液分泌增多，毛细血管通透性增加，浆液渗出，此时含有红细胞、白细胞、巨噬细胞、纤维蛋白等的渗出物与黏液、吸入的尘埃和某些组织破坏物等混合成痰，随咳嗽动作排出。在呼吸道感染和肺寄生虫病时，痰中可检出病原体。此外，肺淤血和肺水肿时，因毛细血管通透性增高，肺泡和支气管内有不同程度的浆液漏出，也会引起咳痰。

2. 病因

（1）呼吸系统疾病：为引起咳嗽与咳痰最常见的病因。主要有下列几类原因。

1）感染：各种病原体引起的急性上呼吸道感染、慢性支气管炎、支气管扩张症、肺炎、慢性阻塞性肺气肿、肺结核。

2）肿瘤：如支气管肺癌或转移性癌等。

3）变态反应性疾病：支气管哮喘。

4）其他：呼吸道受冷空气、粉尘、异物刺激。

（2）胸膜疾病：胸膜炎、自发性或外伤性气胸等。

（3）心血管系统疾病：二尖瓣狭窄或其他原因导致的左心衰竭引起的肺淤血与肺水肿，或因体循环静脉栓子脱落、羊水、空气引起肺栓塞时，肺泡与支气管内漏出液或渗出液，刺激肺泡壁及支气管黏膜而引起咳嗽。

（4）中枢神经系统疾病：脑炎、脑膜炎刺激大脑皮质发出冲动，传至延髓咳嗽中枢而引起咳嗽。

（5）其他：习惯性咳嗽、癔症、胃食管反流性疾病、药物因素如血管紧张素转换酶抑制剂引起的慢性咳嗽。

（二）护理评估要点

评估咳嗽、咳痰的临床表现，咳嗽的性质、出现与持续时间，咳嗽音色、咳嗽与体位和睡眠的关系；痰液的性质、颜色、气味、痰量、黏稠度及其与体位的关系；病人是否能进行有效的咳嗽和排痰；对胸腹部手术后剧烈、频繁咳嗽的病人要注意评估伤口情况。

1. 健康史评估

（1）咳嗽的特点

1）咳嗽的性质：咳嗽无痰或少痰为干性咳嗽，常见于急慢性咽喉炎、胸膜炎、急性支气管炎早期、支气管异物、支气管肿瘤等；咳嗽伴有痰液为湿性咳嗽，见于慢性支气管炎、肺炎、支气管扩张、支气管脓肿等。

2）咳嗽的时间与规律：咳嗽时间小于3周为急性咳嗽，大于8周为慢性咳嗽，3~8周为亚急性咳嗽。突发性咳嗽指骤然出现的咳嗽，常见于突然吸入刺激性气体、急性咽喉炎或呼吸道异物；阵发性剧烈咳嗽多见于百日咳、支气管淋巴结结核或肿瘤压迫支气管分叉处，百日咳发作时咳声不绝，持续10~20次，最后一次咳嗽前，有一次吸气，吸气时由于声带紧张而产生一种特殊高调的声音，称为蝉鸣音；改变体位性咳嗽指咳嗽于清晨起床体位改变时加剧，伴有大量脓痰，常见于支气管扩张或肺脓肿；夜间性咳嗽指在夜间平卧时出现或加重，常见于慢性左心衰竭和肺结核，与夜间肺淤血加重及迷走神经兴奋性增高有关。

3）咳嗽的音色：咳嗽声音嘶哑见于声带炎症或各种因素压迫喉返神经；金属音调咳嗽见于纵隔肿瘤、原发性支气管肺癌、主动脉瘤、淋巴瘤及结节病等压迫气管；鸡鸣样咳嗽表现为阵发性连续剧烈咳嗽伴高调吸气回声，多见于百日咳，会厌、喉部疾病和气管受压；咳嗽声调低微或无声，见于极度虚弱或声带麻痹者。

（2）咳痰的特点

1）痰的性质：可分为黏液性、浆液性、脓性、黏液脓性和血性。黏液性痰常见于急（慢）性支气管炎、支气管哮喘及大叶性肺炎的初期，也可见于肺结核等；浆液性痰外观稀薄而多泡沫，常见于肺水肿；脓性痰，质黏稠，常见于化脓性支气管炎、支气管扩张、肺脓肿；血性痰是由于呼吸道黏膜受侵害、损害毛细血管或血液渗入肺泡所致。各种痰液均可带血。

2）痰液颜色：痰液的颜色取决于所含的成分。无色透明痰常见于支气管炎、支气管哮喘；铁锈色痰为典型肺炎球菌性肺炎的特征；棕红色黏稠痰见于克雷伯杆菌肺炎；红褐色或巧克力色痰多见于肺阿米巴病；黄色或翠绿色痰提示铜绿假单胞菌感染；痰白、黏稠且牵拉成丝难以咳出，提示真菌感染；大量稀薄浆液性痰中含粉皮样物，提示棘球蚴病；粉红色泡沫样痰多见于急性肺水肿；灰色或黑色痰多见于各种尘肺。

3）痰量：急性呼吸道炎症时痰量较少，痰量多时可达数百毫升，见于支气管扩张、肺脓肿和支气管胸膜瘘。大量痰液静置后可出现分层现象，即上层为泡沫，中层为浆液或混浊黏液，下层为坏死组织。

4）气味：厌氧菌感染时，痰液有恶臭味，见于肺脓肿、支气管扩张、支气管肺癌的晚期等。

（3）伴随症状：注意评估病人有无发热、呼吸困难、咯血、胸痛、杵状指（趾）等。

1）咳嗽伴发热：见于急性呼吸道感染、胸膜炎、肺结核等。

2）咳嗽伴呼吸困难：见于喉水肿、喉肿瘤、支气管哮喘、慢性阻塞性肺疾病、重症肺炎、肺结核、大量胸腔积液、气胸、肺淤血、肺水肿、气管及支气管异物。

3）咳嗽伴咯血：常见于肺结核、支气管扩张、肺脓肿、支气管肺癌及风湿性二尖瓣狭窄等。

4）咳嗽伴胸痛：见于累及胸膜的疾病，如肺炎、胸膜炎、支气管肺癌、自发性气胸等。

5）咳嗽伴杵状指（趾）：见于支气管扩张症、肺脓肿、支气管肺癌和脓胸等。

（4）咳嗽、咳痰对病人的身心影响：评估有无失眠等睡眠与休息型态的改变，有无食欲与体重的下降、日常活动能力受限。有无疼痛及精神状态的改变，胸、腹部手术后剧烈咳嗽者伤口情况。

（5）相关的既往病史与个人史：有无与咳嗽、咳痰相关的疾病史，如呼吸道疾病和心脏疾病等，起病的缓急情况；既往咳嗽、咳痰发作情况，有无吸入刺激性气体、嗅到异味等诱发因素，有无长期粉尘接触史、吸烟史等。

（6）处理情况：询问病人做过何种检查，其结果如何；是否接受过治疗和护理，其效果如何；是否服用过止咳、祛痰药，药物的种类、剂量、疗效与不良反应；有无采取促进排痰的护理措施及其疗效。

2. 身体评估

（1）一般状态：生命体征，尤其是体温是否正常，呼吸频率和节律有无异常，有无发绀，体位，营养状况，皮肤弹性，有无口腔黏膜破损等。

（2）胸部评估：为评估的重点内容，评估两侧呼吸运动是否一致，语音震颤有无增强和减弱，肺部叩诊音有无异常改变，听诊有无异常呼吸音，有无干、湿啰音，心率、心律是否正常，有无心音改变和心脏杂音等。

3. 实验室及其他检查

（1）实验室检查：血常规、便常规、痰培养等检查。

（2）其他检查：胸部 X 线片、胸部 CT 检查，血气分析、肺功能测定等。

（三）相关护理诊断／问题

1. 清理呼吸道无效　与痰液黏稠、极度衰竭、咳嗽无力、手术后伤口疼痛引起的无效咳嗽有关。

2. 活动耐力下降　与长期频繁咳嗽、营养摄入不足有关。

3. 营养失调：低于机体需要量　与长期频繁咳嗽所致能量消耗增加、营养摄入不足有关。

4. 睡眠型态紊乱　与夜间频繁咳嗽影响睡眠有关。

5. 潜在并发症：自发性气胸。

（吴芳琴）

第四节　咯　血

情境导入

病人，女，22 岁，学生。因"咳嗽、痰中带血 3 天，加重 1 天"以"支气管扩张"入院。3 天前因受凉出现咳嗽、咳痰，且痰液中带有血丝，今晨咳嗽加剧，突发咯血，约 500 mL，并出现心慌、气短、乏力、情绪紧张等不适，既往有支气管肺炎病史。身体评估：T 37.6℃，P 110 次 /min，BP 100/50 mmHg，意识清醒，自主体位，轻度贫血貌，皮肤无瘀点、瘀斑，咽部充血肿大，浅表淋巴结不大。心脏体检无异常。腹软，未触及包块及索条状物，肝脾不大。

血常规检查：WBC 12.1×10^9/L，RBC 3.1×10^{12}/L。

请思考：

1. 病人咯血的主要病因是什么？咯血的程度如何？

2. 有无需要补充的健康资料？若有，请说明。

3. 该病人有哪些护理诊断／问题？

微课 10-1
咯血评估

咯血（hemoptysis）指喉部及喉部以下呼吸道和肺组织任何部位的出血，血液经咳嗽由口腔排出的现象。一旦出现经口腔排出血液，需要仔细辨别出血部位，像鼻出血、咽部出血、牙龈出血及上消化道出血等，虽然也是经口吐出血液，但出血部位不在呼吸器官，且一般不伴有咳嗽的症状，因此不能称之为咯血。

（一）发生机制和病因

1. 发生机制

（1）呼吸系统疾病：主要是呼吸系统疾病如炎症、结石、肿瘤、气管扩张等导致支气管黏膜或毛细血管通透性增加、黏膜下血管或气管扩张导致的动静脉瘘破裂所致。肺结核咯血的机制主要是结核分枝杆菌损伤肺组织使毛细血管通透性增高，血液渗出，导致痰中带血丝或小血块；如病变损伤小血管导致管壁破损，则会造成中度咯血；如空洞型肺结核分支形成的小动脉瘤破裂，或者肺结核导致继发性支气管扩张，会导致动静脉瘘破裂，造成大量咯血，严重时会危及生命。

（2）心血管疾病：多因心血管疾病导致肺循环淤血造成肺泡壁或支气管内膜毛细血管破裂和支气管黏膜下层支气管静脉曲张破裂所致。

（3）全身性疾病：主要由于凝血功能障碍，气管、支气管子宫内膜异位症的内膜周期性剥落等可导致出血。

2. 病因　咯血原因很多，主要见于呼吸系统和心血管疾病。

（1）呼吸系统疾病

1）支气管疾病：常见的有支气管扩张症、支气管肺癌、支气管内膜结核和慢性支气管炎等，少见的有支气管结石、支气管腺瘤、支气管黏膜非特异性溃疡等。

2）肺部疾病：常见的有肺结核、肺炎、肺脓肿等，在我国引起咯血的首要原因仍为肺结核。发生咯血的肺结核多为浸润型、空洞型和干酪样肺炎。肺炎出现的咯血常见于肺炎球菌肺炎、金黄色葡萄球菌肺炎、军团菌肺炎等。较少见于肺淤血、肺栓塞、肺寄生虫病、肺真菌病、肺泡炎、肺含铁血黄素沉着症和肺出血-肾炎综合征等。

（2）心血管疾病：较常见的是二尖瓣狭窄，其次为先天性心脏病所致肺动脉高压症、高血压心脏病、肺栓塞等。

（3）全身性疾病

1）血液病：白血病、血小板减少性紫癜、血友病、再生障碍性贫血等。

2）急性传染性疾病：流行性出血热、肺出血型钩端螺旋体病等。

3）风湿性疾病：系统性红斑狼疮、结节性多动脉炎、Wegener 肉芽肿、白塞病等。

（4）其他

1）医源性因素：许多有创性检查可损伤肺血管引起大咯血，其主要原因是操作导致肺动脉或支气管动脉破裂。

2）创伤：胸部创伤患者亦可发生大咯血。钝器伤可造成气道破裂同时伴发肺或支气管血管损伤。

（二）护理评估要点

1. 健康史评估

（1）咯血特点

1）咯血量：咯血量多少的衡量尚无明确的判定，往往依赖于对咯出血液的定量估计。一般将 24 h 内咯血量 < 100 mL 称为小量咯血，100 ~ 500 mL 称为中等量咯血，500 mL 以上或 1 周内咯血 > 3 次，且每次咯血量 > 100 mL 可认为是大咯血，但这一出血量难以准确估计，因此，大咯血可被定义为任何危及生命的咯血量及可能导致气道阻塞和窒息的任何咯血量。咯血量多少主要与损伤血管的粗细、数量有直接关系，与疾病的严重程度一般不成正比，但临床上多通过咯血量来判定咯血的严重程度及预后。大量咯血主要见于空洞型肺结核、支气管扩张和慢性肺脓肿。支气管肺癌少有大咯血，主要表现为痰中带血，呈持续或间断性。慢性支气管炎和支原体肺炎也可以出现痰中带血丝或血性痰，一般常伴有剧烈咳嗽。

2）颜色和性状：①鲜红色：常见于肺结核、支气管扩张、肺脓肿和出血性疾病。②铁锈色血痰：主要见于肺炎球菌性肺炎，也可见于肺吸虫病和肺泡出血。③砖红色胶冻样血痰：主要见于克雷伯杆菌肺炎。④暗红色：常见于二尖瓣狭窄导致的肺循环淤血。⑤浆液性粉红色泡沫样痰液：见于急性肺水肿。⑥黏稠暗红色血痰：见于肺栓塞。

3）辨别是否为咯血：首先要与鼻咽部、口腔出血相鉴别。鼻出血多经前鼻孔流出，出血灶一般在鼻中隔前下方；鼻腔后部出血且量较多时，经后鼻孔沿软腭与咽喉壁下流，使病人咽部有异物感。其次与呕血相鉴别（表 10-7）。

表 10-7 咯血与呕血的鉴别

鉴别项目	咯血	呕血
病因	呼吸系统、循环系统疾病	消化系统疾病
出血前驱症状	咽部痒感、胸闷、咳嗽等	上腹部不适、恶心、呕吐等
出血方式	咳嗽咯出	呕吐呕出，可为喷射状
血中混有物	痰、泡沫	食物残渣、胃液
血液颜色	一般为鲜红色	暗红色、棕色，也可为鲜红色
血液 pH	碱性	酸性
黑便	无，若咽下血液较多时可有	有，可有柏油样便，呕血停止后可持续数日
出血后痰的性状	常有血痰数日	一般无血痰

（2）伴随症状

1）咯血伴发热：多见于肺结核、肺炎、肺脓肿、流行性出血热、支气管肺癌等。

2）咯血伴胸痛：多见于肺炎球菌肺炎、肺结核、肺栓塞、支气管肺癌等。

3）咯血伴呛咳：多见于支气管肺癌、支原体肺炎等。

4）咯血伴脓痰：多见于支气管扩张、肺脓肿、空洞型肺结核继发细菌感染等。其中干性支气管扩张则仅表现为反复咯血，无脓痰。如果痰液伴有恶臭，为厌氧菌感染。

5）咯血伴皮肤黏膜出血：可见于血液病、风湿病、流行性出血热等。

6）咯血伴黄疸：可见于钩端螺旋体病、肺栓塞等。

7）咯血伴杵状指：多见于支气管扩张、肺脓肿、支气管肺癌等。

（3）咯血对病人的身心影响：大量咯血的病人因血液在气道内滞留或失血过多，会产生各种并发症。常见并发症如下。

1）窒息：咯血时血液可从鼻腔涌出，由于血液黏稠或病人因为精神极度紧张而屏气，可导致呼吸道阻塞出现窒息。窒息为咯血的主要致死原因，无论咯血量多少均有发生窒息的危险，若病人出现咯血突然减少或终止，继而表现为胸闷、气促、烦躁不安、双手乱抓或大汗淋漓、颜面青紫、濒死感等症状即为窒息表现。常发生于急性大咯血、极度衰竭无力咳嗽及应用中枢性镇静、镇咳、止痛、催眠药等。

2）失血性休克：伴有呛咳、出冷汗、呼吸急促、面色苍白、脉搏细速等症状。

3）肺不张：由于血块堵塞气道导致咯血后出现呼吸困难、胸闷、气促、患侧呼吸音减弱或消失。

4）继发感染：由于咯血后血液滞留于支气管，可导致病原微生物滋生。表现为咯血后发热、咳嗽加剧，局部有干、湿啰音。

5）情绪改变：无论咯血量多少，病人均可能出现不同程度的紧张不安、焦虑、恐惧等不良情绪。

（4）相关的既往病史与个人史

1）既往病史：主要询问有无呼吸系统、循环系统、血液系统等疾病病史，有无流行性出血热、肺出血型钩端螺旋体病、系统性红斑狼疮、结节性多动脉炎、气管或支气管子宫内膜异位症等全身性疾病史。近期有无感冒、肺部感染、剧烈咳嗽、用力过度、情绪激动等诱发因素，注意持续时间、每日咯血次数、咯血量、颜色与性状及伴随症状。

2）个人史：询问个人史时须注意病人有无结核病接触史、是否有多年的吸烟史，女性要询问月经史，特殊职业或工种要询问粉尘接触史，饮食习惯注意询问是否有生食海鲜产品等。

3）其他：还应评估年龄，一般40岁以上持续痰中带血且长期大量吸烟，进行性消瘦者要警惕支气管肺癌；青壮年咯血多考虑肺结核、支气管扩张、二尖瓣狭窄等。儿童慢性咳嗽伴少量咯血与低色素性贫血，应注意特发性含铁血黄素沉着症的可能。

（5）处理情况

拓展阅读 10-2
大咯血的急救处理方法

1）辅助检查：咯血后接受过哪些辅助检查，结果如何。

2）已采用的治疗或护理措施：是否使用过止血药物，药物的名称、剂量、效果如何、有无不良反应；大量咯血时有无采取引流措施及补液，效果如何。

2. 身体评估

（1）一般状态：年龄、生命体征、面容与表情、意识状态、营养状况，有无体重减轻。皮肤黏膜，主要观察有无全身性出血倾向。

（2）头颈部评估：观察口腔、鼻咽部有无出血病灶。

（3）胸部评估：对咯血病人均应做胸部细致反复的检查。

1）肺部评估：视诊呼吸有无急促，触诊胸廓扩张度、语音震颤有无增强或减弱，肺部叩诊音有无异常，听诊有无异常呼吸音，是否出现干、湿啰音等。

2）心脏评估：视诊有无心前区膨隆，叩诊心脏浊音界是否有增大，听诊是否有心律失常、心脏杂音等。

（4）腹部评估：触诊有无腹部压痛，听诊肠鸣音是否亢进等。

（5）四肢关节评估：观察有无杵状指（趾）。

（6）神经系统评估：深反射和浅反射是否存在，有无病理反射。

3. 实验室及其他检查

（1）实验室检查：血型、出血时间、凝血时间、凝血酶原时间、血常规等检查，痰液检查，尿液、粪便常规检查，肝、肾功能检查等。

（2）其他检查：胸部 X 线、胸部 CT、支气管镜检查、支气管造影、放射性核素检查。

（三）相关护理诊断/问题

1. 有窒息的危险　与大量咯血、咳嗽无力、意识障碍有关。

2. 有感染的危险　与血液潴留在支气管滋生细菌有关。

3. 焦虑　与反复咯血久治不愈或对检查结果感到不安有关。

4. 恐惧　与大量咯血或咯血不止有关。

5. 潜在并发症：失血性休克。

（杨晓娟）

第五节　呼　吸　困　难

情境导入

病人，男，65 岁，退休干部。患肺气肿 8 余年，独自居住，2 周前受凉后出现咳嗽、咳黄色痰，不伴发热，自行服用"清开灵"无效。3 天前自觉气短、呼吸费力，平地缓慢行走即感到喘息，生活可以自理。以"慢性阻塞性肺疾病（COPD）"入院。身体评估：T 36.6℃，P 89 次/min，R 25 次/min，BP 130/79 mmHg，意识清楚，口唇、甲床发绀，桶状胸，双肺听诊呼吸音粗，可闻及散在湿啰音。血常规检查：WBC $3.81×10^9$/L，RBC $5.5×10^{12}$/L。

请思考：

1. 什么是呼吸困难？导致该病人呼吸困难的病因是什么？

2. 该病人呼吸困难的症状有什么特点？

3. 该病人首要的护理问题是什么？

呼吸困难（dyspnea）指病人主观上感到空气不足、呼吸费力；客观上表现为用力呼吸，伴有呼吸频率、深度、节律的异常。严重者可出现鼻翼扇动、端坐呼吸、张口呼吸，辅助呼吸肌参与，还可以合并发绀。

（一）发病机制和病因

1. 发病机制

（1）肺源性呼吸困难：主要是由于通气、换气功能障碍导致缺氧和（或）二氧化碳潴留。吸气性呼吸困难主要由于大气道（喉部、气管、大支气管）的狭窄与阻塞所致，呼气性呼吸困难主要由于肺泡弹性减弱和（或）小支气管的痉挛或炎症所致，混合性呼吸困难主要是由于肺或胸膜腔病变使肺呼吸面积减少导致换气功能障碍所致。

（2）心源性呼吸困难：左心衰竭导致肺循环淤血、肺泡弹性减低和肺循环压力增高等。肺淤血，使气体弥散功能降低；肺泡弹性减退，使肺活量减少；肺循环压力增高则对呼吸中枢有反射性刺激。右心衰竭也可引起呼吸困难，但程度较左心衰竭轻，主要是右心房和上腔静脉压力增高，刺激压力感受器反射性地兴奋呼吸中枢；血氧含量减少，酸性产物增多，也会刺激呼吸中枢；淤血性肝大、腹水和胸腔积液，使呼吸运动受限，肺交换面积减少。另外，大量心包渗液致心脏压塞或心包纤维性增厚、钙化、缩窄使心脏舒张受限，导致体循环静脉淤血进而发生呼吸困难。

（3）中毒性呼吸困难：血液中代谢产物增多，刺激颈动脉窦、主动脉体化学感受器或直接兴奋呼吸中枢；中枢抑制药物和有机磷杀虫剂直接抑制呼吸中枢降低肺通气量，严重时可伴有二氧化碳潴留；一氧化碳中毒时，吸入的 CO 与血红蛋白结合形成碳氧血红蛋白，失去携带氧的能力导致缺氧而产生呼吸困难；亚硝酸盐和苯胺类中毒，使血红蛋白转化为高铁血红蛋白，失去携氧的能力导致缺氧；氰化物中毒时，氰离子抑制细胞色素氧化酶的活性，影响细胞的呼吸功能，导致组织缺氧引起呼吸困难，严重时可引起脑水肿抑制呼吸中枢。酸中毒可降低氧气与血红蛋白的结合能力。

（4）神经精神性呼吸困难：呼吸中枢受增高的颅内压和供血减少的刺激，使呼吸转为慢而深，常伴有呼吸节律的异常；精神性呼吸困难多为过度通气而发生呼吸性碱中毒所致，严重时还可出现意识障碍。

（5）血源性呼吸困难：红细胞携氧量减少，血氧含量降低。此外，大出血休克时，由于缺氧和血压下降，刺激呼吸中枢，也可使呼吸加快。

2. 病因　引起呼吸困难的原因很多，主要为呼吸系统和循环系统疾病。

（1）呼吸系统疾病

1）气道阻塞：如呼吸道的炎症、痉挛、水肿、肿瘤或异物导致的狭窄或阻塞，过敏原诱发支气管平滑肌痉挛导致的支气管哮喘，终末气道堵塞及肺泡弹性丧失导致的慢性阻塞性肺疾病（COPD）等。

2）肺部疾病：如肺炎、肺脓肿、肺结核、肺循环淤血、肺水肿、肺不张、弥漫性肺间质疾病、细支气管肺泡癌等。

3）胸壁、胸廓、胸腔疾病：如胸壁炎症、严重胸廓畸形、胸腔积液、自发性气胸、广泛胸膜粘连、结核、外伤等。

4）神经肌肉疾病：如急性多发性神经根炎和重症肌无力累及呼吸肌、脊髓灰质炎病变累及颈髓、药物所致呼吸肌麻痹等。

（2）循环系统疾病：常见于各种原因导致的左心和（或）右心衰竭、心脏压塞、肺栓塞和原发性肺动脉高压等。

（3）膈肌运动障碍：如膈麻痹、大量腹水、腹腔巨大肿瘤、胃扩张和妊娠晚期。

（4）中毒：代谢性酸中毒，如糖尿病酮症酸中毒；药物中毒，如吗啡类药物、有机磷杀虫剂、氰化物、亚硝酸盐中毒；气体中毒，如急性一氧化碳等中毒。

（5）造血系统疾病：常见于重度贫血、高铁血红蛋白血症、硫化血红蛋白血症等。

（6）神经精神因素：如脑外伤、脑出血、脑肿瘤、脑及脑膜炎、脑脓肿等颅脑疾病导致呼吸中枢功能受到损伤，精神因素导致的焦虑症、癔症等也可出现呼吸困难。

（二）护理评估要点

1. 健康史评估

（1）呼吸困难的特点

1）肺源性呼吸困难：临床特点及病因见表 10-8。

表 10-8 肺源性呼吸困难的特点及病因

类型	特点	病因
吸气性	吸气显著费力，严重者可出现"三凹征"，伴有干咳及高调吸气性喉鸣	大气道阻塞：如喉头水肿、气道异物导致气管、大支气管的狭窄与阻塞
呼气性	呼气费力、呼气缓慢、呼气时间明显延长，伴有哮鸣音	小气道阻塞：如慢性支气管炎（喘息型）、慢性阻塞性肺气肿、支气管哮喘等
混合性	吸气和呼气均感到费力、呼吸浅快，可伴有呼吸音异常或病理性呼吸音	严重、广泛的肺部疾病：重症肺炎、重症肺结核、弥漫性肺间质疾病、大量胸腔积液、气胸和广泛胸膜增厚

2）心源性呼吸困难：最常见风湿性疾病、高血压心脏病、冠心病等导致的左心衰竭。根据肺循环淤血的严重程度由轻到重逐渐表现为：劳力性呼吸困难，即活动时出现呼吸费力、端坐呼吸，不能平卧、夜间阵发性呼吸困难及入睡后突然憋醒、被迫坐起，伴有咳嗽、咳痰等，最严重时可导致急性肺水肿，表现为极度的气喘、呼吸频率可达 30～40 次 /min、端坐呼吸、咳大量白色或粉红色泡沫痰，面色发紫、大汗淋漓、有濒死感、两肺布满水泡音和（或）哮鸣音，心率增快，心尖部可闻及舒张期奔马律。

3）中毒性呼吸困难：表现为呼吸深度和节律的异常，如代谢性酸中毒时可出现库斯莫尔（kussmaul）呼吸，吗啡等药物中毒可出潮式呼吸（Cheyne-Stokes 呼吸，陈 - 施呼吸）、间停呼吸，一氧化碳中毒可出现深而慢的呼吸。

4）血源性呼吸困难：重度贫血时，病人静息状态也可表现为呼吸表浅、急促。休克或大出血时，可出现呼吸加快、心率增快。

5）神经精神性呼吸困难：重症颅脑疾病导致的神经性呼吸困难常表现为鼾声伴有双吸气样呼吸（抽泣样呼吸）、呼吸遏制（吸气突然停止）等；癔症导致的精神性呼吸困难，可表现为发作性、呼吸表浅、频率加快，可出现过度换气、叹息样呼吸或出现手足抽搐。

（2）呼吸困难发生的缓急和持续时间：在数分钟或数小时内发生的呼吸困难主要是急性肺水肿、速发型哮喘、气胸等，持续数天或数周的呼吸困难与心力衰竭、胸腔积液等有关，呼吸困难的时间超过数月或数年常与慢性阻塞性肺疾病（COPD）、肺动脉高压等有关。

（3）伴随症状

1）呼吸困难伴发热：最常见于呼吸系统感染性疾病，如肺炎、肺脓肿、肺结核，胸膜炎、急性心包炎等。

2）呼吸困难伴胸痛：常见于大叶性肺炎、急性渗出性胸膜炎、自发性气胸、急性心肌梗死、支气管肺癌等。

3）呼吸困难伴哮鸣音：多见于支气管哮喘、心源性哮喘，突发性重度呼吸困难见于急性喉头水肿、气管异物、大面积肺栓塞等。

4）呼吸困难伴咳嗽、咳痰：见于慢性阻塞性肺疾病、肺部感染、肺炎、支气管扩张、肺脓肿等，伴白色或粉红色泡沫痰见于急性肺水肿。

5）呼吸困难伴意识障碍：见于脑出血、脑膜炎、糖尿病酮症酸中毒、尿毒症、肺性脑病、急性中毒、休克型肺炎等。

（4）呼吸困难对病人身心的影响

1）有无日常活动能力受限，程度如何：①轻度，可在平地行走，登高及上楼时气急，中度或重度体力活动后出现呼吸困难；②中度，平地慢步行走中途需休息，轻体力活动时出现呼吸困难，完成日常生活活动需他人帮助；③重度，穿衣、吃饭等自理活动时，甚至休息时也感到呼吸困难，日常生活活动完全依赖他人帮助。

2）有无语言困难、意识障碍等表现。

3）有无紧张、焦虑、恐惧等情绪反应。

4）有无睡眠障碍。

（5）相关的既往病史与个人史：询问有无呼吸系统、心血管系统、血液系统、中枢神经系统、尿毒症、糖尿病酮症酸中毒等疾病病史；有无粉尘或异物吸入史、有毒物质中毒史，有无接触到过敏原、受凉、劳累、情绪激动等诱发因素。

（6）处理情况：呼吸困难后接受过哪些辅助检查，结果怎样；已采用的治疗或护理措施，有无用药，药物的名称、剂量、用法，效果如何，有无不良反应；重点为是否采用吸氧以减轻呼吸困难，氧浓度、氧流量如何，疗效如何。

2. 身体评估

（1）一般状态：年龄、生命体征、面容与表情、体位、意识状态、营养状况、皮肤黏膜等。

（2）头颈部评估：有无鼻翼扇动、颈静脉怒张、肝颈静脉回流征阳性等。

（3）胸部评估：观察呼吸动度、呼吸频率、节律和深度的改变，呼吸节律的改变多提示呼吸中枢衰竭。如果出现潮式呼吸、间停呼吸、呼吸频率 < 5 次 /min 或 > 40 次 /min，并伴有意识障碍，说明病情危重。胸廓扩张度、语音震颤是否异常，有无胸膜摩擦音，肺部叩诊音有无异常，心界有无扩大，呼吸音有无异常，是否闻及干、湿啰音，心率、心律是否正常，心脏有无杂音等。

（4）腹部评估：有无腹部膨隆、腹壁静脉曲张和肝脾大等。

拓展阅读 10-3
呼吸困难评估量表

（5）神经系统评估：深反射和浅反射是否正常，有无病理反射。

3. 实验室及其他检查

（1）实验室检查：血常规检查、痰培养等。

（2）其他检查：胸部 X 线检查、支气管造影、心电图检查、心脏超声心动图检查、血气分析、肺功能检查，必要时做电子支气管镜检查。

（三）相关护理诊断 / 问题

1. 气体交换受损　与心肺功能衰竭、肺部感染等引起肺部有效呼吸面积减少、肺弹性减弱等有关。

2. 低效性呼吸型态　与呼吸中枢抑制、上呼吸道梗阻、心肺功能衰竭有关。

3. 活动耐力下降　与呼吸困难所致的能量消耗增加和缺氧有关。

4. 恐惧　与极度呼吸困难导致的濒死感有关。

5. 沐浴 / 更衣 / 进食 / 如厕自理缺陷　与呼吸困难导致气喘、乏力，无法从事日常生活活动有关。

6. 语言沟通障碍　与严重喘息、机械通气有关。

微课 10-2
呼吸困难评估

（杨晓娟）

第六节　发　绀

情境导入

病人，男，3 岁。从小体弱多病，生长发育较同龄小儿缓慢。每当"感冒"后，就出现口唇、甲床、口鼻周围呈青紫色，尤其是哭闹或跑跳活动时青紫更明显，此时触摸孩子躯干和四肢皮肤温度是暖的。

请思考：

1. 以上症状的描述是否充分？有无需要补充的资料？若有，请说明。

2. 根据所给资料，分析该病人属于哪一类型的发绀及其可能的病因。

3. 病人可能的护理诊断是什么？为进一步明确病人的护理诊断，还需要补充哪些资料？

发绀（cyanosis）指血液中还原血红蛋白增多或血中含有异常血红蛋白衍化物，使皮肤、黏膜呈青紫色。常见于皮肤较薄、色素较少和毛细血管丰富的末梢部位，如舌、口唇、鼻尖、面颊、甲床及耳郭等处。

（一）发病机制和病因

引起发绀的原因不同其发生机制也不同，其分类如下。

1. 血液中还原血红蛋白增多　也称真性发绀，包括中心性发绀、周围性发绀和混合性发绀。

（1）中心性发绀：因心、肺疾病引起动脉血氧饱和度降低所致。分为：①肺性发绀，因呼吸功能障碍导致肺内氧合不全，血液中还原血红蛋白增多。当血液中还原血红蛋白的绝对含量超过 5 g/100 mL 时，即可出现发绀。常见于各种严重呼吸系统疾病，如气管支气管阻塞、肺淤血、肺炎、肺水肿、肺气肿、肺栓塞、大量胸腔积液等。②心性发绀，由于心脏与大血管之间有异常通道，部分静脉血未经肺内氧合即经异常通道分流入体循环动脉血液中，如分流量超过心排血量的 1/3，即可出现发绀。常见于发绀型先天性心脏病，如法洛（Fallot）四联症、艾森曼格综合征等。

（2）周围性发绀：常由于周围血液循环障碍所致。分为：①淤血性周围性发绀，由于体循环淤血、周围血流缓慢，氧在组织中被过多消耗所致。常见于右心衰竭、大量心包积液、心脏压塞、缩窄性心包炎、局部静脉病变等。②缺血性周围性发绀，由于周围组织血流灌注不足所致。常见于严重休克、血栓闭塞性脉管炎、雷诺（Raynaud）病等。

（3）混合性发绀：中心性发绀与周围性发绀并存。常见于心力衰竭或心肺疾病合并周围循环衰竭等。

2. 血液中存在异常血红蛋白衍化物

（1）高铁血红蛋白血症：由于各种药物或化学物质中毒引起血红蛋白中的二价铁被三价铁取代，形成高铁血红蛋白，导致部分血红蛋白丧失携氧能力。当血液中高铁血红蛋白达到 30 g/L 时可出现发绀，常见于伯氨喹、亚硝酸盐、硝基苯、苯胺等中毒。

（2）硫化血红蛋白血症：正常红细胞中无硫化血红蛋白。服用含硫药物或化学物质后可引起硫化血红蛋白血症，其先决条件是病人同时有便秘，或服用含硫药物在肠道内形成大量硫化氢，后者作用于血红蛋白，产生硫化血红蛋白，当血中硫化血红蛋白含量达到 5 g/L 时，即可出现发绀。

（二）护理评估要点

1. 健康史

（1）发绀的特点

1）中心性发绀：呈全身性，除面颊与四肢外，亦见于舌、口腔黏膜和躯干皮肤，发绀部位皮肤温暖，加温或按摩后发绀不消退，常伴有杵状指（趾）与红细胞增多。

2）周围性发绀：常见于肢体末梢和下垂部位，如鼻尖、耳垂与肢端。发绀部位皮肤温度低，按摩或加温后发绀可消退。

3）混合性发绀：中心性发绀与周围性发绀并存。

4）高铁血红蛋白血症：急骤出现、暂时性、病情危重，经过氧疗青紫不减，静脉血呈深棕色，静脉注射亚甲蓝溶液或大剂量维生素 C 可使青紫消退。分光镜检查可证明高铁血红蛋白的存在。因大量进食含有亚硝酸盐的变质蔬菜引起中毒性高铁血红蛋白血症而出现的发绀，称为"肠源性青紫症"。

5）硫化血红蛋白血症：持续时间长，可达数月及以上，病人血液呈蓝褐色，暴露于空气中也不转变为鲜红色。

（2）伴随症状

1）发绀伴呼吸困难：常见于重症心、肺疾病及大量气胸等；发绀明显但不伴呼吸困难，提示高铁血红蛋白血症。

2）发绀伴杵状指：主要见于发绀型先天性心脏病和某些慢性肺部疾病，提示病情重，病程长。

3）发绀伴意识障碍：常见于急性中毒、休克、急性肺部感染及严重心功能不全等。

4）发绀伴蹲踞动作：见于法洛四联症。

（3）发绀对病人身心的影响：发绀引起的缺氧可使病人出现呼吸困难、活动耐力下降、疲乏等生理改变，亦可产生焦虑和恐惧等心理反应，影响其社会交往。

1）急性缺氧病人：可先出现兴奋、定向力下降，继而出现头痛、乏力、运动不协调等。

2）慢性缺氧病人：可出现注意力不集中、嗜睡等。

3）严重缺氧病人：可出现烦躁不安、惊厥、昏迷甚至死亡。

（4）相关的既往病史与个人史：包括发生的年龄、起病时间、诱因等。既往有无心脏疾病、肺部疾病等与发绀相关的病史，有无类似疾病发作史，有无含硫药物或化学物质、变质蔬菜摄入史，有无家族史等。

（5）处理情况：有无采取相应的处理措施及其效果等，包括使用药物的名称、剂量、给药途径和效果，采取氧疗的给氧方式、浓度、时间及效果，相关的辅助检查结果等。

2. 身体评估

（1）一般状态：生命体征、意识、营养状况、体位、步态、皮肤黏膜颜色、温度等。

（2）头颈部评估：口唇、口腔黏膜、面颊等有无发绀。

（3）胸部评估：呼吸运动，呼吸频率、深度、节律；肺部有无闻及湿啰音或哮鸣音；心界有无扩大，心率、心律有无改变，有无杂音等。

（4）四肢评估：四肢皮肤、甲床有无发绀，有无杵状指，四肢末端皮温有无降低，动脉搏动有无减弱或消失等。

3. 实验室及其他检查

（1）实验室检查：血常规、血清电解质、高铁血红蛋白、硫化血红蛋白等检查。

（2）其他检查：胸部 X 线或 CT 检查、心脏彩色超声检查、心电图检查、血气分析、血氧饱和度、肺功能检查等。

（三）相关护理诊断 / 问题

1. 活动耐力下降　与肺功能不全所致机体缺氧有关。
2. 气体交换受损　与心功能不全所致肺淤血有关。
3. 低效性呼吸型态　与肺泡通气、换气、弥散功能障碍有关。
4. 焦虑 / 恐惧　与缺氧所致呼吸困难有关。

（林　梅）

第七节　心　悸

情境导入

病人，女，45 岁。1 年前劳累后出现阵发性心悸、胸闷，每次持续约 15 s 后自行恢复，未曾接受治疗。1 h 前病人无明显诱因下出现心悸、头昏、黑矇，伴有恶心、大汗淋漓，持续约 10 min。

请思考：

1. 心悸的常见病因有哪些？

2. 对该病人进行评估时，应注意收集哪些健康资料？

3. 该病人的护理诊断有哪些？

心悸（palpitation）是一种自觉心脏跳动的不适感或心慌感。当心率加快时感到心脏跳动不适，心率缓慢时则感到搏动有力。

（一）发病机制和病因

1. 发生机制　心悸发生机制尚未完全清楚，一般认为与心肌收缩力、心率、心律、心搏出量和神经精神因素有关。①某些器质性心脏病导致心室肥大，或神经体液调节导致去甲肾上腺素分泌增多，都会使心肌收缩力增加、心脏搏动增强而引起心悸。②心动过速时，舒张期缩短导致心室充盈量减少，收缩期心室内压力快速上升，引起心室肌与心脏瓣膜的紧张度增加而产生心悸；心动过缓时，舒张期延长导致心室充盈量增加，心肌收缩力代偿性增强而导致心悸。③期前收缩时，代偿间歇后的心室收缩会强而有力，引起心悸。④心脏无器质性病变时，自主神经功能紊乱也可引起心悸，生理情况下常常在情绪激动、焦虑、紧张及注意力集中时出现。

2. 常见病因

（1）心室肥大：高血压心脏病、主动脉瓣关闭不全、二尖瓣关闭不全、动脉导管未闭、室间隔缺损等可导致左心室肥大，心脏收缩力增强，引起心悸。

（2）心律失常：心动过速（如各种原因引起的窦性心动过速、阵发性室上性或室性心动过速等）、心动过缓（高度房室传导阻滞、窦性心动过缓、病态窦房结综合征等）、其他心律失常（如期前收缩、心房扑动或颤动等），均可出现心悸。

（3）心力衰竭：各种原因引起的心力衰竭均可以出现心悸。

（4）自主神经功能紊乱：如心脏神经官能症、β受体亢进综合征、更年期综合征等。

（5）其他疾病：如甲状腺功能亢进症、贫血、发热、低血糖症等，多由于各种原因使心率增快、心肌搏动增强导致心悸。

（6）生理性：常见于健康人在剧烈运动或体力劳动、精神高度紧张时，喝浓茶或咖啡后、饮酒后。此外，服用某些药物（如肾上腺素类、麻黄碱、阿托品、甲状腺素、咖啡因、苯丙胺等）也可引起心悸，且常与摄入量大小及个体敏感性有关。

（二）护理评估要点

1. 健康史评估

（1）心悸的特点：包括起病情况，发作频率和持续时间，性质和程度，有无诱因，如情绪激动、紧张、焦虑、剧烈活动、大量抽烟或饮酒等，有无使心悸加重或缓解的因素，有无伴随症状。生理性心悸一般持续时间较短，可伴有胸闷等不适，对正常活动一般无影响。病理性心悸多反复发作，持续时间相对较长，常伴有胸闷、心前区疼痛、眩晕、黑矇等心脏病表现，部分病人还伴有恶心、呕吐等不适。注意心悸严重程度不一定与病情成正比。初次、突发的心律失常，心悸感觉更明显，而慢性心律失常病人因逐渐适应可无明显心悸。在情绪紧张、焦虑或注意力集中时心悸也会更明显。

心脏神经官能症引起的心悸多见于青年女性，病人心脏本身并无器质性病变。病人除心悸外，常有心率加快、心前区隐痛，以及头晕、头痛、疲乏、失眠、记忆力减退等神经衰弱表现，且在情绪激动时更易发生。

β受体亢进综合征导致的心悸易在紧张时发生，病人除有心悸、心动过速、胸闷、头晕等临床症状外，还可有 T 波平坦或倒置、轻度 ST 段下移、窦性心动过速等心电图改变。

更年期综合征病人除心悸外，常常还有月经紊乱、潮热、头晕等症状。

（2）伴随症状：心悸常见的伴随症状如下。

1）心悸伴心前区疼痛：常见于冠状动脉粥样硬化性心脏病、主动脉狭窄、肥厚型梗阻性心肌病、心肌炎等，心脏神经官能症者亦可出现心前区隐痛。

2）心悸伴发热：常见于急性传染性疾病、心肌炎、风湿热、心包炎等。

3）心悸伴晕厥或抽搐：见于窦性停搏、高度房室传导阻滞、室性心动过速、病态窦房结综合征等。

4）心悸伴贫血：见于各种原因引起的急性失血，常有全身冷汗、脉搏细弱、血压下降等表现，慢性贫血时心悸多在劳累后较明显。

5）心悸伴呼吸困难：见于急性心肌梗死、心肌炎、心包炎、心力衰竭等。

6）心悸伴发绀：见于先天性心脏病、右心功能不全和休克。

7）心悸伴消瘦及多汗：见于甲状腺功能亢进症。

（3）心悸对病人身心的影响：有无胸闷、气急、呼吸困难等生理表现，有无焦虑、紧张、恐惧等不良情绪，有无失眠，是否因心悸而影响正常学习、生活、工作和人际交往。心悸一般无危险性，但少数由严重心律失常所致者可能发生猝死，此时常同时伴有血压下降、脉搏细数不能触及、意识丧失等表现。

（4）相关既往病史和个人史：有无相关病史，如心脏病、甲状腺功能亢进症、发热、贫血等；有无自主神经功能紊乱，是否处于更年期；有无使用肾上腺素、甲状腺片、麻黄碱等药物；是否在短期内进行了剧烈活动或有情绪波动。

（5）处理情况：既往有无接受相应的诊断性检查（如心电图、超声检查）；已接受过检查的结果如何；已采取的治疗或护理措施及其效果等，包括是否采用电复律、人工起搏等，是否治疗用药，药物的名称、剂量、用法和效果等。

2. 身体评估

（1）一般状态：生命体征、营养状况、面容表情、体位、步态、皮肤温度与湿度等。

（2）胸部评估：有无心前区隆起，有无心前区异常搏动、心前区震颤等，有无心浊音界改变，有无心率和心律改变，有无心音改变，有无心脏杂音、心包摩擦音。

3. 实验室及其他检查

（1）实验室检查：血常规、甲状腺功能测定、心肌酶、血脂、血糖检查等。

（2）其他检查：心电图、24 h 动态心电图、心脏超声心动图、胸部 X 线等检查。

（三）相关护理诊断 / 问题

1. 活动耐力下降　与心悸频繁发作导致疲乏有关。

2. 舒适度减弱　与心悸发作所致不适有关。

3. 睡眠型态紊乱　与心悸发作所致不适有关。

4. 焦虑 / 恐惧　与心悸发作所致不适有关。

（汪　苗）

第八节　水　　肿

情境导入

病人，男，7 岁。3 周前出现发热、咳嗽、咽喉痛，体温达 38.5℃，父母给其口服"感冒冲剂"后体温下降，症状好转。近 1 周来父母发现病人早上起床时双眼睑水肿，持续到午饭后水肿消失，没有引起重视，后面连续几天水肿逐渐加重，除了眼睑颜面水肿，双侧踝部也出现水肿。今天病人自觉尿量比以前少且出现尿色发红，由家长带入医院就诊。

请思考：

1. 以上症状的描述是否充分？有无需要补充的资料？若有，请说明。

2. 根据所给资料，分析该病人属于哪一类型的水肿及其可能的病因是什么？

3. 该病人可能的护理诊断是什么？为进一步明确病人的护理诊断，还需要补充哪些资料？

水肿（edema）指人体组织间隙中有过多的液体积聚而引起的肿胀。根据累及的范围，水肿可分为全身性与局部性。当液体在组织间隙呈弥漫性分布时，称为全身性水肿（anasarca）；液体积聚在局部组织间隙时，称局部性水肿（localized edema）。液体积聚在体腔内称为积液（effusion），如胸腔积液、腹腔积液、心包积液等。水肿发生初期，组织间隙内积聚量较少，指压凹陷不明显，称为隐性水肿（latent edema）；若组织间隙内液体积聚量超过 4 kg，指压凹陷明显者称为显性水肿（apparent edema）。通常意义下的水肿不包括脑水肿、肺水肿等内脏器官的局部水肿。

（一）发病机制和病因

1. 发病机制　正常人体组织间隙液体量主要通过机体内、外和血管内、外液体交换的平衡维持相对恒定。血管内液体不断从毛细血管小动脉端滤出至组织间隙成为组织液，另外，组织液不断从毛细血管小静脉端回吸收入血管中，因而组织间隙无过多的液体积聚。维持液体交换平衡的主要因素有毛细血管内静水压、血浆胶体渗透压、组织压和组织液胶体渗透压。这些因素发生障碍导致组织间液生成过多或回吸收过少，则可形成水肿。产生水肿的机制如下。

（1）血管内外液体交换失衡：①毛细血管内静水压增高；②毛细血管通透性增强；③血浆胶体渗透压降低；④组织液胶体渗透压增高；⑤组织压降低；⑥淋巴液或静脉回流受阻。

微课 10-3
水肿的发病机制

（2）体内外液体交换失衡：肾小球滤过率减少和（或）肾小管重吸收增加，致使肾排钠、排水减少，水钠潴留出现水肿。

2. 病因

（1）全身性水肿

1）心源性水肿（cardiac edema）：主要见于右心衰竭、缩窄性心包炎。

2）肾源性水肿（renal edema）：可见于各型肾炎和肾病。

3）肝源性水肿（hepatic edema）：常见于肝硬化。

4）营养不良性水肿（nutritional edema）：多见于长期慢性消耗性疾病、营养缺乏、蛋白丢失性胃肠病及重度烧伤等所致的低蛋白血症者。

5）黏液性水肿（mucous edema）：见于甲状腺功能减退症者。

6）经前期紧张综合征。

7）药物性水肿：由肾上腺皮质激素、性激素、胰岛素等药物引起水钠潴留所致。

8）特发性水肿：绝大多数见于女性，原因不明，可能与内分泌功能失调有关。

9）其他：包括醛固酮增多症、腺垂体功能减退症等内分泌系统疾病所引起的水肿；因环境、体质、体位等因素引起的功能性水肿，如老年性水肿、旅行者水肿、肥胖性水肿等。

（2）局部性水肿：①炎症性水肿，见于疖、痈、丹毒、蜂窝织炎、化学灼伤等；②淋巴回流障碍性水肿，常见于丝虫病、非特异性淋巴管炎等；③静脉回流障碍性水肿，见于静脉血栓或血栓性静脉炎、静脉曲张、上腔或下腔静脉阻塞综合征；④血管神经性水肿；⑤神经源性水肿。

（二）护理评估要点

1. 健康史评估

（1）水肿的特点：包括水肿出现的时间、初始部位、发展顺序、急缓、性质、程度及局部的表现，是否有凹陷性，与活动及体位的关系，使其加重或缓解的因素等。

1）心源性水肿：水肿特点是首先出现于身体下垂部位，如经常卧床者最早出现于腰骶部；能起床活动者，则最早出现于踝内侧；活动后明显，休息后减轻或消失，严重时可出现胸腔积液、腹水及心包积液等，颜面一般不出现水肿。水肿为对称性、凹陷性，常伴有颈静脉怒张、肝大、肝颈静脉回流征阳性等右心衰竭的临床表现。

2）肾源性水肿：水肿特点为首先出现于结缔组织疏松处，如晨起时眼睑与颜面水肿，以后可发展为全身水肿。常伴有高血压、尿常规改变、肾功能损害等表现。肾病综合征病人则常呈重度水肿，指压凹陷明显，常伴有浆膜腔积液。肾源性水肿需与心源性水肿相鉴别（表 10-9）。

表 10-9　心源性水肿与肾源性水肿的鉴别

鉴别要点	心源性水肿	肾源性水肿
开始部位	从身体下垂部位，向上蔓延至全身	从晨起眼睑与颜面开始，继之发展为全身性水肿
发展快慢	发展较缓慢	发展较迅速
水肿性质	比较坚实，移动性小	软而移动性大
伴随症状	心脏增大、心脏杂音、肝大、颈静脉怒张等	高血压、蛋白尿、血尿、管型尿等

3）肝源性水肿：以腹水为主要表现，也可首先出现踝部水肿，逐渐向上蔓延，而头、面及上肢常无水肿，病人常有肝功能减退及门静脉高压的表现。

4）营养不良性水肿：水肿多从组织疏松处开始，然后扩展至全身，以低垂部位明显，水肿发生前常有体重减轻等表现。

5）黏液性水肿：特征为非凹陷性水肿，以口唇、眼睑、颜面及下肢胫骨前较明显。

6）经前期紧张综合征：其特点为月经来潮前 7~14 天出现眼睑、下肢、手部轻度水肿，伴有乳房胀痛及盆腔沉重感，月经后消退。

7）药物性水肿：用药后发生水肿，停药后消退，主要表现为下肢或颜面部水肿，严重者出现全身水肿。

8）特发性水肿：水肿主要发生在身体下垂部位，长时间直立与劳累后出现，休息后减轻，可伴有自主神经功能紊乱的表现。

9）淋巴回流障碍性水肿：表现为双下肢呈象皮腿，局部皮肤粗糙、增厚，皮下组织也增厚。

（2）伴随症状：水肿伴肝大，可见于心源性、肝源性与营养不良性疾病，若同时伴有颈静脉怒张则为心源性；伴重度蛋白尿常为肾源性；伴呼吸困难及发绀，常见于心脏病、上腔静脉阻塞综合征；伴心跳缓慢、血压偏低，见于甲状腺功能减退症；伴消瘦、体重减轻，可见于营养不良；若水肿与月经周期有明显关系，则为经前期紧张综合征。

（3）水肿对病人身心的影响：有无腹胀、心悸、气促、呼吸困难、血压升高、脉搏增快、头晕、行动迟缓等。全身性水肿可导致体重增加、尿量减少，水肿区组织细胞营养不良，抵抗力下降，或严重水肿致液体渗出形成皮肤水疱，易发生皮肤溃疡及伤口愈合不良。轻、中度水肿病人易出现焦虑情绪，重度水肿病人可出现恐惧或沮丧心理。

（4）相关的既往病史与个人史：既往有无心、肝、肾、内分泌及代谢疾病或慢性消耗性疾病病史，是否长期应用激素类药物，有无类似疾病发作史，有无食物和药物过敏史，近期有无受凉、劳累及输液量过多等诱发因素，女性病人是否与月经周期及体位有关。

（5）处理情况：有无采取相应的处理措施及其效果等。包括每日水、钠的摄入情况；是否应用利尿药，以及药物的名称、给药途径、剂量、疗效和不良反应等。

2. 身体评估

（1）一般状态：生命体征、营养状况、体重，皮肤弹性、皮肤完整性，有无皮疹、蜘蛛痣、肝掌，水肿的部位和程度等。

（2）头颈部评估：有无眼睑水肿，有无颈静脉怒张、肝颈静脉回流征阳性。

（3）胸部评估：有无呼吸困难；肺部有无闻及啰音；心率、血压的改变，肺部叩诊音有无改变等。

（4）腹部评估：有无腹部膨隆、腹壁静脉曲张、肝脾大、移动性浊音等。

3. 实验室及其他检查

（1）实验室检查：血、尿、便常规检查，尿蛋白定性和定量检查，血清电解质、肝肾功能检查。

（2）其他检查：心电图检查、胸部 X 线检查、CT 检查，心脏及腹部 B 超检查等。

（三）相关护理诊断 / 问题

1. 体液过多　与右心功能不全、肾疾病所致钠水潴留有关。
2. 皮肤完整性受损 / 有皮肤完整性受损的危险　与水肿所致组织、细胞营养不良有关。
3. 活动耐力下降　与胸腔、腹腔大量积液所致呼吸困难有关，与心功能不全所致容量负荷过重有关。
4. 潜在并发症：急性肺水肿。

（林　梅）

第九节　黄　疸

情境导入

病人，男，55 岁。2 个月前出现皮肤黄染，未予重视，黄染渐进变化，6 天前出现巩膜黄染，伴有皮肤瘙痒，小便颜色呈茶色，大便颜色稍浅。发病以来，病人精神欠佳、食欲缺乏，睡眠差。腹部 B 超检查示：胰头占位。拟诊断为"阻塞性黄疸、胰腺占位"收入院。

请思考：

1. 该病人最有可能出现哪种类型的黄疸？

2. 对该病人进行评估时，应注意收集哪些健康资料？

3. 该病人的护理诊断有哪些？

黄疸（jaundice）是由于血清中胆红素升高致使皮肤、黏膜和巩膜发黄的症状和体征。正常情况下，胆红素进入和离开血液循环保持相对恒定，血清中总胆红素（total bilirubin）浓度为 1.7~17.1 μmol/L（0.1~1.0 mg/dL）。若各种原因引起胆红素代谢障碍，导致血清内胆红素浓度升高，当在 17.1~34.2 μmol/L（1.0~2.0 mg/dL）时，肉眼不易察觉，称为隐性黄疸；超过34.2 μmol/L（2 mg/dL）时，出现临床可见黄疸，也称为显性黄疸。

（一）发病机制和病因

1. 发病机制

（1）胆红素的正常代谢：机体内的胆红素主要来源于血红蛋白。正常血液循环中衰老的红细胞经单核巨噬细胞破坏，降解为非结合胆红素（unconjugated bilirubin，UCB），又称为游离胆红素。非结合胆红素不溶于水，不能从肾小球滤出，故尿液中不出现非结合胆红素。

非结合胆红素与血清白蛋白结合，通过血液循环运输至肝，与白蛋白分离后被肝细胞摄取，在肝细胞内与葡萄糖醛酸结合，形成结合胆红素（conjugated bilirubin，CB）。结合胆红素为水溶性，可通过肾小球滤过从尿中排出。

结合胆红素从肝细胞经胆管排入肠道，在肠道细菌酶的作用下形成尿胆原（urobilinogen）。尿胆原大部分氧化成为尿胆素从粪便排出，称为粪胆素。小部分（10%~20%）被肠道吸收，通过门静脉血回到肝内。被吸收回肝的尿胆原大部分再转变为结合胆红素，随胆汁排入肠内，形成"胆红素的肠肝循环"，小部分尿胆原经体循环由肾排出体外（图 10-8）。

（2）发生机制：根据黄疸的发生机制可以分为溶血性黄疸、肝细胞性黄疸、胆汁淤积性黄疸 3 类。

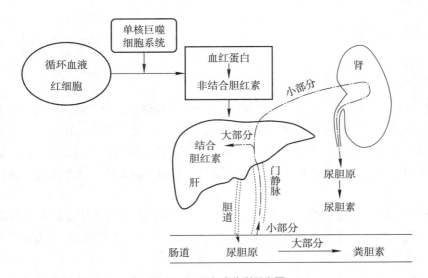

图 10-8 胆红素代谢示意图

1）溶血性黄疸（hematogenous jaundice）：是由于红细胞大量破坏，形成的非结合胆红素增多，超过肝细胞的摄取、结合和排泌能力。此外，溶血造成的贫血、缺氧和红细胞破坏产物的毒性作用，削弱了肝细胞对胆红素的代谢功能，使非结合胆红素在血液中潴留，超过正常水平而出现黄疸。

2）肝细胞性黄疸（hepatocellular jaundice）：一方面，由于部分肝细胞严重受损，导致肝对胆红素的摄取、结合功能降低，因而血中的非结合胆红素增加。另一方面，未受损的肝细胞仍能将部分非结合胆红素转变为结合胆红素，但由于肝细胞肿胀、压迫或胆栓，使得毛细胆管和胆小管扭曲、阻塞，胆汁排泄受阻而反流入血液循环中，致血中结合胆红素亦增加而出现黄疸。

3）胆汁淤积性黄疸（cholestatic jaundice）：由于各种原因引起胆道阻塞，导致阻塞上方胆管内压力升高，胆管扩张，进而致使小胆管与毛细胆管破裂，胆汁中的胆红素反流入血，使血液中结合性胆红素浓度升高。此外，也可因胆汁分泌功能障碍、毛细胆管通透性增加等非机械因素引起黄疸。

2. 常见病因

（1）溶血性黄疸：凡能引起溶血的疾病都可引发溶血性黄疸。常见病因有：①先天性溶血性贫血，如珠蛋白生成障碍性贫血、遗传性球形红细胞增多症等；②后天性获得性溶血性贫血，如自身免疫性溶血性贫血、新生儿溶血、不同血型输血后的溶血，以及蚕豆病、伯氨喹、蛇毒、毒蕈、阵发性睡眠性血红蛋白尿症等引起的溶血。

（2）肝细胞性黄疸：各种致肝细胞严重损害的疾病都可引起肝细胞性黄疸，如病毒性肝炎、中毒性肝炎、肝硬化、钩端螺旋体病、败血症等。

（3）胆汁淤积性黄疸

1）肝内性胆汁淤积：可分为肝内阻塞性胆汁淤积（如肝内泥沙样结石、癌栓、华支睾吸虫病和肝内胆汁淤积等）和肝内胆汁淤滞（如病毒性肝炎，氯丙嗪、甲基睾酮、避孕药等引起的药物性胆汁淤积，原发性胆汁性肝硬化、妊娠期肝内胆汁淤积症等）。

2）肝外性胆汁淤积：见于胆总管结石、狭窄、炎性水肿、肿瘤及蛔虫等。

拓展阅读 10-4
肠道菌群与新生儿黄疸

（4）先天性非溶血性黄疸：此类型的黄疸是由肝细胞对胆红素的摄取、结合和排泄有先天缺陷所致的黄疸。有 4 种类型：Gilbert 综合征、Dubin–Johnson 综合征、Crigler–Najjar 综合征、Rotor 综合征，临床较少见。

（二）护理评估要点

1. 健康史评估

（1）黄疸的特点

1）溶血性黄疸：皮肤黏膜一般呈浅柠檬色，不伴皮肤瘙痒。急性溶血时（如异型输血后引发的溶血）起病快，短期内大量溶血，可有发热、寒战、头痛、呕吐、腰痛，并有不同程度的贫血、血红蛋白尿（酱油色），甚至可能出现休克。严重者可引起肾血流量减少而继发少尿、无尿和急性肾衰竭。慢性溶血多为先天性，起病缓慢，多为轻度黄疸，除脾大外，尚伴不同程度的贫血。

2）肝细胞性黄疸：皮肤黏膜呈浅黄至深黄色，可有轻度皮肤瘙痒，常伴有肝原发病的表现，如肝区不适或疼痛、疲乏、食欲减退、恶心、呕吐、肝掌、蜘蛛痣等，严重者可有出血倾向、腹水、脾大、意识障碍等。

3）胆汁淤滞性黄疸：皮肤黏膜一般呈暗黄色，胆道完全阻塞者颜色呈深黄色、黄绿色，有皮肤瘙痒及心动过缓，尿液颜色加深（浓茶样），粪便颜色变浅，完全梗阻者粪便颜色呈白陶土色。因胆汁不能进入肠道，导致脂溶性维生素 K 吸收障碍，可能有出血倾向，表现为皮肤黏膜有瘀点、瘀斑或出血点等。

注意排除由于进食过多富含胡萝卜素的食物或长期服用某些药物所致的皮肤黄染。胡萝卜素增高引起的黄染是由于过多食用胡萝卜、南瓜、橘子、橘子汁等富含胡萝卜素的食物引起，当血液中胡萝卜素浓度超过 2.5 g/L 时，会导致皮肤黄染。其特点是：黄染首先出现于手掌、足底、前额及鼻部皮肤；一般不出现巩膜和口腔黏膜黄染；血中胆红素不高；停止食用富含胡萝卜素的食物后，皮肤黄染逐渐消退。长期服用含有黄色素的药物（如利血平、呋喃类等）引起的黄染，其特点是：黄染首先出现于皮肤，严重者也可出现于巩膜；巩膜黄染的特点是角巩膜缘处黄染重，黄色深；离角巩膜缘越远，黄染越轻，黄色越淡；血中胆红素不高。

（2）伴随症状：黄疸常见的伴随症状如下。

1）黄疸伴寒战、高热：常见于急性胆管炎、急性胆囊炎等急性胆道感染性疾病。

2）黄疸伴腹痛：阵发性绞痛常见于胆道结石、胆道蛔虫病，持续性右上腹钝痛或胀痛见于病毒性肝炎、肝脓肿或原发性肝癌等；右上腹剧烈疼痛、寒战高热和黄疸为 Charcot 三联征，提示急性化脓性胆管炎。

3）黄疸伴肝大：若轻度至中度肝大，质地软或中等硬度且表面光滑，见于病毒性肝炎、急性胆道感染或胆道阻塞；明显肝大，质地坚硬、表面凸凹不平、有结节，见于原发性或继发性肝癌；肝大不明显而质地较硬、边缘不整、表面有小结节者，见于肝硬化。

4）黄疸伴胆囊肿大：提示胆总管有梗阻，常见于胰头癌、壶腹癌、胆总管癌、胆总管结石等。

5）黄疸伴脾大：见于病毒性肝炎、钩端螺旋体病、败血症、疟疾、肝硬化、各种原因引起的溶血性贫血及淋巴瘤。

6）黄疸伴腹水：见于重症肝炎、失代偿期肝硬化、肝癌等。

（3）黄疸对病人身心的影响：溶血性黄疸病人有无发热、寒战和乏力等不适，肝细胞性黄疸病人有无腹胀、食欲缺乏等，胆汁淤积性黄疸有无出血倾向等。有无个性和行为的改变，有无焦虑、恐惧等负性情绪或皮肤黄染导致的自卑心理；有无因皮肤瘙痒引起皮肤抓痕或睡眠异常。

（4）相关既往病史和个人史：既往有无黄疸相关肝、胆、胰等疾病病史，有无溶血性贫血病史；有无传染病接触史；有无长期酗酒史；有无长期服用阿的平、呋喃类药物史；近期有无输注血液制品史，有无大量进食橘子、胡萝卜等富含胡萝卜素的黄色水果和蔬菜等。

（5）处理情况：既往有无接受相应的诊断性检查（如实验室检查、超声检查等）；已接受过检查的结果；已采取的治疗或护理措施及其效果，包括使用过的药物名称、剂量、疗效及不良反应等。

微课 10-4
三种黄疸类型的比较

2. 身体评估

（1）一般状态：生命体征，如呼吸频率和节律有无改变；精神和意识状态，如有无表情淡漠、性格改变或行为异常等；皮肤黏膜有无黄染、出血点等；尿量变化，如有无尿量减少、尿色异常等；营养状况，如是否消瘦、肌萎缩、皮下脂肪消失；有无肝病面容，有无肝掌及蜘蛛痣等。

（2）腹部评估：腹部评估重点关注有无以下体征。

1）有无腹部膨隆：肝占位性病变、巨脾均有相应部位的局部膨隆；肝硬化大量腹水时呈蛙腹状，脐部突出。

2）有无脐周静脉曲张：腹壁静脉曲张见于肝硬化门静脉高压。

3）有无肝大：急性病毒性肝炎或中毒性肝炎时，黄疸和肝大并存，肝质软，压痛和叩击痛较明显；慢性肝炎和肝硬化时，肝大不如急性肝炎明显，且质地增加，也可无压痛。

4）有无胆囊肿大：黄疸伴胆囊肿大者均属肝外梗阻，肝内胆汁淤积时胆囊多萎缩，胆囊是否肿大有助于黄疸的鉴别诊断。胆总管癌、胰头癌等引起的癌性黄疸，胆囊光滑、无压痛，可移动；原发性胆总管结石一旦出现梗阻，胆囊可肿大，多无压痛；胆囊底部巨大结石、先天性胆管扩张或胆道蛔虫症，也可引起胆囊肿大，压痛多不明显。

5）有无移动性浊音：肝硬化病人大量腹水时，移动性浊音阳性。

6）有无肝浊音界改变：肝浊音界扩大见于肝癌、肝脓肿、病毒性肝炎时，肝浊音界缩小见于肝硬化。

7）其他：有无脾大、压痛和反跳痛、Murphy 征阳性等。

（3）其他：有无精神异常、腋毛稀少、睾丸萎缩、月经失调、杵状指、匙状指甲、皮肤角化过度、多发性静脉栓塞和心动过缓等表现。肝衰竭病人还可能有凝血功能障碍，出现鼻出血、牙龈出血、皮肤紫癜等。晚期癌性黄疸病人尚可表现癌肿转移的有关征象。

3. 实验室及其他检查

（1）实验室检查：出现黄疸时，应检查血清总胆红素和直接胆红素，以区别胆红素升高的类型，另需检查尿胆红素、尿胆原、血常规、肝功能。还可酌情进行外周血涂片、血清结合珠蛋白和凝血功能检查、甲胎蛋白检查。

1）溶血性黄疸：实验室检查血清非结合胆红素增加为主，结合胆红素基本正常，尿胆红素定性试验阴性。尿胆原代偿性增加，尿液和粪便颜色加深。急性溶血时常伴有血红蛋白尿，尿隐血试验阳性。血液检查除贫血外，尚有网织红细胞增加、骨髓红细胞系列增生旺盛等。

2）肝细胞性黄疸：实验室检查示血清中结合胆红素与非结合胆红素均增加，结合胆红素增加幅度多高于非结合胆红素，尿胆红素定性试验阳性。血液生化检查有不同程度的肝功能损害，如转氨酶升高；严重肝病时，可出现血清白蛋白下降、凝血酶原时间异常等；伴有肝内胆汁淤滞时，碱性磷酸酶可升高。

3）胆汁淤积性黄疸：实验室检查示血清结合胆红素增加为主，尿胆红素定性试验阳性，尿胆原及粪胆原减少或缺如。血液生化检查有血清碱性磷酸酶、谷氨酰转移酶及总胆固醇增高。

（2）其他检查：腹部 B 超检查、腹部 CT 检查、经内镜逆行胰胆管造影（ERCP）等。

（三）相关护理诊断 / 问题

1. 体像紊乱　与黄疸导致皮肤、黏膜发黄有关。

2. 舒适度减弱　与胆红素排泄障碍，血液胆盐浓度增高有关。

3. 睡眠型态紊乱　与黄疸所致皮肤瘙痒有关。

4. 皮肤完整性受损 / 有皮肤完整性受损的危险　与黄疸所致皮肤瘙痒有关。

5. 焦虑　与皮肤严重黄染、黄疸病因不明有关。

（汪　苗）

第十节　恶心与呕吐

情境导入

　　病人，女，20岁。既往体健。昨日傍晚吃了2支冰淇淋，夜间出现阵发脐周疼痛，凌晨出现恶心，随即呕吐出胃内容物，为晚餐食物，无酸腐臭味，量约300 mL，呕吐呈非喷射性，吐后感觉略轻松，半小时后出现腹泻，呈水样便，量约200 g，后共呕吐3次，腹泻2次。

请思考：

1. 以上症状的描述是否充分？有无需要补充的资料？若有，请说明。

2. 根据所给资料，分析该病人属于哪种类型的呕吐及其可能的病因。

3. 病人可能的护理诊断是什么？为进一步明确病人的护理诊断，还需要补充哪些资料？

　　恶心与呕吐（nausea and vomiting）是临床常见的一组症状，恶心是一种特殊的上腹部不适、欲将胃内容物经口吐出的感觉，可伴有迷走神经兴奋的症状，如皮肤苍白、出汗、流涎、血压下降、心动过缓等，常为呕吐的前奏。呕吐是胃或部分小肠内容物，通过食管、口腔逆流排出体外的现象。一般恶心后随即出现呕吐，但也可仅有恶心而无呕吐，或仅有呕吐而无恶心。

（一）发病机制和病因

　　1. 发病机制　呕吐由机体的呕吐中枢支配。呕吐中枢位于延髓，有两个功能不同的机构，即神经反射中枢和化学感受器触发带。神经反射中枢位于延髓外侧网状结构的背部，接受来自消化道、大脑皮质、内耳前庭、冠状动脉及化学感受器触发带的传入冲动，直接支配呕吐动作；化学感受器触发带位于延髓第四脑室的底面，接受各种来自血液的化学性刺激，如外源性的化学物质、药物及内生代谢产物，并由此引发出神经冲动，传至神经反射中枢再引起呕吐。

　　恶心的发病机制与呕吐基本相同，两者的区别仅在于呕吐中枢接受冲动的强度不同。

　　恶心与呕吐是一个复杂的反射动作。整个过程可分为恶心、干呕与呕吐3个阶段。恶心时，胃逆蠕动较弱，或贲门不开放，十二指肠张力增强，伴或不伴有十二指肠液反流；干呕时，胃上部放松，胃窦部短暂收缩；而呕吐时，胃窦部持续收缩，幽门关闭，胃逆蠕动致胃底充盈，继而贲门开放，腹肌收缩，腹压增加，迫使胃内容物急速、猛烈地向上反流，经食管、口腔排出体外。

　　2. 病因　引起恶心与呕吐的病因很多，根据不同发病机制可分为以下几种。

　　（1）反射性恶心与呕吐：指来自内脏末梢神经的冲动，经自主神经传入纤维刺激呕吐中枢引起的呕吐。可见于如下疾病。

　　1）消化系统疾病：①咽部受刺激，如吸烟、剧烈咳嗽、鼻咽部炎症等；②胃肠疾病，如急性胃炎、慢性胃炎、消化性溃疡、幽门梗阻、急性阑尾炎、各型肠梗阻等；③肝、胆、胰疾病，如肝炎、肝硬化、胆囊炎、胆石症、胰腺炎等；④腹膜及肠系膜疾病，如急性腹膜炎等。

　　2）其他系统疾病：①眼部疾病，如青光眼、屈光不正等；②泌尿生殖系统疾病，如急性肾盂肾炎、尿路结石、急性盆腔炎、异位妊娠破裂等；③心血管疾病，如急性心肌梗死早期、心力衰竭等。

（2）中枢性恶心与呕吐：指由来自中枢神经系统或化学感受器的冲动，刺激呕吐中枢引起的呕吐。可见于如下疾病。

1）神经系统疾病：①颅内感染，如各型脑炎、脑膜炎、脑脓肿；②脑血管疾病，如脑出血、脑梗死、高血压脑病、偏头痛等；③颅脑损伤，如颅脑外伤、颅内血肿等；④颅内占位性病变，如脑肿瘤；⑤癫痫，尤其是持续状态。

2）全身性疾病：如糖尿病酮症酸中毒、尿毒症、甲状腺危象、肾上腺皮质功能不全、低血糖、低钠血症、低钾血症及早孕引起的呕吐等。

3）药物：如吗啡、洋地黄、某些抗生素及抗肿瘤药物等的不良反应。

4）中毒：如乙醇、重金属、一氧化碳、有机磷杀虫剂、鼠药等中毒。

（3）前庭功能障碍性恶心与呕吐：若呕吐伴有听力障碍、眩晕等症状，应考虑是前庭功能障碍性呕吐。常见于梅尼埃病、迷路炎、晕动病等。

（4）精神性恶心与呕吐：如胃肠神经官能症、癔症、神经性厌食等，属于中枢性呕吐范畴。

（二）护理评估要点

1. 健康史评估

（1）恶心与呕吐的特点

1）发生时间：育龄妇女晨起恶心或呕吐见于早孕反应，亦可见于尿毒症、慢性酒精中毒或功能性消化不良等；鼻窦炎病人因起床后脓液经鼻后孔流出刺激咽部，亦可出现晨起恶心、干呕。幽门梗阻病人的呕吐常常在餐后较久或数餐之后出现，且多发生在夜间。

2）与进食的关系：进食过程中或餐后即刻发生恶心或呕吐，可能为幽门管溃疡或精神因素所致；恶心或呕吐发生在餐后 1 h 以上称延迟性呕吐，提示胃张力下降或胃排空延迟；餐后较久或数餐后出现呕吐，且呕吐物可混有隔夜宿食，见于幽门梗阻；餐后近期呕吐，尤其是集体发病者，多由食物中毒所致。

3）恶心与呕吐的特点：消化系统疾病引起的呕吐常有恶心先兆，胃排空后仍干呕不止；喷射状呕吐多为颅内高压性疾病，较剧烈且多无恶心先兆，吐后不感轻松，可伴剧烈头痛和不同程度的意识障碍；前庭功能障碍性呕吐与头部位置改变有关，多伴有眩晕、眼球震颤、恶心、血压下降、出汗、心悸等自主神经功能失调症状；精神性呕吐长期反复发作，常无恶心先兆，食后即吐，吐后可再进食，营养状态不受影响。

4）呕吐物的性质：带酸腐味呕吐物提示胃潴留；带粪臭味呕吐物提示低位小肠梗阻；梗阻平面在十二指肠乳头以上者多不含胆汁，含多量胆汁则提示梗阻平面在十二指肠乳头以下；呕吐物带有大蒜味提示有机磷杀虫剂中毒；上消化道出血者呕吐物常呈咖啡色。

（2）伴随症状

1）恶心与呕吐伴腹痛、腹泻：多见于急性胃肠炎、霍乱、副霍乱、细菌性食物中毒等。

2）恶心与呕吐伴头痛或意识障碍：常见于颅内高压症或青光眼。

3）恶心与呕吐伴右上腹痛及发热、寒战或黄疸：应考虑急性胆囊炎或胆石症。

4）恶心与呕吐伴眩晕、眼球震颤：见于前庭器官疾病。

5）恶心与呕吐伴有胸痛：应考虑急性心肌梗死、肺梗死。

（3）恶心与呕吐对病人身心的影响：剧烈、频繁的恶心、呕吐，不仅给病人带来不适，甚至可引起胃和食管黏膜损伤及上消化道出血，同时由于大量丢失胃液可导致脱水、低钾血症、低氯血症、代谢性碱中毒等水、电解质及酸碱平衡紊乱。长期反复呕吐还可引起营养不良，出现烦躁、焦虑、抑郁等情绪反应。婴幼儿、老年人、病情危重及意识障碍者，易发生误吸而导致肺部感染、窒息。

（4）相关的既往病史与个人史：有无与恶心、呕吐相关的疾病史，如急慢性胃炎、幽门梗阻、消化性溃疡、慢性肝炎、青光眼、脑炎、脑膜炎、脑肿瘤、尿毒症、糖尿病等病史，有无洋地黄、抗生素、抗肿瘤等药物应用史，有无迷路炎、晕动病或是否妊娠等。

（5）处理情况：有无采取相应的处理措施及其效果等，包括是否服用止吐或其他药物，以及药物的名称、剂量、疗效和不良反应等；有无使用其他减轻恶心与呕吐的方法及疗效。

2. 身体评估

（1）一般状态：生命体征、意识状态、营养状况、体重、皮肤黏膜弹性等。

（2）腹部评估：腹部外形、胃肠型、蠕动波、腹肌紧张度、压痛、反跳痛、肠鸣音等。

（3）神经反射评估：浅反射、深反射、病理反射、脑膜刺激征等。

3. 实验室及其他检查

（1）实验室检查：血常规、尿常规、便常规、血清电解质、呕吐物毒物分析或细菌培养、粪便培养检查等。

（2）其他检查：心电图检查、腹部 X 线或 CT 检查、腹部 B 超检查等。

（三）相关护理诊断／问题

1. 舒适度减弱／恶心　与急性胃炎有关，与急性肝炎有关，与幽门梗阻有关，与服用药物有关等。

2. 体液不足／有体液不足的危险　与呕吐引起体液丢失过多和（或）摄入量减少有关。

3. 营养失调：低于机体需要量　与长期呕吐和食物摄入量不足有关。

4. 潜在并发症：肺部感染、窒息。

（林　梅）

第十一节　呕血与黑便

情境导入

病人，男，18 岁，学生。因"进食麻辣烫 3 h 后出现上腹部不适、腹痛伴呕血一次"入院。病人进食不规律，反复发作嗳气、反酸、腹胀 3 个月，既往有幽门螺杆菌感染史，未治疗。T 36℃，P 110 次／min，R 23 次／min，BP 90/60 mmHg，神志清楚，轻度贫血貌。实验室检查：血常规 WBC $5.1×10^9$/L，RBC $3.1×10^{12}$/L。临床初步诊断：消化性溃疡。

请思考：

1. 该病人现病史的描述是否充分？有无需要补充的资料？

2. 该病人可能的护理诊断有哪些？

呕血（hematemesis）是上消化道疾病（指屈氏韧带以上的消化道器官，包括食管、胃、十二指肠、肝、胆、胰的疾病）或全身性疾病导致上消化道出血，血液经口腔呕出的现象。黑便（melena）则指上消化道出血时，部分血液经肠道排出，因血红蛋白在肠道内与硫化物结合成硫化亚铁，色黑而称之。由于黑便附有黏液而发亮，类似柏油，又称为柏油样便（tarry stool）。一般呕血多伴有黑便，而黑便不一定有呕血。

（一）发病机制与病因

1. 消化系统疾病

（1）食管疾病：反流性食管炎、食管癌、食管异物、食管贲门黏膜撕裂综合征、食管损伤等。

（2）胃及十二指肠疾病：最常见消化性溃疡、服用非甾体抗炎药或应激所致急性糜烂性出血性胃炎及慢性胃炎，胃癌晚期癌组织缺血性坏死、糜烂或溃疡侵蚀血管等所致出血。

（3）其他：门静脉高压引起的食管－胃底静脉曲张破裂或门静脉高压性胃病出血。

2. 上消化道邻近器官或组织的疾病 胆道结石、胆道蛔虫、胆囊癌、胆管癌及壶腹癌出血均可引起大量血液流入十二指肠导致呕血。此外，还有急慢性胰腺炎、胰腺癌合并脓肿破溃、纵隔肿瘤破入食管等。

3. 全身性疾病

（1）血液系统疾病：血小板减少性紫癜、过敏性紫癜、白血病、血友病、霍奇金淋巴瘤、遗传性毛细血管扩张症、弥散性血管内凝血及其他凝血机制障碍（如应用抗凝药过量）等。

（2）感染性疾病：流行性出血热、登革热、暴发型肝炎、败血症等。

（3）结缔组织病：系统性红斑狼疮、皮肌炎、结节性多动脉炎累及上消化道。

（4）其他：尿毒症、肺源性心脏病、呼吸衰竭等。

如上所述，呕血的原因甚多，但以消化性溃疡最为常见，其次为食管或胃底静脉曲张破裂，再次为急性糜烂性出血性胃炎和胃癌。因此考虑呕血的病因时，应首先考虑上述4种疾病。当病因未明时，也应考虑一些少见疾病，如平滑肌瘤、血管畸形、血友病、原发性血小板减少性紫癜等。

（二）护理评估要点

1. 健康史评估

（1）呕血与黑便的特点

1）出血的判断：判断呕血时，应排除口腔、鼻咽部出血或咯血。判断黑便时，应排除因食用过多肉类、动物血、动物肝而致的黑便，此类黑便隐血试验可阳性，但素食后即转为阴性。此外，口服铁剂、铋剂、药用炭或中药也会出现黑便，应注意鉴别。

2）出血量的判断：根据起病情况，呕血与黑便的次数、量、颜色、性状及其变化可粗略判断出血量。由于呕血与黑便常混有呕吐物与粪便，失血量难以估计，临床多根据病人的全身反应估计出血量，如由卧位变为坐位或立位时出现头晕、黑矇、心悸、口渴、冷汗等提示血容量不足，出血量较大。此外，若病人排便次数增加、量增多、颜色变红、粪便变稀薄等提示出血加重；反之减轻。

呕血与黑便的表现与出血的部位、量、速度等有关。出血量大、速度快，多表现为呕血与黑便。出血量小、速度缓慢，可仅有黑便而无呕血。通常胃内潴留血量达250～300 mL时，可引起呕血；每日出血量 50～70 mL 时，可有黑便；每日出血量在 5 mL 以上时，可有粪便隐血试验阳性。

3）出血颜色：呕血的颜色取决于出血的部位、出血量多少及血液在胃内停留的时间。病变位于幽门以上者，若出血量大、在胃内停留时间短，则呕吐物呈鲜红色或混有血块，或为暗红色；若出血量少或在胃内停留时间长，血红蛋白经胃酸作用变性，呕吐物可呈咖啡色或褐色。黑便的颜色与性状主要取决于出血量及肠蠕动的快慢。出血量大或肠蠕动快时，血液在肠道内停留时间短，形成暗红色或紫红色稀便；反之，血液在肠道内停留时间长，形成较稠厚的黑便。

（2）伴随症状：了解伴随症状，对估计失血量及确定病因很有帮助。

1）伴上腹痛：慢性反复发作的上腹痛，有一定周期性与节律性，多为消化性溃疡；中老年人，慢性上腹痛，疼痛无明显规律并伴有厌食、消瘦或贫血者，应警惕胃癌。

2）伴肝脾大：脾大、有腹壁静脉曲张或有腹水者，提示肝硬化；肝区疼痛、肝大、质地坚硬、表面凹凸不平或有结节者多为肝癌。

3）伴黄疸：黄疸、寒战、发热伴右上腹绞痛并呕血者，可能由胆道疾病引起；黄疸、发热及全身皮肤黏膜有出血者，见于某些感染性疾病，如败血症及钩端螺旋体病等。

4）伴皮肤黏膜出血：常与血液疾病及凝血功能障碍性疾病有关。

5）伴头晕、黑矇、口渴、冷汗：提示血容量不足。上述症状于出血早期可随体位变动（如由卧位变坐、立位时）而发生。伴有肠鸣、黑便者，提示有活动性出血。

6）其他：近期有服用非甾体抗炎药物史、酗酒史、大面积烧伤、脑手术、脑血管疾病和严重外伤伴呕血者，应考虑急性黏膜病变；剧烈呕吐后继而呕血，应考虑食管贲门黏膜撕裂综合征。

（3）呕血、黑便对病人身心的影响：呕血、黑便使病人有紧张、焦虑甚至恐惧等心理反应，长期反复黑便者可引起贫血，亦常伴有焦虑情绪。大量呕血和黑便可引起周围循环衰竭，其程度与出血量有关。

1）轻度出血：出血量不超过 500 mL（循环血量的 10%～15%），病人出现畏寒、头晕等，但无血压与脉搏的变化。

2）中度出血：出血量 800～1 000 mL（循环血量的 20% 以上），病人可有头昏、乏力、面色苍白、四肢厥冷、出冷汗、心悸、脉搏增快、血压下降等急性失血的症状。

3）重度出血：出血量超过 1 500 mL（循环血量的 30% 以上），病人可出现脉搏细速、尿量减少、呼吸急促等休克的表现。此外，大量呕血与黑便可出现氮质血症、发热等表现。

失血初期，血液学改变可不明显。随组织液的渗出及输液等血液被稀释，血红蛋白和红细胞可降低，出现贫血表现，出血停止后可逐渐恢复正常。

（4）相关的既往病史与个人史：有无与呕血与黑便相关的疾病史，如消化性溃疡、肝硬化、急性胃黏膜病变等，有无应用激素类药物、抗凝药物，有无化学毒物接触史或不洁饮食史，有无传染病病人接触史，有无腹泻、腹痛、痔疮、肛裂及胃肠手术史等。

拓展阅读 10-5
"埋藏"在肠胃中的诺贝尔奖

（5）处理情况：是否接受过诊疗，已接受的诊断性检查及结果，已采用的治疗或护理措施，包括使用药物，药物的名称、剂量、给药途径与疗效，以及有否采取其他的止血措施及效果。

2. 身体评估

（1）一般状态：生命体征、饮食及营养状况、有无皮肤黏膜出血及周围循环血量不足的表现等。

（2）腹部评估：有无腹部压痛、肠鸣音亢进等。

（3）心理评估：有无紧张、焦虑和恐惧等负性情绪。

3. 实验室及其他检查

（1）实验室检查：血常规、呕吐物检查、大便常规、大便培养、血清电解质检查等。

（2）其他检查：腹部 B 超、纤维胃镜、肠镜检查，出血停止后 2 周可行上消化道 X 线钡餐检查。

（三）相关护理诊断 / 问题

1. 周围组织灌注无效　与上消化道出血所致的血容量不足有关。
2. 活动耐力下降　与呕血与黑便所致的贫血有关。
3. 恐惧 / 焦虑　与大量呕血与黑便有关。
4. 知识缺乏　缺乏呕血与黑便有关知识。
5. 潜在并发症：失血性休克。

（刘　欣）

第十二节　腹泻与便秘

情境导入

病人，男，2 岁。因"发热伴呕吐、腹泻 2 天"入院。病人 2 天前无明显诱因出现发热、腹泻，水样大便，每日 8~10 次，无黏液，无腥臭味；呕吐胃内容物每日 3~5 次。身体评估：T 38.7℃，P 130 次 /min，R 29 次 /min，精神状态差，消瘦，皮肤弹性差，眼窝凹陷，四肢末端凉。皮肤黏膜无瘀点、瘀斑，咽部无充血肿大，浅表淋巴结无肿大。

请思考：

1. 该病人最突出的症状是什么？护理评估要点有哪些？
2. 主要的护理诊断有哪些？

一、腹泻

腹泻（diarrhea）指排便次数增多，粪质稀薄，或带有黏液、脓血或未消化的食物。如排液状便，每日 3 次以上，或每日排便总量＞200 g，其中便含水量＞80%，则可认为是腹泻。

腹泻根据病程可分为急性腹泻和慢性腹泻。病程不足 2 个月者为急性腹泻，超过 2 个月者为慢性腹泻。

（一）发病机制和病因

1. 发病机制　腹泻的发病机制相当复杂，往往是由多种因素共同作用的结果。根据其病理生理特点，分为以下几种类型。

（1）渗出性腹泻：因炎症、溃疡、肿瘤浸润，使病变处的血管、淋巴管、黏膜受到损害，导致局部血管通透性增加，蛋白质、血液渗出及黏液分泌增加而引起腹泻。可见于细菌性痢疾、急性肠炎、溃疡性结肠炎、克罗恩病、肠肿瘤等。

（2）分泌性腹泻：因胃肠黏膜上皮细胞内异常的离子转运，导致分泌过多的水与电解质，以及肠黏膜吸收功能受抑制而引起的腹泻。常见于霍乱、沙门菌感染，也可见于胃泌素瘤、血管活性肠肽瘤等。

（3）渗透性腹泻：因肠内容物渗透压增高，阻碍肠内水分与电解质的吸收而引起。常见于服用盐类泻剂（如 $MgSO_4$）或甘露醇；消化液分泌减少，如乳糖酶缺乏。

（4）吸收不良性腹泻：由于肠黏膜的吸收面积减少（如小肠大部分切除）或吸收功能障碍（如吸收不良综合征）所引起。

（5）动力性腹泻：由于肠蠕动增强，肠内容物快速通过肠道，致使应在肠道内被重吸收的物质不能被吸收，从而导致腹泻。常见于肠易激综合征、甲状腺功能亢进症等。

2. 常见病因

（1）急性腹泻

1）肠道疾病：包括细菌、病毒、真菌、原虫等引起的感染性疾病，如细菌性痢疾、霍乱、轮状病毒胃肠炎、溶组织阿米巴痢疾、白念珠菌性肠炎等，以及急性出血性坏死性肠炎、克罗恩病或溃疡性结肠炎急性发作、消化不良等非感染性疾病。

2）急性中毒：如进食毒蕈、河豚、鱼胆等食物中毒，或砷、磷、铅、汞等化学物质中毒等。

3）全身性疾病：如伤寒、败血症、过敏性紫癜等。

拓展阅读 10-6
轮状病毒胃肠炎

（2）慢性腹泻

1）肠源性疾病：包括慢性细菌性痢疾、肠结核等感染性疾病，以及溃疡性结肠炎、克罗恩病、肠肿瘤、缺血性肠病、肠易激综合征、吸收不良综合征等非感染性疾病。

2）胃、胰及肝、胆源性疾病：如慢性萎缩性胃炎、胃大部切除、胃泌素瘤、慢性胰腺炎、胰腺癌、血管活性肠肽瘤、肝硬化门静脉高压、胆囊切除术后等。

3）全身性疾病：如甲状腺功能亢进症、系统性红斑狼疮、尿毒症等。

4）药物性腹泻：如服用利血平、甲状腺素、洋地黄类药物、某些抗肿瘤药物和抗生素等。

（二）护理评估要点

1. 健康史评估

（1）腹泻的特点：包括起病的急缓，有无诱因，病程长短，腹泻的次数及粪便性状、成分等。

急性腹泻常起病急骤，病程较短，多为感染或食物中毒所致。慢性腹泻起病缓慢，病程较长，多见于慢性感染、炎症性肠病、肠道肿瘤等。细菌性痢疾、肠炎等腹泻前多有不洁饮食史或传染病病人接触史，溃疡性结肠炎急性发作前多有疲劳、暴饮暴食等。

急性腹泻排便次数明显增多，每日可达十多次，甚至数十次，呈稀便，粪便含水量大；慢性腹泻每日排便数次。因病因和发生机制不同，粪便的量及性状等亦有不同。渗出性腹泻粪便量少，常有黏液或脓血；分泌性腹泻多为水样便，量大，无黏液及脓血，与进食无关；渗透性腹泻及吸收不良性腹泻粪便含有未消化的食物、泡沫，可有恶臭，不含黏液、脓血，禁食后可缓解。

（2）伴随症状：不同病因引起的腹泻其伴随症状会有所不同。

1）腹泻伴有发热：常见于急性细菌性痢疾、伤寒、溃疡性结肠炎急性发作等。

2）腹泻伴有腹痛：常见于细菌性痢疾、伤寒、溃疡性结肠炎等肠道炎症性病变或肠道痉挛等。

3）腹泻伴有里急后重：以结肠、直肠病变为主，如急性痢疾、直肠肿瘤等。

4）腹泻伴有明显消瘦：见于小肠病变为主，如胃肠道恶性肿瘤、胃大部切除术及吸收不良综合征者。也可因为长期慢性腹泻导致消化吸收障碍。

（3）腹泻对病人身心的影响：观察有无脱水及电解质紊乱、营养不良、肛周皮肤损害及焦虑、抑郁等情绪反应。

1）急性腹泻：因排便次数多、粪便含水量大导致脱水及电解质紊乱等，同时可出现焦虑甚至恐惧情绪。

2）慢性腹泻：可引起营养不良、多种维生素缺乏、体重下降等。由于病情迁延不愈及随时可能面临急性发作等，病人可出现紧张、抑郁等不良情绪。

（4）相关的既往病史与个人史：有无腹泻的相关病史、用药史、化学毒物接触史、不洁饮食史及传染病人接触史等。

（5）处理情况：腹泻后有无采取相应的处理措施及其效果等，包括诊断、治疗、护理的经过、相关的辅助检查结果等。

2. 身体评估

（1）一般状态：生命体征、营养状况、皮肤弹性、有无肛周皮肤损害等。

（2）腹部评估：有无腹部压痛、肠鸣音亢进等。

（3）神经系统评估：有无肌力下降、神经反射异常等表现。

3. 实验室及其他检查

（1）实验室检查：血常规、大便常规、大便培养、血清电解质检查等。

（2）其他检查：X线钡餐检查、腹部B超、纤维肠镜检查等。

（三）相关护理诊断 / 问题

1. 腹泻　与肠道感染、炎症或胃大部切除等有关。
2. 体液不足　与腹泻所致体液丢失过多有关。
3. 营养失调：低于机体需要量　与消化吸收障碍和（或）摄入减少有关。
4. 有皮肤完整性受损的危险　与排便次数增多及排泄物对肛周皮肤刺激有关。
5. 焦虑　与担心疾病预后不良 / 慢性腹泻迁延不愈有关。

二、便秘

便秘（constipation）指排便次数减少，一般每周少于3次（每2~3天或更长时间排便一次），粪质干硬，常伴有排便困难感。

（一）发生机制与病因

1. 发病机制　食物在消化道经消化吸收后，剩余的食糜残渣从小肠输送至结肠，在结肠内再将大部分水分和电解质吸收，形成粪团，最后输送至乙状结肠及直肠，通过一系列的排便活动将粪便排出体外。从形成粪团到产生便意和排便动作的各个环节，均可因神经系统活动异常、肠平滑肌病变及肛门括约肌功能异常或病变而发生便秘。常见的因素有：①摄入食物过少特别是纤维素和水分摄入不足，致肠内食糜和粪团的量不足以刺激肠道的正常蠕动；②各种原因引起的肠肌张力减低和蠕动减弱；③肠蠕动受阻致肠内容物滞留而不能下排，如肠梗阻；④排便过程的神经及肌肉活动障碍，如排便反射减弱或消失、肛门括约肌痉挛、腹肌及膈肌收缩力减弱等。

2. 病因

（1）功能性便秘：进食量少或食物中缺乏纤维素，对结肠运动刺激减少；生活无规律，工作时间变化、环境变化或精神紧张等致使排便习惯受到干扰；活动量少导致肠蠕动少，结肠运动功能减退；腹肌及盆肌张力不足致排便动力不足，如多次妊娠、年老体弱及长期卧床；结肠冗长，粪团内水分被过多吸收；长期滥用泻药造成对药物的依赖，致使肠道失去正常的排便反射；应用吗啡类药物、麻醉剂、抗抑郁药、抗胆碱能药、钙通道阻滞剂、神经阻滞剂等使肠肌松弛引起便秘。

（2）器质性便秘：结肠完全或不完全梗阻、痉挛，如结肠良性或恶性肿瘤、各种原因所致的肠粘连、克罗恩病等；腹腔或盆腔内肿瘤压迫肠管导致机械性梗阻，如子宫肌瘤；直肠或肛门病变致排便疼痛而惧怕排便，或引起肛门括约肌痉挛导致便秘，如肛裂、溃疡、痔或肛周脓肿；全身性疾病致肠肌松弛，排便无力，如甲状腺功能低下、糖尿病、尿毒症等。此外，铅中毒引起肠肌痉挛，也可导致便秘。

（二）护理评估要点

1. 健康史评估

（1）便秘的特点：每日或每周排便次数、排便量、粪便性状、排便是否费力及程度等，起病情况与病程、持续或间歇发作时间，使其加重或缓解的因素等。便秘时，自然排便次数减少，粪便量少，粪便干硬，难以排出，或粪便并不干硬，也难以排出。粪块长时间停留在肠道内可引起腹胀及下腹部疼痛；在直肠停留过久，可有下坠感和排便不尽感，常可在左下腹扪及痉挛的乙状结肠。

（2）伴随症状

1）便秘伴呕吐、腹胀、肠绞痛：见于各种原因引起的肠梗阻。

2）便秘与腹泻交替：见于肠易激综合征、肠结核、溃疡性结肠炎。

3）便秘伴便血及肛门疼痛：见于肛裂、痔等肛门疾病。

4）便秘伴精神紧张：多为功能性便秘。

（3）便秘对病人身心的影响：粪便过于坚硬，排便时可引起肛门疼痛甚至肛裂，或因用力排便导致直肠、肛门过度充血，久之易引发痔。慢性长期便秘者因肠道毒素吸收可引起头晕、食欲缺乏、口苦、乏力等全身症状，并可出现排便紧张或焦虑及与此相关的滥用泻药甚至泻药依赖，使便秘加重。原有冠心病者因用力排便而加重心肌缺血，可诱发心绞痛或心肌梗死，甚至导致猝死；原有高血压的病人也可因用力排便使血压升高诱发脑出血。

（4）相关的既往病史与个人史：有无便秘的相关疾病史、用药史、精神心理因素。有无胃肠道疾病或胃肠道手术史，有无代谢疾病、内分泌疾病、慢性铅中毒等，有无使用可致便秘的药物或长期服用导泻药，是否存在精神紧张、环境改变、不良饮食习惯、饮水或活动量过少等诱发因素。

（5）处理情况：便秘出现后有无采取相应的处理措施及其效果等，已采用的治疗或护理措施及效果，有否应用导泻药，药物的名称、剂量、给药途径及效果，以及有无采取其他缓解便秘的措施等。

2. 身体评估

（1）一般状态：生命体征、年龄、营养状况、进食及生活习惯、有无肛周皮肤损害等。

（2）腹部评估：有无腹部压痛、肿块、肠鸣音减弱等。

3. 实验室及其他检查

（1）实验室检查：血常规、大便常规、大便培养、血清电解质检查等。

（2）其他检查：X 线钡餐造影、腹部 B 超、纤维肠镜检查等。

（三）相关护理诊断 / 问题

1. 便秘　与饮食中纤维素量过少有关，与运动量过少有关，与排便环境改变有关，与长期卧床有关，与精神紧张有关等。

2. 慢性疼痛　与粪便过于干硬、排便困难有关。

3. 组织完整性受损 / 有组织完整性受损的危险　与便秘所致肛周组织损伤有关。

4. 知识缺乏　缺乏有关预防便秘及促进排便的知识。

5. 焦虑　与长期排便困难有关。

（刘　欣）

第十三节　排尿异常

情境导入

病人，女，35 岁。3 个月前分娩后出现在咳嗽、打喷嚏、大笑、体力活动及腹压增加时，不受控制地流出尿液，在卧位的时候症状相对比较轻，站立时症状比较重。近一周上述症状加重。

请思考：

1. 应该重点评估病人哪些方面的资料？

2. 如何对病人进行评估？

排尿异常指由于泌尿系统炎症、梗阻，排尿功能障碍所致的排尿次数异常、排尿方式改变和排尿感觉异常等。正常的排尿过程受到中枢神经和外周神经系统的控制，需要膀胱壁、逼尿肌、尿道和盆底肌的解剖和功能正常，当任何一部分出现问题时，都会发生排尿异常。临床主要表现为少尿、无尿和多尿，血尿，尿频、尿急和尿痛，尿失禁和尿潴留等。

一、无尿、少尿和多尿

正常成人 24 h 尿量在 1 000 ~ 2 000 mL。若 24 h 尿量超过 2 500 mL 称为多尿（polyuria）；若 24 h 尿量少于 400 mL，或每小时尿量少于 17 mL，称为少尿（oliguria）；若 24 h 尿量少于 100 mL，称为无尿（anuria）。

（一）发病机制和病因

1. 发病机制　少尿与无尿是由于各种疾病引起肾血流、肾小球滤过率或肾小管重吸收异常。多尿主要是由于各种疾病引起下丘脑-垂体病变使抗利尿激素分泌减少或缺乏；肾远曲小管重吸收水分下降；尿内含糖多引起溶质性利尿；血中高浓度钠刺激渗透压感受器，摄入水分增多；肾小球滤过功能下降、肾远曲小管和集合管存在或获得缺陷，对抗利尿激素反应性降低，水分重吸收减少、肾小管浓缩功能下降。

2. 病因

（1）无尿和少尿：主要由肾前性、肾性和肾后性因素导致。

1）肾前性因素：包括由于休克、低血压、重度失水、大出血、电解质紊乱、肾病综合征、重症肝病、重症低蛋白血症等导致的有效血容量减少，心功能不全、严重的心律失常等导致的心脏排血功能下降，肾血管狭窄或炎症、肾病综合征、狼疮性肾炎、长期卧床不起所致的肾动脉栓塞或血栓形成、高血压危象、妊娠期高血压等疾病导致的肾血管病变。

2）肾性因素：包括由于重症急性肾炎、急进性肾炎综合征、慢性肾炎综合征急性发作、狼疮性肾炎等导致的肾小球疾病，急性间质性肾炎、急性肾小管坏死、双侧肾皮质坏死、严重的肾盂肾炎并发肾乳头坏死导致的肾小管疾病。

3）肾后性因素：包括由于结石、血凝块、坏死组织阻塞输尿管、膀胱进出口或后尿道所致的机械性尿路梗阻，肿瘤、腹膜后淋巴瘤、特发性腹膜后纤维化、前列腺肥大导致的尿路外压增大，其他输尿管术后、肾严重下垂或游走肾所致肾扭转、结合或溃疡愈合后瘢痕挛缩、神经源性膀胱引起。

（2）多尿：可分为暂时性多尿和持续性多尿。

1）暂时性多尿：主要是摄入水、饮料或含水过多的食物，应用利尿药等所致。

2）持续性多尿：内分泌障碍、肾疾病和精神因素等导致。内分泌障碍包括垂体性尿崩症、糖尿病、原发性甲状腺功能亢进症、原发性醛固酮增多症等；肾疾病包括肾性尿崩症、慢性肾炎、慢性肾盂肾炎、肾小管硬化症、肾小管酸中毒，药物、化学物品或重金属对肾小管的损害等；精神因素如精神性多尿症，指病人自觉烦渴而大量饮水引起多尿。

（二）护理评估要点

1. 健康史评估

（1）症状的特点：评估多尿、少尿或无尿出现的时间及程度，24 h 尿量、次数，尿液颜色、透明度、气味、酸碱度及比重；监测 24 h 水摄入量、尿量变化、体温、脉搏、血压及意识状态。

（2）伴随症状：有无水肿、高血压、蛋白尿、血尿等，有无烦渴、多饮、多食及消瘦，有无心悸、气短、胸闷不能平卧，有无乏力、食欲缺乏、腹水和皮肤黄染等。

（3）无尿、少尿和多尿对病人身心的影响：有无电解质紊乱，有无脱水，有无影响睡眠，有无紧张、焦虑、恐惧等。

（4）相关的既往病史与个人史：有无糖尿病、慢性肾盂肾炎、休克、大出血、心功能不全、急性肾炎、尿路结石等，有无短时间内摄入过多水或饮料、使用利尿药等。

（5）处理情况：抗菌药、降压药、抗炎药、利尿药等药物的名称、剂量、效果及不良反应等。

2. 身体评估

（1）一般状态：生命体征，是否出现消瘦、皮肤弹性差、颜面和全身水肿、皮肤黏膜黄染等。

（2）腹部评估：腹部外形有无明显的膨隆或凹陷，腹部有无包块，有无移动性浊音，叩诊膀胱浊音区等。

3. 实验室及其他检查

（1）实验室检查：尿常规、尿培养、血清电解质等。

（2）其他检查：B超检查、静脉尿路造影、膀胱尿道造影、内镜检查、膀胱功能检查等。

（三）相关护理诊断／问题

1. 体液过多　与少尿、钠水潴留有关。
2. 有电解质失衡的危险　与无尿、少尿或多尿有关。
3. 睡眠型态紊乱　与排尿规律改变有关。
4. 焦虑　与多尿、少尿或无尿反复发作或迁延不愈等有关。

二、血尿

血尿（haematuria）包括镜下血尿和肉眼血尿。镜下血尿（microscopic hematuria）是指尿色正常，但离心沉淀后的尿液镜检每高倍视野大于3个红细胞。肉眼血尿（macroscopic hematuria）是指肉眼可见尿液呈洗肉水色或血色。

（一）发病机制和病因

1. 发病机制

（1）肾性血尿：目前认为与抗原－抗体复合物沉积于肾小球基底膜和系膜区，破坏肾小球基底膜的滤过屏障，同时引起系膜细胞和系膜基质增生有关。

（2）泌尿系统结石：结石在肾、输尿管或膀胱内移动，造成输尿管、膀胱黏膜机械性损伤，黏膜红肿充血，产生血尿。

（3）泌尿系统肿瘤：肿瘤血管异常丰富而且容易破裂引起血尿。

（4）前列腺增生症：由于前列腺体增大后，前列腺表面的黏膜内毛细血管出现充血、扩张、扭曲，当受到膀胱收缩或增大的前列腺牵拉时，这些毛细血管就会破裂，引起血尿。

（5）泌尿系统感染：肾、输尿管或膀胱炎症感染，造成黏膜炎症性红肿、充血而引起血尿。

（6）运动性血尿：运动时，全身肌肉和关节的血管扩张，血流量猛增，肾小球的血流量减少，氧气可能暂时供应不足，细胞间隙增大，原来只在血管内流动的红细胞，通过增大的细胞间隙滤到囊腔内，便有可能发生血尿。

2. 病因

（1）泌尿系统疾病

1）肾小球疾病：急慢性肾小球肾炎、IgA肾病、遗传性肾炎和薄基底膜肾病。

2）尿路感染性疾病：泌尿系统结核、肾盂肾炎、膀胱尿道炎、前列腺炎。

3）泌尿系统结石：肾结石、输尿管结石、膀胱结石、尿道结石等。

4）泌尿系统肿瘤：肾肿瘤、膀胱肿瘤、前列腺肿瘤等。

5）其他：多囊肾、血管异常，尿路憩室、息肉和先天性畸形等。

（2）全身性疾病

1）感染性疾病：流行性出血热、败血症、猩红热、钩端螺旋体病和丝虫病等。

2）血液病：再生障碍性贫血、白血病、血小板减少性紫癜、过敏性紫癜和血友病等。

3）免疫和自身免疫病：系统性红斑狼疮、皮肌炎、结节性多动脉炎、类风湿关节炎、系统性硬化病等。

4）心血管疾病：亚急性感染性心内膜炎、急进性高血压、慢性心力衰竭、肾动脉栓塞和肾静脉血栓形成等。

（3）尿路邻近器官疾病：前列腺炎、急性阑尾炎、输卵管炎、精囊炎、急性盆腔炎、阴道炎、直肠癌、结肠癌、宫颈癌等。

（4）化学物品或药物毒性损害：磺胺药、吲哚美辛、甘露醇、汞、铅、镉等对肾小管的损害。

（5）其他：重体力劳动或长跑运动、腰部外伤等。

（二）护理评估要点

1. 健康史评估

（1）症状的特点：评估起病急缓、发生时间、尿液颜色、尿红细胞形态等。

（2）伴随症状：有无肾绞痛、高热、尿路刺激征、水肿、高血压、皮肤黏膜出血等。

（3）血尿对病人身心的影响：有无肾绞痛、贫血、水肿、乏力等改变，是否有紧张、焦虑、恐惧等情绪改变。

（4）相关的既往病史与个人史：有无引起血尿的相关病史，有无使用某些化学物品或药物，有无重体力劳动或长跑运动、腰部外伤等。

（5）处理情况：抗炎、排石、止血药物的名称、剂量、应用效果及不良反应等。

2. 身体评估

（1）一般状态：生命体征、面容表情、皮肤黏膜及其他部位有无出血病灶。

（2）腹部评估：腹部外形有无明显膨隆或凹陷，腹部有无压痛、有无包块。

3. 实验室及其他检查

（1）实验室检查：尿常规、尿培养、血清电解质等检查。

（2）其他检查：B超检查、静脉尿路造影、膀胱尿道造影、膀胱功能检查，内镜检查等。

（三）相关护理诊断/问题

1. 排尿障碍　与膀胱或尿道结石有关，与尿路感染有关。

2. 焦虑　与疾病治疗有关。

三、尿频、尿急和尿痛

尿频（frequent micturition）指排尿次数增多，常由于功能性膀胱容量降低和膀胱不能完全排空等引起。尿急（urgent micturition）指突然出现的、强烈的和不可抑制的排尿愿望，常继发于炎症、神经源性膀胱功能障碍和前列腺增生等。尿痛（dysuria）指排尿时出现烧灼样疼痛，与泌尿系统感染有关，常与尿频、尿急同时存在。

（一）发病机制和病因

1. 尿频

（1）生理性尿频：精神紧张、气候寒冷或饮水过多等致排尿次数增多，属正常现象。

（2）病理性尿频：①多尿性尿频，见于糖尿病、尿崩症、急性肾衰竭多尿期及精神性多饮等；②炎症性尿频，见于膀胱炎、尿道炎、尿道旁腺炎及前列腺炎等；③神经性尿频，见于癔症、神经源性膀胱等中枢及周围神经病变；④膀胱容量减少性尿频，见于膀胱占位性病变、妊娠子宫增大、卵巢囊肿及膀胱结核等；⑤尿道口周围病变，见于尿道口息肉、处女膜伞和尿道旁腺囊肿等刺激尿道口引起尿频。

2. 尿急

（1）泌尿系统炎症：见于尿道炎、急性膀胱炎、急慢性前列腺炎等。

（2）结石和异物：见于膀胱、尿道结石或异物刺激等。

（3）肿瘤：见于膀胱癌和前列腺癌等。

（4）神经源性：精神因素或神经源性膀胱等。

（5）尿液高度浓缩：高温环境下尿液高度浓缩，酸性高的尿液可刺激膀胱或尿道黏膜引起尿急。

3. 尿痛　引起尿急的病因几乎都可以引起尿痛。

（二）护理评估要点

1. 健康史评估

（1）症状的特点

1）尿频：了解排尿的频率，如每小时或每天排尿次数，夜尿次数，每次排尿间隔时间及每次排尿量。

2）尿痛：部位、性质、时间和放射部位。

3）尿急：了解尿急程度、特点及每次排尿量。

（2）伴随症状：有无发热、脓肿，腰部、会阴部、腹股沟或耻骨上疼痛，血尿等。

（3）尿频、尿急和尿痛对病人身心的影响：有无发热、血尿、急性疼痛、排尿困难等，是否影响睡眠，是否有紧张、焦虑、恐惧等。

（4）相关的既往病史与个人史：有无糖尿病、尿道结核、尿道结石、膀胱炎、肾炎、急慢性前列腺炎等疾病病史；有无劳累、受凉、月经期、妊娠，是否接受导尿、尿路器械检查或流产术等。

（5）处理情况：抗炎、抗结核、排石等药物的名称、剂量、效果及不良反应等。

2. 身体评估

（1）一般状态：生命体征、营养状况、面容表情、体位、皮肤黏膜等。

（2）腹部评估：腹部外形、有无压痛。叩诊膀胱浊音区。

（3）其他：国际前列腺症状评分表（international prostate symptom score，IPSS）和生活质量（quality of life，QOL）评分。IPSS 是目前国际公认的判断前列腺增生病人症状严重程度的最佳手段，主要反映病人下尿路症状的严重程度（表 10-10）。QOL 是了解病人对目前下尿路症状的主观感受，能够表示症状对病人的影响程度（表 10-11）。

表 10-10　国际前列腺症状评分表（IPSS）

在最近一个月内，您是否有以下症状？	无	在 5 次中					症状评分
		少于1次	少于半数	大约半数	多于半数	几乎每次	
1. 是否经常有尿不尽感	0	1	2	3	4	5	
2. 两次排尿间隔是否经常小于 2 h	0	1	2	3	4	5	
3. 是否曾经有间断性排尿	0	1	2	3	4	5	
4. 是否有排尿不能等待现象	0	1	2	3	4	5	
5. 是否有尿线变细现象	0	1	2	3	4	5	
6. 是否需要用力才能开始排尿	0	1	2	3	4	5	
7. 从入睡到早起一般需要起来排尿几次	0	1	2	3	4	5	
症状总评分							

注：IPSS 总分 0～35 分，其中轻度症状 0～7 分，中度症状 8～19 分，重度症状 20～35 分。得分越高，表明病人下尿路症状越严重。

表 10-11　生活质量（QOL）评分表

	高兴 0	满意 1	大致满意 2	还可以 3	不太满意 4	苦恼 5	很糟 6
如果您今后的生活中始终伴随现在的排尿症状，您认为如何							
QOL 评分							

注：总分 0～6 分，得分越高，说明病人受下尿路症状困扰程度及忍受程度越严重。

3. 实验室及其他检查

（1）实验室检查：尿常规、尿培养等检查以分析判断是否发生尿路感染。

（2）其他检查：B 超检查、腹部 X 线检查、静脉尿路造影、膀胱尿道造影、内镜检查、膀胱功能检查等。

（三）相关护理诊断 / 问题

1. 排尿障碍　与前列腺增生导致膀胱口梗阻有关。
2. 体温过高　与肾盂肾炎、膀胱炎等有关。
3. 急性疼痛　与尿路结石、尿路感染有关。
4. 睡眠型态紊乱　与尿频、尿急等排尿规律改变有关。

四、尿潴留与尿失禁

尿潴留（retention of urine）指膀胱内充满尿液而不能自行排出，常见于前列腺增生、尿道损伤和狭窄、神经源性膀胱、前列腺炎、脊髓和颅脑损伤、糖尿病、痔、肛瘘及直肠或妇科肿瘤根治手术后。尿失禁（incontinence of urine）指尿液失去主观控制，不自主排出的一组综合征，与感染、药物使用、外伤、手术、心理因素、神经系统病变等有关。排尿困难指排尿不畅，可表现为排尿延迟、尿线无力、射程短、尿线变细、排尿需用力等，主要是膀胱颈以下的机械性梗阻或中枢、周围神经损害造成支配膀胱的神经功能失调所引起。

（一）发病机制与病因

1. 发病机制

（1）尿失禁：脑血管意外、下尿路感染等使膀胱逼尿肌张力增高，膀胱收缩不受控制，引起急迫性尿失禁；中年经产妇、盆腔和尿路手术史者因尿道括约肌张力降低，骨盆底部肌肉和韧带松弛导致压力性尿失禁；前列腺增生等使下尿路梗阻或神经源性膀胱，尿潴留使膀胱过度膨胀，膀胱内压力升高致尿液从尿道溢出。

（2）尿潴留：前列腺增生、尿道炎症水肿或结石等致膀胱颈部以下机械性梗阻引起尿潴留，脊髓灰质炎、脊髓外伤等导致膀胱功能障碍引起神经性尿潴留。

2. 病因

（1）尿失禁：根据尿失禁的原因不同分为4种类型。①真性尿失禁：又称完全性尿失禁，常见于外伤、手术或者先天性疾病引起的膀胱颈和尿道括约肌损伤；②假性尿失禁：又称充盈性尿失禁，常见于前列腺增生；③急迫性尿失禁：常见于脑血管病变、颅内肿瘤、急性膀胱炎，膀胱结核等；④压力性尿失禁：见于多产妇及有产伤史的中老年女性。

（2）尿潴留：按起病急缓分为急性与慢性，按病因分为梗阻性、神经性、反射性3种。①梗阻性尿潴留：见于前列腺增生、尿道炎症水肿或结石、前列腺肿瘤、膀胱颈部肿瘤等；②神经性尿潴留（动力性尿潴留）：见于脊髓灰质炎、脊髓外伤、肿瘤等；③反射性尿潴留：尿道、肛门等处（包括肛瘘、内外痔手术后）的剧烈疼痛及腰麻后出现。

（二）护理评估要点

1. 健康史评估

（1）症状的特点：评估起病急缓，观察排尿的次数、量。急迫性尿失禁表现为反复少量排尿，出现尿频、尿急；压力性尿失禁表现为用力或腹压增高时（如大笑、咳嗽、举重、跑跳等）出现尿液自行流出；充盈性尿失禁表现为膀胱过度膨胀，膀胱内压力升高时尿液从尿道溢出。急性尿潴留表现为发病突然，膀胱胀满但排不出尿液而辗转不安；慢性尿潴留起病缓慢，排尿延迟，可自行排出少量尿，在触诊或叩诊膨胀的膀胱区时，有尿意感。

（2）伴随症状：是否伴有进行性排尿困难、尿频、尿急与尿痛等。

（3）尿潴留与尿失禁对病人身心的影响：评估尿失禁与尿潴留对机体的影响，如舒适的改变，有无泌尿系统感染，有无影响睡眠，社会交往有无影响等。

（4）相关的既往病史与个人史：有无尿路感染、前列腺增生、脊髓灰质炎等引起尿失禁或尿潴留的疾病，有无久卧不动、使用某些药物、咳嗽、大笑、高歌、用力等引起尿潴留或尿失禁的诱因。

（5）处理情况：已经接受过的检查及检查结果，已采用的治疗护理措施及效果如何，所用药物的名称、剂量、疗效及不良反应等。

2. 身体评估

（1）一般状态：生命体征、意识状态、营养状况、体位等。

（2）腹部评估：腹部外形、有无明显膨隆或凹陷、有无压痛及胀大的膀胱轮廓、膀胱区叩诊是否为浊音。

（3）神经系统评估：肌力、肌张力、感觉功能、神经反射等。

（4）其他

1）压力诱发试验：嘱病人取仰卧位，双腿屈曲，让病人进行咳嗽，护士观察尿道口是否有尿液排出，咳嗽结束后漏尿是否也消失，如果咳嗽时漏尿，咳嗽结束后无漏尿，说明病人存在尿失禁。如果呈现阴性，嘱病人取站立位再行检查。

2）盆底肌检查：盆底肌位于盆骨的底部，由多层肌肉组成，前面连接着耻骨，后面连接着尾骨，如吊床一样承托着尿道、阴道和直肠，女性有尿道口、阴道口和肛门 3 个出口，当盆底肌收缩时就会使这 3 个开口收紧。评估盆底肌的收缩力和提升力时，可以使用盆底肌测量仪或经肛门深入（已婚女性可以用右手示指和中指深入阴道）检查，并使用 5 度评分法（表 10–12）来确定盆底肌情况。

表 10–12　盆底肌五度评分法

分度	盆底肌情况
一度	没有收缩
二度	软弱，肌肉微微颤动
三度	有轻微收缩力，无法抵抗对抗力
四度	有中度收缩力，感觉到有对抗力
五度	有强的收缩，有好的提升力

3. 实验室及其他检查

（1）实验室检查：血常规、尿常规、尿培养、肾功能、血清电解质等检查。

（2）其他检查：腹部 B 超检查、膀胱尿道造影、内镜检查、膀胱功能检查、尿流动力学检查等。

拓展阅读 10-7
尿流动力学检查

（三）相关护理诊断/问题

1. 尿潴留　与膀胱颈部肿瘤、前列腺增生等有关。
2. 急迫性尿失禁　与神经系统疾病有关。
3. 睡眠型态紊乱　与尿失禁有关。
4. 皮肤完整性受损　与尿失禁引起局部潮湿、反复清洗有关。
5. 焦虑　与尿失禁、尿潴留有关。
6. 社会交往障碍　与尿失禁引起病人心理状态改变有关。

（李加敏）

第十四节　抽搐与惊厥

情境导入

病人，男，4 岁。因"间断咳嗽 2 天、发热 1 天伴抽搐 1 h"，入院。病人于 2 天前出现咳嗽，有白痰，自行服用"健儿清解液"，效果不明显，1 天前出现高热，最高体温为 40℃，口服"美林"，体温未降。1 h 前出现抽搐 1 次，表现为双眼上翻，牙关紧闭，口唇发绀，四肢发硬抖动，呼之不应，持续 1 min 后缓解，醒后精神差。临床以"发热抽搐原因待查"收入院。身体评估：T 39.8℃，R 30 次/min，P 120 次/min，神志清，精神差，自动体位，面色潮红，呼吸急促，鼻翼煽动。咽红。双肺呼吸音粗，闻及少量痰鸣音。无颈强直，生理反射存在，病理反射阴性，脑膜刺激征阴性。血常规：WBC 11.6×10^9/L，N 62%。

请思考：

1. 根据所给资料，分析该病人出现抽搐可能的病因是什么？还需要补充哪些评估资料？
2. 病人可能存在的护理诊断有哪些？

抽搐（tic）与惊厥（convulsion）是临床神经科常见的症状，都属于不随意运动。抽搐是指全身或局部骨骼肌发生自主抽动或强烈收缩，常可引起关节运动和强直。惊厥通常是指肌群收缩表现的强直性和阵挛性，一般为全身性、对称性，伴有或不伴有意识丧失。

（一）发病机制和病因

1. 发生机制　抽搐与惊厥具体的发生机制尚未完全阐明，可能与大脑运动神经元的异常放电有关。主要是由于神经元膜电位的不稳定所引起的异常放电，可能与遗传、免疫、内分泌、微量元素、精神因素等有关。

2. 常见病因

（1）脑部疾病

1）感染：如病毒、细菌、真菌等所致脑炎、脑膜炎、脑脓肿等。

2）外伤：如产伤、颅脑外伤等，新生儿惊厥多为产伤、窒息、颅内出血等引起。

3）肿瘤：如原发性脑肿瘤、脑转移瘤等。

4）血管疾病：如脑栓塞、脑出血、蛛网膜下腔出血等。

5）寄生虫病：如脑血吸虫病、脑型疟疾、脑囊虫病等。

6）其他：如先天性脑发育障碍、胆红素脑病等。

（2）全身性疾病

1）感染：如急性胃肠炎、败血症、中毒型细菌性痢疾、狂犬病、破伤风等。小儿高热惊厥主要由急性感染所致。

2）心血管疾病：如高血压脑病、阿－斯综合征等。

3）中毒：如有机磷、阿托品、酒精、苯、铅等中毒，尿毒症、肝性脑病等。

4）风湿性疾病：如风湿热、系统性红斑狼疮、脑血管炎等。

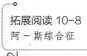

拓展阅读 10-8
阿－斯综合征

5）代谢障碍：如低血糖、低钙血症、低镁血症、子痫等。

6）其他：中暑、淹溺、触电、突然停用镇静催眠药或抗癫痫药等。

（3）神经症：如癔症性抽搐和惊厥。

（二）护理评估要点

1. 健康史评估

（1）抽搐与惊厥的特点：劳累、饱食、饥饿、饮酒、睡眠、情绪波动、环境因素刺激等可诱发癫痫发作；小儿惊厥多与感染高热有关；癔症性惊厥常由情绪波动引起；光、声刺激可使破伤风病人发生强烈痉挛；部分病人在惊厥发作前可有短暂的烦躁、口角抽搐、肢体的麻木感、针刺感、触电感等先兆症状。

根据发作时参与肌群的不同可分为全身性和局限性抽搐。

1）全身性抽搐：以全身骨骼肌痉挛为主要表现，多伴有意识丧失。最典型的是癫痫大发作，发作时以全身抽搐和意识障碍为特征。病人突发意识模糊或丧失，全身肌肉强直，牙关紧闭，呼吸暂停，面色自苍白转青紫，继而四肢发生阵挛性抽搐，呼吸不规则，大小便失禁，发作约半分钟自行停止，可反复发作或呈持续状态。发作时眼球上翻，可有瞳孔散大，对光反射迟钝或消失，病理反射阳性；可出现心率增快，血压升高，汗、唾液和支气管分泌物增多等征象。发作停止后不久意识恢复，恢复后有头痛、全身乏力、肌肉酸痛等症状。由破伤风引起者表现为持续的强直性痉挛，伴肌肉剧烈疼痛。

另外，多见于儿童的癫痫小发作可表现为短暂的意识丧失、突然中止原来的活动、面色苍白、双目凝视无神、口角眼颤动等；癔症性发作前常有情绪激动或各种不良刺激等诱因。发作时经常带有感情色彩，发作状态不固定，时间较长，一般无舌咬伤和大小便失禁等。

2）局限性抽搐：以身体某一局部肌肉收缩为主要表现，多见于手足、口角、眼睑等部位。低钙血症所致手足抽搐发作时腕及手掌指关节屈曲，指间关节伸直，拇指内收，呈"助产士手"；踝关节伸直，足趾跖屈，足呈弓状，似"芭蕾舞足"。

（2）伴随症状和体征：感染性疾病多伴有发热；癫痫大发作、重症颅脑疾病等多伴有意识障碍；癫痫大发作多伴有瞳孔扩大、舌咬伤、大小便失禁；脑膜炎、蛛网膜下腔出血等多伴有脑膜刺激征；尿毒症、子痫等多伴有血压增高；蛛网膜下腔出血、急性感染、高血压、颅脑外伤、颅内肿瘤等多伴有剧烈头痛。

（3）抽搐与惊厥对病人身心的影响：惊厥发作对病人身心产生一系列影响，甚至对家属产生重要影响。惊厥发作可致跌伤、舌咬伤，醒后感头痛、疲乏、肌肉酸痛。短期频繁发作可致发热。发作时可因呼吸道分泌物、呕吐物吸入或舌后坠堵塞呼吸道而引起窒息。严重惊厥由于骨骼肌强烈收缩，机体氧耗量显著增加，加之惊厥所致呼吸改变，可引起缺氧。病人可因为惊厥发作造成失态，从而对心理产生影响。另外，病人惊厥发作的不稳定和不可预测性，对病人及其家属应对能力产生影响。

（4）相关的既往史与个人史：既往有无导致抽搐与惊厥相关的疾病史、有无接触毒物或服用某些药物；有无外伤及犬咬伤等病史；有无癫痫家族史及类似发作史；对病人应询问出生及生长发育史等。

（5）处理情况：抽搐与惊厥发生后的应对措施及后续反应，包括诊疗过程、相关检查及处理后效果等。主要包括发作期的处理措施及情况，发作间歇期治疗、监护情况等，前期预防外伤及其他并发症的护理措施等。

2. 身体评估

（1）一般状况评估：包括生命体征、意识状态、体位等。

（2）神经系统评估：包括有无瞳孔散大，对光反射迟钝或消失等表现，生理反射是否正常，有无病理反射、脑膜刺激征等。

3. 实验室及其他检查

（1）实验室检查：血常规、血糖、血钙、血镁等。

（2）其他助检查：心电图、脑电图、脑血管造影、放射性核素扫描、CT 和 MRI 等检查。

（三）相关护理诊断 / 问题

（1）有受伤的危险　与惊厥发作所致跌倒、舌咬伤和意识丧失等有关。

（2）排尿障碍 / 排便障碍　与抽搐与惊厥发作所致短暂意识丧失有关。

微课 10-5
抽搐与惊厥评估要点

（3）潜在并发症：窒息、高热。

4. 恐惧　与不可预知的惊厥发作有关。

5. 照顾者角色紧张　与照顾接受者的健康不稳定性和照顾情景的不可预测性有关。

（张　燕）

第十五节　意识障碍

情境导入

病人，女，65 岁。因"意识障碍伴左侧肢体无力 2 h"入院。病人于 2 h 前突然出现意识障碍，伴左侧肢体无力，言语不清，无恶心、呕吐，无抽搐，无大小便失禁。平时长期服用阿司匹林及降压药。身体评估：T 36.8℃，R 20 次/min，P 80 次/min，BP 170/110 mmHg，神志不清，对疼痛刺激有回避反应，双侧瞳孔等大等圆，瞳孔对光反射正常，左侧肢体腱反射减弱、病理征阳性。血常规、肝肾功能检查均正常。头颅 MRI 检查示：右侧额、颞、枕叶及皮下可见大片长 T_1 长 T_2 信号；FLAIR 序列显示为高信号，其内夹杂团块状短 T_1 信号。

请思考：

1. 根据所给资料，该病人的突出症状是什么？主要原因是什么？

2. 病人主要护理诊断有哪些？

意识障碍（disturbance of consciousness）指人体对周围环境及自身状态的识别和觉察能力出现障碍的一种精神状态。

（一）发病机制和病因

1. 发病机制　意识障碍发生的主要机制是脑缺血、缺氧，葡萄糖供给不足，酶代谢异常等均可引起脑细胞代谢紊乱，导致网状结构功能减退，进而损伤意识的觉醒度。意识由其内容和"开关"组成。经典的感觉传导路径（特异性上行投射系统）及脑干网状结构（非特异性上行投射系统）组成意识的"开关"系统。该系统激活大脑皮质并使之维持一定水平的兴奋性，使机体处于觉醒状态。大脑皮质功能活动是意识内容，在意识觉醒状态下产生，包括记忆、思维、理解、定向和情感等精神活动，以及通过视、听、语言和复杂运动等与外界保持紧密联系的能力。

当网状上行激活系统受到抑制或双侧大脑弥漫性病变时，病人意识水平下降、意识内容改变或减少，造成不同程度和不同类型的意识障碍。

2. 常见病因

（1）感染性疾病

1）颅内感染：各种脑炎、脑膜脑炎、脑型疟疾等。

2）其他感染：败血症、肺炎、中毒性痢疾、伤寒等。

（2）非感染性疾病

1）颅脑疾病：①脑血管病，如脑出血、蛛网膜下腔出血、脑栓塞、脑血栓形成、高血压脑病；②脑肿瘤；③脑外伤，如脑震荡、脑挫裂伤、颅骨骨折等；④癫痫。

2）内分泌与代谢障碍：肝性脑病、肺性脑病、尿毒症、糖尿病酮症酸中毒、低血糖、甲状腺危象、甲状腺功能减退症等。

3）心血管疾病：严重心律失常引起的阿–斯综合征，重度休克等。

4）水、电解质紊乱：如稀释性低钠血症、低氯性碱中毒、高氯性酸中毒等。

5）外源性中毒：如催眠药、有机磷、乙醇、一氧化碳、氯化物中毒等。

6）物理性或缺氧性损害：如高温中暑、日射病、触电、溺水等。

（二）护理评估要点

1. 健康史评估

（1）意识障碍的临床表现：病因不同，意识障碍表现不同。急性颅脑血管病变、感染、外伤等引发的意识障碍多为首发症状，发病急骤；肝性脑病、尿毒症、脑肿瘤和代谢疾病等引发的意识障碍多为缓慢发作。

1）以觉醒状态改变为主的意识障碍

① 嗜睡（somnolence）：病人处于一种病理性的持续性睡眠状态，呼唤或推动病人身体等轻刺激能够唤醒并保留短时间的觉醒状态，进行正确的交谈及执行指令，但反应迟钝，当刺激停止后很快又入睡。嗜睡是最轻的一种觉醒障碍。

② 昏睡（stupor）：病人处于嗜睡和昏迷之间的沉睡状态，较难唤醒，大声呼喊或摇动其身体、压迫眶上神经等强烈刺激可以唤醒，但反应迟钝，答话含糊或答非所问，刺激停止后很快又入睡。

③ 昏迷（coma）：是最严重的意识障碍，按其程度不同又可分为3度。a. 轻度昏迷：大部分意识丧失，无自发言语及有目的活动，对声、光刺激无反应，疼痛刺激可有痛苦表情或回避动作。吞咽反射、角膜反射、瞳孔对光反射、眼球运动等可存在，生命体征稳定。b. 中度昏迷：对周围事物及各种刺激均无反应，强烈疼痛刺激可有防御反应。角膜反射减弱或消失，瞳孔对光反射迟钝，呼吸节律紊乱，可有不同程度的排便、排尿功能障碍。c. 深度昏迷：意识完全丧失，对任何刺激均无反应，全身肌肉松弛，眼球固定，瞳孔散大，深、浅及脑干反射均消失。生命体征不稳定，大小便失禁。

2）以意识内容改变为主的意识障碍

① 谵妄（delirium）：是一种以中枢神经系统兴奋性增高为主的急性脑功能失调。表现为病人对客观环境的认知能力及反应能力下降，注意力涣散、定向力障碍伴有幻觉、错觉等感觉错乱，可以表现为躁动不安、言语杂乱，甚至有攻击行为等。主要见于急性感染高热期、中枢神经系统疾病、肝性脑病、急性酒精中毒、某些药物中毒等。

② 意识模糊（confusion）：病人意识水平轻度降低，情感淡漠，注意力下降，定向力障碍，能保持简单的精神活动，但对时间、地点、人物等定向能力发生障碍。

可根据病人对刺激的反应、回答问题的准确性、肢体活动情况、痛觉试验、神经反射等判断有无意识障碍及程度。也可以按格拉斯哥昏迷评分表（Glasgow coma scale，GCS）对意识障碍的程度进行评估（表10–13）。GCS总分范围为3~15分，14~15分为正常，9~13分表示病人已有程度不等的意识障碍，8分及以下为昏迷。评估中注意运动反应的刺激部位应以上肢为主，并以其最佳反应计分。

（2）伴随症状和体征

1）意识障碍伴发热：先发热后有意识障碍可见于重症感染性疾病，先有意识障碍然后发热见于脑出血、蛛网膜下腔出血等。

2）意识障碍伴血压改变：颅内高压、高血压脑病、尿毒症等可致高血压，各种原因的休克可致低血压。

3）意识障碍伴呼吸改变：吗啡、巴比妥类、有机磷农药等中毒可抑制呼吸，出现呼吸缓慢。

4）意识障碍伴心率改变：颅内压增高、房室传导阻滞及吗啡类、毒蕈等中毒可致心动过缓。

5）意识障碍伴瞳孔改变：颠茄类、乙醇、氰化物等中毒及癫痫、低血糖状态等可致瞳孔散大，有机磷农药、吗啡类、巴比妥类等中毒可致瞳孔缩小。

6）意识障碍伴头痛和恶心：脑膜炎、蛛网膜下腔出血等可致颅内压增高，导致头痛、呕吐。

7）意识障碍伴皮肤黏膜改变：一氧化碳中毒可致口唇呈樱桃红色，严重感染和出血性疾病可见出血点、瘀斑和紫癜等。

（3）意识障碍对病人身心的影响：意识障碍病人对外界感知能力、对自身及环境的识别和觉察能力、日常生活自理能力障碍，因此，易发生各种伤害。昏迷病人意识丧失，长期卧床，无自主活动能力，不能经口进食，咳嗽及吞咽反射减弱或消失，易发生肺部感染；由于排便与排尿能力丧失或留置导尿等，易合并尿路感染；除生命体征可有异常外，还会出现口腔炎症、眼部炎症、营养不良、压疮及肢体肌肉挛缩畸形等。谵妄病人因躁动不安易发生意外伤害。照顾者也会因负担过重出现身心问题。

（4）相关的既往史与个人史：既往有无类似发作史，有无引起意识障碍相关的疾病史，有无癫痫等病史，有无毒物或药物接触史等。

（5）处理情况：意识障碍后采取的应对措施及后续反应，包括诊疗、护理过程、相关检查及处理后效果等。

2. 身体评估

（1）一般状况评估：包括生命体征、营养状况、意识状态、皮肤情况、排泄情况等。

（2）头颈部评估：包括口腔、眼部有无感染，瞳孔变化、对光反射情况等。

（3）胸部评估：包括肺部呼吸音变化、有无湿啰音，心脏有无心律异常等。

（4）腹部评估：包括有无腹部膨隆、静脉曲张、移动性浊音等。

（5）脊柱、四肢评估：包括有无肢体肌肉挛缩、关节僵硬、肢体畸形及活动受限等。

（6）神经系统评估：包括肌力、肌张力、生理反射有无改变，有无病理反射及脑膜刺激征等。

表 10-13 格拉斯哥昏迷评分表

评分项目	反应	得分
睁眼反应	正常睁眼	4
	言语刺激可睁眼	3
	疼痛刺激可睁眼	2
	任何刺激不能睁眼	1
运动反应	按指令动作	6
	对疼痛能定位	5
	疼痛刺激有回避动作	4
	疼痛刺激时肢体过屈	3
	疼痛刺激时肢体过伸	2
	任何刺激无动作反应	1
语言反应	定向力正常	5
	能说话，但定向力障碍	4
	对答不切题，但语意可辨	3
	言语模糊，语意难辨	2
	任何刺激无语言反应	1

3. 实验室及其他检查

（1）实验室检查：血常规、血糖、血气分析、电解质、肝肾功能等。

（2）其他检查：心电图、脑电图、脑血管造影、CT 和 MRI 等检查。

（三）相关护理诊断 / 问题

1. 急性意识障碍　与各种疾病导致脑组织损害有关。

2. 清理呼吸道无效　与意识障碍所致咳嗽、吞咽反射减弱或消失有关。

3. 有误吸的危险　与意识障碍所致咳嗽、吞咽反射减弱或消失有关。

4. 排尿障碍　与意识丧失所致排尿功能障碍有关。

5. 口腔黏膜完整性受损　与意识障碍丧失自理能力及唾液分泌减少有关。

6. 营养失调：低于机体需要量　与意识障碍不能正常进食有关。

7. 有感染的危险　与意识障碍所致咳嗽、吞咽反射减弱或消失有关，与侵入性导尿装置有关。

微课 10-6
意识障碍评估要点

8. 有皮肤完整性受损的危险　与意识障碍所致自主运动消失有关，与排便、排尿失禁有关。

9. 有受伤的危险　与意识障碍所致躁动不安有关。

（张 燕）

第十六节 抑 郁

情境导入

病人，女，15 岁，初三学生。病人自诉近期情绪很低落，开学近 2 个月心情没好过。最近经常晚睡，常无故哭泣，晚上独处时尤甚；学习能坚持完成，但是效率降低，缺乏学习动机，前来咨询时一边哭一边倾诉，较激动，情绪不能自控。平日很少与他人交流，曾对同学说"不如死了算了。"其母亲在老家做生意，父亲在国外工作，近 2 年未回国，家庭经济条件较好。一直就读于寄宿制学校，由于学习紧张，每月回家一次，学习一直处于中上等，升入初三后，因为学习成绩不错，被老师从原来班级调到年级最好的班。

请思考：

1. 该病人处于何种情绪状态？如何评估？

2. 病人目前可能的护理诊断有哪些？

关于抑郁（depression）一词，最早在公元前 400 年，由希波克拉底提出描述此类症状的名词"忧郁（melancholia）"，直到 19 世纪中叶以后，对抑郁的临床观察与科学研究才逐渐展开。抑郁目前在医学上是指由各种原因引起的以抑郁为主要症状的一组心境障碍或情感性障碍，是病人最常见的情绪反应之一。

（一）发病机制和病因

1. 发病机制 有关抑郁的发生机制尚未彻底阐明，目前主要从生物学因素、应激与应对因素、个性倾向等方面探讨。

（1）生物学因素

1）遗传因素：研究发现本病有家族史者高达 30% ~ 41.8%。

2）神经生物学因素：抑郁与大脑神经突触间隙 5- 羟色胺（5-HT）和去甲肾上腺素（NE）等神经递质变少有关。近年来，5-HT 学说越来越受到重视，认为 5-HT 可直接或间接参与调节人的心境，5-HT 水平降低与抑郁症有关。

3）内分泌因素：研究发现抑郁者的下丘脑 - 垂体 - 肾上腺轴多处于兴奋状态，分泌过量的激素，而后者对 5-HT 等神经递质受体具有抑制作用。

（2）应激与应对因素：各种不良的生活事件可诱发或引起抑郁。应激被认为是导致抑郁的重要因素之一，常与焦虑情绪相伴发生。Engel 认为人对应激时间的反应可分为"战或逃反应"和"保存 - 退缩反应"两类。"战或逃反应"与焦虑、恐惧和愤怒有关，主要为交感神经活动增强的表现。"保存 - 退缩反应"与抑郁、悲观、失望和无助有关，主要表现为下丘脑 - 垂体 - 肾上腺皮质轴活动增强，迷走神经活动增强，肾上腺皮质激素分泌增多，外周血管阻力增大，骨骼肌运动减少。

个体对应激事件的应对反应与其对事件的认知程度、既往经历、个性倾向及社会支持等因素有关。人们在面对一些负性生活事件时感到悲伤、失望是很正常的情绪反应，这种情绪会在应对措施的调节下随着时间推移而逐渐减退。若这种情绪长期持续并伴有负罪感、无望感等，应考虑抑郁症或抑郁性精神病的可能。

（3）个性倾向：抑郁病人具有缺乏自信、消极悲观、易于伤感、敏感忧郁、过分内倾、对挫折和不幸习惯采取悲观的态度和消极的应对方式等个性特点。

2. 病因 抑郁通常是各种病因综合作用的结果。常见病因有以下几种。

（1）负性生活事件：如意外灾害、亲友亡故、久病不愈、婚姻不幸、经济损失、退休等均可导致孤独、无助无望或内疚感而产生抑郁。

（2）某些躯体疾病或药物：某些疾病如脑卒中、甲状腺疾病等，某些药物如利血平、甲基多巴、避孕药、激素类、抗肿瘤药及抗结核药物等均可引发抑郁。

（3）精神疾病：抑郁也是抑郁症或某些精神疾病的表现。

（二）护理评估要点

1. 健康史评估

（1）抑郁特点：处于抑郁状态的人对自身及周围事物持悲观、消极或否定的态度，表现为心境低落、兴趣减退、自我感觉不良，常生活懒散、自责自罪、逃避现实甚至想自杀。按照中国精神障碍分类与诊断标准第三版（CCMD-3），根据对社会功能损害的程度，抑郁症可分为轻度抑郁症或者重度抑郁症。

1）症状标准：以心境低落为主，并至少有下列 4 项：①兴趣丧失、无愉快感；②精力减退或疲乏感；③精神运动性迟滞或激越；④自我评价过低、自责，或有内疚感；⑤联想困难或自觉思维能力下降；⑥反复出现想死的念头或有自杀、自伤行为；⑦睡眠障碍，如失眠、早醒，或睡眠过多；⑧食欲降低或体重明显减轻；⑨性欲减退。

2）排除标准：排除器质性精神障碍，或精神活性物质和非成瘾物质所致抑郁。

3）轻度抑郁：发作满足上述标准，对社会功能无损害或仅轻度损害。

4）重度抑郁：发作满足上述标准，社会功能受损，给本人造成痛苦或不良后果。

（2）问诊技巧：由于抑郁病人情绪低落、懒言少语、思维过程缓慢，应注意采取适宜的问诊技巧，如降低语速、适当停顿，以使病人有足够的时间思考和回答，并注意观察病人的各种反应。对病人不愿回答的问题，不要强行追问。尊重病人，取得病人的信任是开展进一步工作的重要基础。在条件允许的情况下，可向家人等其他知情者了解更多的信息。

（3）抑郁伴随症状：抑郁病人可伴有认知障碍、精神疾病症状和躯体疾病症状。

1）伴认知障碍：主要表现为近事记忆力下降、注意力不集中、反应延迟、警觉性增高、抽象思维能力差、学习困难等。

2）伴精神疾病症状：主要表现为幻觉、妄想，或紧张综合征，相应的思维和行为明显增多。常见于躁狂症、精神分裂症。

3）伴躯体疾病症状：伴有怕热、出汗、食欲亢进、体重下降等，常见于甲状腺功能亢进症；伴头痛、呕吐、视神经盘水肿等，常见于颅内肿瘤；伴有思维和行为明显增多。

（4）抑郁对病人身心的影响

1）躯体功能异常：有无头痛、头晕、食欲改变、体重减轻、睡眠障碍、疲乏无力等。

2）认知功能异常：观察有无语速和思维过程缓慢，注意力不集中、记忆力下降等。

3）自我概念与精神价值观异常：包括对自我及自身健康状况的看法、有无精神信仰、对人生感悟及对生命的态度等。

4）人际关系与角色功能异常：包括家庭关系、社交情况等，注意有无家庭关系紧张、回避社交、对原来感兴趣的活动失去兴趣等。

5）个性心理特点：注意有无缺乏自信、对周围环境及未来易于采取消极的态度等个性倾向。

（5）相关的既往史与个人史：既往有无类似发作史；是否存在引起抑郁的生活事件；有无引起抑郁相关的疾病史和用药史，如甲状腺功能减退症、贫血，或服用治疗高血压、结核的药物等。

（6）处理情况：已接受的诊断性检查及结果、对自己情绪状态的看法，以及已采用的治疗或护理措施及其效果等。

2. 量表测定　可借用相关的量表对病人的抑郁情绪、应激事件、应对能力、个性特点等进行评定。临床上有关抑郁的评定量表较多，常用的有 Beck 抑郁问卷（Beck depression inventory，BDI）、抑郁自评量表（self-rating depression scale，SDS）、汉密尔顿抑郁量表（Hamilton depression rating scale for depression，HRSD）、纽卡斯尔抑郁诊断量表（Newcastle depression index，NDI）、蒙哥马利抑郁量表（Montgomery depression rating scale，MADRS）等，对病人是否存在抑郁及其严重程度进行评估。其中 BDI 是国际上测量抑郁程度广泛使用的量表之一。

3. 身体评估

（1）一般状态：观察病人的言行举止、面部表情、衣着等，有无缺乏自信、自卑动作或行为及动作缓慢等。

（2）身体评估：呼吸频率、节律，心率、心律、心音有无异常，感觉功能、运动功能和神经反射等。

4. 实验室及其他检查

（1）实验室检查：血糖测定、甲状腺功能测定等。

（2）其他检查：心电图检查、放射性核素显像检查等。

（三）相关护理诊断 / 问题

1. 持续性悲伤 / 无望感 / 无能为力感　与负性生活事件、药物副作用等有关。

2. 睡眠型态紊乱　与抑郁导致失眠、睡眠不深、早睡等有关。

3. 疲乏　与缺乏兴趣、精力不足有关。

4. 社交孤立　与严重抑郁所致的行为退缩有关。

5. 有自残 / 自杀的危险　与抑郁导致的自我评价低、无价值感等有关。

6. 应对无效　与情绪低落、自我评价低等有关。

（刘　青）

数字课程学习

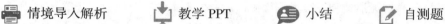

情境导入解析　　　　教学 PPT　　　　小结　　　　自测题

▶▶▶ 第十一章
健康资料的整理、分析与记录

【学习目标】

知识：

1. 掌握护理诊断的概念、类型、陈述方式及合作性问题。

2. 掌握健康评估记录的基本要求、记录的格式与内容。

3. 熟悉护理诊断的思维方法和步骤。

4. 了解健康评估记录的意义。

技能：

1. 根据已有健康资料遵循护理诊断的步骤，全面准确地提出病人的护理诊断。

2. 灵活恰当地运用临床思维方法进行资料的分析和评判，培养评判性思维及分析问题和解决问题的能力。

3. 正确书写健康评估记录，确保内容全面、准确。

素质：

1. 具有尊重病人、爱护病人及保护病人隐私的意识。

2. 具有高度的责任感和敬业精神。

情境导入

　　病人，男，14 岁，初一学生。主诉"乏力，反复流鼻血半个月"入院。病人近半个月自觉活动后乏力，有时无明显诱因流鼻血，且身上皮肤有若干出血点，轻微磕碰后即出现紫斑。无发热、头痛、腹痛，无呕血、便血，未经治疗。发病后食欲较前稍差，大小便尚正常，睡眠尚可，体重无明显改变，生活尚能自理。病人为独生子，较任性，不认为自己有病，不愿意吃药和打针。父母均为普通职员，自述没听说过"再障"。入院后身体评估：身高 1.62 m，体重 46 kg，T 37℃；P 80 次 /min；R 20 次 /min；BP 108/66 mmHg。面色较苍白，皮肤有散在出血点和瘀斑，鼻及口腔无活动性出血，无全身淋巴结肿大，心、肺、腹部、神经系统检查正常。血常规检查：Hb 90 g/L，WBC 2.2×10^9/L，PLT 20×10^9/L。骨髓象提示骨髓增生低下，符合"再生障碍性贫血"诊断标准。临床诊断为"再生障碍性贫血"。

　　请思考：

　　1. 将现有资料按功能性健康型态分类法进行分类，并进一步加以分析提出护理诊断。

　　2. 对该病人存在的护理诊断按优先原则进行排序。

第一节　健康资料的整理与分析

　　健康评估的最终目的是形成护理诊断，而护理诊断是护理程序的重要环节。护理诊断的形成是护士将经问诊、身体评估和相关辅助检查所获得的健康资料，利用科学的护理诊断的思维方法进行整理、分析、综合、推理、判断，最终对病人所出现的健康问题提出符合临床思维逻辑结论的过程。

一、护理诊断的思维方法

　　思维方法是指人们为了实现特定思维目的所凭借的途径或方式，也就是思维过程中所运用的工具和手段。护理诊断过程中，应用的思维方法有比较与类比、分析与综合，归纳与演绎等。

（一）比较与类比

　　1. 概念　比较是确定事物异同关系的思维过程和方法。比较既可以应用于异类对象之间，也可以应用于同类对象之间，还可以应用于同一对象的不同方面。类比是指根据两个对象的某些相同或相似的性质，推断它们在其他性质上也有可能相同或相似的思维过程和方法。

　　2. 比较与类比的关系　两者之间既有联系，又有区别。比较的形式多元化，即可以是同类之间、异类之间或自身的比较，确定其异同关系。类比是一种主观的不充分的似真推理，是以比较为基础，把相似物的相似性进行比较，通过类比，把一个对象的已知属性推演到另一个对象中去。类比的全面性不如比较。

　　3. 在护理诊断过程中的应用

　　（1）比较：将收集到的病人的健康资料进行分类处理，识别正常及异常征象。

　　（2）类比：有助于分析和解释正常或异常征象可能的原因，预测潜在的健康问题及其反应，澄清资料或核实资料的真实性。

（二）分析与综合

1. 概念 分析是将研究对象的整体分解为各个部分，并分别加以研究的思维过程和方法。综合则是把事物的各个组成部分或各种特征、各个方面联系起来的思维过程和方法。

2. 分析与综合的关系 分析与综合互为前提、相互依存，并可相互转化。综合是在分析的基础上进行的，而分析则需要在综合的指导下进行，这样通过分析—综合—再分析—再综合，如此循环往复，可使人们的认识不断深化，从而全面深刻地揭示事物的规律和本质。

3. 在护理诊断过程中的应用 个人的健康应包括生物、心理和社会各方面。护士在收集、整理和分析资料的过程中需要将其分解为不同组成部分，然后再将各个组成部分加以研究，形成对病人健康状况的整体印象。这种方法可以帮助护士认识和了解不同的组成部分，但容易出现片面的看法。因此，分析之后还需要根据各个组成部分之间的内在联系将其进行综合，最终形成整体的认识。例如，护士通过对所收集资料进行解释分类，可以形成一个或多个初步的护理诊断，之后需要对这些护理诊断一一进行验证，并检查这些护理诊断是否涵盖了病人的全部问题。总之，对病人健康资料的整理及确立、修订护理诊断的整体过程都贯穿了分析—综合—再分析—再综合的思维过程和方法。

（三）归纳与演绎

1. 概念 归纳是从许多个别性事物中概括出一般性原理或结论的思维过程和方法。而演绎是指人们以一定的反映客观规律的理论认识为依据，重复从该认识的已知部分推知事物的未知部分的思维过程和方法，是由一般到个别的认识方法。

2. 归纳与演绎的关系 两者既互相区别、互相对立，又互相联系、互相补充。一方面，归纳是演绎的基础。演绎是从归纳结束的地方开始的，演绎的一般知识来源于经验归纳的结果，没有归纳就没有演绎；另一方面，演绎是归纳的前导，归纳本身离不开演绎的指导，对事物进行归纳的指导思想往往是演绎的成果，没有演绎也就没有归纳。

3. 在护理诊断过程中的应用 归纳的思维方法可体现在护士根据病人的症状、体征及辅助检查结果提出护理诊断假设这一过程中，即属于从许多个别性事实概括出一般性结论的过程，接下来再根据诊断依据进一步评估病人是否有相应的表现，则属于由一般到特殊的演绎思维过程。在进行演绎推理的过程中，要注意不同个体的差异性，护理诊断所描述的是病人对健康问题的反应，不同的经历、个性特点及不同的社会环境因素，即使同样的健康问题，不同个体的反应也不同。

二、护理诊断的步骤

护理诊断过程实质上是一个评判性思维过程，即首先收集资料，然后综合、分析所收集的资料，接着进行归纳和演绎推理，最后作出决定。此过程包括了5个具体步骤：收集资料、整理资料、分析资料、确立护理诊断及护理诊断排序。

（一）收集资料

全面、真实、准确的资料收集是确定护理诊断的基础。护士可通过问诊、体格检查、阅读实验室及其他辅助检查的结果获取资料。所收集的资料应包括病人的生物、心理、社会各方面，亦包括来自病人及其他知情者的主观资料，以及通过体格检查、实验室及其他辅助检查所获得的客观资料。因此，护士需要具有认真负责的态度，丰富的专业知识，熟练的方法和技巧，并能在实践中不断摸索和总结经验。

（二）整理资料

整理病人的健康资料是作出护理诊断的重要步骤，也是为做出真实、全面的护理诊断奠定基础。由于病人所提供的健康资料往往缺乏系统性，且有些资料不够充实和完整，还有些资料可能与病人目前的健康问题无关联。因此，必须将病人相关的主、客观资料进行归纳与整理，做到去伪存真、去粗存精。

1. 核实资料的真实性和准确性 注意问诊资料有无前后矛盾，主观资料与客观检查结果是否存有疑问、模棱两可等情况。对于存在矛盾或不真实的资料一定要采取适宜的方式及时予以纠正；若对资料存有疑问，则需要进一步询问、检查予以核实和确认。如一女性病人，问诊时诉无腹痛，但进行腹部触诊时病人有痛苦表情，针对此情况，护士应进一步通过问诊或做相应的实验室检查及其他检查来核实资料的准确性。

2. 检查资料的完整性 护士在初次收集病人的健康资料时，往往关注共性方面的问题较多，而忽略病人的个性问题，因此，个性方面的资料常收集得不够充分。在整理资料时，若发现有所遗漏应补齐。同时，在整理健康史、身体评估及相关辅助检查等方面资料时，应注意参阅病人以往的病历资料，如急诊病历、门诊病历、转院病历等。

3. 对资料进行分类与综合 核查完资料的真实性、准确性和完整性后，还需对现有资料进行分类并综合，将相关的资料组合在一起，使资料进一步系统化，为形成护理诊断提供线索。目前国内比较常用的模式有以下几种。

（1）生理－心理－社会模式：该模式源于传统的医学模式，目前在我国临床上应用较广泛。此分类组织形式按主观资料与客观资料进行分类整理。主观资料分生理、心理及社会3个方面，客观资料则分为身体评估及辅助检查等，因此比较符合护士收集资料的习惯。

（2）马斯洛的需要层次模式：该模式将所收集的资料按照马斯洛（Maslow）的生理、安全、爱与归属、尊重、自我实现5个需要层次进行分类。此分类组织形式亦从生理、心理及社会等方面进行资料的收集与分析，缺点是其与护理诊断没有直接的对应关系。

（3）Majory Gordon 的 11 个功能性健康型态模式：该模式在国外应用较多，在我国则主要用于指导相关主观资料的分类与综合。此分类组织形式根据所涉及的 11 个功能性健康型态，即健康感知与健康管理型态、营养与代谢型态、排泄型态、活动与运动型态、睡眠与休息型态、认知与感知型态、自我概念型态、角色与关系型态、性与生殖型态、应对与应激耐受型态、价值与信念型态，将相关的主观资料与客观资料进行整合，当护士发现从属于某一型态中的资料异常时，只需要从该型态里涉及的护理诊断中进行选择，不必从所有护理诊断中去挑选，其资料的组织形式有助于护理诊断的提出，因此此模式在我国亦受到较广泛的关注和应用。

（4）人类反应型态模式：该模式较少用于我国对健康资料的分类整理。此分类组织形式是北美护理诊断协会（North American Nursing Diagnosis Association，NANDA）为使护理诊断标准化而发展出的一种护理诊断分类型态，包括交换、沟通、关系、价值、选择、移动、感知、认识、感觉9个方面。

上述每种分类模式均有其优点与不足之处，护士可根据自己的专业知识及临床经验进行不同模式的选择。

（三）分析资料

资料的分析过程，是对已收集的资料进行解释和推理的过程，以便于判断病人现存的和有可能发生的对健康问题的反应及其可能的原因，为最终找出相对应的护理诊断奠定基础。

1. 区分正常值与异常值 分析资料的第一步是要将所收集的资料与正常值相比较，找出有临床意义的线索。这不仅要求护士有丰富的基础医学知识、护理学专业知识、人文学科知识，还要求护士能考虑到人的个体差异，进行全面比较。如身高、体重、生命体征、生活自理能力、认知状况、应对应激能力等方面在个体的不同生长发育阶段，其健康标准或正常值是不同的；不同种族、不同地区和不同文化背景的个体，其在生理、心理方面的表现也存在差异；当外界环境因素产生变化时，机体通过各种代偿机制进行应对的结果与异常状态也是需要区分的。例如，妊娠中晚期的女性，全血中性粒细胞会增高，此属于生理性变化，而不能视为异常表现。因此，护士需要明确各种健康指标的参考标准，并能意识到不同个体健康状况的表现亦具有复杂性和多样性，才能作出较正确的判断。

2. 形成诊断假设 在初步区分出病人正常与异常表现后，应将这些异常表现做进一步的分析与判断，找出彼此之间的区别与联系，进而形成一个或多个诊断假设。若提供的证据不充分，护士则需要进一步收集资料，予以排除或确定。

（1）现存的护理诊断：首先根据病人已有的正常与异常的表现，分析所存在的健康问题及相关因素或危险因素。例如，一位 80 岁病人咳嗽，咳黄色黏痰，且量较多，不易咳出。这些表现在正常人是没有的，提示病人可能存在痰液生成较多，因该病人同时还有发热症状，发病前有淋雨，且右下肺部听诊有湿啰音，既往无其他呼吸系统疾病病史，医疗诊断考虑"肺炎"，导致其痰多的主要原因是肺部感染。从护理诊断"清理呼吸道无效"的定义来看，可以初步确定该病人存在"清理呼吸道无效 与肺部感染有关"这一护理诊断。

（2）潜在的护理诊断：潜在的护理诊断及合作性问题也不能忽视。例如，对于一位右心衰竭出现水肿且长期卧床的病人，虽然目前皮肤无明显受损的表现，但应考虑到其水肿导致的组织、细胞营养不良及长期卧床，是发生压疮的危险因素，因此，应提出"有皮肤完整性受损的危险 与水肿所致组织、细胞营养不良及长期卧床有关"的护理诊断。再例如，对于一位因急性心肌梗死而住院的病人，考虑到其有发生严重心律失常导致猝死的可能，可提出"潜在并发症：心律失常"的合作性问题。

在形成诊断假设的过程中应注意：①不能根据单一的资料或线索草率得出结论，应尽可能将相关信息综合起来考虑；②即使有多个相关资料或线索支持，也要注意还有没有遗漏其他资料；③尽可能给出更多的诊断假设来增加结论的全面性和准确性。

（四）确立护理诊断

护理诊断建立在一组诊断依据或标准的基础上，是制订护理计划的依据，提出的护理诊断必须真实、准确地反映病人的护理需求。因此，需要经过反复的分析、综合、推理，才能对所提出的可能的护理诊断进行筛选和评价：①诊断依据是否充分，若证据不充分，则需要进一步收集资料，予以排除或确定。②是否全面考虑了各种因素，有无遗漏。③各护理诊断之间是否存在交叉、包含或矛盾关系，护理诊断并非越多越好。

护理诊断的确立并非一次就能完成，需要在临床实践中进一步验证及评价，随时做出必要的修订和调整。此外，随着病人健康状况的改变，其对健康问题的反应也在不断变化，新的健康问题会出现，原有的健康问题有可能会解决或缓解。因此，护士需要通过动态评估保持护理诊断的有效性。

（五）护理诊断排序

临床上，由于病人往往同时存在多个护理诊断和（或）合作性问题，因此需要按照重要性和紧迫性排列出护理诊断的主次。根据问题的轻、重、缓、急将诊断分为首优诊断、次优诊断和其他诊断。这些问题的排序不是固定不变的，而是随病人的病情、治疗效果及病人的反应而变化的。

1. 首优诊断　指与呼吸、循环问题或生命体征异常有关的，对病人生命构成威胁，需要立即采取措施予以解决的护理诊断。如心排血量减少、外周组织灌注无效、体液不足、清理呼吸道无效、气体交换受损等。

2. 次优诊断　指虽然未直接威胁病人生命，但会损害其身心健康，需要尽早采取措施，以免病情进一步恶化的护理诊断。如体温过高、急性疼痛、皮肤完整性受损、排尿障碍、有感染的危险和有受伤的危险等。

3. 其他诊断　指个人在应对发展和生活中变化所遇到的问题，对护理措施的及时性要求并不严格，在安排护理工作时可以稍后考虑的护理诊断。如知识缺乏、社会交往障碍、无能性家庭应对等。

在确定护理诊断的优先顺序时应注意以下几点：①护理诊断的次序应根据疾病的进展、病情及病人反应的变化随时进行调整；②潜在的护理诊断与合作性问题，虽然尚未发生，但不意味着不重要；③病人主观感觉最迫切的问题可以考虑优先解决，但应遵循护理的基本原则。

总之，全面、系统、真实、准确地收集健康资料是确定护理诊断的前提和基础，正确运用比较、分析、综合、归纳和演绎等临床思维方法是确定护理诊断的有效保证。护士需要认真学习、反复实践，不断提高自身健康评估能力和诊断思维能力，将护理工作做到系统化、整体化，才能为病人提供优质的护理。

第二节　护理诊断的提出

一、护理诊断的概念

护理诊断（nursing diagnosis）是护士针对个体、家庭、社区现存或潜在的健康问题或生命过程的反应所做的一种临床判断，是护士在其职责范围内选择护理措施的基础，以达到预期结果。

二、护理诊断与医疗诊断的区别

医疗诊断是医生使用的名词，用于说明一种疾病或病理状态，侧重于对疾病本质做出判断，如对疾病作出病因、病理和病理生理的诊断，以指导治疗。而护理诊断是护士使用的名词，用于说明个体和人群对现存或潜在的健康问题或疾病的反应，以指导护理。因它们研究的对象、方法和结果性质不同，所以两者具有不同的含义，有其区别（表11-1）。

表 11–1　护理诊断与医疗诊断的区别

区别点	医疗诊断	护理诊断
研究对象	对个体病理生理变化的一种临床判断	对个人、家庭及社区现存的或潜在的健康问题 / 生命过程反应的一种临床判断
决策者	医疗人员	护理人员
描述内容	是一种疾病	是个体对健康问题的反应
职责范围	属于医疗职责范围	属于护理职责范围
诊断数目	数目较少	数目较多
稳定性	相对稳定，在病程中保持不变	随健康状况的变化而变化

拓展阅读 11–1
护理诊断分类系统的由来

三、护理诊断的类型

NANDA 将护理诊断分为现存的、潜在的、健康的和综合的护理诊断 4 种类型。不同类型的护理诊断其构成亦不相同。

（一）现存的护理诊断

现存的护理诊断（actual nursing diagnosis）是护士对个人、家庭或社区目前已经存在的健康问题或生命过程的反应所作的描述。现存的护理诊断由名称、定义、诊断依据和相关因素 4 部分组成。

1. 名称　是对个人、家庭或社区目前出现的健康状况或生命过程的反应的概括性描述。每一项 NANDA 公认的护理诊断都有其特定名称，如"体温过高""清理呼吸道无效""语言沟通障碍""焦虑"等。护士应尽量选择 NANDA 认可的简明的护理诊断名称，以便于护士之间交流及规范护理教学。

2. 定义　是对护理诊断名称的一种清晰、准确的描述，有助于区别其他类似的护理诊断。NANDA 经过临床实践确认后，对每一个护理诊断均做出明确的定义。如"压力性尿失禁"的定义为"个体在腹内压力增加时立即无意识地排尿的一种状态"，"急迫性尿失禁"的定义为"个体处在突发的强烈排尿欲望下无意识排尿的一种状态"。通过定义的准确描述，有助于护士理解并准确提出护理诊断。

3. 诊断依据　是做出护理诊断的临床判断标准。在现存的护理诊断中通常是指可表明护理诊断所具备的一组症状与体征，即通过健康评估所获得的病人的主观资料和客观资料。护士制订护理目标时，一般是针对诊断依据。根据其在护理诊断中所起作用的必要性，将诊断依据分为主要依据和次要依据。主要依据是指为做出某一护理诊断必须具备的依据；而次要依据不是必须具备的，对诊断的形成起支持作用，它是在形成诊断时，多数情况下会出现但不一定都存在的症状和体征。如"营养失调：低于机体需要量"这一护理诊断，其主要依据是"按身高与体重之比值计算，较正常平均下降 10% ~ 20% 或更多"，次要依据是"不能获得足够的饮食、有吞咽或咀嚼的肌肉无力、不能消化食物或吸收障碍、缺乏饮食知识"等。

4. 相关因素　指导致个人、家庭或社区健康状况改变的因素，即促成护理诊断成立和维持的原因或情境。相关因素可来自以下 5 个方面。

（1）病理生理因素：指与病理生理改变有关的因素，如体液过多的相关因素可能是右心功能不全或是肾疾病所致钠水潴留。

（2）治疗因素：指与治疗措施有关的因素，如用药、手术创伤等，例如体象紊乱的相关因素可能是使用糖皮质激素引起的不良反应。

（3）情境因素：指环境、情境方面的因素，如压力、陌生环境等，例如睡眠型态紊乱的相关因素可以是住院后环境的改变。

（4）心理因素：指与护理对象的心理状况有关的因素，如睡眠型态紊乱可能是病人处于严重抑郁状态引起。

（5）成熟因素：指与年龄有关的因素，如婴幼儿、青少年、中年和老年时期出现的不同的生理、心理、社会及情感方面的特征。

护理诊断的相关因素往往是多个方面的，如"便秘"这一护理诊断的病理生理因素可能是电解质紊乱或感觉运动障碍，治疗因素可有麻醉药物、抗生素或钙剂的不良反应，情境因素可能为环境陌生干扰病人排便或饮食缺乏纤维素，心理因素可以是因各种应激事件所致的情绪剧烈波动，而成熟因素可见于老年人肠蠕动减慢，活动量少。

（二）潜在的护理诊断

潜在的护理诊断（potential nursing diagnosis）是对一些易感的个人、家庭或社区对健康情况或生命过程可能出现的反应做出的临床判断。护士对这类护理诊断应具有预见性，当病人有导致易感性增加的危险因素存在时，要能预测到可能会出现的问题，否则虽然现在没有发生问题，但若不采取护理措施将来很有可能会出现。潜在的护理诊断由名称、定义和危险因素 3 部分组成。

1. 名称　是病人对健康状态或疾病可能出现的反应的概括性描述，冠以"有……的危险"，如"有体液不足的危险"。

2. 定义　与现存的护理诊断相同，在潜在的护理诊断中应清晰、准确地表述某一诊断的意义。

3. 危险因素　是指能够增加个人、家庭或社区的易感性，导致其健康状况发生改变的各种因素，是确认潜在的护理诊断的依据。如"长期卧床、营养不良"是"有皮肤完整性受损"的危险因素。

（三）健康的护理诊断

健康的护理诊断（healthy nursing diagnosis）是护士对个人、家庭或社区具有的能进一步提高健康水平潜能的临床判断。健康的护理诊断提示护理对象目前具有良好的健康行为，健康的护理诊断的提出目的是强化这些健康行为。诊断仅包含名称这一部分，如"有母乳喂养改善的趋势"、"有心理弹性增强的趋势"等。

（四）综合的护理诊断

综合的护理诊断（syndrome nursing diagnosis）是指由特定的情境或事件所引起的一组现存的或潜在的护理诊断。如"强暴创伤综合征""有急性物质戒断综合征的危险"等。

四、护理诊断的陈述

护理诊断的陈述是对个体或群体健康状态的反应及其相关因素 / 危险因素的描述，可包括 3

个要素：①问题（problem，P），即护理诊断名称；②原因（etiology，E），即相关因素；③症状和体征（symptoms and signs，S），即诊断依据。但是根据诊断的不同类型临床上分为三部分陈述、两部分陈述和一部分陈述 3 种方式。

1. 三部分陈述 又称 PSE 公式，由"诊断名称 + 症状和体征 + 相关因素"3 部分组成，P 为诊断的第一部分，S 为诊断的第二部分，E 为诊断的第三部分。用于现存的护理诊断的陈述。

例如： P S E

体温过高 T 39.5℃ 与细菌引起的肺部感染有关

2. 两部分陈述 即 PE 公式，只有"诊断名称 + 相关因素"。常用于潜在的和可能的护理诊断的陈述。P 为诊断的第一部分，E 为诊断的第二部分。两部分之间常用"与……有关"进行连接。

例如： P E

有皮肤完整性受损的危险 与长期卧床、营养不良有关

3. 一部分陈述 不存在相关因素，仅由诊断名称构成。常用于健康的和综合的护理诊断。

例如： P

有母乳喂养改善的趋势

五、合作性问题

临床实践中，护士常常遇到无法独立解决的护理问题，无法提出属于护士工作范围内的护理诊断。因此，1983 年琳达·卡本尼图（Lynda Juall Carpenito）提出了合作性问题（collaborative problem）这一概念。她认为需要护士解决的问题可分为两类：一类经护士直接采取措施就可以解决的，属于护理诊断；另一类需要与其他健康保健人员，尤其是医生共同合作解决的，属于合作性问题。

合作性问题需要护士监测以及时发现病人身体并发症的发生和变化，同时通过执行医嘱及采取护理措施来预防或减少并发症的发生，但并非所有并发症都是合作性问题。若并发症可通过护理措施预防和处理，属于潜在的护理诊断；只有护士不能预防及独立处理的并发症才属于合作性问题，合作性问题的处理决定来自医护双方。合作性问题的陈述方式是"潜在并发症（potential complication，PC）：×××"。如"潜在并发症：休克"。

微课 11-1
护理诊断书写注意事项

第三节 健康评估记录

健康评估记录又称护理评估记录，是护士对病人的健康史、身体评估、辅助检查评估和所提出护理诊断的综合记录。目前，我国护理评估记录并无统一的规范，往往各省、市医院有自己的要求。护理评估记录主要根据整体护理理念和护理程序设计，包括病人的生理、心理、社会、精神和文化等方面。

一、健康评估记录的意义

健康评估记录是临床护理工作的一项重要内容，是培养护士临床思维的重要途径，记录的质量与护士的专业知识、实践经验、表达能力、法律意识和责任心等密切相关。因此，作为护

理工作者，尤其是初学者，必须高度重视健康评估记录的学习。

1. 指导临床护理实践 实时、准确、连续的健康评估记录能够反映病人病情的动态变化，是护士制订或修订护理计划、评价护理效果的重要依据。通过查看护理病历，医疗护理团队成员都可以了解病人的重要信息，从而强化彼此间的沟通与协作，维持护理工作的连续性、完整性，对顺利完成抢救、治疗、护理及促进病人早日康复具有重要的意义。

2. 评价临床护理质量 健康评估记录书写是一项严谨而重要的工作，其质量的好坏不仅体现了护士的业务水平、工作能力和责任心，而且在很大程度上反映了临床护理活动的数量、质量和医疗护理管理水平。因此，通过对健康评估记录的检查，可评价医院护理管理控制标准及政策的可行性、实用性等，最终提高护理水平、优化护理质量。

3. 提供护理教学与研究资料 健康评估记录全面、及时、准确地描述了病人在疾病的发生、发展与转归过程中所经历的护理活动与效果，充分体现了理论在实践中的具体应用，是最真实的教学素材，可用于各种形式的临床护理教学，尤其适合于个案讨论教学或以问题为基础的教学。健康评估记录也是护理科研的重要资料，对回顾性研究有很大的参考价值。通过一定数量健康评估记录的归纳、分析，可总结某一疾病的客观规律和成熟的护理经验，促进循证护理的发展。

4. 提供法律依据 在医疗纠纷、医疗事故、伤害案件、保险理赔等问题上，健康评估记录是维护护患双方合法权益，进行举证的客观依据。因此，健康评估记录应准确无误，记录者须签全名，并对记录的内容负法律责任。

二、健康评估记录的基本要求

健康评估记录书写既是临床实践中的一项重要工作，也是培养护士临床思维能力和提高业务水平的重要途径。健康评估记录书写涉及护士的专业知识、临床实践经验、书面表达能力、法律意识和责任心。因此，护理专业的学生，必须重视健康评估记录书写的学习。

（一）客观、真实、准确、完整

健康评估记录的内容要客观、真实、准确、完整。

1. 客观 指记录内容是病人的健康状况实实在在存在的、不以人的意志为转移的一切现象，是病人身上所反映出来的内容。从健康史来说，应当尽量根据其描述的本来意思书写。从体征来说，应该是护士亲自评估检查所发现的一切阳性和重要的阳性结果，不能是听来的，或主观臆测的，或抄袭他人撰写的资料。

2. 真实 指护理病历应是对病人陈述的健康史和身体评估发现的有意义体征进行归纳分析后在书面上的如实体现。

3. 准确 指护士要从病人提供的大量关于健康状况的陈述语言中找出与本次患病有关的内容，并进行加工和提炼。身体评估所获得的客观资料要准确。

4. 完整 指健康史、身体评估及辅助检查评估资料等要详细、周全，所有资料不得缺失。

（二）及时、规范、清晰

护理评估记录书写要及时、规范、清晰。

1. 及时 指护士必须在规定的时间内完成健康评估记录内容的书写。例如，应当在病人入院 24 h 内完成入院护理评估记录。因抢救急危病人，未能及时书写护理病历的，有关护理人员应当在抢救结束后 6 h 内据实补记,并加以注明。

2. 规范 指病历书写要做到语言、文字、用笔统一。如应当使用蓝黑墨水、碳素墨水;应当使用中文、医学术语、通用的外文缩写,无正式中文译名的症状、体征、疾病名称等可以使用外文;标点符号正确,记录者要签全名。

3. 清晰 指病历书写要做到文字工整、字迹清晰、表述准确、语句通顺。书写过程中出现错字时,应当用原色笔在错字上画双线或做出修改并签名,不得采用刮、粘、涂等方法掩盖或去除原来的字迹。

三、健康评估记录内容

健康评估记录包括病人入院时的首次评估记录和住院期间的评估记录。本节以临床教学中常用的入院首次评估记录为例,介绍健康评估记录内容,一般包括病人的一般资料、健康史、身体评估、辅助检查和所提出的护理诊断。

(一)一般资料

姓名、性别、年龄(实足年龄)、民族、籍贯(省、市、县)、出生地(省、市、县)、职业(具体职业岗位)、婚姻状况、文化程度、工作单位、家庭住址(具体到幢、单元、室)、联系人及其联系方式(具体、准确、无误)、医疗费用支付形式、入院日期(年、月、日,按照电子病历书写记录要求到时、分)、入院方式(步行、扶行、背入、轮椅、平车、担架、其他)、健康史陈述者(与病人的关系)、入院医疗诊断(诊断名称应确切、规范)、主管医生、责任护士。以上内容需逐项填写,不可空缺。

(二)健康史

1. 主诉 病人就诊最主要的原因,包括症状、体征及持续时间。主诉记录要简明精练,一般 1~2 句,最多 20 字左右,多于一项则按发生的先后次序列出,并记录每项的持续时间。

2. 现时健康史 围绕主诉进行描写,主要内容应包括发病时的情况(时间、缓急、原因及诱因),主要症状的特点(部位、性质、程度、持续时间、发作频率、加重或缓解的因素),健康状况的发展与演变(起病后病情是持续性还是间歇性发作,是进行性加重还是逐渐好转,缓解或加重的因素等),伴随症状(出现的时间、特点及其演变过程),就医经过(已经接受过的诊断、治疗、护理措施、效果)。凡意外事件或可能涉及法律责任的伤害事故,应详细客观记录,不得主观臆测。

3. 目前用药情况 包括药物名称、剂量与用法、末次用药时间、疗效及不良反应。

4. 日常生活状况

(1)营养:①吞咽:吞咽能力(主动运送食物从口到胃的能力)如何,有无影响吞咽的因素(病理生理因素、治疗因素、情境因素)和吞咽困难;②饮食:饮食量、种类、习惯、嗜好,特殊饮食要求,出入液体量;③体重:现时体重、体重变化。

(2)排泄:①泌尿系统:排尿次数、时间、尿量、尿流、尿色,有无排尿困难(排尿不畅或滴沥)、尿失禁及其方式、尿频、尿急、尿痛,排尿异常的原因及诱因;②消化系统:排便的规律(时间、次数),大便的性状(量、颜色与性状、气味),有无排便失禁、腹痛、便秘,有无影响排便的因素。是否应用辅助通便措施及其原因。

(3)睡眠/休息:睡眠习惯;入睡状况、保持睡眠状况、睡眠时间、睡眠满意度、睡醒后精力恢复状况；有无睡眠障碍，是否需要辅助睡眠措施；是否存在影响睡眠 / 休息的因素。

（4）活动 / 运动：①日常活动 / 运动情况：是否有能力活动、活动类型、活动量、活动耐力、活动后机体的反应；是否存在活动受限的因素，活动受限者有无失用的结果存在及其类型；有无活动障碍及其类型，是否需要借助器械进行活动及其运用能力；有无自理缺陷及其类型；手术病人术后恢复情况。②心肺 – 血管反应：有无心排血量不足的表现，如心悸、头晕、乏力、疲劳、心前区疼痛、尿少、低血压、发绀、水肿等；有无组织灌注低效 / 无效的表现（肾、脑、心肺、肠、皮肤），有无呼吸困难及其严重程度和类型；有无咳嗽、咳痰及其特点，如性质、时间、音色、与体位的关系、痰的量和气味，是否容易排出等；有无呼吸功能不全的表现；使用呼吸机者撤离呼吸机后有无不良表现（生理、心理）。

5. 心理社会状况

（1）感觉 / 认知：①感觉：有无视觉、味觉、嗅觉、听觉、动觉异常；有无疼痛及其特点，如部位、性质与程度、发生与持续时间，诱发、加重或缓解因素。②认知：有无意识、注意力、理解力、记忆力、判断力等障碍，有无语言障碍及其类型，有无定向力（时间、地点、人物）障碍，对所患疾病或治疗计划的认知情况和技能掌握情况。

（2）自我感知：自我认同（对自己智能、兴趣、爱好、气质、性格、控制能力等的自我意识）和社会认同（对自己在群体中的地位、名望、受人尊敬和接纳的程度，拥有家庭、亲友及其经济、政治地位的自我意识）状况；有无绝望、孤独、无助感及其原因；有无自尊（对自身的价值、能力、重要性和成功的自我评估）低下及其类型和原因；有无体像（对自己躯体、性别、体型、容貌、年龄、健康状况、衣着打扮等的自我评价）紊乱及其原因。

（3）角色 / 关系：①角色：主要承担何种角色和任务（家庭角色、社会角色），对所承担角色的认识（角色权利、角色义务、角色责任、角色数量、角色期望），所承担角色对自身躯体和心理方面的影响，角色履行情况。②家庭：家庭成员基本资料（姓名、性别、年龄、受教育程度、职业、健康状况），家庭类型（核心家庭、主干家庭、单亲家庭、重组家庭、无子女家庭、同居家庭），家庭生活周期（新婚、有婴幼儿、有学龄前儿童、有学龄儿童、有青少年、有孩子离家创业、空巢期、老年期），家庭结构（权力结构、角色结构、沟通类型、世界观），家庭功能履行情况（基本生活需要的满足、安全与健康需要的满足、爱与归属需要的满足、教育需要的满足等），家庭内部资源状况（财力支持、精神与情感支持、信息支持、结构支持等）、家庭外部资源状况（社会资源、文化资源、医疗资源、宗教资源等）；家庭目前面临的应激源及解决情况。必要时使用家庭功能量表和家庭支持量表进行评估。

（4）应对 / 压力耐受：近期有无严重压力源存在（生理病理因素、心理精神因素、社会文化因素、环境因素等），个人、家庭、社区应对状况和应对效果（生理、心理精神、社会）如何，有无恐惧、焦虑、悲伤、悲哀、否认等心理反应及其类型。必要时使用生活事件量表、压力评定量表、应对方式量表、焦虑量表等进行评定。

（5）价值 / 信念：评估价值观、信念及价值 / 信念 / 行为的一致性等。

6. 健康促进

（1）健康意识：对健康含义的认识和理解，对自我健康状况的评价。

（2）健康管理：是否存在健康危险因素（家族史、生活方式、生活及工作环境等），平常如何进行健康维护（自我保健、自我检查、遵医行为等），对治疗计划的执行情况如何。

7. 既往健康史　既往患病史、住院史、手术史、外伤史、过敏史等。

8. 性 / 生殖　月经初潮年龄、月经周期、每次行经的天数、量及有无痛经等，末次月经的时间、停经年龄。妊娠及分娩次数、人工或自然流产的次数、有无异常分娩史（如死产、手术产、产褥热等）和计划生育状况等。对成年男性应询问有无生殖系统疾患及其治疗、护理措施和效果。必要时评估性取向和性功能状况。

拓展阅读 11-2
健康促进

（三）身体评估

体温　℃；脉搏　次 /min；呼吸　次 /min；血压　/ mmHg；身高　cm；体重　kg。

1. 一般状况　发育（正常、异常）、体型、营养（良好、中等、不良、消瘦、肥胖）、意识状态（清醒、嗜睡、模糊、谵妄、昏睡、昏迷）、体位（自动、被动、强迫）、面容与表情（自然、安静、淡漠、忧虑、烦躁、紧张、痛苦、疲惫、急性病容、慢性病容或特殊面容等）、步态（正常、异常），检查能否合作等。

2. 皮肤、黏膜　颜色（正常、潮红、苍白、发绀、黄染、色素沉着、色素脱失等）、温度（发热、发凉）、湿度（湿润、冷汗、干燥）、弹性（正常、减弱、增加）、水肿及其程度、完整性（皮疹、皮下出血、溃破、脓疱、疖肿、瘢痕、压疮等）、蜘蛛痣、肝掌。

3. 淋巴结　全身或局部浅表淋巴结有无肿大（部位、大小、数目、硬度、压痛、活动度或粘连情况），局部皮肤有无红肿、瘘管、瘢痕等。

4. 头部及其器官

（1）头：大小、形状、异常运动、头发（量、色泽、分布）等。

（2）眼：眉毛（脱落、稀疏），睫毛（倒睫），眼睑（水肿、下垂），眼球（凸出、凹陷、斜视、震颤等运动异常），结膜（充血、水肿、苍白、出血、颗粒、滤泡、瘢痕），巩膜（黄染），角膜（云翳、白斑、软化、溃病、瘢痕、色素环、反射），瞳孔（大小、形态、对称或不对称、对光反射），视力（远视力、近视力），视野（视野狭小、偏盲）。

（3）耳：外形、耳郭牵扯痛、分泌物、乳突压痛、听力等。

（4）鼻：外形、鼻翼扇动、鼻腔通畅性、分泌物、出血、鼻窦压痛、嗅觉等。

（5）口腔：气味，有无张口呼吸，咀嚼能力，唇（畸形、颜色、疱疹、皲裂、溃疡、色素沉着、口角歪斜），牙（龋牙、缺牙、义齿、残根、牙齿咬合错位、斑釉牙，注明位置），牙眼（色泽、肿胀、溃疡、溢脓、出血），舌（形态、舌质、舌苔、溃疡、运动、震颤、偏斜），黏膜（颜色、皮疹、出血点、溃疡、色素沉着），咽（色泽、分泌物、反射、悬雍垂位置），扁桃体（大小、充血、分泌物、假膜），喉（发音清晰、声嘶、喘鸣、失声），腮腺（大小、压痛）。

5. 颈部　外形，活动，颈部血管（颈静脉怒张、肝颈静脉回流征、颈动脉搏动），气管位置，甲状腺（大小、质地、压痛）。

6. 胸部　胸壁（静脉曲张、皮下气肿、压痛），胸（外形、对称性），乳房（大小、肿块、红肿、压痛、乳头）等。

7. 肺

（1）视诊：呼吸运动（两侧对比），呼吸（频率、节律、深度），呼吸类型。

（2）触诊：呼吸活动度、语音震颤。

（3）叩诊：清音、实音、浊音、鼓音、过清音。

（4）听诊：呼吸音，异常呼吸音及其部位，干、湿啰音及其部位。

8. 心脏

（1）视诊：心前区隆起，心尖冲动或心脏搏动位置、范围和强度。触诊心尖冲动的位置及性质。

（2）听诊：心率、心律、心音（强弱、性质、额外心音）、杂音（部位、时期、性质、强度、传导方向）和心包摩擦音等。

（3）叩诊：确定心界大小及其形状。

9. 脉搏　频率、节律、强度，有无奇脉、交替脉、水冲脉、脉搏消失等。

10. 腹部

（1）腹围（腹水或腹部包块等疾病时测量）。

（2）视诊：外形，呼吸运动，胃肠型及蠕动波，腹壁静脉曲张及其血流方向。

（3）触诊：①腹壁：紧张度，压痛，反跳痛，液波震颤。②肝：大小，质地，表面（光滑度），边缘，有无结节、压痛和搏动等。③胆囊：大小，形态，有无压痛、Murphy 征。④脾：大小，质地，表面。⑤膀胱：是否膨胀。

（4）叩诊：有无高度鼓音，肝区叩击痛，肾区叩击痛，膀胱叩诊等。

（5）听诊：肠鸣音（正常、增强、减弱、消失），振水音等。

11. 肛门、直肠　需要时检查。肛门瘢痕与红肿、肛裂、痔、直肠、直肠脱垂、肛诊情况等。

12. 脊柱　活动度，畸形（侧凸、前凸、后凸），压痛和叩击痛等。

13. 四肢　外形，脱臼，骨折及关节红肿、疼痛、压痛，运动，杵状指（趾）、匙状甲，静脉曲张。

14. 神经系统

（1）运动功能：肌力、肌张力、不自主运动，共济失调（指鼻试验、跟胫试验、轮替动作、闭目难立征）。

（2）感觉功能：浅感觉（痛觉、触觉、温度觉），深感觉（运动觉、位置觉、震动觉）。

（3）神经反射：生理反射（角膜反射、腹壁反射、提睾反射），深反射（肱二头肌、肱三头肌反射、膝反射、跟腱反射），病理反射（Babinski 征、Oppenheim 征、Gordon 征、Hoffmann 征），脑膜刺激征（颈项强直、Brudzinski 征、kernig 征）。

15. 专科情况　评估气管插管、气管切开、鼻饲、留置尿管、造瘘（胃、空肠、结肠、直肠等）、引流（脑室、胸腔、腹腔等）、牵引等状况。

（四）辅助检查

与诊断相关的辅助检查结果及检查日期。如系在其他医院所做的检查，应问明该医院名称及检查日期。

（五）护理诊断

包括护理诊断和医护合作性问题，名称应确切，排列按首优、次优、其他原则，分清主次。

四、健康评估记录格式

健康评估记录格式包括填写式、表格式和混合式，其中混合式应用较广，即以表格为主，填写为辅，将需要评估的内容主要以表格的形式展现出来，指导护士根据病人的具体情况在备选项中打"√"。临床护理工作及教学过程中常用的健康评估记录为入院评估记录单，也称健康评估记录首页，一般要求在病人入院后 24 h 内完成，临床上一般要求由当班护士完成，常根据生物、心理和社会系统模式、戈登（Gordon）的功能性健康型态模式、马斯洛（Maslow）的人类基本需要层次论及奥瑞姆（Orem）的自理模式等理论为指导进行编制。下面为结合临床实践特点，遵照戈登（Gordon）的功能性健康型态模式设计而形成的"入院评估记录单"（表 11–2），以及临床护理工作中常用的疼痛评估记录单（表 11–3）、住院病人跌倒 / 坠床风险评估记录单（表 11–4）、住院病人压力性损伤风险评估记录单（表 11–5）、住院病人深静脉血栓形成风险评估记录单（表 11–6）。

表 11–2　入院评估记录单

科别：　　　　　病室：　　　　　床号：　　　　　住院号：

一般资料

姓名：　　　　　年龄：　　　　　性别：男□ 女□

职业：　　　　　民族：　　　　　籍贯：

婚姻状况：未婚□　已婚□　离异□　再婚□　丧偶□

文化程度：文盲□　小学□　初中□　高中□　中专□　大专□　本科□　硕士及以上□

宗教信仰：无□　佛教□　基督教□　伊斯兰教□

工作单位：　　　　　邮政编码：　　　　　电话：

家庭住址：　　　　　邮政编码：　　　　　电话：

联系人：　　　　　联系人单位（住址）：　　　　　电话：

医疗费用支付形式：城镇职业基本医疗保险□　城镇居民基本医疗保险□　新型农村合作医疗保险□
　　　　　　　　　贫困救助□　商业医疗保险□　全公费□　全自费　□其他（　　　）

入院时间：　　年　月　日　时　分

入院方式：步行□　扶行□　背入□　轮椅□　平车□　担架□　其他（　　　）

记录时间：　　年　月　日　时　分

健康史陈述者：　　　　　与病人的关系：

入院医疗诊断：　　　　　主管医师：　　　　　责任护士：

健康史

【主观现时资料】

主诉：

现病史：

【既往健康资料】

既往史

　　既往健康状况：良好□　一般□　较差□

　　既往患病史：无□　有□（　　　　　）

　　预防接种情况：无□　有□（　　　　　）

　　住院史：无□　有□（　　　　　）

　　手术史：无□　有□（　　　　　）

　　外伤史：无□　有□（　　　　　）

　　过敏史：无□　有□（　　　　　）

目前用药史

　　目前用药情况：无□　有□（　　　　　　　　　　　　）

药物名称	剂量与用法	末次用药时间	疗效	不良反应

个人史

　　出生地：

　　疫情区接触史：无□　有□（　　　　　　）

月经史

$$月经初潮\quad 岁\quad \frac{行经期（天）}{月经周期（天）}\quad 末次月经日期\qquad 绝经年龄\quad 岁$$

　　婚姻情况：未婚□　已婚□　结婚年龄（　　　）岁　夫妻关系（　　　　）

　　生育史：妊娠（　　　）次　顺产（　　　）胎　流产（　　　）胎　早产（　　　）胎　死产（　　　）胎

家族史

　　父：健在□　患病□（　　　　　）　已故□（死因：　　　　　　　　　　）

　　母：健在□　患病□（　　　　　）　已故□（死因：　　　　　　　　　　）

　　兄弟姐妹：健在□　患病□（　　　　　）　已故□（死因：　　　　　　）

【系统回顾】

1. **健康感知与健康管理型态**

　　自觉健康状况：良好□　一般□　较差□

　　吸烟：无□　有□　约（　　　）年，平均（　　　）支/天。戒烟：未□　已□　约（　　　）年

　　嗜酒：无□　有□　约（　　　）年，平均（　　　）两/天。戒酒：未□　已□　约（　　　）年

　　吸毒：无□　有□（名称：　　　，约　　年，量　　/天）。戒毒：未□　已□　约（　　　）年

　　其他个人嗜好：无□　有□（　　　　　　　　　　　）

　　遵从医务人员健康指导：是□　否□（原因：　　　　　）

　　对所患疾病原因：知道□　不知道□

　　环境中危险因素：无□　有□（　　　　　　　　）

　　寻求促进健康的行为：无□　有□（　　　　　　　）

2. **营养与代谢型态**

　　基本饮食：普食□（餐/天）　软食□（餐/天）　半流质□（餐/天）

　　流质□（餐/天）　禁食□　忌食□（　　　　　　）　治疗饮食□（　　　　　　）

　　食欲：正常□　食欲亢进□　食欲减退□

　　近期体重变化：无□　有□（体重增加约　kg/月，原因：　　　　）；（体重减轻约　kg/月，原因：　　　　）

　　饮水：正常□　多饮□（原因：　　　　　）　限制饮水□（　mL/d）

　　咀嚼困难：无□　有□（原因：　　　，持续　　月）

　　吞咽困难：无□　有□（原因：　　　，持续　　月）

3. **排泄型态**

　　排便：正常□　便秘□　腹泻□（约　　次/天）　失禁：无□　有□（约　　次/天）

　　造瘘：无□　有□（类型：　　　，能否自理：能□　否□）

　　应用轻泻药：无□　有□（药物名称：　　　，用法和剂量：　　　　）

　　排尿：正常□　增多□（约　　次/天）　减少□（约　　次/天）颜色：

　　排尿异常：无□　有□（类型：　　　　）

4. **活动与运动型态**

　　生活自理能力□（在括号中填上相应数字，0 = 可以自行处理；Ⅰ = 需要借助辅助工具；Ⅱ = 需要他人协助；Ⅲ = 需要借辅助工具及他人协助；Ⅳ = 自己无法执行，完全依他人处理。）

　　翻身（　　），坐起（　　），下床（　　），穿衣（　　），洗漱（　　），洗澡（　　）

　　进食（　　），行走（　　），如厕（　　），做饭（　　），购物（　　），上下楼梯（　　）

　　辅助用具：无□　有□（类型：　　　　）

　　活动耐力：正常□　容易劳累□（程度描述：　　　　）

　　呼吸困难：无□　有□

　　咳嗽：无□　有□　　咳痰：无□　易咳出□　不易咳出□　吸痰□

　　吸氧：无□　有□（类型及氧浓度：　　　　）

5. **睡眠与休息型态**

睡眠：正常□　入睡困难□　多梦□　早醒□　失眠□

睡眠 / 休息后精力充沛：是□　否□（原因：　　　　　　　）

辅助睡眠：无□　药物□（　　　　　　）　其他□（　　　　　）

6. **认知与感知型态**

疼痛：无□　有□（部位、性质、持续时间：　　　　　　　　）

眩晕：无□　有□（原因：　　　　　　　　　　　　　）

定向力：正常□　障碍□

记忆力：良好□　减退□　短时记忆□　长时记忆□

注意力：正常□　注意力分散□

语言能力：正常□　失语□　构音困难□

7. **自我概念型态**

自我感觉：良好□　不良□

情绪状态：快乐□　紧张□　焦虑□　抑郁□　恐惧□　愤怒□　悲哀□　绝望□

个性心理特征：理智型□　情绪型□　意志型□　内向型□　外向型□　独立型□　依赖型□

8. **角色与关系型态**

就业情况：工作性质（　　　　　　　）　紧张程度：（　　　　　　）

家庭结构：（　　　　　　　）　家庭功能：（　　　　　　）

社会交往：正常□　较少□　回避□

角色适应：良好□　不良□（角色冲突□　角色缺如□　角色强化□　角色消退□）

家庭及个人经济情况：足够□　勉强够□　不够□

9. **性与生殖型态**

月经：正常□　紊乱□　　　　　　经量：正常□　过少□　过多□

性功能：正常□　障碍□

10. **压力与应对型态**

对疾病和住院反应：否认□　适应□　依赖□

近期重要生活事件：无□　有□（　　　　　　　　）

适应能力：能独立解决问题□　需要帮助□　依赖他人解决□

支持系统、照顾者：胜任□　勉强□　不胜任□

家庭应对：忽视□　能满足□　过于关心□

11. **价值与信念型态**

宗教信仰：无□　有□（　　　　　　　　）

其他：

身体评估

体温（　　）℃　脉搏（　　）次 /min　呼吸（　　）次 /min　血压（　/　）mmHg

身高（　　）cm　体重（　　）kg

一般状况

营养状态：良好□　中等□　不良□

意识状态：清醒□　嗜睡□　模糊□　昏睡□　谵妄□　昏迷（轻度□　中度□　重度□）

面容：正常□　特殊面容（类型：　　　　　　　　）

体位：自动体位□　被动体位□　强迫体位（类型：　　　　　　）

步态：正常□　异常（类型：　　　　　　　　）

其他：

皮肤

色泽：正常□　潮红□　苍白□　发绀□　黄染□　色素沉着□

湿度：正常□　干燥□　潮湿□　温度：正常□　热□　冷□

弹性：正常□　减退□　压疮：无□　有□（部位及分期：　　　　　　）

完整性：完整□ 皮疹□ 皮下出血□ 破溃□ 脓疱□ 疖肿□

水肿：无□ 有□（部位及程度： ）

头颈部

瞳孔：等大□ 等圆□ 左（ ）mm，右（ ）mm

对光反射：正常□ 迟钝□ 消失□

视力：正常□ 近视□ 远视□ 失明（左□ 右□ 双侧□）

听力：正常□ 耳鸣□ 减退□（左□ 右□ 双侧□）耳聋（左□ 右□ 双侧□）

助听器：无□ 有□

嗅觉：正常□ 减退□ 缺失□

味觉：正常□ 减退□ 缺失□ 味觉改变□

口腔黏膜：正常□ 出血点□ 溃疡□ 其他（ ）

气管位置：居中□ 左偏□ 右偏□

颈静脉怒张：无□ 有□

其他：

胸部

呼吸方式：自主呼吸□ 机械通气□ 气管插管□ 气管切开□

呼吸节律：规则□ 不规则□ 类型：（ ）

呼吸音：正常□ 干啰音□ 湿啰音□

心率：（ ）次/min 心律：齐□ 不齐□（ ）

杂音：无□ 有□（时期、性质、强度： ）

其他：

腹部

腹水：无□ 有□（腹围 cm）

腹部压痛与反跳痛：无□ 有□（部位： ）

肝大：无□ 有□（肋下 cm；质地：软□ 韧□ 硬□；压痛：无□ 有□）

脾大：无□ 有□（肋下 cm；质地：软□ 韧□ 硬□；压痛：无□ 有□）

其他：

脊柱四肢神经系统

瘫痪：无□ 有□（类型： ）肌力： 级

感觉异常：无□ 有□（感觉过敏□ 感觉减退□ 感觉缺失□）

其他：

实验室及其他辅助检查

初步护理诊断

护士签名：×××

表 11-3 疼痛评估记录单

科别: 病室: 床号: 住院号:

基本信息	姓名: 性别: 年龄: 岁 诊断: 术前疼痛史: 有□ 无□ 手术日期: 手术名称: 麻醉方式: 镇痛泵: 有□ 无□					
评估项目	评估内容	评估时间				
疼痛分值	NRS					
	WONG-BAKEA					
疼痛原因	手术					
	创伤					
	功能锻炼					
	换药					
	收缩痛					
	其他					
疼痛性质	刀割痛					
	胀痛					
	绞痛					
	烧灼痛					
	其他					
疼痛类型	持续痛					
	间歇、阵发性					
	放射性					
	其他					
疼痛部位	切口					
	头、颈					
	躯干					
	四肢					
	其他					
护理措施	心理疏导					
	改变体位					
	冷敷					
	牵引					
	抬高患肢					
	药物治疗					
	通知医生					
	其他					
签名						

注:评估时机:①病人入院、转入 2 h 内完成首次评估。②按分值定时评估:1 分≤分值＜3 分每日评估 1 次;≥3 分每日评估 2 次;≥5 分予以相应处理措施,处理后半小时评估;如果评分持续≥5 分,需每 4 h 评估 1 次。③病情变化随时评估。

表 11-4 住院病人跌倒/坠床风险评估记录单（改良 Morse 量表）

科别：　　　床号：　　　姓名：　　　性别：　　　年龄：　　　诊断：　　　住院号：

评估项目	评估标准	分值	评估时间				
跌倒/坠床史	有	25					
	无	0					
超过一个医学诊断	有	15					
	无	0					
步行时需要协助	家具	30					
	拐杖/手杖/助行器	15					
	无/卧床/护士协助	0					
药物治疗	有	20					
	无	0					
步态/移动	严重虚弱/损失步态	20					
	虚弱/年龄≥65 岁	10					
	正常/卧床/不能移动	0					
精神状态	无控制能力/年龄≤8 岁/对教育不重视	15					
	自主行为能力正常	0					
总分							
安全教育	介绍病房环境，提高安全意识						
	照明充足，清除病房、床旁及通道障碍						
	保持地面清洁干燥，病人活动时有人陪伴						
	将日用品放于病人易取处						
	穿舒适衣裤和鞋子，鞋底防滑						
	病床、轮椅、平车安全使用，床栏拉起						
护理措施	呼叫系统通畅，呼叫铃置于病人可及处						
	风险病人床头放置防跌倒安全标识						
	观察用药后不良反应						
	必要时限制病人活动或适当约束						
	加强监护和帮助						
	高危病人列入交接班内容，并登记在病区安全告知栏，建立高风险人群监控记录本						
签名							

注：评估时机：①病人入院、转入 2 h 内完成首次评估。②按分值定时评估：≤24 分为跌倒零风险，采取一般性防护措施；25～45 分为跌倒低度风险，采取标准预防措施，每周评估 1 次；＞45 分为跌倒高度风险，采取高度防范措施，每 3 天评估 1 次。③病情变化随时评估。

表 11-5 住院病人压力性损伤风险评估记录单（Braden 量表）

科别： 床号： 姓名： 性别： 年龄： 诊断： 住院号：

评估项目	评估标准	分值	评估时间				
感知	完全受限	1					
	大部分受限	2					
	轻度受限	3					
	没有改变	4					
潮湿	持久潮湿	1					
	经常潮湿	2					
	偶尔潮湿	3					
	很少潮湿	4					
活动能力	卧床不起	1					
	局限轮椅活动	2					
	可偶尔步行	3					
	经常步行	4					
移动能力	完全受限	1					
	严重受限	2					
	轻度受限	3					
	不受限制	4					
营养	重度	1					
	中度	2					
	轻度	3					
	正常	4					
摩擦力剪切力	有	1					
	潜在风险	2					
	无	3					
总分							
护理措施	建立翻身卡						
	定时翻身						
	局部减压						
	使用气垫床						
	保持皮肤清洁干燥						
	营养支持						
	健康教育						
	防压力性损伤警示标识						
	严格交接班						
	其他						
签名							

注：评估时机：①病人入院、转入 2 h 内完成首次评估。②按分值定时评估：15～16 分为低度风险，13～14 分为中度风险，均每周评估 1 次；10～12 为高度风险，需要上报压力性损伤高危人群，每 3 天评估 1 次；≤9 分非常危险，每天评估。③病情变化随时评估。

表 11-6 住院病人深静脉血栓形成（DVT）风险评估记录单

科别：　　床号：　　姓名：　　性别：　　年龄：　　诊断：　　住院号：

评估项目	评估标准	分值	评估时间				
年龄（岁）	10～30	0					
	31～40	1					
	41～50	2					
	51～60	3					
	61～70	4					
	＞70	5					
体重指数（BMI）	低体重	0					
	平均体重 18.5～22.9	1					
	超重 23.0～24.9	2					
	肥胖 25.0～29.9	3					
	过度肥胖≥30	4					
活动	自由活动	0					
	自行使用助行工具	1					
	需他人协助	2					
	使用轮椅	3					
	绝对卧床	4					
高危疾病	溃疡性结肠炎	1					
	红细胞增多症	2					
	静脉曲张及慢性心脏病	3					
	急性心肌梗死	4					
	恶性肿瘤	5					
	脑血管疾病	6					
	静脉栓塞史	7					
外科手术	小手术（≤30 min）	1					
	择期手术	2					
	急诊大手术、胸腹部手术	3					
	神经、泌尿系统、妇科手术	3					
	骨科（腰部以下）手术	4					
创伤风险（术前）	头、胸部手术	1					
	脊柱受伤	2					
	骨盆受伤	3					
	下肢受伤	4					

续表

评估项目	评估标准	分值	评估时间				
特殊风险	口服避孕药（20～35 岁）	1					
	口服避孕药（35 岁以上）	2					
	激素治疗	2					
	怀孕 / 产褥期	3					
	血栓形成	4					
总分							
护理措施	分级弹力袜、抗血栓袜						
	使用下肢静脉泵						
	抗凝药						
	每 2 h 翻身、主动屈伸下肢						
	其他						
签名							

注：评估时机：①病人入院、转入 2 h 内完成首次评估。②按分值定时评估：＜10 分为低度风险，10～14 分为中度风险，均每周评估 1 次；≥15 分为高度风险，每 3 天评估 1 次。③病情变化随时评估。

随着医院信息化进程的飞速发展，护理记录电子化已成为医院信息化发展的必然趋势，将有助于进一步提高护理工作效率、保证护理质量、维护病人安全和规范护理管理。目前，国内已有很多医院以医院信息系统（hospital information system，HIS）为平台，开发和研制了符合本院需求的护理电子病历系统。健康评估记录电子化的优势在于使用便捷、完整性高、存储容量大、传送速度快、共享性强等；但也存在一定的缺陷，如需要计算机软硬件投入和人员培训、存在病人隐私泄露的安全隐患、复制粘贴过程中发生书写错误的可能性增大等。因此，使用者需要经过严格培训，遵守操作规程和职业规范，做好电子记录单的核查、保存和保管工作。

（林 梅 张标新）

数字课程学习

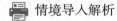 情境导入解析 　　 教学 PPT 　　 小结 　　 自测题

参考文献

［1］吕探云，孙玉梅.健康评估［M］.3版.北京：人民卫生出版社，2012.

［2］张立力.健康评估［M］.北京：中国协和医科大学出版社，2013.

［3］许文荣，林东红.临床基础检验学技术［M］.北京：人民卫生出版社，2015.

［4］孙玉梅，吕伟波.健康评估［M］.北京：北京大学医学出版社，2015.

［5］吴仕英，肖洪松.老年综合健康评估［M］.成都：四川大学出版社，2015.

［6］章雅青，丁磊.健康评估［M］.上海：复旦大学出版社，2015.

［7］李国芬，李淑雯，张琴，等.检验诊断学［M］.长春：吉林科学技术出版社，2016.

［8］王秀华，丁萍.健康评估［M］.北京：中国医药科技出版社，2016.

［9］吴光煜，孙玉梅，张立力.健康评估［M］.2版.北京：北京大学医学出版社，2016.

［10］李汉忠，石冰冰.泌尿外科诊疗常规［M］.2版.北京：人民卫生出版社，2016.

［11］丁炎明，谢双怡.泌尿外科护理工作指南［M］.北京：人民卫生出版社，2016.

［12］丁炎明，陈秀娟，徐洪莲.失禁护理理论与实践［M］.北京：人民卫生出版社，2016.

［13］尤黎明.内科护理学［M］.6版.北京：人民卫生出版社，2017.

［14］孙玉梅，张立力.健康评估［M］.4版.北京：人民卫生出版社，2017.

［15］邸淑珍.临终关怀护理学［M］.北京：中国中医药出版社，2017.

［16］张斌.中国失眠障碍诊断和治疗指南［M］.北京：人民卫生出版社，2017.

［17］国家卫生计生委办公厅.安宁疗护实践指南（试行）［Z］.2017.

［18］单岩，李转珍.健康评估［M］.郑州：郑州大学出版社，2017.

［19］安力彬，陆虹.妇产科护理学［M］.6版.北京：人民卫生出版社，2017.

［20］崔焱，仰曙芬.儿科护理学［M］.6版.北京：人民卫生出版社，2017.

［21］李小妹，冯先琼.护理学导论［M］.4版.北京：人民卫生出版社，2017.

［22］博华，健康教育学［M］.3版.北京：人民卫生出版社，2017.

［23］王荣福，安锐.核医学［M］.9版.北京：人民卫生出版社，2018.

［24］徐克，龚启勇，韩萍.医学影像学［M］.8版.北京：人民卫生出版社，2018.

［25］郝伟，陆林.精神病学［M］.8版.北京：人民卫生出版社，2018.

［26］李浴峰，马海燕.健康教育与健康促进［M］.北京：人民卫生出版社，2018.

［27］万学红，卢雪峰.诊断学［M］.9版.北京：人民卫生出版社，2018.

［28］桂庆军.健康评估［M］.3版.北京：人民卫生出版社，2018.

［29］孙玉梅，章雅青.高级健康评估［M］.北京：人民卫生出版社，2018.

［30］张彩虹.健康评估［M］.3 版.北京：人民卫生出版社，2018.

［31］朱凯怡，陶红.国内外老年综合健康评估工具及应用［J］.中国全科医学，2018，21（22）：2760-2767.

［32］范保兴，孙菁.健康评估［M］.4 版.北京：高等教育出版社，2019.

［33］谌永毅，刘翔宇.安宁疗护专科护理［M］.北京：人民卫生出版社，2020.

［34］张国刚，陈芳源.诊断学［M］.北京：高等教育出版社，2021.

［35］国家卫生健康委员会.新型冠状病毒肺炎诊疗方案（试行第八版 修订版）［S］.2020.

［36］姜慧梓.我国 60 岁及以上人口占比超 18%，人口老龄化程度进一步加深［N］.新京报，2021-05-11.

［37］中华人民共和国国家卫生健康委员会.静脉血液标本采集指南［J］.中国实用乡村医生杂志，2020，27（5）：7-11.

［38］饶堃，彭刚艺.北美国际护理诊断定义与分类（2018—2020）修订解读［J］.中华护理教育，2020，17（3）：285-288.

NANDA护理诊断一览表 （2021—2023）

领域 1：健康促进 Health promotion

娱乐活动减少	Decreased diversional activity engagement
有健康素养改善的趋势	Readiness for enhanced health literacy
久坐的生活方式	Sedentary lifestyle
有逃脱的危险	Risk for elopement attempt
老年综合征	Frail elderly syndrome
有老年综合征的危险	Risk for frail elderly syndrome
有体育锻炼增强的趋势	Readiness for enhanced exercise engagement
社区保健缺乏	Deficient community health
有风险的健康行为	Risk-prone health behavior
健康维护行为无效	Ineffective health maintenance behaviors
健康自我管理无效	Ineffective health self-management
有健康自我管理改善的趋势	Readiness for enhanced health self-management
家庭健康自我管理无效	Ineffective family health self-management
家庭维护行为无效	Ineffective home maintenance behaviors
有家庭维护行为无效的危险	Risk for ineffective home maintenance behaviors
有家庭维护行为改善的趋势	Readiness for enhanced home maintenance behaviors
防护无效	Ineffective protection

领域 2：营养 Nutrition

营养失调：低于机体需要量	Imbalanced nutrition：less than body requirements
有营养改善的趋势	Readiness for enhanced nutrition
母乳分泌不足	Insufficient breast milk production
母乳喂养无效	Ineffective breastfeeding
母乳喂养中断	Interrupted breastfeeding

有母乳喂养改善的趋势	Readiness for enhanced breastfeeding
青少年进食动力无效	Ineffective adolescent eating dynamics
儿童进食动力无效	Ineffective child eating dynamics
婴儿喂养动力无效	Ineffective infant feeding dynamics
肥胖	Obesity
超重	Overweight
有超重的危险	Risk for overweight
婴儿吮吸吞咽反应无效	Ineffective infant suck–swallow response
吞咽障碍	Impaired swallowing
有血糖不稳的危险	Risk for unstable blood glucose level
新生儿高胆红素血症	Neonatal hyperbilirubinemia
有新生儿高胆红素血症的危险	Risk for neonatal hyperbilirubinemia
有肝功能受损的危险	Risk for impaired liver function
有代谢综合征的危险	Risk for metabolic syndrome
有电解质失衡的危险	Risk for electrolyte imbalance
有体液失衡的危险	Risk for imbalanced fluid volume
体液不足	Deficient fluid volume
有体液不足的危险	Risk for deficient fluid volume
体液过多	Excess fluid volume

领域 3：排泄 / 交换 Elimination and exchange

残疾相关尿失禁	Disability–associated urinary incontinence
排尿障碍	Impaired urinary elimination
混合型尿失禁	Mixed urinary incontinence
压力性尿失禁	Stress urinary incontinence
急迫性尿失禁	Urge urinary incontinence
有急迫性尿失禁的危险	Risk for urge urinary incontinence
尿潴留	Urinary retention
有尿潴留的危险	Risk for urinary retention
便秘	Constipation
有便秘的危险	Risk for constipation
感知性便秘	Perceived constipation
慢性功能性便秘	Chronic functional constipation
有慢性功能性便秘的危险	Risk for chronic functional constipation
排便功能障碍	Impaired bowel continence
腹泻	Diarrhea
胃肠动力失调	Dysfunctional gastrointestinal motility
有胃肠动力失调的危险	Risk for dysfunctional gastrointestinal motility
气体交换受损	Impaired gas exchange

领域 4：活动 / 休息 Activity/rest

失眠	Insomnia
睡眠剥夺	Sleep deprivation
有睡眠改善的趋势	Readiness for enhanced sleep
睡眠型态紊乱	Disturbed sleep pattern
活动耐力下降	Decreased activity tolerance
有活动耐力下降的危险	Risk for decreased activity tolerance
有失用综合征的危险	Risk for disuse syndrome
床上移动障碍	Impaired bed mobility
躯体移动障碍	Impaired physical mobility
轮椅移动障碍	Impaired wheelchair mobility
坐位障碍	Impaired sitting
站立障碍	Impaired standing
转移能力受损	Impaired transfer ability
步行障碍	Impaired walking
能量场失衡	Imbalanced energy field
疲乏	Fatigue
漫游	Wandering
低效性呼吸型态	Ineffective breathing pattern
心输出量减少	Decreased cardiac output
有心输出量减少的危险	Risk for decreased cardiac output
有心血管功能受损的危险	Risk for impaired cardiovascular function
淋巴水肿自我管理无效	Ineffective lymphedema self-management
有淋巴水肿自我管理无效的危险	Risk for ineffective lymphedema self-management
自主呼吸障碍	Impaired spontaneous ventilation
有血压不稳的危险	Risk for unstable blood pressure
有血栓形成的危险	Risk for thrombosis
有心脏组织灌注不足的危险	Risk for decreased cardiac tissue perfusion
有脑组织灌注无效的危险	Risk for ineffective cerebral tissue perfusion
外周组织灌注无效	Ineffective peripheral tissue perfusion
有外周组织灌注无效的危险	Risk for ineffective peripheral tissue perfusion
呼吸机依赖	Dysfunctional ventilatory weaning response
成人呼吸机依赖	Dysfunctional adult ventilatory weaning response
沐浴自理缺陷	Bathing self-care deficit
穿着自理缺陷	Dressing self-care deficit
进食自理缺陷	Feeding self-care deficit
如厕自理缺陷	Toileting self-care deficit
有自理能力改善的趋势	Readiness for enhanced self-care
自我忽视	Self-neglect

领域 5：感知 / 认知 Perception/cognition

单侧身体忽视	Unilateral neglect
急性意识障碍	Acute confusion
有急性意识障碍的危险	Risk for acute confusion
慢性意识障碍	Chronic confusion
情绪失控	Labile emotional control
冲动控制无效	Ineffective impulse control
知识缺乏	Deficient knowledge
有知识增进的趋势	Readiness for enhanced knowledge
记忆功能障碍	Impaired memory
思维过程紊乱	Disturbed thought process
有沟通增强的趋势	Readiness for enhanced communication
言语沟通障碍	Impaired verbal communication

领域 6：自我感知 Self-perception

无望感	Hopelessness
有信心增强的趋势	Readiness for enhanced hope
有人格尊严受损的危险	Risk for compromised human dignity
自我认同紊乱	Disturbed personal identity
有自我认同紊乱的危险	Risk for disturbed personal identity
有自我概念改善的趋势	Readiness for enhanced self-concept
长期低自尊	Chronic low self-esteem
有长期低自尊的危险	Risk for chronic low self-esteem
情境性低自尊	Situational low self-esteem
有情境性低自尊的危险	Risk for situational low self-esteem
体像紊乱	Disturbed body image

领域 7：角色关系 Role relationship

养育障碍	Impaired parenting
有养育障碍的危险	Risk for impaired parenting
有养育增强的趋势	Readiness for enhanced parenting
照顾者角色紧张	Caregiver role strain
有照顾者角色紧张的危险	Risk for caregiver role strain
有依附关系受损的危险	Risk for impaired attachment
家庭身份认同紊乱综合征	Disturbed family identity syndrome
有家庭身份认同紊乱综合征的危险	Risk for disturbed family identity syndrome
家庭运作过程失常	Dysfunctional family processes
家庭运作过程改变	Interrupted family processes
有家庭运作过程改善的趋势	Readiness for enhanced family processes

关系无效	Ineffective relationship
有关系无效的危险	Risk for ineffective relationship
有关系改善的趋势	Readiness for enhanced relationship
父母角色冲突	Parental role conflict
角色行为无效	Ineffective role performance
社会交往障碍	Impaired social interaction

领域 8：性 Sexuality

性功能障碍	Sexual dysfunction
性生活型态无效	Ineffective sexuality pattern
生育进程无效	Ineffective childbearing process
有生育进程无效的危险	Risk for ineffective childbearing process
有生育进程改善的趋势	Readiness for enhanced childbearing process
有孕母与胎儿受干扰的危险	Risk for disturbed maternal–fetal dyad

领域 9：应对 / 压力耐受性 Coping/stress tolerance

有复杂的移民过渡危险	Risk for complicated immigration transition
创伤后综合征	Post–trauma syndrome
有创伤后综合征的危险	Risk for post–trauma syndrome
强暴创伤综合征	Rape–trauma syndrome
迁徙应激综合征	Relocation stress syndrome
有迁移应激综合征的危险	Risk for relocation stress syndrome
活动计划无效	Ineffective activity planning
有活动计划无效的危险	Risk for ineffective activity planning
焦虑	Anxiety
防卫性应对	Defensive coping
应对无效	Ineffective coping
有应对改善的趋势	Readiness for enhanced coping
社区应对无效	Ineffective community coping
有社区应对改善的趋势	Readiness for enhanced community coping
妥协性家庭应对	Compromised family coping
无能性家庭应对	Disabled family coping
有家庭应对改善的趋势	Readiness for enhanced family coping
对死亡的焦虑	Death anxiety
无效性否认	Ineffective denial
恐惧	Fear
适应不良性悲伤	Maladaptive grieving
有适应不良性悲伤的危险	Risk for maladaptive grieving
有悲伤加剧的趋势	Readiness for enhanced grieving
情绪调控受损	Impaired mood regulation

无能为力感	Powerlessness
有无能为力感的危险	Risk for powerlessness
有能力增强的趋势	Readiness for enhanced power
心理弹性受损	Impaired resilience
有心理弹性受损的危险	Risk for impaired resilience
有心理弹性增强的趋势	Readiness for enhanced resilience
持续性悲伤	Chronic sorrow
压力负荷过重	Stress overload
急性物质戒断综合征	Acute substance withdrawal syndrome
有急性物质戒断综合征的危险	Risk for acute substance withdrawal syndrome
自主反射失调	Autonomic dysreflexia
有自主反射失调的危险	Risk for autonomic dysreflexia
新生儿戒断综合征	Neonatal abstinence syndrome
婴儿行为紊乱	Disorganized infant behavior
有婴儿行为紊乱的危险	Risk for disorganized infant behavior
有婴儿行为调节改善的趋势	Readiness for enhanced organized infant behavior

领域 10：人生准则 Life principles

有精神安适增进的趋势	Readiness for enhanced spiritual well-being
有决策能力增强的趋势	Readiness for enhanced decision-making
决策冲突	Decisional conflict
独立决策能力减弱	Impaired emancipated decision-making
有独立决策能力减弱的危险	Risk for impaired emancipated decision-making
有独立决策能力增强的趋势	Readiness for enhanced emancipated decision-making
道德困扰	Moral distress
宗教信仰减弱	Impaired religiosity
有宗教信仰减弱的危险	Risk for impaired religiosity
有宗教信仰增强的趋势	Readiness for enhanced religiosity
精神困扰	Spiritual distress
有精神困扰的危险	Risk for spiritual distress

领域 11：安全 / 保护 Safety/protection

有感染的危险	Risk for infection
有术区感染的危险	Risk for surgical site infection
清理呼吸道无效	Ineffective airway clearance
有误吸的危险	Risk for aspiration
有出血的危险	Risk for bleeding
牙齿受损	Impaired dentition
有干眼症的危险	Risk for dry eye
干眼症自我管理无效	Ineffective dry eye self-management

有口干的危险	Risk for dry mouth
有成人跌倒的危险	Risk for adult falls
有儿童跌倒的危险	Risk for child falls
有受伤的危险	Risk for injury
有角膜损伤的危险	Risk for corneal injury
乳头乳晕复合伤	Nipple–areolar complex injury
有乳头乳晕复合伤的危险	Risk for nipple–areolar complex injury
有尿道损伤的危险	Risk for urinary tract injury
有围手术期体位性损伤的危险	Risk for perioperative positioning injury
有热损伤的危险	Risk for thermal injury
口腔黏膜完整性受损	Impaired oral mucous membrane integrity
有口腔黏膜完整性受损的危险	Risk for impaired oral mucous membrane integrity
有周围神经血管功能障碍的危险	Risk for peripheral neurovascular dysfunction
有躯体创伤的危险	Risk for physical trauma
有血管损伤的危险	Risk for vascular trauma
成人压疮	Adult pressure injury
有成人压疮的危险	Risk for adult pressure injury
儿童压疮	Child pressure injury
有儿童压疮的危险	Risk for child pressure injury
新生儿压疮	Neonatal pressure injury
有新生儿压疮的危险	Risk for neonatal pressure injury
有休克的危险	Risk for shock
皮肤完整性受损	Impaired skin integrity
有皮肤完整性受损的危险	Risk for impaired skin integrity
有新生儿猝死的危险	Risk for sudden infant death
有窒息的危险	Risk for suffocation
术后康复迟缓	Delayed surgical recovery
有术后康复迟缓的危险	Risk for delayed surgical recovery
组织完整性受损	Impaired tissue integrity
有组织完整性受损的危险	Risk for impaired tissue integrity
有女性割礼的危险	Risk for female genital mutilation
有对他人实施暴力的危险	Risk for other–directed violence
有对自己实施暴力的危险	Risk for self–directed violence
自残	Self–mutilation
有自残的危险	Risk for self–mutilation
有自杀的危险	Risk for suicidal behavior
受污染	Contamination
有受污染的危险	Risk for contamination
有职业性损伤的危险	Risk for occupational injury
有中毒的危险	Risk for poisoning

有碘造影剂不良反应的危险	Risk for adverse reaction to iodinated contrast media
有过敏反应的危险	Risk for allergy reaction
有乳胶过敏反应的危险	Risk for latex allergy reaction
体温过高	Hyperthermia
体温过低	Hypothermia
有体温过低的危险	Risk for hypothermia
新生儿体温过低	Neonatal hypothermia
有新生儿体温过低的危险	Risk for neonatal hypothermia
有围手术期体温过低的危险	Risk for perioperative hypothermia
体温失调	Ineffective thermoregulation
有体温失调的危险	Risk for ineffective thermoregulation

领域 12：舒适 Comfort

舒适度减弱	Impaired comfort
有舒适度增加的趋势	Readiness for enhanced comfort
恶心	Nausea
急性疼痛	Acute pain
慢性疼痛	Chronic pain
急性疼痛综合征	Chronic pain syndrome
分娩痛	Labor pain
有孤独的危险	Risk for loneliness
社交孤立	Social isolation

领域 13：生长 / 发展 Growth/development

儿童发育迟缓	Delayed child development
有儿童发育迟缓的危险	Risk for delayed child development
新生儿运动发育迟缓	Delayed infant motor development
有新生儿运动发育迟缓的危险	Risk for delayed infant motor development

▶▶▶ 中英文名词索引

郑重声明

高等教育出版社依法对本书享有专有出版权。任何未经许可的复制、销售行为均违反《中华人民共和国著作权法》，其行为人将承担相应的民事责任和行政责任；构成犯罪的，将被依法追究刑事责任。为了维护市场秩序，保护读者的合法权益，避免读者误用盗版书造成不良后果，我社将配合行政执法部门和司法机关对违法犯罪的单位和个人进行严厉打击。社会各界人士如发现上述侵权行为，希望及时举报，我社将奖励举报有功人员。

反盗版举报电话　　(010)58581999　58582371

反盗版举报邮箱　　dd@hep.com.cn

通信地址　　北京市西城区德外大街4号　高等教育出版社法律事务部

邮政编码　　100120

读者意见反馈

为收集对教材的意见建议，进一步完善教材编写并做好服务工作，读者可将对本教材的意见建议通过如下渠道反馈至我社。

咨询电话　　400-810-0598

反馈邮箱　　gjdzfwb@pub.hep.cn

通信地址　　北京市朝阳区惠新东街4号富盛大厦1座　高等教育出版社总编辑办公室

邮政编码　　100029

防伪查询说明

用户购书后刮开封底防伪涂层，使用手机微信等软件扫描二维码，会跳转至防伪查询网页，获得所购图书详细信息。

防伪客服电话　　(010)58582300